国家卫生健康委员会"十四五"规划教材
全国高等学校器官-系统整合教材

Organ-system-based Curriculum
供临床医学及相关专业用

医学导论

Introduction to Medicine

第2版

主　编　颜　虹　沈华浩　侯晓华
副主编　邓世雄　杨长青　潘永惠　韩继明　曲　巍

编　者　（以姓氏笔画为序）

王　渊（西安交通大学）　　郑　铭（北京大学）
王晓明（空军军医大学）　　侯晓华（华中科技大学）
王淑珍（中山大学）　　　　徐忠信（吉林大学）
邓世雄（重庆医科大学）　　黄文华（南方医科大学）
巩守平（西安交通大学）　　曹永孝（西安交通大学）
曲　巍（锦州医科大学）　　董恒进（浙江大学）
吕社民（西安交通大学）　　韩继明（延安大学）
杨长青（同济大学）　　　　强美英（天津医科大学）
余　峰（武汉大学）　　　　蔺　蓉（华中科技大学）
沈华浩（浙江大学）　　　　颜　虹（西安交通大学）
宋汉君（佳木斯大学）　　　潘永惠（哈尔滨医科大学）
陈　文（复旦大学）

学术秘书　王　渊（兼）　　　颜伏归（浙江大学）

人民卫生出版社
·北京·

OSBC

版权所有，侵权必究！

图书在版编目（CIP）数据

医学导论 / 颜虹，沈华浩，侯晓华主编 . —2 版
.—北京：人民卫生出版社，2021.3（2025.1 重印）
全国高等学校临床医学专业第二轮器官 - 系统整合规划教材
ISBN 978-7-117-31364-3

Ⅰ.①医…　Ⅱ.①颜…②沈…③侯…　Ⅲ.①医学 —医学院校 —教材　Ⅳ.①R

中国版本图书馆 CIP 数据核字（2021）第 040955 号

人卫智网　www.ipmph.com　医学教育、学术、考试、健康，
　　　　　　　　　　　　　　购书智慧智能综合服务平台
人卫官网　www.pmph.com　人卫官方资讯发布平台

医 学 导 论
Yixue Daolun
第 2 版

主　　编：颜　虹　沈华浩　侯晓华
出版发行：人民卫生出版社（中继线 010-59780011）
地　　址：北京市朝阳区潘家园南里 19 号
邮　　编：100021
E - mail：pmph @ pmph.com
购书热线：010-59787592　010-59787584　010-65264830
印　　刷：北京铭成印刷有限公司
经　　销：新华书店
开　　本：850 × 1168　1/16　印张：17
字　　数：503 千字
版　　次：2015 年 12 月第 1 版　　2021 年 3 月第 2 版
印　　次：2025 年 1 月第 3 次印刷
标准书号：ISBN 978-7-117-31364-3
定　　价：59.00 元

打击盗版举报电话：010-59787491　E-mail：WQ @ pmph.com
质量问题联系电话：010-59787234　E-mail：zhiliang @ pmph.com

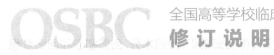
20 世纪 50 年代,美国凯斯西储大学(Case Western Reserve University)率先开展以器官 - 系统为基础的多学科综合性课程(organ-system-based curriculum,OSBC)改革,继而遍及世界许多国家和地区,如加拿大、澳大利亚和日本等国的医学院校。1969 年,加拿大麦克马斯特大学(McMaster University)首次将以问题为导向的教学方法(problem-based learning,PBL)应用于医学课程教学实践,且取得了巨大的成功。随后的医学教育改革不断将 OSBC 与 PBL 紧密结合,出现了不同形式的整合课程与 PBL 结合的典范,如 1985 年哈佛大学建立的 "New Pathway Curriculum" 课程计划,2003 年约翰斯·霍普金斯大学医学院开始的 "Gene to Society Curriculum" 新课程体系等。

20 世纪 50 年代起,西安医学院(现西安交通大学医学部)等部分医药院校即开始 OSBC 教学实践。20 世纪 80 年代,西安医科大学(现西安交通大学医学部)和上海第二医科大学(现上海交通大学医学院)开始 PBL 教学。20 世纪 90 年代,我国整合课程教学与 PBL 教学模式得到了快速的发展,北京医科大学(现北京大学医学部)、上海医科大学(现复旦大学上海医学院)、浙江医科大学(现浙江大学医学院)、华西医科大学(现四川大学华西医学中心)、中国医科大学、哈尔滨医科大学、汕头大学医学院以及锦州医学院(现锦州医科大学)等一大批医药院校开始尝试不同模式的 OSBC 和 PBL 教学。

2015 年 10 月,全国高等学校临床医学及相关专业首轮器官 - 系统整合规划教材出版。全国 62 所院校参与编写。教材旨在适应现代医学教育改革模式,加强学生自主学习能力,服务医疗卫生改革,培养创新卓越医生。教材编写仍然遵循 "三基" "五性" "三特定" 的教材编写特点,同时坚持 "淡化学科,注重整合" 的原则,不仅注重学科间知识内容的整合,同时也注重了基础医学与临床医学的整合,以及临床医学与人文社会科学、预防医学的整合。首轮教材分为三类共 28 种,分别是导论与技能类 5 种,基础医学与临床医学整合教材类 21 种,PBL 案例教材类 2 种。主要适应基础与临床 "双循环" 器官 - 系统整合教学,同时兼顾基础与临床打通的 "单循环" 器官 - 系统整合教学。

2015 年 10 月,西安交通大学、人民卫生出版社、国家医学考试中心以及全国 62 所高等院校共同成立了 "中国医学整合课程联盟" (下称联盟)。联盟对全国整合医学教学及首轮教材的使用情况进行了多次调研。调研结果显示,首轮教材的出版为我国器官 - 系统整合教学奠定了基础;器官 - 系统整合教学已成为我国医学教育改革的重要方向;以器官 - 系统为中心的整合教材与传统的以学科为中心的 "干细胞" 教材共同构建了我国临床医学专业教材体系。

经过 4 年的院校使用及多次调研论证,人民卫生出版社于 2019 年 4 月正式启动国家卫生健康委员会 "十四五" 规划临床医学专业第二轮器官 - 系统整合教材修订工作。第二轮教材指导思想是,贯彻《关于深化医教协同进一步推进医学教育改革与发展的意见》(国办发〔2017〕63 号)文件精神,进一步落实教育部、国家卫生健康委员会、国家中医药管理局《关于加强医教协同实施卓越医生教育培养计划 2.0 的意见》,适应以岗位胜任力为导向的医学整合课程教学改革发展需要,深入推进以学生自主学习为导向的教学方式方法改革,开展基于器官 - 系统的整合教学和基于问题导向的小组讨论式教学。

第二轮教材的主要特点是：

1. 以立德树人为根本任务，落实"以本为本"和"四个回归"，即回归常识、回归本分、回归初心和回归梦想，以"新医科"建设为抓手，以学生为中心，打造我国精品 OSBC 教材，以高质量教材建设促进医学教育高质量发展。

2. 坚持"纵向到底，横向到边"的整合思想。基础、临床全面彻底整合打通，学科间全面彻底融合衔接。加强基础医学与临床医学的整合，做到前后期全面打通，整而不乱、合而不重、融而创新；弥合临床医学与公共卫生的裂痕，加强疾病治疗与预防的全程整合；加强医学人文和临床医学的整合，将人文思政教育贯穿医学教育的全过程；强调医科和其他学科门类的结合，促进"医学＋X"的快速发展。

3. 遵循"四个符合""四个参照""五个不断"教材编写原则。"四个符合"即符合对疾病的认识规律、符合医学教育规律、符合医学人才成长规律、符合对医学人才培养岗位胜任力的要求；"四个参照"即参照中国本科医学教育标准（临床医学专业）、执业医师资格考试大纲、全国高等学校五年制本科临床医学专业规划教材内容的深度广度以及首轮器官 - 系统整合规划教材；"五个不断"即课程思政不断、医学人文不断、临床贯穿不断、临床实践和技能不断、临床案例不断。

4. 纸数融合，加强数字化，精炼纸质教材内容，拓展数字平台内容，增强现实（AR）技术在本轮教材中首次大范围、全面铺开，成为新型立体化医学教材的精品。

5. 规范 PBL 案例教学，建设与整合课程配套的在线医学教育 PBL 案例库，为各院校实践 PBL 案例教学提供充足的教学资源，并逐年更新补充。

6. 适应国内器官 - 系统整合教育"单循环"教学导向，同时兼顾"双循环"教学实际需要。

7. 教材适用对象为临床医学及相关专业五年制、"5+3"一体化本科阶段，兼顾临床医学八年制。

第二轮教材根据以上编写指导思想与原则规划为"20+1"模式，即 20 种器官 - 系统整合教材，1 种在线数字化 PBL 案例库。20 种教材采用"单循环"器官 - 系统整合模式，实现基础与临床的一轮打通。导论和概论部分重新整合为《医学导论》（第 2 版）、《人体分子与细胞》（第 2 版）、《人体形态学》（第 2 版）和《人体功能学》（第 2 版）等 7 种。将第一轮教材各系统基础与临床两种教材整合为一种，包括《心血管系统与疾病》（第 2 版）等教材 13 种，其中新增《皮肤与感官系统疾病》。1 种 PBL 综合在线案例库，即中国医学教育 PBL 案例库，案例范围全面覆盖教材相应内容。

第二轮教材有全国 94 所院校参与编写。编写过程中正值新冠肺炎疫情肆虐之际，参编专家多为临床一线工作者，更有很多专家身处援鄂抗疫一线奋战。主编、副主编、编委一手抓抗疫，一手抓教材编写，并通过线上召开审稿会和定稿会，确保了教材的质量与出版进度。百年未遇之大疫情必然推动百年未有之大变局，新冠肺炎疫情给我们带来了对医学教育深层次的反思，带来了对医学教材建设、人才队伍培养的深刻反思。这些反思和器官 - 系统整合教材的培养目标不谋而合，也印证了我们教材建设的前瞻性。

第二轮教材包括 20 种纸数融合教材和在线数字化中国医学教育 PBL 案例库，均为**国家卫生健康委员会"十四五"规划教材**。全套教材于 2021 年出版发行，数字内容也将同步上线。希望广大院校在使用过程中能够多提宝贵意见，反馈使用信息，以逐步修改和完善教材内容，提高教材质量，为第三轮教材的修订工作建言献策。

OSBC 主 编 简 介

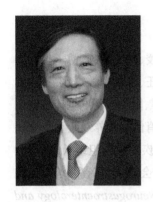

颜 虹

  博士,1957 年 11 月出生,陕西韩城人。西安交通大学二级教授、博士生指导教师。现任西安交通大学党委常委、副校长,兼医学部主任。担任教育部新医科建设工作组成员、中国卫生信息与健康医疗大数据学会健康统计专业委员会副主任委员、教育部高等学校健康教育专业委员会副主任委员、中华医学会医学教育专业委员会常务理事,国务院政府特殊津贴专家、全国优秀教师、国家卫生健康委有突出贡献中青年专家、美国中华医学基金会杰出教授奖获得者。

  从事医学教育教学、医学教育管理 40 余年,承担本科、研究生课程,主编、副主编国家级规划教材 6 部,分享陕西省政府教学成果特等奖、一等奖。倡导、推广基于器官 - 系统的整合式教学和基于问题的小组讨论式教学,牵头成立"中国医学整合课程联盟",共同组织出版首套全国高等学校临床医学及相关专业器官 - 系统整合课程规划系列教材。推动西部地区高等医学院校合作与深度交流、资源共享,推进医教协同,牵头成立"西北医学教育联盟"和"西部医学教育联盟"。

  主要研究领域为人群健康评价、慢病防控、高等医学教育等。先后主持国家重点研发计划项目、国家自然科学基金重点项目、国家科技支撑计划重大项目课题、国家卫生健康委、联合国儿童基金会、欧盟等研究课题 20 余项。在国内外学术刊物发表研究成果和向陕西省人民政府、国家卫生健康委、联合国儿童基金会等递交大型调查报告 200 余篇(部),获陕西省科学技术奖一等奖等。

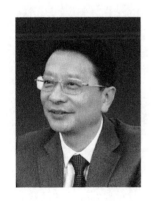

沈华浩

  博士,1963 年 1 月出生,山西大同人。浙江大学教授、主任医师、博士生指导教师。现任浙江大学呼吸疾病研究所所长,浙江大学医学院附属二院呼吸与危重症医学科主任,浙江省呼吸疾病诊治及研究重点实验室主任。兼任中华医学会呼吸分会副主任委员、哮喘学组组长,中国医师协会呼吸医师分会副会长、哮喘与变态反应工作委员会主任委员,海峡两岸医药卫生交流协会呼吸病学专业委员会主任委员。我国呼吸病学领域学术带头人之一,教育部"长江学者"特聘教授、国家"杰出青年基金"获得者,浙江省特级专家。

  从事教学工作 30 余年,分管浙江大学医学院医学教育管理工作多年,参加了浙江大学医学院本科医学教育改革,尤其是临床医学八年制课程改革,获 2018 年国家教学成果二等奖。长期致力于呼吸系统疾病发病机制和诊治的研究,在哮喘、慢性阻塞性肺疾病、肺部肿瘤、感染的机制和防治策略研究方面取得原创性成果。以第一 / 通讯作者(含共同)在 *Nature*、*Science*、*New England Journal Medicine*、*Lancet*、*Cell Research*、*Molecular Cell*、*American Journal of Respiratory and Critical Care Medicine*、*Journal of Allergy and Clinical Immunology*、*European Respiratory Journal*、*Autophagy* 等权威期刊发表 SCI 收录论文近 120 篇,以第一完成人获国家科学技术进步奖二等奖、省部级自然科学或科技进步一等奖多项。

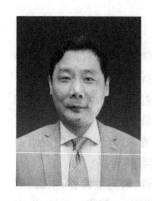

侯晓华

博士,1961年1月出生,天津人。华中科技大学教授、主任医师、博士生指导教师。现任华中科技大学附属协和医院内科教研室主任、诊断学教研室主任、消化科主任。兼任亚洲神经胃肠病学和动力学会常务理事、国际胃肠电生理协会委员、中国医师协会消化医师分会副会长、中国生理学会消化与营养专业委员会副主任委员、中华医学会消化病学分会委员、胃肠功能性疾病协作组组长、中国健康促进基金会消化专业委员会副会长、湖北省医学会副会长、湖北省医学会消化病学分会主任委员,担任神经胃肠病学领域顶级杂志 *Neurogastroenterology and Motility* 编委及 *Journal of Neurogastroenterology and Motility* 副主编,享受国务院政府特殊津贴,国家卫生健康委有突出贡献中青年专家,湖北省医学领军人才。

从事教学工作34年,参编规划教材、统编教材多部,主编专著10余部,2018年获全国住院医师规范化培训"优秀带教老师""国家名医优秀风范"称号。主持国家自然科学基金重点项目、国际合作项目、面上项目等9项,负责国家临床重点专科项目1项、卫生部临床重点学科项目2项、973子课题1项,发表SCI论文186篇,被引1 428次,H指数20;中文论文490余篇,被引4 760次;曾获湖北省科技进步奖一等奖,美国动力学会杰出青年研究者奖,国际胃肠电生理学会(EGG)杰出青年研究者奖,吴阶平—保罗·杨森医学药学奖。

OSBC 副主编简介

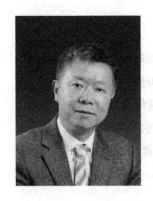

邓世雄

　　1963 年 11 月出生,重庆涪陵人。重庆医科大学二级教授、博士生指导教师。现任重庆医科大学党委副书记、副校长,兼国际医学院院长,法医学与生物信息学研究室主任,重庆市法医学学术技术带头人。兼任教育部法医学专业教学指导委员会委员,重庆市司法鉴定协会会长,全国医学院校教师教学发展联盟副理事长,中国高等教育学会医学教育专业委员会临床学组主任委员,中华医学会医学教育分会常务委员。

　　长期从事教学管理及法医学教学、检案、科研工作,多次获重庆市高等教育教学成果奖,主编、副主编教材 6 部,合著、参与编写专著 6 部。先后主持了国家自然科学基金、公安部、最高人民法院、重庆市科技攻关项目、重庆市自然科学基金以及重庆市教委项目数十项,先后发表 SCI、EI 等科研论文近百篇。

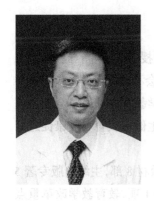

杨长青

　　博士,1965 年 11 月出生,江苏淮安人。同济大学二级教授、主任医师、博士生指导教师。现任同济大学附属同济医院大内科主任、内科教研室主任,消化内科主任,上海领军人才,上海市优秀学科带头人。兼任上海市医学会肝病专科分会候任主任委员、上海市中西医结合学会消化专业委员会主任委员,中国老年医学学会消化分会副会长,中国医师协会消化医师分会委员,中华医学会消化病学分会肝胆疾病协作组委员、疑难重症协作组委员,中国医促会消化病学分会常务委员。

　　从事临床医学教学 30 年,获得中国医师协会"住培医师百佳带教教师""上海市育才奖"等称号,承担国家自然科学基金重点项目等多项课题,发表论文 240余篇,其中 SCI 论文 120 余篇,获省级科技进步奖二等奖 1 项、三等奖 4 项。

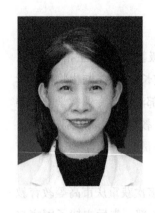

潘永惠

博士,1967年2月出生,黑龙江哈尔滨人。哈尔滨医科大学教授、主任医师、博士生指导教师。现任哈尔滨医科大学附属第一医院神经内科四病房主任。兼任中华医学会神经病学分会神经心理学组委员、中国医师协会神经内科医师分会眩晕专业委员会委员、中国卒中学会卒中与眩晕委员会常务委员、黑龙江省医师协会眩晕专业委员会主任委员、黑龙江省卒中学会副理事长、黑龙江省睡眠学会副理事长、黑龙江省医师协会神经病学分会常务委员。黑龙江省首届"龙江名医"称号获得者。

从事临床教学工作20余年,参编国家卫生和计划生育委员会住院医师规范化培训规划教材《神经病学》第2版和国家卫生和计划生育委员会"十三五"英文版规划教材《神经病学》第1版等教材3部,执笔及参与国家临床指南、共识7部。承担国家"十三五"课题子课题、重大慢性非传染性疾病防控研究子课题、省自然科学基金重点课题、黑龙江省教育科学重点课题等15项课题。执笔人民卫生出版社出版的著作《神经系统常见疾病伴抑郁诊治指南》和《常见神经疾病伴发焦虑诊疗专家共识》2部。曾获黑龙江省政府科技进步奖二等奖1项。

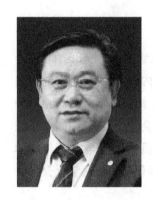

韩继明

博士,1965年11月出生,陕西府谷人。延安大学教授、硕士生指导教师。现任延安大学医学院党委副书记、院长。兼任中国心理学会心理学普及工作委员会副主任委员,中国高等医学教育委员会理事,陕西省医学教育专业委员会副主任委员,陕西省健康教育与健康促进协会常务理事,大学生健康教育与健康促进分会副主任委员。

从事医疗教育教学管理等工作36年,主编或参编教材8部,主编出版专著5部。承担国家自然基金项目2项,陕西省科技攻关项目1项、教育教学改革重点攻关项目3项,获陕西省科学技术奖三等奖1项,陕西省优秀教材一等奖1项,优秀教学成果二等奖1项,获宝钢优秀教师奖、优秀科技工作者、教书育人先进个人等荣誉称号。

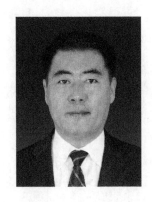

曲　巍

　　博士,1967 年 1 月出生,辽宁大连人。锦州医科大学教授,硕士生指导教师。现任锦州医科大学党委常委、副校长。兼任 2018—2022 年教育部临床医学类专业教学指导委员会委员,中华医学会医学教育分会委员会委员、分会学术部副主任。教育部临床医学专业认证专家、普通高等学校本科教学工作审核评估专家。

　　从事教学工作 28 年,长期致力于医学教育研究,承担省部级以上教学研究项目 8 项,发表论文 30 篇,主编、参编教材及专著 9 部。获辽宁省普通高等教育本科教学成果一等奖 3 项,中华医学会医学教育分会年度医学教育和医学教育管理百篇优秀论文一等奖 1 项、二等奖 3 项。

医学导论课是医学生步入医学殿堂的第一门医学导入课程。基于学生对医学知识基本空白的前提,帮助学生建立医学的概念,了解医学的历史和发展,以及医学领域的基本思想和主要方法。帮助学生提前了解未来面对的工作环境,以及病人、医生的责任与权利,理解医生职业,树立正确的价值观,使学生有明确的职业规划。向学生介绍医学教育的基本要求、我国临床医学的教育体系、医学的基本学习方法和策略,尤其是器官-系统整合课程体系和问题导向的学习方法,从而帮助学生提高学习效率,获得更好的学习效果。帮助学生了解现阶段健康中国的内容和医学未来发展趋势。

国家卫生健康委员会"十四五"规划的第二轮临床医学专业器官-系统整合教材旨在落实国务院办公厅 2017 年 63 号文件《关于深化医教协同进一步推进医学教育改革与发展的意见》中"鼓励探索开展基于器官/系统的整合式教学和基于问题的小组讨论式教学"的医学教育改革指导意见。《医学导论》是本套教材的统领性教材。教材评审委员会根据第一轮器官-系统整合规划教材的使用反馈意见,并在反复讨论的基础之上决定组织编写这本教材。教材整合了医学史、医学人文、公共卫生、卫生管理等课程内容,为学生未来按照器官-系统整合教学体系和问题导向的学习做准备和铺垫。教材主要适用于临床医学专业五年制、临床医学专业"5+3"住院医师规范化培训本科阶段,也兼顾临床医学专业八年制使用。

本书分为 8 章,包括绪论、医学的范畴、病人与医生、医学人文、医学教育、医学生、健康中国、医学整合课程与问题导向学习。

在我们编者团队中,有的长期从事医学教育教学、医学教育管理与研究,有的兼顾医学科学研究,特别是临床一线的医疗实践,体现了医学多学科交叉融合与相互渗透的特点。编者根据多年实践,结合国内外最新进展,在介绍医学导论主要内容的同时,注重医学整合教育的导向,并兼顾医学教育本身特有的系统性和时代性。在本书编写过程中得到了西安交通大学刘进军教授、陈莉娜教授等无私的帮助,在此一并致谢。

由于编者水平有限,书中难免存在疏漏或欠准确之处,敬请同行和广大师生不吝赐教,欢迎提出宝贵的意见和建议。

颜　虹　沈华浩　侯晓华

2020 年 10 月

OSBC 目 录

第一章
绪　　论

医学的发展和演变也是人类进化史的一个缩影,伴随着人类文明的进步,医学概念、模式和范畴都在不断发展变化。医学从古至今的发展脉络及不同时期医学模式的变迁,体现了人类对医学认识的深化和医学对人类进步的价值。本章试图给出医学的概念,并通过医学发展历程和医学模式演变的表述,帮助学生了解医学的发展史和不同时期人类认识医学的观点和方法,认识什么是医学,医学在人类进步中的价值和贡献,从而树立学医、爱医、从医的初心,担当起健康所系、性命相托的神圣使命。

第一节　医学的概念

医学(medicine)是关爱生命、促进健康、治疗疾病的科学、艺术和实践。医学的概念随着医学科学知识不断丰富、疾病防治技术不断提升和医学实践不断扩展,逐渐趋于成熟和完善,医学和其他自然科学一样,具有科学属性。医学研究和服务的对象是人、人群,他们来自不同程度发展的经济社会、不同的历史文化背景、不同的生活环境条件,所以医学也同时具有社会和人文属性。医学是一个庞大的学科门类,不仅和人文社会学科融合交叉,也和诸多理、工、信、管等学科交叉。根据需要,可按不同的标准对医学进行分类。

一、医学概念的演化

有了人类就有了医学的活动,也出现了从事治疗疾病的医者。但早期的医学和神巫不分,汉字"醫"和英文的"medicine"均有"卜筮"和医者的意思,可见医学的基本概念就是处理疾病。医学的对象是人,要治疗疾病就需知道正常人体的结构和功能,了解疾病的发生发展规律,诊断鉴别不同疾病,采用不同的处理措施。直到现在一提到医学,首先想到的是医院、医生和护士,也可能想到医学院、护理学院等。这些都反映了医学有一个经典、狭义的定义:医学是诊断治疗疾病的实践活动。英文"medicine"还有采用药物治疗疾病的意思。

医学诞生于人类与疾病斗争的过程中,自从有了人类就有了医和药。公元前5世纪前后,人类进入一个重要的历史时期,西方哲学家称之为"轴心时代"。东西方几大文明共同进入一个创造性思维意识集体迸发与进取的时代,孔子、老子、释迦牟尼、苏格拉底等一大批思想家几乎同时出现在东西方历史舞台上。从而影响并出现了两河文明、古埃及文明、古印度文明、中国文明和古希腊文明等。

轴心时代之前,主要靠算命、占卜、巫术等方式,结合宗教仪式完成治疗行为。考古证明,原始的医疗实践活动的确存在,也就是说,轴心时代前就有医术,但这并不是真正意义上的医学。

中国古代对医学的概念,"医者易也、医者意也、医者艺也"。"易也"强调的是变化,医的对象病人与疾病,处于动态变化中。"意也"是医生对医学经验的感悟,对医学知识的体验。孔子说"书不尽言,言不尽意",学医除了要有广博的知识外,还需要一种感悟,强调的是在长期医疗实践基础上的体会与经验。"艺"是技艺,不论是诊断还是治疗,都需要这种技艺。"术仁乃医"是说医者,首先要有仁爱之心,对病人要有慈爱、关怀之情,用仁爱之术来体现仁爱之德。中国古代医学注重强调了医德和医学人文精神,强调医学是医疗实践经验,病人与疾病处于动态的变化过程。明代王绍隆在《医灯续焰》中提出:"医乃仁术",即指医学是一门治病疗伤、普度众生及仁爱高尚的技术或事业。

西方医学最早的发源地是古希腊,被称为"医学之父"的希波克拉底(Hippocrates,公元前460年—公元前377年)是古希腊医学的代表。医学在希波克拉底时代被看作艺术(art)或技能(skill),那时的医学重视医生的经验,关心病人,被称为"经验医学"。希波克拉底认为:"医学是一门艺术,这种艺术包括三个要素:疾病、病人和医生。医生是艺术的仆人,治疗艺术的最高职责就是治好病人,病人必须和医生一起与疾病作斗争"。从医学的特点,提出医学与其他科学的联系与区别:①医学的研究对象是人,无论单个的人或具体的人群都是社会化的人,都具有个性特点和社会性。医生不但要了解疾病,还要了解人,了解人与社会的关系,这是医学的艺术性所在。②医学的目的是诊断、治疗、预防、控制疾病,维持身体健康。医学本身隐含着一种道德原则,即一个医生有义务促进人们的健康,这是其他学科所不具有的。

中世纪医学的"中东医圣""阿拉伯医学王子"阿维森纳(Avicenna,980—1037),是中世纪医学和阿拉伯医药学成就的代表。他所著的《医典》给出了较早较完整的医学定义且又是流传最久的定义:"医学是科学,描述人体健康或不健康的状态,健康丧失的原因,恢复健康的方法。换言之,医学就是如何维护健康的技艺和健康丧失后使之恢复的技艺"。阿维森纳对医学的本质阐述得较全面、较深刻,其意义在于:①明确指出医学是科学,使医学彻底摆脱了中世纪盛行的宗教影响;②既指出了医学的科学性,又指出了医学的实践性(技艺),使医学理论与实践紧密结合;③立足于"健康"而不是立足于"疾病"来阐明医学的内涵;④在基础医学和预防医学未形成之前,这个定义已包含了属于基础医学与预防医学的内容,孕育着基础医学、临床医学、预防医学和康复医学的结构体系。

随着19世纪自然科学的三大发明,以及数学、物理、化学、生物科学等学科的发展,医学得以把自己的理论方法建立在自然科学的基础上,称之为"实验医学"。19世纪中叶,细胞的发现和细胞生物学、细胞生理学、细胞病理学的形成是现代医学的第一个里程碑。20世纪中叶,DNA双螺旋结构模型的建立,标志着分子生物学的形成。以分子生物学为主要依托,生物技术及生物工程技术的相继建立,使医学深入到分子水平,这是现代医学发展的第二个里程碑。从20世纪到21世纪,现代医学的研究方式发生深刻转变,从简单到复杂、从单一到复合、从简单观察试验到精密实验、从分析到综合、从个体研究到群体研究,一大批交叉学科和边缘学科形成与发展,医学模式发生了巨大的变化,从纯粹的"生物医学模式"逐步向"生物 - 心理 - 社会医学模式"转变,医学的概念也在不断发生变化。

苏联医史学家彼德罗夫指出:"医学是一种实践活动,同时也是人们在各种条件下保持健康、预防和治疗疾病的一个科学知识体系。"1828年美国出版的以"韦氏"冠名的、著名的《韦氏国际英语词典》,给医学的定义是"维持健康和预防、减轻或治疗疾病的科学"。(Medicine:The science and dealing with the maintenance of health and the prevention, alleviation, or cure of disease)。英国的《牛津英语词典》被认为是当代最全面和最权威的英语词典,将医学定义为"诊断、治疗和预防疾病的科学实践"。(Medicine:The science of practice of the diagnosis, treatment, and prevention of disease)。《西氏内科学》自1927年首版以来,因论述严谨、系统,深受国内外读者欢迎,世界各国医学院校皆以此为教材,被誉为"标准内科学参考书",已经出版到第26版。它给医学的定义是:"医学是一种将科学和科学方法与成为医生的艺术相结合的职业。照顾病人的艺术和人类本身一样古老。即使在现代,在几千年的常识和更近期的系统的医学伦理学指导下,关爱和安慰的艺术仍然是医学的基石。如果没有这些人文素质,现代医学的应用是次优的,无效的,甚至是有害的。"我国的《科学技术辞典》给医学的定义是:

"医学是旨在保护和加强人类健康、预防和治疗疾病的科学知识体系和实践活动。医学与自然科学(生物学、物理学、化学)和社会科学有着密切联系,因为医学所研究的是与自然和社会相互联系着的人。"

医学的概念具有历史性。从不同时代对于医学的概念,可以看出,医学与人类社会进步程度密切相关,与社会、经济、文化、科技发展的水平关系密切,同时受诸多因素的制约和影响,因此,医学的概念、内涵也随之变化,医学的外延在不断扩大。

医学是从不同水平诠释人体正常结构和功能,阐明疾病的原因和机制,制定疾病诊断标准、选择合适的治疗手段及作出预后判断等方面的知识获取和实践活动。医学也是在群体水平研究疾病在人间、空间和时间的分布,阐释疾病的群体流行规律,提出疾病预防控制策略与方法,进而采取公共卫生干预措施。医学在维护健康、促进健康发展中的作用越来越大。医学更是疾病诊断治疗的实践过程,要做出正确的诊断和进行有效的治疗,需要有丰富的医学科学知识,也需要有精湛的医学技能,更需要温暖的人文关怀。

我们知道,医学实践活动的广泛深入和医疗技术及设备的不断更新、提高密不可分。医学知识不断丰富和完善,特别是对生命现象、生命本质及生命运动规律的诠释,对疾病在分子、细胞、组织、器官、系统、个体和群体水平的发生发展规律的揭示,对健康的最新认识以及其他自然科学、社会科学和人文学科同医学的交叉融合,促进了人们对医学的认识。然而,给医学一个能够得到医学各方人士认同的定义实非易事。作者试图给出医学一个定义,不但是一个学科的基本要求,作为本套教材的开篇之作,是责任和义务,也对促进医学知识普及推广、医疗实践的有效开展、相关政策法规的制定实施和学科的发展、融合和交叉等诸多方面起着不可或缺的作用,更有助于学生的理解。

据此,我们在查阅了大量资料,广泛征询医学各方相关人士意见,特别是结合 2020 年新型冠状病毒肺炎(简称"新冠肺炎")世界流行以及疫情防控中医学彰显的重要作用,反复推敲、仔细斟酌给出了这一全新概念,即"医学是关爱生命、促进健康、治疗疾病的科学、艺术和实践"。

二、医学的属性

中国科学院院士韩启德教授在《医学的温度》一书中提出了医学到底是什么,医学本质是什么,医学的属性有哪些,哪些是客观固有属性,哪些是区别于其他学科的属性。这些问题引起社会各界的热议和思考。目前主流观点认为医学包含科学属性、人文属性和社会属性。

(一) 医学的科学属性

漫长的人类历史发展过程中,科学进步是文明发展的重要动力。在不少人看来,医学是自然科学的分支。《辞海》(2016 版)定义医学为:"研究生命过程以及同疾病斗争的一门科学,属于自然科学范畴"。实际上研究生命过程的任务主要由物理、化学、生物等学科来承担,医学只是期待和利用这些学科的成就,换句话说,医学不能没有自然科学的支撑,因此医学具有科学属性。

人是自然界的一个生物体,医学的研究对象是人。医学的自然科学属性是由人的自然属性(生物性)决定的。近代"生物医学模式"以生物科学为立足点来看待健康与疾病,把人看成是一个生物有机体,认为疾病必能在器官、组织、细胞或分子找到可测量的物理化学变化,进而确定出生物的或者物理化学的原因,并由此找到治疗方法。人具有自然属性,医学当属自然科学范畴,具有科学属性。但是,单纯地把医学划归自然科学是片面的。

人体系统具有自组织性。也就是说人从出生开始,系统、器官、组织、细胞、分子,它们就是自然形成的一个有机整体,自动组织起来有条不紊地工作;而且它有自稳态性,即使遭受破坏,它也会很快自己取得一个新的平衡,具备巨大的自稳能力。它还是开放性的,对所有的机械系统来讲,内部的熵都随着时间而增加,内部分子和原子的紊乱性也会不断增强。而唯有生命系统内部的熵可以不随时间而变,需要时还可以降低,因为它可以通过特殊机制从外界获得负熵;它是有时态性的,任何时候我们的机体都在变化,没有一刻是相同的。直至目前,现代科学还没有破解这个复杂系统的有效方法。

人体系统具有不确定性。面对复杂的人体生命系统,当前主导现代医学研究的是还原论模式,这样的研究模式有两方面的局限性。一方面,无穷无尽地还原细分,没有穷尽。从人体组织还原到细胞,从细胞还原到分子,分子再向原子方向还原,无穷无尽。另一个方面,还原以后几乎不太可能把它再整合起来,还原得越细,整合就越困难。系统一旦被分割,就会丧失信息,还原程度越高,信息的失真越严重。而现代科学到现在没有建立描述整体状态的体系。我们分解以后看到的再清楚,也不是我们人体真实的工作状态。随还原论模式而来,产生了一个临床实践问题,就是学科分割越来越细,分了外科以后还要分胸外科、神经外科、普外科、骨科等,分了内科以后还要分心内科、神经内科、血液科、呼吸科等,即使在普外科里,还要分肝胆胰、肠胃等。

随着人类社会的进步,我们面临循证的困境,看病要有证据,这是现代科学的态度,但是我们不可能等到所有问题都搞清楚,有了足够的证据才看病,因此现在很多病还是凭医生经验来看。现代医学即使发展到现在,临床决策依然无法完全依靠现代科学的实证与量化分析,仍然在一定程度上需要传统医学的整体观和经验性方法。

医学的科学属性(即自然属性)很容易被人理解。自从 1543 年维萨里(1514—1564)出版了划时代的著作《人体的构造》一书后,医学沿着"科学"的道路突飞猛进、一日千里。医学科学取得的科学成就使人们对"医学是科学"的概念根深蒂固,而对医学具有人文、社会属性的内在本质却知之甚少或不甚理解。

(二) 医学的人文属性

医学是一门直接面对人的科学,医学既以人为研究客体,又以人为服务主体。如果医学科学技术里缺少了善良,其结果要么对人类毫无价值,要么给人类带来灾难。中国工程院院士郎景和医生说过:"没有人文精神的科技是破坏力,医疗技术尤其如此"。纽约的撒拉纳克湖畔长眠着一位名不见经传的特鲁多医生,但他的墓志铭"有时去治愈、常常去帮助、总是去安慰"(to cure sometimes, to relieve often, to comfort always)却久久流传于人间,激励着一代又一代的行医人。

首先,医疗技术有很大局限性。在众多疾病当中,目前我们真正能治愈的不会超过 40%。也有人估计,人体细胞约有 2 万个基因,迄今我们真正弄清楚的不到 10%。因此,医学(科学)不是万能的,医疗技术不可能解决医学面临的一切问题。其次,医学(科学)无法达到的地方,人文可以到达。在现实中,在临床中,我们经常目睹一些病人受着疾病的折磨,而医生却束手无策。对于一些晚期癌症病人,当他们进入生命的终期时,任何科学的、技术的力量都显得苍白无力。而此时,人文的、情感的力量却能在一定程度减轻这些病人的痛苦与孤独,使病人能感受到人性的温暖和医学的温度,让他们活得体面,死得尊严。这是医学人文最为突出的表现。

医学应该具有一种精神,体现医学的价值。1990 年联合国《联合国人文发展报告》中指出,科学技术的发展能教给我们真理,带给我们智慧,但却给不了人类的善良和同情。医学的科学属性是求真,回答"是什么,为什么"的问题,医学人文属性是求善,是区别于其他学科本质的医学哲学范畴,回答"应该是什么,应该如何做"的问题。医学的人文属性是区别于其他学科本质特征的属性。

(三) 医学的社会属性

1843 年,法国医学家诺尔曼断言:"医学科学的核心是社会科学"。细胞病理学创始人鲁道夫·魏尔肖(Rudolf Virchow, 1821—1902)也赞同此观点,即"医学是一门社会科学"。20 世纪 30 年代,著名医学史学家西格里斯又重复这一观点,即"医学与其说是一门自然科学,不如说是一门社会科学"。这种观点是武断的、片面的,但在当时,是被广泛认可的。也从另外一个侧面看到医学离不开社会科学。

人的社会属性,最为实质的内涵是存在于各种各样的人际关系中,是人与人之间的各种社会关系,承载并体现了人的社会属性。人们具有各种社会知识、思想观念和文化背景,从不同角度理解社会规范、社会要求,并形成各自的社会价值取向等。人生活在社会中,社会的环境、经济、文化等因素对人类的健康和疾病有着重要的影响。人的社会属性,决定了医学也离不开社会科学,因此医学具有社会属性。我国的制度优势、文化力量、政府组织动员力、社会协调力、民众配合力、医务人员舍生忘死的战斗力等成为打赢新冠肺炎疫情防控人民战争、总体战、阻击战的根本保障。"始终把人民群众生命安全和身体健康放在第一位"是中国共产党全心全意为人民服务宗旨的体现，是以人民为中心发展思想的具体实践。世界各国新冠肺炎疫情防控的实践与现状，生动地体现了医学的社会属性。

随着经济社会发展，人民群众对健康的要求越来越高。我国医药卫生体制改革的重要任务之一就是要寻求人们对健康需求、医疗技术快速发展、医疗费用增长与经济承受能力之间的动态平衡，解决群众看病难、看病贵的问题，做到病有所医，实现健康中国。"中国特色社会主义进入新时代，我国社会主要矛盾已经转化为人民日益增长的美好生活需要和不平衡不充分的发展之间的矛盾"，这就从一个方面充分说明了医学与经济社会发展的密切联系。

三、医学的分类

医学是一个庞大的学科门类，它不仅和人文社会学科融合交叉，也和诸多理、工、信、管等学科交叉。为了学科发展的需要，按不同的标准可对医学进行分类。

从医学的起源角度，医学可分为现代医学（即通常说的西医学）和传统医学［包括中（汉）医、藏医、蒙医、维医、朝医、彝医、壮医、苗医、傣医等）］多种医学体系。

按照医学的历史时期，可以将医学划分为古代医学、近代医学、现代医学等。如果要再细分，古代医学又可分为史前医学、古代东方医学、古代西方医学等，在此不再赘述，本章第二节将有进一步的讨论。

从医学研究领域、研究层次的角度，可将医学划分为基础医学、临床医学、预防医学、法医学、检验医学、康复医学等。近些年来，随着现代科学技术发展和对疾病认识的变化，亦可有分子医学、转化医学、精准医学、循证医学等。

（颜　虹　吕社民）

第二节　医学的发展

医学的发展不能脱离它所处的时代。医学思想和实践来自与之相适应的知识环境，同时又为拓展和丰富人类的知识贡献力量。从原始社会到现在几千年的发展历程，医学的发展道路艰难曲折，不仅囊括了医学的各门学科，而且还涉及丰富多彩的人类医疗卫生活动。医学的发展凝聚着一代又一代先行者的心血和智慧，它既是人类对自身疾病与健康及其关系的认识史，也是一部伴随着社会生产发展，由经验到科学、由低级到高级、由单一到综合逐渐进化的发展史，既是科学技术进步的一个缩影，也是人类文化史的一个重要组成。

一、古代医学（—15世纪）

受古代生产力及科学技术水平的限制，古代医学知识多来源于医疗实践经验的积累，夹杂着唯心主义和迷信思想。宗教和文学在一定程度上促进了古代医学的发展。在数千年的历史长河中，古代医学经历了漫长的发展历程。

(一)史前医学

在漫长的300多万年前的原始社会中,原始人类在同疾病斗争的过程中逐步认识了各种植物、动物和矿物等的药效,开始了以经验为起源的各项医药活动。在原始社会末期,已有了断肢术、阉割术、穿颅术、剖宫产术等外科手术和相应的外伤治疗外用药物。这些进步,也与社会生产工具的发明和改进密切相关。

由于原始社会的生产力低下,人们不能正确理解疾病和死亡,认为疾病是由一种超自然的力量所形成和主宰的,认为自然界的一切现象都由一种超自然的实体控制,从而产生了万物有灵的观念:山神、河怪、精灵、风魔等都可导致人类疾病。在这些认识支配下,产生了招魂、驱鬼、敬神、祷告等治病方法,产生了祭司和巫师,也产生了图腾崇拜,医学被打上了原始宗教的烙印。

(二)古代东方医学

古代东方国家是人类文明的摇篮,主要是指位于尼罗河流域的古埃及、印度河流域的古印度、两河(西亚幼发拉底河和底格里斯河)流域的美索不达米亚以及黄河流域的古代中国。这些国家较早地从原始社会过渡到奴隶制社会。奴隶制社会的生产力发展以及劳动分工细化,提高了劳动生产率,为古代文化和科学的发展创造了条件。哲学的发展,将朴素的、原始的医药知识初步上升为医学理论,并出现了专职或兼职医生。与奴隶社会相适应,这些"职业医生"主要为奴隶主阶层服务,医学中的宗教和迷信色彩较浓厚。

1. 古埃及医学　埃及是最早出现阶级和奴隶制的国家之一。大部分有关医学的史料都记录在以"纸草文"(papyrus,一片片草本植物根茎上的文字)书写的文献中。现存的用纸草文书写成的医书有五六种,都是以发现者的名字来命名的。其中著名的卡亨(Kahum)纸草文约写于公元前1850年,主要记载妇科资料;史密斯(Edwin Smith)纸草文约写于公元前1800年,是介绍外科知识的文献;埃伯斯(George Ebers)纸草文约写于公元前1550年,是医学通论,共记载了205种疾病。

古埃及在约公元前3400年,已实行尸体干化法,即清除尸体内除心脏外所有脏器,并用香料等药物涂抹在尸体里面,然后使尸体风干,即为"木乃伊"。古埃及的神庙不仅是祭祀的地方,也是哲学、医学活动中心。各地的神庙也设有医学校,较著名的是设在希利奥利斯(Heliopolis)的伊姆霍泰普神庙的医学校。公元前6世纪,许多希腊人、犹太人、菲尼基人、波斯人等都在那里学习。

2. 古印度医学　公元前10世纪,居住于印度的雅利安人产生了婆罗门教,其经典是《吠陀》。"吠陀"(veda)的意思是"求知"或"知识",记载了公元前2000年—公元前1000年的历史史料。雅利安文化及其医学的来源是四部《吠陀》经,即《梨俱吠陀》(Rig-veda),译作《赞诵明论》,《娑摩吠陀》(Soma-veda),译作《歌咏明论》,《夜柔吠陀》(Yajur-veda),译作《祭祀明论》,《阿达婆吠陀》(Atharva-veda),译作《禳灾明论》。《梨俱吠陀》约在公元前1500年—公元前900年间陆续写成,是印度医学的起源。其中提到药用植物,记载了麻风病、结核病和外伤。《阿达婆吠陀》记载了77种病名和创伤、毒蛇咬伤、虫毒。

《阿输吠陀》(Ayur-veda),译作《生命经》,是吠陀圣典的补充,记载了较多的医学史料,总结了对疾病的诊治经验,积累了较多的药物治疗方法,出现了系统的医学理论,其中阐述到一种关于健康与疾病的三体液学说。著于公元前6世纪的《瞰食集》《妙闻集》及公元前1世纪的《阇罗迦集》分别反映了古印度的婆罗门教时期和佛教时期的医学成就。其中《阇罗迦集》与《妙闻集》是印度《阿输吠陀》系医学的内、外科两大名著。

3. 古巴比伦和亚述的医学　巴比伦和亚述在约公元前3000年末到公元前2000年初,建成奴隶制国家,是建立在美索不达米亚(亦称两河流域)土地上的国家。古巴比伦人和亚述人重视占星术,即认为天体的变化和星体的运行与人体疾病和祸福的发生有关,并认为人体的构造符合天体的运行。这种"人体是小宇宙"的观点,具有一定的科学基础。

古巴比伦人对动脉和静脉有一定的了解,按照身体部位对疾病分类,如眼病、耳病等,对于肺结核、风湿病、心脏病、肿瘤、脓肿、皮肤病、性病有记载,认为肝脏是人体最重要的器官,并用于占卜

（肝卜）。

公元前1800年汉谟拉比王颁布了《古巴比伦法典》，该法典中有不少条文涉及医疗活动，规定了医生行医治病时应得的报酬及在医疗事故中应负的法律责任。古巴比伦的医生分为两种，一种是僧侣医生，通过咒文和祈祷治病；另一种是有治病经验的医生，分为内科医生和外科医生，由平民担任。

4. 中国古代医学 中国上古部落联盟首领神农氏尝百草而始有医药的传说故事，流传久远。由中国古代医药学知识发展起来的中医学已成为世界科技之林的一朵奇葩，为人类的医药学发展作出了杰出贡献。

夏商西周时期，从出土的甲骨文看，人们对人体的认识已由表入里，认识到内脏器官的某些结构及其生理活动的一些现象，反映了商周时期的医学对解剖与生理的认识日益深化。阜阳汉简《万物》所载药物和马王堆帛书《五十二病方》所载药物，证实战国时期已经发现了众多药物，而且对药物的性味功能有了初步认识。《山海经》《吕氏春秋》甚至《离骚》《尔雅》等诗歌中，也从不同角度论及了不少药用植物、动物、矿物等。随着用药知识积累，逐渐由单方过渡到复方，并不断探索组方的原则和理论，方剂学已萌芽。

《内经》是我国现存最早、内容较完整的医学著作，成书于战国晚期。《内经》包括《素问》和《灵枢》（又称《针经》）两大部分，共18卷，162篇。它是一部医学理论和临床实践相结合的古典医学著作，因假托是黄帝所作，故又称《黄帝内经》。实际上是许多医学家长期积累的成果。《内经》应用阴阳五行学说，阐述人体组织结构、生理、病理、疾病的发生发展规律，并指导临床诊断和治疗。它运用阴阳两个方面对立统一、消长变化的朴素的矛盾发展观点，指出人体阴阳的相对平衡和协调（所谓"阴平阳秘"）是维持正常生理活动的必备条件。如果失去人体阴阳这种相对的平衡和协调，就会产生疾病。

脏腑、经络学说，是中医说明生理和病理的重要理论。《内经》关于脏腑、经络的论述，已经比较系统和全面。书中通过脏腑和经络学说，对人体体循环和肺循环做了论述。《内经》重视病理解剖，《灵枢·经水篇》指出："若夫八尺之士，皮肉在此，外可度量切循而得之，其死可解剖而视之，其脏之坚脆，府（腑）之大小，……皆有大数。"显然，这是病理解剖学的萌芽。在《灵枢·肠胃篇》中，还采用分段累计的办法，度量了从咽以下直到直肠的整个消化道长度。

在诊断方面，《内经》着重强调切脉和望诊的互相结合运用，以防止诊断中的片面性。在临床病症方面，书中记载了44类共311种病候，包括内科、妇科、五官科等多种常见病症。并对一些病症的病因、症候、治法等有不少生动的描述和卓越的见解。

在治疗方面，《内经》强调"治未病"——以防病为主的医疗思想，即在未病前先采取预防措施，得病后则防止疾病发展转变。同时主张"治病必求于本"，具体治疗包括内服、外治、针灸、按摩、导引等多种疗法。

在我国医学史上，《内经》占有重要地位。《内经》初步奠定了我国中医学的理论体系，指导着中医的临床实践，堪称是中医学的经典。直到今天，研究和学习《内经》的理论，对于继承发扬祖国医学的宝贵遗产，仍有重要意义。《内经》作为一部科学名著，早已引起国外医学家和科学史家的重视。它的部分内容，已相继译成日、英、德、法等国文字。

秦汉是中国医学史上承前启后、继往开来的发展时期。西汉淳于意（约公元前205年—不详）为后世医家书写医案树立了榜样。有神医之称的华佗（145—208）创用麻沸散施行外科手术。有医圣之称的张仲景（约150—215，也有一说是154—219）著述《伤寒杂病论》，论述了外感热病和内科杂病等辨证论治理论与实践，建立了辨证论治的基本规范，确立了四诊、八纲、脏腑、经络、三因、八法等辨证论治的基本理论，被历代医家奉为圭臬。《神农本草经》简称《本经》，是现存最早的中药学专著，作者不详，约成书于秦汉时期，记载药物365种，分上品、中品和下品，集东汉以前药物学术经验之大成，对历代本草学和方剂学发展有深远影响。

三国两晋南北朝时期的医方书籍近200种，在内科、外科、骨伤科、妇儿科以及各种急救处理等方面均有很大进步。作为诊断学和针灸学的基础理论和实践推向规范化的代表作，晋代医学家王叔和

(201—280)的《脉经》和魏晋间皇甫谧(215—282)的《针灸甲乙经》等著作对后世产生了深远影响。本时期本草著作达 70 余种,最有影响的是南北朝时陶弘景(456—536)的《本草经集注》。雷敩(生卒之年不详)所撰《雷公炮炙论》是我国现知的药物炮炙类的最早专著。在玄学思想影响下本时期服石之风盛行,使炼丹术迅速发展,由此既引起许多新的疾病的产生,也推动了药物学的发展。

隋唐时期,特别是唐代,是中国封建社会的鼎盛时期,医药文化绚丽纷呈,医药学思维活跃,内外交流频繁。国家的统一和交通的发达都促进了民族医药文化的融合,如唐代文成公主、金城公主入藏,给西藏带去大批医书药物,对藏医学的形成和发展产生重要影响。唐代从中央到地方形成了较为完整的医学教育体系。唐代先后编纂的《广济方》《广利方》对普及医药知识、促进卫生事业发展起到了良好作用。

金元时期战争频发,疫病广泛流行,过去对病因、病机的解释和当时盛行的经方、局方等医方,已不能适应临床需要,当时一些医家产生了“古方不能治今病”的思想。刘完素、张元素、张从正、李杲、王好古、朱震亨等医学家相继兴起,他们从实践中对医学理论作出新的探讨,阐发各自不同认识,创立各具特色的理论学说,形成了以刘完素(约 1110—1200)为代表的河间学派和以张元素(生卒之年不详)为代表的易水学派,展开了学术争鸣,延续至明清两代,开拓了中医学发展的新局面。

清前中期的医学发展局面错综复杂。一方面,中医学传统的理论和实践经过长期的历史检验和积淀,至此已臻于完善和成熟,无论是总体的理论阐述,抑或临床各分科的实际诊治方法,都已有了完备的体系,而且疗效在当时的条件下是卓著的。另一方面,由于长期的闭关自守,这一时期的医学有所停滞。

(三) 古代西方医学

古代西方医学最具影响、代表性的是古希腊医学、古罗马医学。

1. 古希腊的医学(公元前 450 年—公元前 1 世纪) 古希腊在公元前 7 世纪—公元前 6 世纪进入奴隶制社会。著名哲学家恩培多克勒(Empedocles,约公元前 495 年—公元前 435 年)反对“神创造宇宙一切”的观点,提出一切物体都是由火、空气、水和土等四种元素按不同数量、比例混合而成的“四元素论”。著名思想家亚里士多德(Aristotle,公元前 384 年—公元前 322 年)在其著作《自然之阶梯》中,早已提出类似达尔文进化论的观点。他还解剖过不少动物尸体,以图示介绍动物内脏和器官,是最早的解剖图谱的制作者。

希波克拉底被誉为西方医学之父。《希波克拉底文集》既有论述医生的道德修养、行医的经典格言,如著名的《希波克拉底誓言》,又有对医学技术及某些疾病发病过程的详细记载,是研究古希腊医学的最重要典籍。

2. 古罗马的医学(公元前 1 世纪—公元 4 世纪) 公元前 2 世纪,罗马占领了希腊,使许多具有高超医术和丰富医学经验的希腊医生涌入罗马,他们使罗马医学有了长足的进步。

盖伦(Claudius Galenus,129—199)是古罗马的著名医学家,其医学成就仅次于希波克拉底。盖伦首次证实了脊髓的节段性功能,他重视药物治疗,有自己的专用药房,迄今,药房制剂仍被称为“盖伦制剂”。但是他的朴素唯物主义观点中夹杂有“目的论”的观点,即认为自然界中的一切都是有目的的,人的构造,也是由于造物者的目的而设。这种天定命运的说法,后来被中世纪经院哲学所利用,被奉为教条,妨碍了科学和医学的进步。

罗马帝国时代因战争使军队设立了收容伤兵和患病士兵的专门治疗机构,后发展为军医院。后来又逐渐出现了专门为达官贵人服务的医院及带有慈善性质的公共病院。古罗马也比较重视公共卫生,在城市中修建了用于从城外向城内输送饮用水的水道,还有下水道和浴场,并禁止市内埋葬。

在欧洲,5—15 世纪也被称为中世纪(the middle ages),中世纪由于封建割据、政治分裂、战争频繁、宗教极权,致使生产停滞、城市萧条,科学和医学基本上没有发展,故称为医学的黑暗时期。为控制鼠疫和麻风病情而开创的“海港检疫”和“隔离医院”,是中世纪欧洲医学对世界医学的重要贡献。

二、近代医学(15—19世纪)

近代医学也称实验医学,15—19世纪的400年为近代医学时期,此阶段医学发展速度加快,取得成就较多,对现代医学影响广泛而深远。

(一)文艺复兴时期的医学

在15世纪末16世纪初,哥伦布发现了新大陆(1492年),达伽马发现好望角(1497年),麦哲伦环绕地球一周(1519—1522),人们眼界开阔,地理知识增多,在加快资本主义的发展的同时也增加了药物的来源。当时从东方传入欧洲的药物有鸦片、樟脑、松香等;从美洲传入欧洲的药物有金鸡纳、愈创木和可可果等。

资本主义的兴起,使意大利首先出现了资产阶级的知识分子。他们反对宗教迷信的束缚,敢于向封建教会挑战。这一文化上的新派别,在历史上称为人文主义者,此时期被称为"文艺复兴。"文艺复兴运动再现了古代文明,使古希腊时期以希波克拉底为代表的医学遗产在被忘却一千多年以后又复兴;创造了资产阶级的古典文学和艺术;也孕育了近代自然科学。

1. 人体解剖学的建立　希波克拉底在他的医学著作中对头骨作了描述。亚里士多德的《论解剖操作》贡献巨大、影响深远,但他误将动物解剖所得的结论移植到人体,错误也较多。希腊医学家海罗菲勒斯(Herophilus,公元前335—公元前280年)命名了十二指肠、前列腺、睫状体和视网膜等器官。盖伦的《医经》是16世纪以前西方医学的权威巨著,但因其资料主要来自动物解剖,错误难免较多。欧洲文艺复兴时期达芬奇制作的人体骨骼解剖学图谱,描绘精细正确,是一部时代巨著。

维萨里是现代解剖学的奠基人,他在1543年出版了《人体构造》这一划时代的解剖学巨著,全书共七册,系统地记述了人体器官和系统的形态与构造,对其他人的一些错误论点予以纠正,为医学的发展开拓了新的道路,从而奠定了人体解剖学的基础。

与维萨里同一时期,一批解剖学者和医生,发现了一些人体的结构,以他们名字命名的结构至今仍保留在解剖学的教科书中。

2. 外科学的发展　中世纪时,外科医生的地位比内科医生低,不同等级的医生穿的衣服及法律地位也不相同,当时不少具有较丰富的临床经验和实际操作技能的外科医生,处于较低的地位。法国的军医巴累(Pare,A.1517—1592)就是这样的医生。他根据长期的外科实践,改革了传统的外伤疗法。他用软膏代替沸油处理火器伤;用结扎法取代烧灼法进行止血。他做过异位胎儿倒转术,提出过人造假肢和关节的设想。他不懂拉丁文,于是顶着传统压力,用他本国的文字法文写成专著《创伤治疗》。巴累用自己精湛的医术和大胆的创新精神,促进了外科学的发展,也提高了外科医生的地位。

3. 传染病新见解的提出　文艺复兴时期,内科学的一个较大进步就是对传染病提出新见解。1546年,意大利医生夫拉卡斯托罗(Fracastro,G.1483—1553)在他的名著《论传染和传染病》中,把传染病的传染途径分为三种:第一种是单纯接触,如疥癣、麻风病等;第二种为间接接触,如经衣服、被褥等传染;第三种为远距离传染。他认为传染病是由一种能繁殖的微小"粒子"引起的,这种想法与19世纪后期的细菌学观点非常相似。此外,夫拉卡斯托罗第一个把梅毒命名为Syphilis,该名称沿用至今。

(二)17世纪的医学

17世纪的医学进步得益于伽利略(Galileo Galilei,1564—1642)和刻卜勒(Johannes Kepler,1571—1630)等一批杰出科学家的成就。例如帕多瓦大学的教授桑克托留斯(Sanctorius,1561—1636)所设计的最早的体温计和脉搏计是根据伽利略的发明而加以改制的。

1. 生理学的进展　17世纪初,由于量度的应用,使生命科学的研究步入科学轨道。其标志之一是英国医学家威廉·哈维(William Harvey,1578—1657)发现血液循环,创建了血流循环学说,从而使生理学从解剖学中分立出来。哈维首先应用活体解剖的实验方法,并应用度量的概念,精确地计算出心脏每分钟搏出血量和每小时搏出血量。他于 1628 年发表了著作《心血运动论》（*The Movement of the Heart and the Blood*），标志着血液循环理论的建立。恩格斯对哈维的发现做出这样的评价："由于哈维发现血液循环，而把生理学确立为一门科学。"生理学家巴甫洛夫（Ivan Pavlov, 1849—1936）也评价说："哈维的研究为动物生理学奠定了基础。"

2. **显微镜的应用**　意大利人马尔皮基（Malpighi M., 1628—1694）在 1661 年应用显微镜证实了毛细血管的存在，填补了哈维血液循环理论中留下的空白。此外，马尔皮基发现了皮肤上的马尔皮基小体，观察了肝、脾、肾等脏器的组织学结构，还研究了生物体内的红细胞，因而马尔皮基被视为组织学的创始人。荷兰业余科学家雷文虎克（Leeuwenhoek Anton Van, 1632—1723）在 90 多年的生涯中，致力于显微镜的研究，收集了 250 个显微镜和 400 多个透镜，阐明了毛细血管的功能，补充了红细胞形态学的研究，观察了精子和肌肉组织，更为有意义的是，他在观察蝌蚪的尾巴时，发现了红细胞从毛细血管中流动的过程。

显微镜的应用为 19 世纪细胞学的建立打下了良好的基础。

3. **医学三学派的成熟**　在 17 世纪，由于物理学、化学和生物学的进步，使一些学者主张以单一学科的理论来解释生命现象和病理现象，出现三个学派。

（1）物理学派：代表人物是法国数学家、物理学家笛卡尔。他认为："宇宙是一个庞大的机械，人的身体也是一部精细的机械，从宏观到微观，所有物体无一不可用机械原理来阐明。"身体的一切疼痛、恐怖表现都是机械的反应。伽利略的学生波累利认为肌肉运动是一种力学原理，人心脏的搏动、胃肠运动都符合力学原理。他甚至认为胃的消化功能就是摩擦力作用的结果。

（2）化学学派：创始人是海尔蒙特（Jan Baptist van Helmont, 1580—1644），他认为生理功能纯粹是化学现象。另一代表人物希尔维阿斯认为身体存在水银、硫和食盐这三种要素；人体的疾病是由酸性和碱性物质平衡失调引起，强调恢复三者间的平衡是治病之所在。他们用化学变化理论来分析唾液、胃液和胰液的生理功能。另外，化学派人物英国的威利斯（Willis, 1612—1675）是西方第一个证实糖尿病病人的尿液是甜的的学者，故糖尿病也称威利斯病（Willis disease）。

（3）活力论学派：活力论学派认为生命现象是由生命特有的生命力来维持的，不受物理、化学原则所支配，这种生命力就是活力（anima）。化学的功能是受活力控制的。这个学派的代表人物斯塔尔认为，生命力减少会导致疾病，生命力消失就是死亡。

4. **近代临床医学之父西登哈姆**　在 17 世纪，不少医生热衷于解剖学和生理学的研究，而忽视了临床治疗这一医生的主责。针对这种现象，西登哈姆（Sydenham T., 1624—1689）医生指出："与医生最有直接关系的既非解剖学之实习，也非生理学之实验，乃是被疾病所苦之病人。故医生的任务首先要正确探明痛苦之本质，也就是应多观察病人的情况，然后再研究解剖、生理等知识，以导出疾病之解释和疗法。"他的这一呼吁赢得了人们的支持，医生们开始回到病人床边，从事临床观察和研究。他还非常重视人体本身的抗病能力，这种观点与古希腊医学之父希波克拉底的"自然治愈力"学说吻合。由于他对推动临床医学发展的贡献，西登哈姆被誉为近代临床医学之父。

（三）18 世纪的医学

18 世纪机械唯物主义开始盛行，其对西方医学影响深远。法国的许多医生都是机械唯物主义者，拉美特里（Lamettrie, 1709—1751）医生即是最具代表性的一位。他著有代表作《人是机器》，认为人是爬行的机器，和动物相比，人只不过是"多几个齿轮，再多几条弹簧"而已。

1. **病理解剖学**　意大利著名的解剖学教授及临床医生莫干尼（Morgagni G.B., 1682—1771）对病理解剖学的建立作出了杰出贡献。他把尸解发现的"病灶"与临床症状联系起来，从中找出产生疾病的原因，这种思想对其后的整个医学界有极大的影响，西医诊断学从此重视寻找"病灶。"莫干尼也就成为病理解剖学的创始人。

2. **叩诊法**　奥地利医生奥恩布鲁格（Auenbrugger L., 1722—1809）发明叩诊法。幼年时，奥恩布鲁格常看到父亲用手指敲击大酒桶，根据敲出的声音推测桶内的储酒量。后来，奥恩布鲁格当了医生,对通过叩击胸壁能否发现胸部病变这项研究很有兴趣。他借鉴父亲的做法,用手指末端轻叩胸壁,然后通过仔细比较叩击声音的变化和不同,判断有无疾病。经过反复的实践和验证,终于发明了沿用至今的叩诊法,并于1761年发表了论文《由叩诊胸部而发现的不明疾病的新考察》。但直至19世纪,临床上才应用并推广了他的叩诊法。

3. 临床教学 18世纪,临床教学兴盛起来,来顿大学在医院设立了教学病床,使医学生有了医学实践的环境。当时世界上最著名的临床医学家布尔哈未(Boerhayve H.,1668—1738)临床经验丰富,教学方式新颖。他基于教学病床开展床边教学。他在病理解剖之前,给学生充分讨论临床症状与器官病理改变关系的机会,开创了临床病理讨论会的先河,促进了临床教学的开展。

4. 牛痘法预防天花 英国乡村医生贞纳(Jenner E.,1749—1823)在总结前人经验的基础上,发明了接种牛痘预防天花的方法,他在1788—1796年间研究牛痘法,于1796年把牛痘接种在一名儿童身上,两个月后,又给儿童接种天花病毒,结果这名儿童没有发病。他还发表了著名论文《关于牛痘的原因及其结果的研究》。

(四) 19世纪的医学

19世纪的物理学、光学、电学、化学、生物学和医学等均有了长足的进步,自然科学三大发现(进化论、细胞学说、能量守恒和转化定律)对医学科学的发展提供了动力,而医学科学的发展又为自然科学的研究开拓了新课题。

1. 细胞学和细胞病理学 德国植物学家施莱登(Matthias Jakob Schleiden,1804—1881)发现许多植物细胞有细胞核,认识到细胞核是细胞的重要组成。德国生物学家施旺(Theodor Schwann,1810—1882)认为动植物的组织都是由细胞构成,不过动物的细胞比植物细胞复杂得多,复杂的动物体内的每一部分都是由单一细胞组成的。1839年,他发表了《关于动植物结构和生物相似性的显微研究》一文,建立了细胞学说。

19世纪德国的病理学家魏尔肖从细胞水平开展病理学研究,提出细胞病理学。他在代表作《细胞病理学》中,把人体比喻成一个国家,人体细胞就是这个国家的公民,疾病是外界因素影响人体细胞的结果;又指出机体的病理就是细胞的病理。细胞病理学片面强调局部变化,这是机械唯物论的一种反映。

2. 比较解剖学和胚胎学 法国的居维叶(Georges Cuvier,1769—1832)率先对脊椎动物与无脊椎动物的解剖结果进行了系统的比较,其后英、德、美各国都先后有了比较解剖学家,开展异体同功(如蝴蝶的翅膀与蝙蝠的翼)、异体同源(如蝙蝠的翼和狗的前肢)等方面的研究。

意大利人马尔匹基用显微镜观察了动、植物的微细构造,开拓了组织学分野。18世纪末,研究个体发生的胚胎学开始起步。德国胚胎学家冯贝尔(Karl Ernst Von Bear,1792—1876)提出"胚层说",认为除极低等的动物外,一切动物最终由胚层发育成动物器官。《动物的发育》是他出版的胚胎学专著。

19世纪意大利学者高尔基(Camello Golgi,1843—1926)首创镀银浸染神经元技术,被称为神经解剖学创始人之一。

3. 药理学 19世纪化学技术的进步使提取药用的植物有效成分成为可能,例如1806年从鸦片中提取出吗啡;1817年从吐根中提取出叶根碱;1818年从马钱子中提取士的宁;1821年从咖啡中提取出咖啡因等;1826年从金鸡纳树皮提取出奎宁。19世纪初,在德国建立了第一个药理实验室,出版了第一本药理教科书,标志着独立的药理学科的建立。19世纪中叶,已能人工合成一些药物,如人工合成尿素、氯仿、苯胺、硫酸盐类解热镇痛剂等。人们以临床医学和生理学为基础,以动物实验为手段,开始探讨药物的作用及其机制,从而建立了实验药理学。

4. 病理生理学 19世纪中叶,法国生理学家克劳·伯纳德(Claude Bernard,1813—1878)首先主张以动物活体解剖等实验手段了解生命现象,由此人们开始认识到仅仅用临床观察和尸体解剖的方法无法对疾病有全面、深刻的认识,于是开始在动物身上复制人类疾病的模型,用实验方法来研究疾病发生的原因和条件以及疾病发展过程中功能、代谢的动态变化,这就是病理生理学前身——实验病理学。而伯纳德不仅作为实验生理学的奠基人被载入生理学发展史册,也因开启了实验病理学的研究之门而在病理生理学的发展中占有重要地位。他的《实验医学研究导论》具有里程碑意义。

5. **诊断学**　19世纪初,法国医生高尔维沙尔(Corvisart,1755—1821)经20年研究后,在临床推广应用叩诊法,成为当时物理诊断的一个主要方法。听诊的发明者是法国病理学家、医生雷奈克(Laennec R.,1781—1826)。他通过分析尸体解剖结果、听诊结果及临床症状之间的关系,积累相关知识并不断改进听诊法。1819年他发表了《间接听诊法》一文,提出可以通过听诊协助诊断心脏和肺脏的疾病。

在化学检验诊断方面,能通过化学分析方法测定血液成分的变化,丰富了诊断手段。此外,在临床化验中还有物理诊断法如尿液和血液的冰点及化学诊断法如氢离子浓度测定等。

6. **细菌学**　法国的巴斯德(Louis Pasteur,1822—1895)和德国的科赫(Robert Koch,1843—1910)对细菌学的研究作出了杰出贡献。巴斯德有一句名言:"科学是无祖国的,但科学家却是有祖国的。"他发明的巴氏消毒法及主张隔离病蚕以防止蚕病传染的做法,解决了当时法国葡萄酒业和桑蚕业面临的重大问题,上述两项贡献为法国挽回约50万法郎的损失,相当于在普法战争中,法国作为战败国向德国的赔款额。晚年时他研制出狂犬病疫苗,能有效预防狂犬病。

科赫探讨了炭疽杆菌的生长条件,以及与牛羊和人类的关系。他指出,在动物体内培养了几代的炭疽杆菌,仍可引起动物患上炭疽病。建立了把细菌干燥在玻璃片上的方法、给细菌拍照的方法、将细菌的鞭毛染色的方法等。1882年他发现了结核分枝杆菌,翌年又发现了人的霍乱弧菌和结膜炎杆菌。1905年科赫获诺贝尔生理学或医学奖。

7. **免疫学**　中国的种痘预防天花及18世纪贞纳的牛痘接种法都可以说是免疫学的先驱。但是主动免疫和被动免疫模式的建立是从19世纪开始的。巴斯德把毒力减弱的炭疽杆菌注射到健康的牛羊身上,预防发生炭疽病,这是属于主动免疫。1890年贝林(E.A.Von Behring)和北里柴三郎用白喉抗毒素防治白喉,使白喉病人的死亡率大幅度降低,这是被动免疫。由于贝林和北里柴三郎防治白喉的突出贡献,他们于1901年成为首次诺贝尔生理学或医学奖的获得者。

此外,梅契尼柯夫(Metchnikoff E.,1845—1916)在发现白细胞的吞噬作用及乳酸杆菌抑制肠道内有害细菌产生的作用等方面均作出了杰出的贡献。

8. **外科学**　19世纪中叶,解剖学、麻醉法、无菌法的发展,促进了19世纪后半叶和20世纪初外科学的发展。1884年,维也纳医生科勒(Koller C.,1857—1944)应用可卡因(cocaine)作为局部麻醉药实施眼、鼻等部位手术。美国人科宁(Cornind L.,1855—1923)把可卡因注射到脊椎管内,发现可使下半身的感觉丧失。匈牙利产科医生塞麦尔威斯(Semmelweis J.P.,1818—1865)在1861年发表了关于产褥热的病因和预防的论著,介绍了预防产褥热的办法。英国外科医生利斯特(Lister L.,1807—1912)在1865年将石炭酸消毒法用于复杂的骨折手术中获得成功。他还用石炭酸消毒手术台、手术室及伤口等,大大地减少了创伤化脓症和手术后的死亡率。但是还没有完全解决伤口感染的问题。直到1886年,德国人别格曼(von Bergmann E.,1836—1907)采用热压消毒器进行消毒,外科才真正进入无菌手术时代。

9. **预防医学**　19世纪,预防医学进入了环境卫生阶段。人们开始注意对流行病学和环境卫生学方面的调查研究,例如英国于霍乱大流行期间,开展对该病传染来源的调查,经过统计分析,显示霍乱的传染媒介是饮用水。于是人们从保证水源清洁着手,防止了霍乱的进一步蔓延。1856年,英国的大学率先开设了公共卫生课程,使预防医学从医学中独立出来。德国的公共卫生学家彼腾科费尔(Pettenkofer M.,1818—1901)著有《卫生学指南》一书。19世纪的下半叶,研究职业病的劳动卫生学、研究食品的食品卫生学、食品营养学等也相继建立。有人把此阶段的预防医学工作称为第一次卫生革命的重要组成部分。

10. **护理学**　19世纪,弗利德纳(Fliedner T.,1800—1864)夫妇在德国的莱茵河畔建立了一间小医院。医疗实践使他们认识到护理的必要性,于是让医生指导护士学习护理知识,提高护理质量。英国人南丁格尔(Nightingale F.,1820—1910)曾在这家小医院学习过有关的护理知识。在1854年爆发的克里米亚战争期间,南丁格尔组织了 32 名护士参加了战地救护,赢得了士兵和英国政府的好评。1860 年,南丁格尔通过募捐设立了以她名字命名的南丁格尔基金,并成立护士学校,正式培养专职护士,使她的一系列护理思想得到发扬和传播。南丁格尔有一句名言:"人生要像蜡烛一样,燃烧自己,照亮别人。"

南丁格尔以自己的护理知识和远见,向世人展示了护理工作在医学中的重要性,提高了护士的地位,使护理学被确立为一门科学。受南丁格尔的影响,1873 年,美国设立了第一间护士学校。

三、现代医学(20 世纪—)

从历史领域的划分,中国史的现代是指 1949 年之后,与"当代"同义。世界史的现代是指 1917 年之后,通常将"第二次世界大战"之后划为"当代",但有时也把它与"现代"同义。这一时期的医学发展可谓突飞猛进,人类正在分享并创造着一系列的医学发展成果。

(一) 现代医学的主要发展

1. 20 世纪医学技术的三次革命　20 世纪的医学技术发生了三次革命。第一次医学技术革命发生在 30 年代到 50 年代。1935 年,磺胺被证实具有抗菌作用,40 年代人工合成了磺胺类药物,促进了医药化工技术的快速发展。第二次世界大战期间,发明了带有通气和搅拌装置的大型发酵罐,能够大规模生产青霉素,开辟了抗生素化学治疗的新时代。第二次医学技术革命发生在 20 世纪 70 年代,重要标志是电子计算机 X 线断层扫描仪(CT)和磁共振诊断技术的发明和应用,这两种仪器能快速、准确地检测出早期肿瘤和许多早期的病变,开创了无创性诊断的新局面。第三次医学技术革命发生在 20 世纪 70 年代后期,科学家运用基因工程技术先后生产出生长抑素、人胰岛素、人生长激素、干扰素、乙型肝炎疫苗等多种生物制品,开拓了生物学治疗的新概念。

2. 基础医学相关发展

(1) 分子生物学的发展:分子生物学是从分子水平来研究生命现象的科学,其核心是通过研究蛋白质、酶、核酸等生物大分子的结构及其相互作用的运动规律来认识生命现象的本质,其内容可大致分为三个部分:①生物大分子的结构与功能;②分子遗传学基础;③生物膜的结构与功能。近 20 年来,分子生物学的影响已逐渐渗透到生物学和医学的各个领域,产生了一些新兴学科,如神经分子生物学、发育分子生物学、免疫系统分子生物学、分子药理学、分子遗传学、分子病理学等。

1953 年,美国分子生物学家沃森(James Dewey Watson,1928—)和英国物理学家克里克(Francis Harry Compton Crick,1916—2004)以及英国物理学家威尔金斯(Maurice Hugh Frederick Wilkins,1916—2004)发现并阐明了 DNA 分子的双螺旋结构,奠定了分子生物学的基础。他们三人分获 1962 年诺贝尔生理学或医学奖。1965 年,我国科学家在世界上首次用化学方法合成了牛胰岛素;之后,美国科学家也合成了含有 206 个核苷酸的 DNA 大分子。70 年代发现了逆转录酶和限制性内切酶,促进了基因工程的发展。80 年代初,临床开始应用基因工程治疗疾病,如用单克隆技术治疗癌症。人们在发酵工业中大量生产胰岛素,保证了临床用药的需要,降低了成本,减轻了病人的经济负担。

(2) 医学遗传学的发展:医学遗传学是研究人类疾病与遗传的关系,研究人类遗传病形成的机制和遗传方式,以及遗传病的诊断、治疗、预后、复发危险和预防的科学,是医学与遗传学相结合的边缘学科。

1900—1939 年,形成细胞遗传学。1900 年,欧洲的三名生物学家各自重新发现了孟德尔定律,奠定了遗传学的发展基础。1901 年,人类 ABO 血型被证实是按孟德尔定律遗传的。1906 年,正式提出"遗传学"这个名称,初步建立了染色体遗传理论。1940—1952 年,遗传学从细胞水平向分子水平过渡。20 世纪 40 年代中期,人体细胞的染色体数目已被证实,其后又发现唐氏综合征的染色体发生改变。40 年代,一些研究结果提示 DNA 是遗传的物质基础。1953 年至现在,形成分子遗传学。1953 年,克里克和沃森提出了 DNA 结构的双螺旋模式。1961 年,法国科学家雅可布(F.Jacob,1920—)和莫诺(J.L.Monod,1910—1976)提出了操纵子学说,促进了基因表达调控的研究。70 年代,建立了体细胞遗传学和遗传工程学。80年代,应用重组DNA技术,开展了基因诊断学研究。目前,遗传工程已扩大为生物工程。人们可以从基因分子水平上调控细胞中缺陷基因的表达,或以正常基因来替代缺失基因等方式治疗肿瘤。基因治疗还可应用于遗传病、免疫缺陷等疾病的治疗。目前利用基因工程技术生产的药物,如细胞因子、新型乙肝疫苗、胰岛素等,在临床治疗上已起到重要作用。

(3)免疫学的发展:免疫学是研究人体免疫现象的原理和应用的一门基础和应用学科。1907年,奥地利的美国病理学家兰茨泰纳等在阵发性睡眠性血红蛋白尿病人中发现了抗自身红细胞的抗体;1938年,血液学家威廉·达莫夏科又发现了自身免疫性溶血性贫血的病例;1942年,美国孔斯(1912—1978)还发明了能测定血清自身抗体的免疫荧光技术,推动了自身免疫的研究。

1945年,威斯康星大学的遗传学家欧文在异卵双生的两只小牛体内,发现存在抗原性不同的两种血型细胞,其在彼此体内不引起免疫反应,这是一种天然耐受现象。1949年,澳大利亚生物学伯纳特从生物学角度提出了宿主淋巴细胞有识别自己和非己的能力的假说。1953年,麦德微尔成功地进行了人工免疫耐受实验。在人工诱导免疫成功的启发下,1959年伯纳特又提出了关于抗体形成的细胞选择学说。随后,细胞免疫和体液免疫方面的研究取得了较大进展,发现了与免疫反应有重要关系的T淋巴细胞和B淋巴细胞。70年代中期又发明了单克隆抗体技术,为免疫学开辟了广阔的前景。随着对淋巴结、脾、骨髓等免疫器官的认识,胸腺又被确认为中枢免疫器官。

3. 临床医学相关发展

(1)药物治疗学的发展:1910年,德国化学家埃尔利希(Paul Ehrlich,1854—1915)与日本人秦佐八郎研制出砷凡纳明即撒尔佛散(salvarsan),为第606号砷的化合物,简称606。用于治疗梅毒和锥虫引起的非洲昏睡病,开创了化学药物治疗的时代,是化学疗法的先驱,推进了化学药物的研究。

1928年,英国细菌学家弗莱明(Alexander Fleming,1881—1955)在培养细菌的实验中,意外地发现青霉菌的代谢物即青霉素,具有杀灭葡萄球菌的作用,青霉素现在还被用来治疗多种细菌感染性疾病。1935年,德国化学家多马克(Domagk Gerhard,1895—1964)发现氨苯磺胺具有抑制葡萄球菌的作用。20世纪40年代又实现了人工合成磺胺类药物,从此开辟了人工合成抗菌药物的新途径。1944年,美籍俄国人瓦克斯曼(Selman Abraham Waksman,1888—1974)证实链霉素能显著地杀死结核分枝杆菌,使链霉素成为沿用至今的抗结核病的特效药。随后又先后发现金霉素、四环素、土霉素等多种抗生素。目前,在临床上可供应用的抗生素达百余种,使感染性疾患得到有效的治疗,降低了死亡率。

(2)器官移植与人造器官的进步:器官移植成为现代医学发展最快的领域之一。1933年,异体角膜移植成功。1954年,美国的医生首次成功进行孪生兄弟间肾移植。随后进行了肝移植(1963)、肺移植(1963)、胰腺移植(1966)和心脏移植(1967)。近20年来,骨髓移植治疗白血病取得较大进展。细胞移植(如肝、胰岛、神经细胞等)和胚胎器官移植已成为移植学中的新热点。转基因器官作为器官移植供体的研究正在开展。

生物医学工程学的产生使人造器官成为可能。1945年,荷兰学者柯尔夫(1911—2009)研制出人工肾,其后又在美国开始研究人工心脏。1962年,用人造球形瓣膜替换心脏二尖瓣手术获得成功。组织工程学是80年代提出的一个新概念,组织工程学融合了工程学和生命科学的基本原理、基本理论、基本技术和基本方法:在体外构建一个有生物活性的种植体,植入体内修复组织缺损,替代器官功能;或作为一种体外装置,暂时替代器官功能,达到提高生存质量、延长生命活动的目的。组织工程学的研究领域涉及材料学、工程学及生命科学。近10年来,心脏瓣膜、心脏起搏器、人工乳房、美容生物材料等的研制日臻完善,并得到广泛应用。

(3)传染病的新动态:严重的传染病时有发生,如由人类免疫缺陷病毒(human immunodeficiency virus,HIV)引起的艾滋病,会导致被感染者的免疫功能部分或完全缺失,继而发生感染、恶性肿瘤等,最终使机体极度衰竭而死亡。

老的传染病也呈全球发展的势头。如2000年到2015年间结核病的死亡率明显下降,但2015年它又排在全部死亡原因中的前十名；虽然全球在 2000 年到 2015 年避免了 4 900 万结核病死亡，但诊断和治疗方面的缺口还很大。专家们发现，艾滋病病毒对人体抑制结核分枝杆菌的细胞有杀伤作用，是结核病得以滋生、蔓延的重要原因。

人畜共患病严重威胁人类健康。20 世纪 80 年代至今，全世界被一种叫作疯牛病(bovine spongiform encephalopathy，BSE)的人畜共患病困扰。还有诸如非典型性肺炎、禽流感、埃博拉病毒等一些传染病也在严重威胁人类健康，值得高度重视。

4. 中国现代医学的发展 中华人民共和国成立以来，卫生事业获得迅速发展，公共卫生设施不断改善，医药卫生资源不断增强，人民群众的健康水平有了大幅度的提高。综合反映国民健康的主要指标，如婴儿死亡率从中华人民共和国成立前的 200‰ 下降为 31.4‰，孕产妇死亡率从 1 500/10 万下降为 61.9/10 万。长期以来，严重危害着人民健康的烈性传染病，有的已经消灭、基本消除或得到控制；绝大多数地方病和寄生虫病的发生发展，得到有效的控制；各种常见病的发病率和死亡率明显降低。中国人口平均期望寿命已从中华人民共和国成立前的 35 岁提高到 70 多岁，居发展中国家的前列。

我国现代临床医学在基础医学、预防医学、药学的协同支撑下，在物理诊断学、实验诊断学、传染病学与寄生虫病学、内科学、地方病学、外科学、妇产科学、儿科学、眼科学、耳鼻咽喉科学、皮肤性病学、口腔医学、精神病学、神经病学、营养与食品卫生学、放射医学、护理学、临床肿瘤学、核医学等方面，均取得了显著的发展，学科体系齐全，技术装备先进，技术水平提高，国民健康得到有力保障。

(二) 21 世纪医学的进展趋势

21 世纪的医学将进入高科技时代，医学的理论和技术将有更大更深入的发展，从根本上解除最严重疾病对人类的威胁。

分子生物学、系统生物学与生物医学、预防医学、转化医学、个体化医学、精准医学、医学整合等领域将是 21 世纪医学发展的优先领域。关于此部分的详细内容，将在本教材的第七章"健康中国"部分详述。

(王淑珍)

第三节 医学模式

医学模式(medical model)是在一定历史时期内，医学发展的基本观念、概念框架、思维方式、发展规范的综合，主要反映人们用什么观点和方法研究、处理医学各个层面的问题。它是在医学实践活动过程中逐渐形成的观察和处理医学领域中有关问题的基本思想和主要方法，其核心是医学观。医学模式包括了医学认知模式和医学行为模式，前者是指一定历史时期人们对医学自身的认识，即医学认识论；后者是指一定历史时期人们医药实践活动的行为范式，即医学方法论。迄今为止，医学模式的发展主要经历了神灵主义医学模式、自然哲学医学模式、机械论医学模式、生物医学模式和生物 - 心理 - 社会医学模式等五个阶段。

一、医学模式的特征和作用

医学模式的演变是社会和医学发展的自然规律和必然进程，医学模式的不同阶段，具有其共性特征，并影响着医学的思维和行动。

(一) 医学模式的共性特征

医学模式的产生具有社会性、医学模式的存在具有普遍性、医学模式的影响具有广泛性、医学模式的发展具有动态性。

1. **医学模式产生的社会性** 医学模式是在社会大背景下产生的,它的产生和演变是自然科学和社会科学发展的产物,与社会的发展密切相关。人类文明的进程与人类世界观、方法论、科学技术的不断发展与创新过程是同步的。医学模式的演变是社会和医学发展的自然规律和必然进程。

2. **医学模式存在的普遍性** 医学模式是人们对客观事物的主观反映,同时也是客观存在的哲学概念。医学模式广泛存在于医疗实践中,因而具有客观性与普遍性,表现为它不以人的意志而转移,健康及疾病的认识观念普遍根植于人的思想中。

3. **医学模式影响的广泛性** 理论指导着实践,理论对实践的影响是广泛的。医学模式是医学发展到一定时期而形成的对医学科学的高度认识和对其历史性的概括与总结,即系统的医学理论,这种理论对医学实践相关的行为活动产生深远影响。医学模式影响的广泛性体现在现代医学模式中,它对医学科学与卫生事业各个领域的理论和实践工作都起着重要的指导作用,使得现代医学呈现"高综合"和"高分化"的双向并进发展态势。

4. **医学模式发展的动态性** 医学模式是动态、渐进式发展的,不是一成不变的。医学模式的这种渐进式发展符合社会和医学发展的自然规律。社会生产力的不断变革,政治文化背景的变迁,科学技术的发展和哲学思想的进步是医学模式转变与演进的动力。新的医学模式是在旧的医学模式发展到一定程度,产生的新的飞跃和突破,是不断扬弃和升华的过程,即在"医学实践 - 医学模式建立 - 医学再实践 - 新的医学模式建立"这一循环模式中不断演变。

(二) 医学模式的作用

医学模式也可以认为是科学研究的模型化原则在医学中的应用。它既是人们对于医学认识的结果,又代表了一种医学研究方法。医学模式在医学实践中产生,以观念的形式高度抽象、高度概括地表现特定时期人们的健康观和疾病观,同时也反映着特定时期医学总体结构的关系和本质,反映着医学研究的领域、方法和目标。一切医学科学研究和医疗活动,都是在一定的医学观及认识论的指导下进行的,因而也都是在一定的医学模式中进行的。医学模式在实践中形成,反过来又以观念的形式影响人们的医学观,进而影响人们的医学思维与医学行动。

二、医学模式演变

医学模式作为以医学为观察和研究对象的自然观和方法论,与一定的社会历史背景、一定的科学技术水平、哲学思想的整体水平相适应。一定的医学模式在一定的时期内相对稳定,而社会历史背景的变迁、人类科学技术的进步以及哲学思想水平的整体提高,必然会带来医学模式的更替。医学模式的转变并不是单纯的替代过程,而是一个由量变到质变的,不断超越、完善、升华的过程。此外,新的医学模式产生和发生作用后,旧的医学模式并不会立刻消失或失去作用,仍然会在一些医学领域产生一定的影响。

医学发展的每个阶段都有与之相应、反映该时期医学发展状况和水平的医学模式。医学经历了古代医学、近代医学和现代医学的不同发展阶段,医学模式也经历了神灵主义医学模式、自然哲学医学模式、机械论医学模式、生物医学模式和生物 - 心理 - 社会医学模式,这种渐进递次性演进(表 1-1),符合医学总体发展规律。随着人类对医学本质的认识更加深刻,势必会有更符合科学发展需求、更适应现代人类卫生保健需要的新模式出现。因此,医学模式的演进是持续进行的、不断完善的、永不完结的。

表 1-1 医学模式的演变

医学模式	产生时期	背景	特征	哲学观
神灵主义医学模式	原始社会	社会生产力低下,自然力统治着人类	认为人的健康与生命是神灵赐予,疾病是神灵的惩罚,治病只能祈求神灵保护	唯心主义的医学观,用超自然力量解释人类健康和疾病
自然哲学医学模式	奴隶制社会	"四体液学说"和"阴阳五行学说"等古代朴素的整体思想	把人、自然、社会视为一体,把疾病看作是心理、社会、环境诸多因素作用于机体后的整体反映	朴素唯物主义的医学观,以自然哲学理论为基础的思维方式来解释健康和疾病
机械论医学模式	15世纪下半叶	欧洲文艺复兴和工业革命的发展	将生命现象归结为机械和物理规律,忽视人的社会性和生物特性	机械唯物主义医学观,以机械论的观点和方法来观察和解释健康与疾病
生物医学模式	18世纪下半叶和19世纪	生物医学的发展	忽视人的社会属性,心理、行为、环境因素对人的影响	机械唯物主义医学观,从人体的生物属性来观察和分析健康与疾病
生物-心理-社会医学模式	20世纪	现代医学发展、疾病谱和死因谱改变、卫生保健需求	多方面预防疾病和促进健康	辩证唯物主义医学观,从整体的角度认识健康与疾病

(一)神灵主义医学模式(spiritualism medical model)

自远古以来,由于对疾病认识的局限性,古人认为生命与健康是上帝神灵所赐,疾病和灾祸是上天惩罚或邪魔入体;而死亡则是神灵召回灵魂;将治疗疾病寄托于祛除瘟神,祈祷以拜天或"跳大神"驱魔的方法以恢复健康。由此形成了早期的健康观和疾病观,即世界上存在着超自然的神灵在支配着人类的健康与疾病。在这种思维的影响下,人们主要依赖于求神问卜,祈祷神灵的宽恕、采用巫医巫术驱邪以维护健康和治疗疾病。所以那时的巫医常常采用讨好病人的方式来谋生,用一些所谓的巫术取悦病人要比与疾病正面交锋更加重要。特鲁多先生的那句"总是安慰"是此时期的真实写照,或者是一种无奈,反映了那个时代的思想状态。

神灵主义医学模式是在科学思维尚未确立、生产力极其低下、极度崇拜超自然力量的背景下产生的,用超自然的力量来解释人类的健康和疾病,是人类早期落后的生产力和低下的科学技术水平的体现,反映了原始的宗教思想和唯心主义的哲学观,这种模式应予以摒弃。

(二)自然哲学医学模式(natural philosophical medical model)

随着人类社会的进步和对自然认识的加深,人们开始逐渐摆脱宗教的束缚,对自然现象有了较为理性的客观认识,开始试图借鉴自然界的物质和现象来解释疾病,这个时期的人们主张人与自然融为一体,有意识地把疾病和自然、社会环境联系起来,逐渐形成了一种较为朴素、辩证的自然哲学医学模式。用自然现象的客观存在和发展规律来认识、观察和思考健康和疾病,这是人类由唯心主义向唯物主义的初步转变。其中最具有代表性的是古希腊的"医学之父"希波克拉底提出的"四体液学说"和中医学的"阴阳五行学说"。

自然哲学医学模式对人体和疾病本原的认识已摆脱了具有神秘作用的超自然力量的束缚,人们开始用直观的自身物质性因素如"四体液""阴阳五行"来解释生命、健康和疾病,用无神论的力量把神灵主义的幽灵驱逐出了医学,这是医学模式的历史进步。基于此医学模式,曾产生了系统的中国古代医学理论体系、中亚细亚兴起的阿拉伯医学。但是自然哲学医学模式和自然哲学一样都受经验哲学和科技水平的限制,建立在直观的基础上,有时会依赖思想性的推测来弥补观察的不足,这样就存在一定的缺陷,就不可避免地会被进步的医学模式所代替。

(三) 机械论医学模式 (mechanistic medical model)

15 世纪下半叶,在欧洲兴起的文艺复兴运动推动了社会变革和生产力的发展,机器生产代替了手工生产,人们逐渐摆脱宗教神学的束缚,转而推崇机械决定论。于是兴起了以机械决定论为主导的实验哲学思想,机械论医学模式逐渐形成。代表人物是法国哲学家、科学家笛卡尔(R.Descartes,1596—1650)和法国医生拉美特里。笛卡尔在《动物与机械》一书中提出,动物和人体是具备各种功能的精密机器,所有的生理功能都可以解释为物质微粒运动和由心脏产生的热运动,他把心脏比作制热机,肺脏比作冷却机,神经、肌肉和肌腱运动比作引擎和发条,用机械原理解释人体的功能。拉美特里则发表了《人是机器》一书,认为"人体是自己发动自己的机器,疾病是机器某部分失灵,需要修补完善"。自此,人类对医学的探究进入了实验科学和机械理论时代,形成了近代的用"力"和"机械运动"去解释一切自然现象的形而上学的机械唯物主义自然观。

机械论医学模式促使人们从物质的、运动的角度去观察人体、解释疾病,突破了宗教神学、唯心主义哲学的局限,把医学由经验医学引向了实验医学时代,把实验方法应用到医学领域,促进了解剖学、生理学、病理学和外科学的迅速发展,对现代医学影响深远。但它也具有一定的局限性,人们努力用机械观来解释一切人体现象,却忽略了人的生物性、社会性及心理复杂性。

(四) 生物医学模式 (biomedical model)

18 世纪下半叶到 19 世纪,自然科学发展迅猛。19 世纪划时代的三大发现——能量守恒和转化定律、生物进化论和细胞学说,极大地动摇了机械唯物主义的根基。与此同时,免疫学、病理学、生物化学、组织胚胎学、分子生物学等生命学科相继问世,为解决医学领域的重大难题提供了必要的技术支撑和科学依据,推动了整个医学由经验医学、实验医学走向现代医学的进程。由此,人们对机体的变化和生命现象,以及健康和疾病有了更科学的认识,于是以生物医学为基础的近代生物医学模式诞生。

生物医学模式追求因果性规律,用"观察、假设、求证、结论"的逻辑来解释、诊断、治疗和预防疾病。任何疾病都是生物机制的紊乱,都可以在器官、细胞和生物大分子上找到形态、结构和生物指标的特定变化。医学的目的就是通过精密的技术测量这些变化,来解释病人的症状和体征,从而采取相应的治疗手段。特别是随着基因研究的不断突破,医学家误认为他们已经找到了最终攻克疾病的金钥匙,医学界陷入了前所未有的盲目自信。许多人认为似乎一切疾病都可以被征服,医生有足够的能力和权威向疾病发起挑战,包括战胜衰老、攻克癌症、拒绝死亡。技术膨胀的同时医学界极大地忽略了医学人文工作,在许多医生的眼里只有疾病,没有病人,只有技术,没有安慰。

生物医学模式对医学最大的贡献在于疾病控制和疾病预防,外科学应用消毒灭菌术,显著降低了术后感染率;麻醉剂的发明和应用解决了疼痛这个难题;抗菌药的问世,有效地控制了感染;人们运用杀菌灭虫、预防接种和抗菌药三大法宝,战胜了急性传染病和寄生虫病。此外,生物医学模式促进了生物医学科学的全方位、多领域发展,形成了纵向深入的一大批学科领域并横向相互联系和渗透的医学网络体系,到 20 世纪中叶,已形成以分子生物学为核心的 50 多个门类、数百个分支学科的庞大学科体系。

生物医学模式对人类的贡献是巨大的,但是随着社会的发展,人们的要求越来越高,生物医学模式的局限性日益凸显。首先,过分强调人的生物属性,只注重生物医学方面的诊治,没有考虑心理及社会因素对疾病发生、发展和转归的影响。其次,采用分解还原的方式研究人体的结构功能和疾病的病理变化。只注重局部而忽视整体、把人体疾病肢解成器官疾病,忽视了病人所处的社会环境和心理因素的影响。最后,用形而上学的方式研究人体,妨碍了全面认识影响人体内部变化的综合因素,不能从伦理上去关怀、理解病人并解除病痛,导致医患关系的疏远和紧张。

(五) 生物 - 心理 - 社会医学模式 (bio-psycho-social medical model)

20 世纪 50 年代以来,"疾病谱"和"死因谱"发生了重要变化。传染病和寄生虫病已不再是威胁人类健康的主要疾病,而心脏病、恶性肿瘤和脑血管病却占据死因的前三位。随着全球化和城市化的发展,环境污染、心理紧张、吸烟、酗酒等危险因素的普遍暴露,慢性非传染性疾病(简称"慢性病")发病率急剧攀升。因此,只关注生物因素的生物医学模式已不能解决当今人类的健康和疾病问题,还须考虑生物、心理、社会的综合因素对人类身心的影响。

生物 - 心理 - 社会医学模式于 1977 年由美国罗彻斯特大学医学院精神病学和内科学教授恩格尔(G.L.Engel)在《科学》杂志上正式提出。"生物 - 心理 - 社会医学模式"认为人类的健康与疾病取决于生物、心理和社会等各种因素,维持与促进人类健康,要从人们的生活环境、行为、精神和卫生服务等多方面努力。生物 - 心理 - 社会医学模式是一种既从生物学方面,又从心理和社会方面认识人类健康和疾病的医学模式。它是在生物医学模式的基础上形成的一种多因多果、立体网络式的医学模式。它要求把人看作是一个具有生物属性和社会文化属性的整体,把人和人所处的自然和社会环境看作一个整体来考虑。它要求将疾病、病人、医疗保健系统作为社会大系统的一个子系统来分析。它从多元的角度来理解健康和疾病的原因,多方位地探索疾病治疗和疾病预防的手段。即具有整体性、系统性、多元性的特点。

现代医学模式并不否定生物因素在疾病发生、发展中的作用,并不否定生理、生化指标在诊断疾病中的意义,只是在更高的水平上强调它们的作用和意义。生物因素、心理因素、社会因素三者共同制约着人类的健康和疾病,疾病不仅仅由生物因素引起,还要考虑到社会和心理因素,要将人视为统一整体,进一步重视心理、社会因素的致病作用及其在疾病预防和康复过程中的影响。虽然生物因素仍然是现代医学模式的核心,但是心理因素和社会因素应该在医疗行为中占据更重要的地位,引起更多的重视来适应人们随着生活条件改善而不断提高的卫生需求。

生物 - 心理 - 社会医学模式把人类医学思维模式从传统的生物医学思维模式中解放出来,促进人类以综合、系统的思维方式多层次、多方位、立体化地探索生命现象,掌握疾病的变化规律,正确处理医学难题。此外,它扩大了现代医学的研究范畴,将社会科学与自然科学有机结合,促使人们从社会、心理因素的角度研究和解决医学问题;丰富了预防医学的内涵,促进了公共卫生事业的发展。它不仅对疾病的病因分析、诊断与治疗意义重大,而且在疾病预防控制以及健康促进方面都将起到十分重要的指导作用。生物 - 心理 - 社会医学模式是目前为止比较符合唯物辩证法的医学模式。但随着人类社会的进步,医学科学的发展和人们认识能力的不断提高,这一模式仍需完善、提高甚至更新。

三、全方位全周期医学模式

(一)"大卫生大健康"理念下的全生命周期健康

何谓"大卫生观"?概言之,"大卫生观"就是从人类健康的宏大视野出发,贯通与人类健康息息相关的整个生态环境,从而促进人类身体、心理、精神等方面均实现健康的一种卫生观念。"大卫生观"是把人类作为整体来考虑,同时兼顾人的自然属性和社会属性,从而形成一种"生物 - 环境 - 社会 - 心理 - 健康"呈现良性互动的生态模式。

何谓"大健康观"?这一概念的重点在于其中所包含着的"大"字。所谓"大",主要内涵体现在广泛性、全面性。大健康观推崇并旨在实现"全要素的健康""全方位的健康",也是一种非常注重整体而又力求深入到具体联系的认识健康、保持健康的创新理念、思维视角和态度取向。

习近平总书记指出:"建设健康中国,既要靠医疗卫生服务的'小处方',更要靠社会整体联动的'大处方',树立大卫生、大健康的观念,把以治病为中心转变为以人民健康为中心,关注生命全周期、健康全过程。"简言之,现代医学的发展要在大健康观、大卫生观的指导下树立大医学观念,要使现代医学发展能够真正实现全过程、全方位和全生命周期地保障人民健康。

《"健康中国 2030"规划纲要》提出"共建共享、全民健康"是建设健康中国的战略主题,指出:"全民健康是建设健康中国的根本目的。立足全人群和全生命周期两个着力点,提供公平可及、系统连续的健康服务,实现更高水平的全民健康。要惠及全人群,不断完善制度、扩展服务、提高质量,使全体人民享有所需要的、有质量的、可负担的预防、治疗、康复、健康促进等健康服务,突出解决好妇女儿童、老年人、残疾人、低收入人群等重点人群的健康问题。要覆盖全生命周期,针对生命不同阶段的主要健康问题及主要影响因素,确定若干优先领域,强化干预,实现从胎儿到生命终点的全程健康服务和健康保障,全面维护人民健康。"这段话阐述了全生命周期健康的基本涵义。

第一,强调以人为本,以人民健康为中心,突出促进全民的健康长寿,将工作重点从疾病治疗转移到健康危险因素的防控,从以临床为重点的下游战略转变为健康促进为重点的上游战略,着眼于在全生命周期中最大限度地发挥每个人的健康潜能,旨在提高居民健康期望寿命,实现涵盖"全体人民"的生命"全周期"健康。

第二,强调疾病预防和健康促进始于生命的第一天,突出生命早期阶段预防的重要性,实施覆盖全生命周期的健康服务和健康保障策略。生命不同阶段面临不同的主要健康问题和影响因素,所以要有针对性地确定优先领域和干预措施。更重要的是要实施覆盖生命各个阶段、系统连续的全程策略。虽然人们常常把生命周期分为不同阶段,但每个阶段都是生命周期的组成部分,具有内在联系。各个生命阶段之间紧密相连,只有系统做好每一阶段的健康保健工作,才能实现每个人的终身健康。从这一意义讲,全生命周期健康是从生命准备期、生命保护期到晚年生命质量保持期的生命全程健康维护战略。

第三,强调共建共享,突出个人健康责任、社会环境和政策的重要性。在健康中国建设的过程中,促进健康将成为国家、社会、家庭和个人的共同责任与行动。根据我国主要健康问题的变化趋势,生活与行为方式因素和环境因素对健康的影响越来越突出。针对影响健康的行为和环境因素,在全生命周期中促进健康,要树立"每个人是自己健康第一责任人"意识,营造人人关注健康的社会环境,将健康融入所有政策,构建"自我为主、人际互助、社会支持、政府指导"的健康管理模式。

(二) 全方位全周期健康服务的科学内涵及要求

"全方位全周期健康服务"理念是习近平总书记在 2016 年召开的全国卫生与健康大会上提出的。在这次大会上,习近平总书记深刻指出,"没有全民健康,就没有全面小康",并强调,"要把人民健康放在优先发展的战略地位,以普及健康生活、优化健康服务、完善健康保障、建设健康环境、发展健康产业为重点,加快推进健康中国建设,努力全方位、全周期保障人民健康,为实现'两个一百年'奋斗目标,实现中华民族伟大复兴的中国梦打下坚实健康基础"。在讲话中,习近平总书记阐述了"全方位、全周期保障人民健康"的深刻内涵。

其一,我国在现阶段面临各种社会转型问题,卫生与健康工作呈现困难叠加局面:既要面对发达国家面临的问题,也要面对发展中国家面临的问题。因此,需要全方位考虑卫生与健康政策,妥善处理相关问题,防止其影响人民健康和社会稳定。其二,健康服务供给是一项复杂工程,需要运用系统工程思维正确处理健康产业结构、医疗系统布局、政府与市场关系、外部生态环境、健康服务流程等一系列问题。其三,要在中国特色社会主义事业发展全局中考虑健康服务问题,将全方位全周期保障人民健康融合到所有政策中,确保让全体人民公平获得健康服务。其四,随着社会的全面进步,生活水平、医疗水平不断提高,应当树立"大卫生、大健康"观念,转变旧有"治病为主"的健康理念,做好防控保健工作,将"大健康"贯穿个人全生命周期。

党的十九大报告进一步重申了为人民群众提供全方位全周期健康服务的理念。报告突出强调人民健康是民族昌盛和国家富强的重要标志,深化了"全方位全周期健康服务"的内涵,提出要全面建立中国特色基本医疗卫生制度、医疗保障制度和优质高效的医疗卫生服务体系,健全药品供应保障制度,倡导健康文明生活方式。

总而言之,全方位既是制度体系改革的全方位,也是医疗保障水平提升的全方位,还是健康服务享受主体的全方位。全周期既是健康防治流程的全周期,也是保障人民健康的生命的全周期。向人民提供全方位全周期的健康服务,是在深刻认识医疗卫生建设规律的基础上提供更全面、更周到、更系统、更持久的健康服务,是对现有健康保障体系的深刻改造和高度完善。

(三) 新型冠状病毒肺炎防治是一次全方位全周期健康服务的实战检验

2020年,新型冠状病毒肺炎是近百年来人类遭遇的影响范围最广的全球性大流行病,是全世界的一次严重危机和对全人类的严峻考验。人类生命安全和健康面临重大威胁。这是一场全人类与病毒的战争。面对前所未知、突如其来、来势汹汹的疫情天灾,中国果断打响疫情防控阻击战。2020年1月20日,国家将新型冠状病毒肺炎纳入乙类传染病,采取甲类传染病管理措施。1月24日开始,从各地和军队调集346支国家医疗队、4万多名医务人员毅然奔赴前线,经过艰苦卓绝的奋斗,中国付出巨大代价和牺牲,有力扭转了疫情局势,用一个多月的时间初步遏制了疫情蔓延的势头,用两个月左右的时间将本土每日新增病例控制在个位数以内,用三个月左右的时间取得了武汉保卫战、湖北保卫战的决定性胜利,疫情防控阻击战取得重大战略成果,维护了人民生命安全和身体健康,为维护地区和世界公共卫生安全作出了重要贡献。

面对突发疫情侵袭,中国把人民生命安全和身体健康放在第一位,统筹疫情防控和医疗救治,采取最全面、最严格、最彻底的防控措施,前所未有地采取大规模隔离措施,前所未有地调集全国资源开展大规模医疗救治,不遗漏一个感染者,不放弃每一位病患,实现"应收尽收、应治尽治、应检尽检、应隔尽隔",遏制了疫情大面积蔓延,改变了病毒传播的危险进程。防控和救治两个战场协同作战,建立统一高效的指挥体系,构建全民参与严密防控体系,全力救治病人、拯救生命,依法及时公开透明发布疫情信息,充分发挥科技支撑作用。所有这些无不体现着全方位和全周期的内涵。

全方位至少体现在以下方面:第一,中央整体部署,全国一盘棋。第二,全社会总动员。不管是宅在家里,还是在工作岗位上,不管是医务人员,还是交通管理人员,不管是公安系统,还是社区群众、快递小哥、热心市民和志愿者,大家都为了一个目的,群防群治。第三,社会网格化管理。各小区实施严格管理,所有人以高度的行动自觉来配合网格化的管控。第四,全力救治。方舱医院、定点医院的救治,是全国一条心,统一调配资源定点收治。第五,线上线下的科学技术的应用。减少医务人员暴露产生的很多发明,救治病人的过程中正压头罩、机器人等都是应用科学技术的体现。第六,大数据和区块链技术,为这次疫情的预判、监测和新型冠状病毒肺炎病人的救治,提供了很多事半功倍的技术。

全周期体现在以下几个方面:第一,广泛地科普宣传。新型冠状病毒肺炎疫情发生之后,不管是中央的媒体报纸还是融媒体,无不在宣传什么是新型冠状病毒,怎样去应对它,怎么样去战胜它。既为全民树立了信心,也指导了全民救治,为抗击疫情提供了有力的舆论与科普宣传。第二,积极的预防。例如,怎样按电梯,怎么戴口罩,出现症状怎样去就医。第三,科学救治。也就是习近平总书记强调的,我们要提高治愈率,降低病亡率,那就要关口前移,抢先一步。病情预判要先一步,对病人的检查和检测要早一步,对病人的治疗要抢先一步,对病人的观察要细一步,要针对病人并发的基础性疾病和其他的问题,进行一人一策的救治。第四,精准康复。对出院病人进行线上的系统随访和跟踪,对隔离人员进行绿码、红码跟踪。此外,做好无症状感染者的跟踪以及复阳病人的随访。所有的人都要经过身体、心理、社会关系康复。第五,医学人文关怀。所有的医务人员,要从这次和谐医患关系的构建中正确地理解什么是医学人文关怀。医学人文关怀就是要通过共情和沟通,达到统一的目的。医学人文关怀,必须要早进行,早教育,这样医学才有温度,才能让医学精湛的技术更有硬度和力度。

(四) 全方位全周期医学模式

1. 全方位全周期医学模式产生的背景 健康与每个人的生命活动息息相关,"人民健康是民族昌盛和国家富强的重要标志。"由此而言,健康也是一种资本,关乎个人存亡、国家兴衰。新时代的健康中国战略,是习近平新时代中国特色社会主义思想不可或缺的组成部分,是新时代维护我国人民健康以及提升我国人民健康水平的重要保障,是促进我国卫生与健康事业不断发展的行动指南。健康中国战略的最终落脚点是"人"这一主体,医学模式也应该以"人"为出发点,为人民群众提供全方位全周期健康服务。因此,转变医学模式以适应卫生与健康事业的改革发展需要成为健康中国建设的应有之义。

中国特色社会主义事业进入新时代,社会主要矛盾发生根本性转化,人民群众对美好生活的需要更加多元化,诉求更加强烈。随着社会不断进步,人民越发期待更高层次的健康保障。着眼于时代问题、聚焦人民需要,为人民群众提供全方位全周期的健康服务是中国共产党在新时代落实"以人民为中心"发展思想的重要体现。健康中国建设也要求人们树立大健康理念,从"以治病为中心"转到"以健康为中心",做好防控保健工作,将"大健康"贯穿于个人全生命周期。全方位全周期医学模式的产生顺应了疾病谱的变化和时代的健康需求。

2. **全方位全周期医学模式的定义及其内涵**　全方位全周期医学模式是以人为研究对象,而并非单纯针对疾病。该医学模式主要是研究自然、社会、精神、心理因素对人的影响,提出医学要以研究群体健康为目标,实施预防疾病和促进健康的干预措施,关注从疾病诊疗到健康促进的全过程。它追求的是从根本上扭转人类对"疾病"和"健康"的基本认识,强调在理论认识上将人的健康作为最基本的出发点,重视从实践上以人的健康组织社会医疗资源,建立以"健康"为核心的医疗服务新模式。全方位全周期医学模式是在生物 - 心理 - 社会医学模式的基础上进行的创新和发展,从多角度、多维度、多方位全面地认识健康和疾病。

全方位全周期医学模式是在借鉴中西传统医学哲学智慧的基础上进行的创新,又有社会关系和文化创造者的存在。以往的医学模式仅注重人的某一方面或几个方面的特性。而全方位全周期医学模式既考虑到人的生物、社会、心理特性,也考虑到人的地理环境和文化特性;既考虑到人体的空间属性,也考虑到人生命的时间变化;既能解释医学的自然科学属性,也能解释医学的人文精神属性等。

中国特色社会主义已经进入新时代,在人民对美好生活的各种需要之中,健康需要所处的重要地位是显而易见的,并且还会日益凸显。因此,以健康本身作为健康观及其医学模式的核心,已成为大势所趋。人的健康应当包括人的躯体健康、心理健康、智力健康、道德健康、行为健康以及所处的社会环境的健康,这才可以称之为整体的健康、全面的健康。如是而言,医学模式的全方位应当是与健康相关的全要素的健康,包括所有生物和个人生活方式以及社会影响因素。建立健全的医疗服务体系和全产业链是实现全方位服务的前提,包括养生保健、疾病治疗、康复、养老等,涵盖了医院、社区、家庭个人三级医疗服务网络。

全方位主要体现在:其一,普及健康知识。健康教育是健康促进的基础,是全方位医疗服务的基础环节。借助新媒体、人工智能、大数据技术进行丰富多彩、立体多样的健康宣教与健康指导,普及疾病相关的知识,树立正确的健康理念,强化公众的健康意识,有效预防疾病的发生、发展与变化,进一步提高健康水平和生活质量。在共性健康知识的宣教上,对不同特征人群进行个体化、针对性的健康指导,其对象涵盖社会、家庭以及个人,其特点是针对不同阶段、不同状态、不同人群开展既专业又通俗的健康教育,最大程度满足人们对健康知识的渴求,了解自身健康状况,做健康的管理者与维护者。其二,全学科体系的健康管理。在"大健康"理念下,健康管理依赖于预防医学、基础医学、临床医学、中医学、护理学、康复学、营养学、运动科学、心理学、社会学、物联网、信息科学、统计学、保险学、管理科学等多学科的理论与技术,涉及哲学、经济学、法学、教育学、理学、工学、医学、管理学等多学科门类,是一个庞大的学科体系。因此,应树立全学科体系的健康管理理念。其三,多学科协作。基于传统的个体化医学、精准治疗,成立多学科联合诊疗门诊,突出个体化、单病种、多学科的综合诊疗模式(multi-disciplinary team,MDT),通过会诊讨论形式,将外科、内科、病理、检验、中医、心理、康复、护理、营养食疗等科室专家组成工作组,量体裁衣地制订适合病人的最佳治疗方案,继而由相关学科单独或多学科联合执行该治疗方案,避免过度诊疗和误诊误治,使病人受益程度最大化。其四,全方位的康复。康复不仅针对疾病本身,而且着眼于整个人,从生理上、心理上、社会上等进行全面康复。康复在疾病治疗过程中是必不可少的一个步骤,贯穿于疾病治疗的始终。身体康复即病人与医务人员密切配合,共同努力,达到预期的治疗目的;心理康复,即社会、家庭共同关心、理解,与病人共同建立一种和谐的个人、家庭、社会关系。所以,在病人的康复过程中,还应注意心理的调护,饮食和生活起居等健康生活方式的指导。其五,互联网全方位。结合移动互联网、智能传感、云计算、大数据等技术手段,实现健康状态的可评估、可测量、可重复,解决动态监控并管理健康状态、整体健康状态评估、预测与动态跟踪评价等问题,从多维角度规范化采集各种人群全生命周期健康信息,实时存贮共享各种健康信息,综合辩证分析,优化服务流程,打破时间局限性与信息区域性,增强相互之间的连接能力,让受检者充分了解自身健康状态,足不出户即可享受健康管理。同时调动个体对自身健康的自觉性和主动性,使健康管理从医院、社区真正融入日常生活,线上线下联动服务,实现全方位、个性化的健康促进、健康评估、风险预警、治疗干预、动态跟踪评价等,维护全民健康,提高生命质量,降低个人、家庭、社会经济负担。其六,医院 - 社区 - 家庭一体化。医院、社区、家庭三种转化路径,覆盖了基层、社区、疾病预防控制中心、医院、护理等医疗核心机构,在养生保健、疾病治疗、康复、养老、护理等方面发挥重要作用。基于基层、社区需要,主要优化医疗资源配置,提高基层、社区医疗水平;基于疾病预防控制中心、医院需求,主要发挥在疾病防治、救治方面的作用,关键在于全方位地保障人们健康水平;基于护理需要,主要开展以病人为核心的护理工作、根据个体差异的个性化护理工作,为进一步提高护理质量提供保障。

　　所谓全周期,从横向看来是指发病前未病先防,发病中既病防变,发病后瘥后防复的不同临床阶段的健康服务;从纵向来看是指贯穿于人的出生、生长、发育、衰老、死亡的全过程的健康管理;从服务对象来看涵盖了不同年龄阶段、不同性别特征、不同职业特点等不同人群的健康服务。全周期具体表现在:其一,以健康为核心,建立覆盖全生命周期的大健康战略体系,制定针对不同生命周期阶段特点的疾病防控专项行动。其二,预防为重。坚定不移地贯彻预防为主方针,坚持防治结合,采取措施重点防控那些可防可控的危险因素。其三,强调政府和个人共同承担责任,政府着力营造健康支持性环境和社会氛围,着力解决健康服务可及性的问题,而个人应加强自己和家庭健康负责的意识并积极采取行动。其四,统筹建立覆盖全生命周期的疾病与营养监测系统和标准化健康档案,借助信息化手段,连续观察全生命周期的生长发育、健康与疾病状况,探索疾病综合病因的累积效应并有效应对。其五,提倡健康生活方式。其六,继续发扬传统中医,进一步发挥中医在治未病、重大疾病治疗、疾病康复中的重要作用,努力全方位、全周期保障人民健康,加快推进健康中国建设。

　　3. 全方位全周期医学模式的影响及其实践意义　　全方位全周期医学模式的提出,体现时代医学的要求。当下,由于科学技术的迅猛发展和经济文化的不断发展,城市化所导致的人们生活方式和行为方式的转变,以及人口老龄化、生态环境恶化导致致病因素与疾病结构发生了重大的变化。慢性病、非感染性疾病和老年病成为人类健康的主要威胁。全方位全周期医学模式有利于适应疾病谱的新变化,有利于实施《“健康中国 2030”规划纲要》,实现“健康中国 2030”的目标。

　　全方位全周期医学模式的提出顺应医学发展的潮流。进入 21 世纪,医学的目的发生了根本性变化,以治疗疾病为中心的医学已经不能满足人们对健康的追求,取而代之的是以促进与维护健康为核心的新的医学模式。全方位全周期医学模式从整体、动态、个性化的角度来认识健康和疾病,把单纯治疗疾病的医学行为扩展为维护个体的整体健康。

　　全方位全周期医学模式的提出,符合健康中国的需求。全方位、全周期维护和保障人民健康,实现全人群、全生命周期的健康管理,逐渐从以疾病为核心的多学科综合诊疗模式转变为以病人为中心的全方位跨学科管理模式,主要表现为三个阶段。疾病发生前,面向全体健康人群,关注发病高危人群,通过定期筛查随诊,实现疾病预防与早诊早治并行。疾病发生期,以治愈疾病作为核心,为病人提供全程、多学科、规范化的综合治疗。疾病恢复期,提倡以病人为中心,全方位、跨学科健康管理。病人治疗效果的全方位提升,需要着眼于以病人健康为中心,在治疗疾病的同时,通过跨学科协作将对伴随疾病风险的干预关口前移,并在慢性非传染性疾病管理期,对病人包括疾病与整体健康的长期随访以规范化的形式进行固定,贯穿全部治疗周期乃至整体生存期,通过病人、家庭与跨领域医生的共同努力,改善病人预后,促进病人以最佳的状态回归家庭和社会。

总之,从远古时代至今,医学模式是由医学发展水平决定的,是医疗实践活动的概括和总结。医学模式随着医学科学的发展与人类健康需求的不断变化而变化。有什么样发展水平的医学,必然会产生与之相适应的医学模式。医学每进入一个新阶段,必然会引起医学模式的转变。随着人类历史的演进、科学技术水平的提高,对疾病和自然的认识也在不断变化,医学模式也随着这种认识而相应改进。医学模式在历史上的每一次转变,都促使医学发生质的飞跃,未来必将会有更完善、更系统、更全面的医学模式出现,以更好地适应科学发展的需要,满足人们日益增长的对健康的需求。

(巩守平)

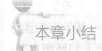 本章小结

医学的发展是从历史的角度,将医学置于政治、经济、宗教和文化的环境中来考察,强调了医学的发展不能脱离它所处的时代,医学思想和实践来自与之相适应的知识环境,同时又拓展和丰富了人类的知识。医学模式是在医学科学的发展和医学实践活动过程中逐渐形成的观察和处理医学领域中有关问题的基本思想和主要方法,是医学观和方法论。医学的概念是从历史的变迁角度回顾了不同时代医学的概念,给出现代医学的概念。医学的属性回答了医学是什么:医学并不是一门纯粹的科学,更不是一门单纯的技术,而是既具有科学属性,又具有人文、社会属性的复合体。在与疾病斗争的过程中,医学进步影响着人类历史的进程和发展方向,对人类文明延续和社会发展有着重要的价值和贡献。

推荐阅读

［1］韩启德.医学的温度.北京:商务印书馆,2020.

［2］文历阳.医学导论.北京:人民卫生出版社,2008.

［3］习近平.决胜全面建成小康社会,夺取新时代中国特色社会主义伟大胜利:中国共产党第十九次全国代表大会上的报告.(2017-10-18) http://cpc. people. com. cn/.

［4］孙宝志,刘国良.临床医学导论.北京:高等教育出版社,1999.

［5］GOLDMAN L, SCHAFER AI. Goldman-Cecil Medicine, 2-Volume Set (Cecil Textbook of Medicine). 26th ed. Philadelphia: Elsevier, 2019.

［6］程之范.中外医学史.北京:北京医科大学、中国协和医科大学联合出版社,1997.

［7］程志,沃震钟,李志平,等.医学导论.大连:大连出版社,1997.

［8］傅维廉.中国医学史.上海:上海中医学院出版社,1990.

［9］李志平,刘武顺,张福利,等.医学史.哈尔滨:黑龙江人民出版社,1994.

［10］陈熙,唐志晗.临床医学导论.北京:科学出版社,2017.

［11］肖海鹏.临床医学导论.北京:高等教育出版社,2015.

［12］张友元.简明中外医学史.广州:广东高等教育出版社,2007.

思考题

1. 医学是什么？医学属性有哪些？
2. 举例说明医学的发展与当时的社会、政治、经济、哲学、科学和其他文化的密切相关性。
3. 西方医学和中国医学各自经历了哪些重要的发展阶段？
4. 通过学习医学史，谈谈你对中西医结合的理解。
5. 通过学习医学史，谈谈文化素质对医学职业者的重要性。
6. 举例说明历史的局限性对医学发展的影响。
7. 医学模式经历了哪几个阶段？
8. 简述健康中国2030对医学模式的影响。

第二章
医学的范畴

医学(medicine)是以预防、治疗疾病和维护机体健康状态为目的,综合运用自然科学(生物学、物理学、化学)和社会科学知识处理生命过程各种状态(生、老、病、死)相关问题的实践活动。生命既是医学研究的逻辑起点,又是医学研究的永恒课题。医学在对生命施以主动、全面、本质关爱的过程中,实现预防疾病和损伤,解除由疾病引起的疼痛和疾苦,避免意外死亡,追求安详死亡。据此,医学的范畴可以包括生命和死亡、健康和衰老、预防和治疗、疾病和康复等八个方面。

第一节　生　　命

生命(life)是一种物种繁衍变化、生生不息、不断新陈代谢的现象。生物体是生命现象的载体,是自然界有生命物体的总称。生物体具有新陈代谢、自我复制及繁衍等基本特征,能够通过对环境刺激做出反应并进行自我调节维持内部环境稳定。生命现象有七大特征:生长与繁殖、新陈代谢、生理稳态、细胞为基本单位、环境反应性、同质的化学组成、遗传与变异等。

一、生命的本质

生命的本质体现在遗传物质是脱氧核糖核酸(deoxyribonucleic acid,DNA),DNA 分子具有物理和信息双重属性。物理属性体现在 DNA 是由 4 种脱氧核苷酸组成的多聚体。由不同大小、序列各异的DNA 分子组成基因组,基因组上的基因决定生物体的结构和功能,遵守复制 - 转录 - 翻译的遗传信息传递规律,遗传型决定表型,这就是 DNA 的信息属性。生命的本质还体现在生命的最小结构和功能单元是细胞,单细胞生物的一个细胞具有生命的所有特征,成年人有 200 多种细胞类型和 10^{13} 个细胞。

(一) 生命的起源

围绕生命起源产生了很多学说。随着人类对自然科学的不断探究,以及人类认知的不断加深,这些学说也在不断修正。例如,400 多年前流行的自然发生学说认为生命可以直接由非生物体产生。例如,腐肉可以生蛆,谷物可以生老鼠。1668 年,意大利医生雷迪(Redi,1626—1697)通过进行腐肉是否可被蝇类接触到的对照实验,证实了腐肉生蛆是蝇类产卵的结果,这是首次对自然发生学说提出异议。1859 年,法国微生物学家巴斯德通过观察灭菌后的肉汁是否接触空气而产生细菌的实验,揭示即使细菌也不能由非生物产生,从而彻底推翻了自然发生学说。

尽管 19 世纪达尔文的物种起源学说提出了生物进化的理论,揭示了现代生物是从古生物逐渐演变进化而来,但回到约 40 亿年前的地球,最原始的生命究竟如何起源仍然是悬而未决的重大问题。20 世纪 20 年代,苏联生物化学家奥巴林(Oparin,1894—1980)和英国遗传学家霍尔丹(Haldane,

1892—1964)提出设想,他们认为生命起始于原始海洋,这大致分为三个阶段:在早期无氧的地球条件下,大气中含有的氨及水蒸气等形成简单的无机及有机物;有机小分子在原始海洋中聚集形成氨基酸、核酸等大分子复合物;大分子复合物形成能自我复制的原始生命体,最终形成原始细胞。该模型被称为奥巴林-霍尔丹模型,是最早被提出的生命的化学起源模型。

1953 年,美国学者米勒(Miller)在烧瓶中加入甲烷、氨、氢气和水蒸气等气体模拟还原原始大气成分及地球环境,给予通电发生爆炸以模拟早期地球的高温。结果发现,烧瓶中产生了合成生物大分子蛋白质的基本单位——氨基酸。米勒实验证实了化学起源模型的第一步,即在早期地球条件下从无机小分子物质形成有机小分子物质的可能。随后,类似实验也成功合成了构成碳水化合物和核酸的小分子。由此,我们推测出这些有机小分子是在地球的原始海水中经历数百万年而逐渐形成的,并参与构成有机大分子,最终聚集形成原始细胞。

然而,上述实验仍存在很多疑问,毕竟,从蛋白质到可自我复制、具备生长和生殖能力的生命体之间,还存在着遥远的距离。随后的实验也证实,氨基酸在无氧条件下通过加热可形成蛋白质,三磷酸腺苷(ATP)和核酸也可以通过类似的反应由小分子合成。甚至,加热氨基酸混合液还能生成由膜包裹的、能生长和分裂的原始细胞。然而,在模拟生命起源的原始地球环境下,如何生成这些生物大分子并产生原始生命体,目前仍未有令人信服的证据。

在真实的生命起源过程中,构成生命体的生物大分子是如何形成的? 生命的遗传物质——核酸所携带的可复制及遗传的生命信息是如何创造并形成的? 在生命体的形成过程中,生物大分子又是如何有序结合从而完成生命信息的储存及调控的? 最早的生命是在何时何地以何种形式出现的? 在浩渺的宇宙中,是否存在类似于早期地球的星体,并正在产生类似的原始生命? 相信随着人类对宇宙的深入探索和生物科学的不断发展,生命起源之谜终将解开。

(二) 生物进化

生物进化(biological evolution)是指随时间推移,生物形态逐渐发生发展的演化过程。迄今地球上生存着数百万种生物,但仅占曾经生存在地球上的生物种类的很小部分。在漫长的地球历史上曾经生存过的生物物种超过 90% 已经灭绝。古生物学家根据化石能够推测出各种古生物的种类、特征,生存的年代、气候以及地理条件等。据推测,原始生命始于前寒武纪初期。当时,单细胞原核生物是地球上唯一的生命形式。古生代地球生物出现了多样性,脊椎类、两栖类以及爬行类动物逐渐出现。中生代开始出现恐龙和哺乳动物,开花植物也逐渐繁荣。后来随着地球板块的重新分布,新生代生物发生了较大变化,哺乳动物繁荣发展,出现了人类的祖先——灵长类动物。

希腊学者亚里士多德最早建立了分类系统,将地球生物分为两大类:植物和动物,并提出自然界的生物从植物到人是逐渐完善的直线系列。瑞典植物学家林奈(Linné,1707—1778)首先提出了界、门、纲、目、属、种的物种分类法,奠定了现代分类学的基础,这个物种分类法至今仍被广泛采用。但是林奈认为物种是不变的。

随着动物学、胚胎学、解剖学的发展,以及人们对古生物和环境研究的深入,物种进化的观点逐渐出现:认为生物物种在生活环境的影响下可以逐步变化、发展和完善。1859 年,英国科学家达尔文(Darwin,1809—1882)的《物种起源》提出生存竞争和自然选择学说,认为生存竞争和自然选择是促使种群变化的机制。具有有利变异的生物适于生存、繁衍,并能够将有利变异传递给后代。由此,科学的生物进化理论被创立,明确了生物进化的观点。

随后,奥地利生物学家孟德尔(Mendel,1822—1884)发现了孟德尔遗传基本定律,奠定了现代遗传学的基础。20 世纪以来,随着遗传密码子的破译,人类对遗传机制有了更为精确的认识。而伴随细胞遗传学、群体遗传学、古生物学,以及环境科学等学科的飞速发展,从分子到种群水平推动了现代进化理论的发展。

人类的祖先灵长类哺乳动物最早出现在约 6 500 万年前,经历了类人猿、原人、智人至现代人类的漫长进化过程。目前发现的最古老的类人猿化石距今约 4 000 万年。类人猿是人、猿、猴的共同祖先。

人科是指能够用腿直立行走的灵长类,包括黑猩猩和人等。科学家根据对人科动物 DNA 的对比研究结果推测,在距今 800 万年前,黑猩猩和人的共同祖先分成两支,其中一支最终进化成为现代人类。

人类祖先受环境影响离开树栖环境到地面寻找食物。为了提高行走速度并腾出双手执行其他功能,人类祖先逐渐演化为双腿直立行走,并将此优势特征通过繁衍传递给后代。随着人类直立行走能力的获得、石器工具和火的使用,早期人类的颅骨及脑容量也从较小的、更接近猿的结构逐渐增大并接近现代人类。在 10 万 ~50 万年前出现的智人,其脑容量范围已与现代人类相似。化石证据显示,近 20 万年以来,人类在解剖学上的变化并不显著。1 万 ~2 万年前,人类已经开始形成语言,并初步建立了人类社会,这些都标志着人类向现代人的转变。

(三) 生命活动的基本特征

有生命的生物体具备共同的基本特征,包括新陈代谢、兴奋性、适应性以及生殖能力等。

1. 新陈代谢(metabolism)　是机体通过与所处的环境不断进行物质和能量交换,摄取营养成分合成自身物质,分解自身物质提供能量并将分解产物排出体外,从而进行自我更新的过程。新陈代谢包括物质合成、分解代谢以及能量合成和利用。新陈代谢是生命最基本的特征,新陈代谢的停止标志着生命活动的终止。

2. 兴奋性(excitability)　是指机体主动对所处环境的变化做出反应的能力。例如,遇到强光刺激,瞳孔缩小以避免光对眼睛的伤害。内外环境的变化称为刺激,机体对刺激发生的应答称为反应。刺激只有在具备足够的强度、时间,以及适当的强度 / 时间变化率时才能引起机体的反应。机体不同的组织细胞对刺激的兴奋性不同,对刺激也可产生不同形式的反应。

3. 适应性(adaptability)　是指机体根据环境的变化调整自身活动的能力。适应能力是人类在长期进化过程中,逐步建立的一套根据内外环境的变化进行自我调整以适应变化的反应方式。

4. 生殖(reproduction)　是机体繁衍后代、延续种群的特征性活动。个体发育成熟后,通过有性或无性生殖,产生与自身相似的子代。生物体通过生殖活动,将遗传信息向下代传递,完成生命的延续过程。

二、生命活动的调节

人类需要在不断变化的外部环境条件下,维持自身内部环境的相对稳定。生命活动的调节,包括人体的自我调节及对环境的适应。

(一) 自我调节

1926 年美国生理学家坎农(Cannon,1871—1945)提出内环境稳态(homeostasis)概念。内环境稳态指机体内环境的各种成分和理化性质只在很小的范围内变动,保持相对恒定的状态。这揭示了生命活动的正常进行有赖于内环境的相对稳定。在生物进化过程中,机体发展了一系列基本的调节方式来维持内环境稳态。

1. 生物节律(biorhythm)　指生物体的各种功能活动按一定的时间周期发生变化。例如昼夜节律的睡眠、每天规律性变化、早晨低而傍晚高的基础代谢率等。生物节律是生物体普遍存在的生命现象,是生物体在长期的进化过程中,为适应环境而形成的调整生理稳态的一种自我调节机制。17 世纪以来,人们就注意到生物节律现象。目前对生物节律的研究已深入到基因及分子水平,初步揭示了与昼夜节律相关的基因及神经调节。生物节律的存在,可使机体主动地对环境变化进行适应。

2. 神经调节(nervous regulation)　指机体在神经系统的参与下实现的生理功能的调节过程,是机体快速应对变化的最重要的自我调节机制。反射是神经调节的基本过程,指机体通过神经系统对各种刺激作出规律性应答的过程。反射活动的结构基础是反射弧,包括五个基本成分即感受器、传入神经、神经中枢、传出神经和效应器。例如,当大气氧分压不足使动脉血氧分压降低时,颈动脉化学感受器兴奋,通过传入神经将低氧信号传到呼吸中枢,呼吸兴奋,将指令通过传出神经传至呼吸肌,加深加快呼吸运动,使机体吸入更多的氧气,上调血氧分压,迅速适应低氧环境并维持内环境稳态。

3. 体液调节(humoral regulation) 指机体的某些组织细胞产生特殊的化学物质,通过体液送到特定的靶细胞,作用于其受体,从而对细胞和机体的新陈代谢等生命活动进行调节。这些特殊的化学物质包括神经细胞、内分泌细胞及腺体分泌的激素,如肾上腺素、胰岛素、糖皮质激素等,还有某些组织细胞产生的各种细胞因子类物质,如组胺、白细胞介素、干扰素、各种细胞生长因子等,此外还包括细胞的一些代谢产物如 H^+、一氧化氮(NO)、二氧化碳(CO_2)等。这些化学物质,或通过血液循环或淋巴循环等体液途径送至全身靶细胞,或直接释放在局部组织液中作用于相邻靶细胞甚至作用于自身受体。

中枢神经系统的某些神经细胞可感受内外环境的刺激而合成激素,激素随神经轴突到达神经末梢并释放入血,随血液循环到达靶细胞发挥调节功能,这种调节方式称为神经-内分泌调节。机体也有很多腺体受神经和体液系统的双重调节,称为神经-体液调节。此外,激素与分泌系统间还可存在反馈调节的作用,例如下丘脑通过垂体,调节和控制某些内分泌腺中激素的合成和分泌;而激素进入血液后,又可以反过来调节下丘脑和垂体有关激素的合成和分泌,从而通过反馈调节使血液中激素水平维持相对稳定。

与迅速而精确的神经调节相比,体液调节作用比较缓慢、持久而弥散,调节方式相对恒定。神经调节和体液调节常常相互配合,使生命活动的调节趋于完善。

4. 自身调节(autoregulation) 指某些器官、组织或细胞凭自身内在特征,不依赖于神经或体液调节,对环境变化产生特定适应性反应的过程。例如,心肌细胞的收缩前长度在一定范围内增大时,心肌细胞的收缩力相应增加,其收缩前长度在一定范围内减小时则心肌细胞收缩力减弱,这对心肌细胞的收缩活动起到调节作用,从而维持心肌正常的泵血功能。

与其他调节方式相比,自身调节的强度及幅度较小,影响范围也较小,且灵敏度较差,调节活动常常局限于某些特定器官或组织细胞,但对于该器官或组织细胞生理功能的调节仍然具有一定的意义。

(二)环境与适应

生物体需要从无机环境中直接或间接地获取生命活动所需的物质和能量。此外,生物的觅食、居住,以及繁衍等活动也都离不开周围环境。生物体所处的环境无时无刻不在发生变化。环境中的影响因素包括非生物因素和生物因素。非生物因素指空气、温度、湿度、阳光和土壤等;而生物因素则是指影响某种生物生活的其他生物。地球上所有生物,都受到环境中非生物因素和其他生物的影响。

为了适应生存环境,例如大气压、温度和湿度等的改变,生物在长期的进化过程中逐步建立了一套根据环境变化而进行自我调节的反应方式。适应能力既是生物体应对环境变化的一种生存能力,也是一种习服现象,即机体为了适应新的生存环境而产生的一系列适应性改变。适应过程与环境变化的强度和适应持续的时间有关。

生物的适应从大分子、细胞、组织、器官,乃至物种种群等各种层次均可产生与环境相应的改变,并且,这种结构及功能的改变适合该生物在该环境条件下的生存和繁衍。人类的适应可分为生理性适应和行为性适应两种,如长期居住高原地区的人,其血中红细胞数和血红蛋白含量比居住在平原地区的人高,从而适应高原缺氧的生存需要,这属于生理性适应;在天气寒冷时人们通过添衣和取暖活动来抵御严寒则是行为性适应。

长期刺激与适应的结果,也可以通过基因水平的固化保留给后代,如长期生活在寒带的人群比生活在热带的人群抗寒能力强。疾病的过程也是机体对致病因素的一个异常的适应过程。正如在地下黑暗环境下生活的鼹鼠没有视觉却拥有巨大的牙齿和爪子以便挖掘洞穴和抵御天敌一样,从进化的角度来看,疾病也是生理功能适应内外环境变化而产生的异乎寻常的反应,这种反应的结果,不管机体是否适应,都可能在分子或基因水平积累成进化的记录。一旦条件成熟,将为人类基因的进化提供一个适应性结果。这种适应现象也为达尔文的自然选择学说提供了合理的解释。

(郑 铭)

第二节　健　康

健康(health)指在身体上、精神上以及社会适应方面保持良好的状态。健康状态的维持与躯体、心理及社会等多方面因素相关。良好健康状态的维持,是环境、社会和经济环境以及个体生活和行为方式选择等多方面因素共同协调作用的结果。从个体、医学、社会、自然等多层面加强并促进个体及群体健康管理,对个人及社会均具有重要意义。

一、健康的概念

健康的概念随着时间而演变,经历了从生物医学模式到生物 - 心理 - 社会医学模式的转变。健康的内容也从仅指躯体健康延伸到包括躯体、心理、社会、甚至道德健康。

(一) 健康概念的演变

早期对健康的理解是躯体正常生理功能的维持,即躯体不生病就是健康。随后,人们逐步意识到心理及社会适应等因素对人体健康的影响,所以健康的定义逐渐过渡为:机体保持解剖上、生理上以及心理上的完整性,能承担家庭、工作以及社会角色,可以处理躯体、生物、精神以及社会压力。1948年,世界卫生组织在宪章中对健康提出了更高、更明确的定义:健康不仅是没有疾病或衰弱现象,而是在躯体上、精神上和社会适应上的完好状态(well-being)。由此可见,健康至少包含健壮的体魄、健全的心理状态和良好的社会适应能力等多个方面。

随着社会的进步及科学的发展,人类疾病的模式已从单纯的生物医学模式转变为生物 - 心理 - 社会医学模式,甚至生物 - 心理 - 社会 - 环境医学模式,人们对健康的认识也在不断深化。1984年,世界卫生组织将生命的动态弹性过程增加到健康的定义中,提升了个体或群体意识自身的安全需求和理想及抱负、改变或适应周围环境的能力,即健康不仅是客观生活,而且是日常生活能力,是一种向上的、强调社会和个人能力以及躯体能力的状态。由此,健康的概念更注重于维持自稳态以及从冲突中恢复的能力,包括精神、智力、情绪、社会等各方面的健康,体现了个体在获得技能、处理压力、维持社会关系等方面的全面能力。

此后,人们强调了健康的群体性,社区健康、区域健康、全民健康、全球健康等不单单是区域扩大了的新名词,更富有新的内涵,如把健康作为一个具体的过程,一个可以实现的行动,所以我们才能促进这个过程,形成促进健康、健康中国之概念。

(二) 健康的内容

1. **躯体健康**　躯体健康即生理健康,指身体结构、功能和代谢正常,采用当今的科技手段未发现任何异常现象。躯体健康表现为机体形态发育良好,体形均匀,身体各系统、器官生理功能良好,具备较强的身体活动能力和劳动能力。虽然不同人群在一定范围内存在差别,但具有明确的量化标准。例如,各项生长发育指标、血及尿常规指标、体温及血压指标等。此外,健康的机体还对疾病有较强的抵抗能力,能适应各种环境变化,能相应调节机体的生理功能以及抵抗致病因素的作用。

2. **心理及社会健康**　其指标由于文化及社会意识不同而差别较大,因而较为模糊。但健康的心理总体表现在完好的精神状态,对各种不同环境的良好适应。精神上的完好状态指人的情绪、心理、学习、记忆以及思维等处于正常状态,表现为情绪稳定、精神饱满、乐观向上、愉快地从事工作和学习,能应对紧急的事件,处理复杂的问题。社会适应上的完好状态指人的行为与社会道德规范相吻合,能保持良好的人际关系,能在社会中承担合适的角色。更高级的健康概念也包括道德的健康,指按社会认可的道德规范约束自己的思维和行为,不损害他人利益以满足自己的需求,具备辨别善恶、荣辱的是非观和能力。

3. **亚健康**　2007年中华中医药学会提出了亚健康的概念,将介于健康与疾病之间的一种生理功能低下的状态称为亚健康。亚健康的概念被广泛接受。亚健康状态主要表现为疲乏无力、精神不振、适应能力和工作效率降低,免疫力差等;心理性亚健康状态则主要表现为焦虑、烦躁、易怒、注意力不集中、失眠多梦等,严重时可伴有胃痛、心悸等表现;社会性亚健康状态主要表现为与社会成员的关系不和谐,心理距离变大,产生被社会抛弃和遗忘的孤独感。亚健康状态不仅会影响疾病的康复,还可能降低人们的生活质量。引起亚健康的原因复杂,如学习、工作负荷过重使人身心疲惫,导致神经、内分泌功能失调是亚健康的最常见原因,由此引起的亚健康也称为慢性疲劳综合征。家庭、社会以及个人的不顺心事过多导致焦虑或者恐惧也可导致亚健康。亚健康状态处于动态变化之中,若适时采取积极、健康的生活、工作和思维方式,亚健康状态可能向健康状态转化;若长期忽视亚健康状态,不予以积极应对,亚健康状态就可能会向疾病转化。

需要注意的是,无论是生理健康还是心理健康,都处在动态变化过程中。心理健康与躯体健康可以相互影响,心理的不健康可伤害身体,甚至引起躯体疾病;反之,长期躯体疾病的折磨也可引发精神和心理上的障碍。此外,健康的标准随着经济发展、社会进步而变化。在不同地区、不同年龄的人群中,健康的标准也会有不同。我国全面建成小康社会的支撑重点就是健康,没有全民健康,就没有全面小康。2016年颁布的《"健康中国2030"规划纲要》更是把人民健康放在优先发展的战略地位。因此,增强健康意识、保障个人和大众的健康是每个人包括医务工作者义不容辞的责任。

二、现代健康医学发展策略

健康医学是指以健康为研究对象所开展的医学研究,是评估、维护和促进个体与群体健康的综合系统。随着社会发展和健康影响因素的改变,人类的疾病谱发生重大变化,心脑血管病、癌症、代谢性疾病等慢性病成为威胁人类健康的主要疾病。社会健康状况的改变使人们对于健康的观念和对健康的需求也随之发生变化。医学服务的模式和理念因此有了很大调整,重视疾病的预防和日常健康的维护成为医学健康模式的重点。健康医学以提升全民健康水平为出发点,一方面强调维护人体健康,另一方面则强调从医学角度探讨提升健康水平,从生理、心理、社会等多维度,在推进人与环境的和谐适应基础上构建一体化的健康网络,从而达到全面、系统、科学的健康模式,是新型的医学模式。正如医学从经验医学逐渐发展到实验医学和整体医学,医学模式也根据现代化社会的需求向社会医学模式转变,医学的重点也从对抗疾病本身转向整体性管理与调节的健康医学模式。健康医学模式强调以维护人体健康为主要目的,重视影响健康的内在因素,强调自我管理的重要性,调动人的自主能动性,从而改善健康状态。健康医学模式不仅提高疾病的预防水平,也同时提高健康的管理水平,从而在整体上提高医学服务的水平。

(一) 行为管理模式

健康医学的主要内容是指导人们调整生活方式。是一种在新时代背景下,通过各种途径积极传播健康医学理念,树立及提升人们正确的健康意识,提供科学的健康干预方式,协助人们严格控制和管理健康的生活方式,其重视行为医学的应用和发展。例如,指导人们加强日常锻炼;合理安排作息时间;注意合理饮食等。此外,以不断发展完善的医学技术和包括医院信息管理系统、医学图像存储、通信系统等各层次各类医学信息系统在内的医学信息技术为支持,通过在健康监测、健康诊疗、健康信息管理、健康影响因素干预等多领域的长期连续动态化工作,从不同层面全方位关注生命全过程的健康,从整体上对健康状态的变化过程进行客观分析、评价,并及时给予干预和应对,合理配置并高效利用多元化的健康资源,为实现提升全民生活质量提供更加优质、便捷、人性化的健康服务,从而在心理医学、环境医学、社会医学方面,整体改善和提高人群的健康状态、提高生活质量促进健康医学的可持续发展。

(二)大健康策略

大健康策略指关注生命的全过程,包括从生命形成的开始到临终关怀。大健康策略不仅关注健康的全过程,从亚健康的出现、疾病的风险、高危因素的判断和控制、疾病的诊断和治疗、愈后和康复,到衰老以及养老;大健康策略也包括健康的多个层面,从个人健康、家庭健康、社区健康,到医院管理、健康产业、健康保险;大健康策略还包括医学科学研究、疾病预警和监控、健康管理和服务、科研成果转化等多方面。例如,重大传染病或慢性疾病的监控和临床诊疗技术水平的提升。在新型冠状病毒肺炎(COVID-19)世界大流行时,我国政府迅速布防疾病预警和监控、集中国家医疗资源、加强个人及社区医疗卫生管理、加大抗病毒疫苗研发及生产力度等,从医疗、监控、管理、科研、甚至疫情后的心理干预等方面全方位多层面地应对突发重大传染病事件,充分体现了大健康策略的重要性。此外,精准医学、靶向治疗、大数据及智能健康医学等医学策略也属于大健康策略范畴。

(三)医学整合

是将传统的疾病医学模式和健康医学模式进行有效融合。医学整合的理论基础是整体观、整合观和医学观。医学整合以人的整体为出发点,将躯体与心理、健康与疾病、生命与衰老及死亡等统一,并将人放在自然、社会、心理等整体中进行考察,以先进的医学理论知识和有效的临床实践经验加以有机整合。医学整合集中保健服务、疾病治疗、健康促进、疾病照料等内容,根据社会、环境、心理的现实进行修正、调整,成为更加符合人体健康和疾病诊疗的医学体系。整合医学体现了健康和疾病的相关性,以及健康医学和传统医学的一致性。加强医学整合,可以推动现代医学的可持续发展,从而更有效地维护人类健康。

(郑　铭)

第三节　衰　老

衰老(senescence)指伴随年龄增长机体出现的形态改变、功能减退以及代谢失调等导致机体对外部环境的适应性降低的状态。老化(aging)则指衰老的动态过程。随着社会经济发展、医疗卫生水平提高,生育率降低、人均寿命延长等多因素的影响,世界人口老龄化日趋严重。据世界卫生组织统计,世界人口80岁以上老年人有1.25亿,到2050年60岁以上老年人将占人口总数的22%。人口老龄化问题正在以快于以往任何时代的速度发展,而伴随人口老龄化出现的健康问题也受到越来越广泛的关注。

一、衰老的特征变化

衰老是生物体随年龄增长而自发的必然过程,表现为结构的退行性变和功能的衰退、机体适应性和抵抗力的减退。衰老是个体发育的自然规律,是机体逐渐趋向死亡的自然现象。从生物学角度看,衰老是由于分子及细胞的损伤日积月累,而引起机体各组织器官功能的逐渐衰竭、精神衰退、对疾病的抵抗力降低,并最终导致机体死亡。

(一)人体结构的衰老

随着人体的衰老,机体水分减少、脂肪增多。正常成年男性全身含水量约占体重的60%,成年女性约占 50%;60 岁以上男性全身含水量降为约占体重的 51%,女性为 42%~45%。其中主要以细胞内液含水量降低为主。此外,人体新陈代谢随年龄增长而减慢,摄入的热能更多地转化为脂肪储存,并且脂肪的分布也随年龄增加而改变。

(二) 细胞数量减少

机体发育成熟后,随着年龄增长,各组织器官细胞数量开始减少;细胞出现衰老、萎缩、死亡;由于细胞数量减少,导致组织器官重量减少、体重降低,器官功能降低。

(三) 组织器官功能降低

随年龄增长,人体皮肤逐渐松弛、干燥,并出现皱纹。视觉和听觉下降、牙齿松动、骨髓造血功能降低、红细胞及白细胞减少,造血细胞逐渐被脂肪细胞及结缔组织替代。心肌细胞能量代谢降低,心肌收缩功能降低。血管钙化增加、弹力降低,血压升高。肺活量降低,肺纤维化增加。神经系统敏感性降低,消化系统、生殖系统等功能均下降。

(四) 机体对内外环境的适应性降低

机体基础代谢率、能量代谢和物质代谢等均随年龄增长而衰退;体内激素水平的调节能力下降,对胰岛素的敏感性下降,水钠调节及钙调节异常;机体的运动功能降低,对环境变化的反应性降低等。

二、生理性衰老

衰老可分为生理性和病理性衰老。生理性衰老主要指伴随年龄增长而自然出现的生理性退化过程;病理性衰老则指由各种原因包括疾病所导致的机体老年性改变。

衰老的一般表现包括活动能力下降、精神不振、听力减退、屈光不正、认知减退、关节炎、慢性阻塞性肺疾病、糖尿病等,并随着年龄增加而逐渐加重。这些随年龄而出现的机体结构及功能的改变、适应性和抵抗力的减退等变化,与年龄并非呈线性和持续性相关,而是表现为松散的关联。例如,有些 70 岁老人拥有良好的机体功能和健康,而另一些老人却身体虚弱甚至无法自理。除了机体自身的生物学变化外,社会及环境因素也影响衰老进程,例如退休、生活环境改变、周围同龄人的离去等都会对老年人的生理状态产生影响。

健康期望寿命指不受疾病、死亡和功能障碍影响时,个体在某年龄有望以健康状态生活的年数。中国老年健康研究报告(2018)显示,我国 2016 年的期望寿命是 76.4 岁,男性为 75.0 岁,女性 77.9 岁。预计到 2030 年中国男性期望寿命将达到 76 岁,女性为 79 岁。健康期望寿命和平均期望寿命之间的差距随年龄的增长而增大。

三、病理性衰老

病理性衰老是由各种原因包括疾病所导致的非生理性早老或者机体老年性改变。生理性衰老与病理性衰老并无绝对界限。由于老年机体各系统器官功能全面下调,老年人对伤害性刺激的抵抗力降低,对多种疾病的易感性增加,他们常常会出现各种非特异性原因所致的健康问题,如虚弱、尿失禁、跌倒、谵妄等,也被称为老年综合征。

多数慢性疾病的患病率会随着年龄的增长而增加。随着人口老龄化程度加剧,与年龄密切相关的疾病诸如心血管疾病、癌症、阿尔茨海默病等慢性疾病也持续增多。大部分疾病由环境因素造成,包括家庭、社区、个人生活习惯等,这些因素可能更早就发挥作用,从而影响老年时期的健康。例如,儿童甚至胎儿期的营养、环境因素,以及早期养成的生活习惯等会对人的一生产生长远影响,直接或间接造成老年时期的多种疾病。保持合理膳食、规律运动以及作息时间等良好生活习惯,都可有效减少老年人机体衰竭及精神衰退的进程。

随着中国社会人口的老龄化,我国疾病谱也在发生变化,从以传染性疾病为主,转向以高血压、心脏病、脑卒中、癌症等慢性非传染性疾病为主。中国约 33% 的疾病总负担归因于 60 岁及以上老年人的健康问题。2013 年,中国 2.02 亿老年人口中,有 3 700 多万人存在明显的躯体功能减退,有超过 100 万人至少患有一种慢性非传染性疾病,很多人同时患有多种慢性病。老年人数量的增长使整体疾病负担大幅增加。在过去 10 年中,慢性疾患如缺血性心脏病、癌症和糖尿病等显著增加。

四、健康老龄化

世界卫生组织在世界衰老与健康报告中将发展并维持老年人完好功能状态的过程定义为健康老龄化(healthy ageing)。为达到健康老龄化,2016 年世界卫生组织提出了健康老龄化全球战略计划,力争到 2030 年将健康老龄化行动覆盖到所有国家。行动主要包括建立对老年人友好的社会环境,为老年人提供持续的家庭、社区、医疗服务保障,以及加强对健康老龄化的监测和研究等。

在中国,导致老年人健康问题的主要危险因素为不良饮食习惯、高血压、吸烟、空气污染,以及缺乏有效运动。中国 60 岁以上老年人的死亡中,超过 50% 归因于不良饮食习惯和高血压。慢性病的危险因素在中国老年男性和女性中分布不均。60 岁及以上的男性中约半数吸烟,38% 经常饮酒。而老年女性中缺乏锻炼、膳食纤维摄入不足和高体脂指数所占的比例则更高。

通过健康促进和疾病预防策略,消除上述危险因素,可以预防和缓解许多困扰老年人的慢性疾病,包括约 80% 的心脏病、脑卒中和 2 型糖尿病,以及超过 40% 的癌症。因此,实现健康老龄化就要开展贯穿终生的健康促进工作。此外,健康促进还需立足于社会价值体系、家庭和个人。我国已经开始采取预防措施促进健康,并在部分地区试行成功。例如,我国的吸烟率自 1980 年以来一直处于下降状态。目前国家正在制定新的控烟政策,目标是至 2050 年使烟草使用率降低到 5%。

中国自 20 世纪末进入老龄化社会以来,老年人口数量和占总人口的比重持续增长。到 2018 年,60 岁及以上人口已达 2.49 亿人,占总人口的 17.9%。未来一段时间,老龄化程度将持续加深,预计到 2040 年老年人口将占人口比重的 28%。为达到健康老龄化,亟须将改善老年人健康的非生物医学方法纳入国家的发展议程,如增加教育机会、确保人人享有包括长期照护在内的卫生保健服务、创建促进终身健康的行为如良好饮食和运动等。

(郑　铭)

第四节　疾　病

疾病是相对于健康状态而言,包括由于遗传原因或胚胎期发育异常导致的出生缺陷、畸形或生化功能紊乱或者涉及多器官的综合征,也包括由各种环境因素与遗传因素相互作用所致的体质性异常改变和功能失调。传统的疾病按病因 + 器官 + 病理改变命名,已知的疾病种类有近三万种,仅遗传性疾病有六千多种,随着免疫学和分子生物学技术的应用,一种疾病可有多种免疫因子和分子的亚型。

一、疾病的概念

疾病是在一定病因作用下,机体内稳态调节紊乱而导致的异常生命活动过程。在疾病过程中,躯体、精神及社会适应上的完好状态被破坏,机体进入内环境稳态失衡,是与环境或社会不相适应的状态。因此,把生物因素、心理因素、社会因素结合起来探讨疾病发生发展的规律,有利于阐明疾病的本质。

　　人类对疾病的认识,经历了从无知到科学的漫长过程。在疾病认识的早期,人们不能够认识疾病现象,借助迷信鬼怪缠身等来解释疾病。古希腊医学家希波克拉底的液体病理学说提出,疾病是由于体内血液、黏液、黑胆汁、黄胆汁四元素失衡而致。我国中医学说则认为是阴阳五行失调。随着现代医学研究方法的进步,人们对疾病有了更深入的了解和更科学的认识,认为疾病是机体在外界和体内某些致病因素作用下,机体自稳态调节紊乱而发生的生命活动异常的过程。此时机体组织、细胞产生相应病理变化,出现各种症状、体征及社会行为的异常。

二、疾病的原因

　　病因(cause of disease)是引起疾病必不可少的因素。病因种类繁多,涉及生物学、医学、心理学、社会学等众多学科,各种病因相互影响,共同决定疾病的产生、演变和转归。大多数疾病的病因目前尚不明确,根据来源可将病因分为外源性和内源性两大类。

　　(一) 疾病发生的外因

　　外界环境中各种致病因素对机体的作用,称为疾病的外因。包括生物性因素、化学性因素、物理性因素、机械性因素、社会因素、心理因素和生活方式等。

　　1. **生物性因素**　指各类病原微生物(如病毒、细菌、真菌、衣原体等)和寄生虫(如原虫、蠕虫、节肢动物等)等导致的疾病。病原微生物入侵机体后主要通过产生有害物质和蛋白分解酶等造成病理性损伤。寄生虫则可通过机械性阻塞、产生毒素、破坏组织、掠夺营养以及引起过敏反应而危害机体,它们可引起各种感染性疾病和寄生虫病。

　　2. **物理性因素**　当环境中各种物理性因素超过机体生理耐受阈值时便可致病。如高温、高辐射可导致中暑或灼伤;寒冷导致的机体冷损伤称为冻伤;强大电流冲击造成电击伤;气压改变过快可引起减压病(血液中氮气过多)或高原病(血氧分压过低);机械力可引起创伤、震荡、骨折等;电离辐射(如 X 线,中子,质子,α 或 β 粒子,γ 射线)和非电离辐射可引起辐射损伤;噪声引起听觉伤害等。

　　3. **化学性因素**　化学性因素包括外源性无机毒物:如强酸、强碱、一氧化碳、铅、汞、砷等;有机毒物:如有机磷、氰化物、苯、苯胺、高分子化合物等;生物毒素,如蛇毒等。内源性物质是机体自身代谢所产生的毒物,可引起自体中毒,如变性坏死的分解产物;堆积于体内的代谢产物如尿素、氨、自由基等。特别需要提出的是,药物也存在不良反应,具有治病和致病的双重作用。

　　4. **机械性因素**　当机体受到机械性暴力后,器官组织结构被破坏或功能发生障碍。按致伤物可分为钝器伤、锐器伤及火器伤。钝器伤可表现为表皮与真皮相剥离、真皮外露、真皮血管破裂损伤、皮下出血等;挫伤是受钝器外力作用处皮肤及组织撕裂而形成的损伤;骨折是受钝器重击后造成骨的完整性被破坏;内脏损伤是由于钝器暴力作用引起的内脏破裂、挫碎并发生内出血。锐器伤是由锐利刃口或尖锐的物件作用于人体所造成的损伤。火器伤是由炸弹、枪弹、手榴弹、地雷等造成的损伤,可导致肢体断裂和严重的内脏损伤。

　　5. **营养性因素**　营养素是指食物中对人体具有营养功能的成分,其中蛋白质、脂肪、碳水化合物、维生素、无机盐、水和膳食纤维是人体七大营养素。营养物质摄入不足或过多都可引起疾病。如维生素 D、蛋白质和碘的缺乏,分别导致佝偻病、营养不良和地方性甲状腺肿;铁、锌、硒等微量元素的缺乏,会引起贫血和发育不良;长期摄入高热量、高脂肪的食物,则是肥胖、高血脂和冠状动脉粥样硬化性心脏病(冠心病)的主要发病原因。

　　6. **社会、心理因素和生活方式**　社会因素包括社会制度、社会环境和生活、劳动、卫生条件等,其中社会制度是起决定作用的社会因素。社会进步、经济发展、生活、劳动和卫生条件的改善以及计划免疫的实施等,都可以增进健康,预防和减少疾病的发生;反之亦然。

　　心理因素主要指人体内在的心理素质、心理发育和心理特点,它对机体各器官、系统的活动起重要作用,与疾病的发生、发展和转归有密切关系。积极、乐观、坚强的心理状态是保持和增进健康的必要条件,即使患病,也有助于疾病的康复。消极的心理状态如焦虑、忧郁、长期紧张等可引起各系统功能失调,促使疾病的发生。

生活方式是指个人和／或社会的行为模式,不良的生活方式如吸烟、酗酒、药物成瘾、不良饮食习惯、缺少运动等是引起某些慢性病和严重伤残的主要行为危险因素。加强自我保健,改善生活方式,是预防疾病的重要措施。

(二)疾病发生的内因

疾病的发生与机体内在条件和状况密切相关。其中,遗传因素、神经内分泌和免疫的作用较为突出。

1. **遗传因素**(genetic factors)　遗传因素指染色体畸变和基因变异引起的疾病。①染色体畸变包括数目畸变和结构畸变两类,其中常染色体畸变通常可导致先天性智力低下,生长发育迟缓,伴五官、四肢、皮纹及内脏等多发畸形。性染色体畸变表现为性征发育不全,有时伴智力低下等。基因变异包括基因点突变、缺失、插入或倒位等突变类型。如甲型血友病是由于位于 X 染色体上的凝血因子Ⅷ基因发生缺失、插入或点突变,导致凝血因子Ⅷ活性缺失、凝血障碍、有出血倾向。②遗传缺陷使子代具有易诱发某些疾病的倾向称为遗传易感性,见于精神分裂症、糖尿病等。

2. **先天性因素**(congenital factors)　先天性因素指能损害正在发育的胚胎和胎儿的因素。由先天性因素引起的疾病称为先天性疾病。有的先天性疾病是遗传性疾病,如唐氏综合征;但大部分先天性疾病是非遗传性的,如风疹病毒引起的先天性心脏病。

3. **免疫因素**(immunological factors)　免疫反应过强、免疫缺陷或自身免疫反应等免疫因素均可对机体造成影响。当免疫系统对某些抗原刺激发生过度反应时,称为变态反应或过敏反应。如机体对异种血清蛋白(破伤风抗毒素)、青霉素等过敏可导致过敏性休克,某些花粉或食物可引起支气管哮喘、荨麻疹等变态反应性疾病,及新型冠状病毒肺炎等。当机体对自身抗原发生免疫反应时,可导致自身组织损伤或自身免疫性疾病(auto-immune disease),如系统性红斑狼疮、类风湿关节炎等。

4. **神经内分泌因素**　神经内分泌状态对疾病的发生十分重要。例如当垂体 - 肾上腺皮质功能下降时,机体防御能力降低,容易发生感染;甲状腺功能亢进时,反馈性抑制垂体促肾上腺皮质激素的分泌,增强机体对感染和毒物等的敏感性。又如胰岛素分泌不足引起糖尿病,也易伴发细菌感染。雌激素水平绝对或相对过高,可造成女性乳腺癌、子宫内膜癌、卵巢癌等的发生。

5. **其他因素**　包括年龄、性别和种族等因素。许多疾病的发生与年龄有关,如儿童易患麻疹、水痘、百日咳、腮腺炎等感染性疾病;老年人易患骨质增生症、冠心病、恶性肿瘤等慢性疾病。与性别密切相关的疾病如男性的前列腺增生、女性的乳腺及妇科疾病。不同种族人群中某些疾病的患病率因受到遗传、地理、生活习惯等因素的影响而有差异。以肿瘤为例,马来人易患淋巴瘤,印度人易患口腔癌,中国人易患肝癌和鼻咽癌,而乳腺癌、大肠癌、前列腺癌则以欧美人为多。

总之,没有病因就不可能发生疾病,因此在疾病的防治中也强调对因处理的相应策略。然而,目前很多疾病的病因尚不明确,但相信随着医学研究的不断进展,更多疾病的病因将会更加明确。

三、疾病的分类

随着人类对疾病认识的不断深入与医学实践的不断积累,对疾病的命名与分类不断完善。分类方法很多,常见的分类有以下几种。

(一)根据治疗方式分为内科系统疾病和外科系统疾病

1. **内科系统疾病**　根据病史与实验诊断与影像检查,进行鉴别诊断,获得诊断后,以内科的治疗方法进行药物治疗、生活方式干预、追踪观察、介入性治疗等,根据病人的状况调整药物的使用,防止并处理不良反应及并发症。按照器官系统又可分为,呼吸内科疾病、血液内科疾病、神经内科疾病、心血管内科疾病等。

2. **外科系统疾病**　按照疾病发生的部位可分为①普通外科:主要为腹腔疾病,如胆囊炎、阑尾炎、腹外疝、胆囊结石等;②泌尿外科:主要是各种尿路及肾结石、各种泌尿系统损伤、肾脏和膀胱肿瘤、睾丸附睾的炎症和肿瘤;③心胸外科:主要为胸腔、心脏、肺、食管的肿瘤及先天畸形等;④脑外科:闭合性脑外伤、侧脑室肿瘤、垂体瘤、垂体腺瘤、外伤性脑内血肿等;⑤骨科:各类骨折、关节损伤、关节脱位、闭合性脊髓损伤、臂丛神经损伤。

(二) 根据病理改变分为功能性疾病和器质性疾病

1. **功能性疾病**　无器官组织的实质性改变,而是神经功能紊乱而导致的疾病。是由于大脑皮质功能失调而导致自主神经功能紊乱的一系列临床症状。①神经系统可表现为头晕、头痛、眩晕、伴有恶心呕吐、睡眠障碍、易紧张、激动、情绪波动较大,严重者有忧郁和厌世的症状;②心血管系统表现为心动过速、心律不齐、胸闷、收缩压升高、频发期前收缩;③消化系统可表现嗳气、腹胀、食欲缺乏,阵发性腹痛、便秘、腹泻、肠易激等;④泌尿系统可表现为尿频、夜尿增多,当转移注意力时减轻;⑤内分泌系统可引起功能性低血糖,与迷走神经兴奋或不明原因的高胰岛素血症有关,如劳动后、饥饿后、胃肠吻合术后。

2. **器质性疾病**　由多种原因引起的机体组织结构、器官发生明显的病理变化而导致的疾病。常见的器质性疾病例如先天性心脏病、心脏瓣膜病、扩张型心肌病,各个系统的肿瘤占位性病变,还有胃溃疡、胃炎或者炎症性肠病、胆囊炎、胆囊息肉、胆管炎等。

(三) 根据发病时间及病程分为急性疾病和慢性疾病

病程在两周以内的通常考虑为急性疾病,而病程持续超过三个月以上为慢性疾病。急性疾病发病急、病情变化快、症状较重,但经及时治疗多能达到良好的效果。而慢性疾病病程长且迁延不愈,如高血压、糖尿病、慢性阻塞性肺疾病(COPD)等起病隐匿,病因复杂,心、脑、肾、呼吸系统是主要的受危害脏器。慢性疾病会造成生活质量下降,影响劳动能力,医疗费用昂贵,增加社会和家庭的经济负担。

(四) 根据病原体分为感染性疾病和非感染性疾病

感染性疾病的病原微生物有很多种,如病毒、细菌、真菌、原虫、蠕虫、支原体、衣原体。病毒感染性疾病最常见的是感冒,此外还有病毒性肝炎、脊髓灰质炎、麻疹、艾滋病等。细菌感染有伤寒、副伤寒、鼠疫、布鲁氏菌病、霍乱、百日咳、猩红热、结核等。立克次体感染导致的疾病有流行性斑疹伤寒、地方性斑疹伤寒等。真菌感染疾病如鹅口疮是念珠菌感染。螺旋体疾病包括钩端螺旋体病、梅毒、回归热;原虫感染导致的疾病有疟疾;蠕虫感染包括丝虫病、钩虫等。

(五) 按照《国际疾病分类》进行医疗机构疾病分类

《国际疾病分类》(The International Classification of Diseases,ICD)是国际通行的流行病学调查、卫生管理和临床诊断的标准和工具。ICD 按照"流行性疾病""全身性或一般性疾病""部位排列的局部疾病""发育性疾病"和"损伤"分类。目前使用的是 2018 年版 ICD-11。ICD 的基本概念建立在疾病名称的命名标准化及其在分层结构类别中的基本系统化的基础上。因此,ICD 的推广和实施,对医院发展和医疗水平的提升具有重要而现实的意义。ICD 作为疾病和死亡的统计分类,主要适用于综合性医院,不适合初级医疗机构和部分专科医院,更为科学的疾病分类仍有待于进一步完善。

四、疾病的自然进程

恩格斯指出,过程是指一个事物发生、发展和灭亡的历程,有始有终。疾病的自然进程也不例外,目前临床上主要分为以下几个阶段。

1. **易感期 (susceptible period)**　指尚未发病,但是已具备发病基础和条件的时期。一旦致病因素齐备并达到一定强度,或机体防御功能低下处于亚健康状态时,构成充分病因便可发病。例如血清胆固醇、甘油三酯增高会导致冠心病,有高血压家族史的青年容易患高血压等。易感期是疾病预防的最佳时期。

2. **发病前期 (early onset period)**　也称为潜伏期(incubation period),从病因开始产生作用到出现

最早临床症状、体征前这段时期称为发病前期,不同疾病潜伏期长短不一。任何疾病的发生都必须经过一段时间的发病前期,短则数小时,长则达数月或数年。本期是早期发现和治疗疾病的良好时机,掌握疾病潜伏期有利于传染病及早隔离和预防治疗。

3. **发病期**(onset period)   又称临床期(clinical period),发病期机体在形态、功能、代谢等方面已经出现明显的病理改变和相关的临床症状、体征,即出现该疾病典型表现的时期,此期诊断虽易,但病情最为严重,应积极治疗。对传染病而言,此期是最重要的传染期,应实施严格隔离措施。

4. **发病后期**(late onset period)   又称转归期,是疾病过程的最后时期,转归取决于损伤和抗损伤双方力量的对比和/或是否得到及时、恰当的治疗。疾病的转归有以下几种形式:痊愈、不完全恢复、迁延不愈或转为慢性后遗症及死亡。

五、疾病过程的共同规律

疾病过程的共同规律是指疾病发生、发展、转化过程中,疾病的病因、发病机制、机体代谢、结构、功能改变及其临床表现之间的相互关系,是从生物学、医学和哲学角度出发,解析疾病矛盾运动的性质、特点与规律。

(一)内外环境稳态失衡

机体的内环境稳态平衡是保持正常生命活动和健康的先决条件,内环境稳态平衡是生物体内各种自我调节(self-regulation)的结果。其中,反馈(feed-back)机制在内环境稳态中起重要作用。例如,当血糖升高时,下丘脑的相关区域兴奋,通过副交感神经直接刺激胰岛 β 细胞释放胰岛素,并同时抑制胰岛 α 细胞分泌胰高血糖素,从而使血糖降低。当血糖含量降低时,下丘脑的另一相关区域兴奋,通过交感神经作用于胰岛 α 细胞使其分泌胰高血糖素,使得血糖含量上升。另外,神经系统还通过控制甲状腺和肾上腺的激素分泌调节血糖。

机体与外界环境之间的平衡受到破坏同样会导致机体疾病的发生。外界环境的剧烈变化或机体对外界环境适应能力降低,导致机体组织、器官功能不能代偿。这是疾病发生的又一个重要特征,高温中暑就是一个典型的例子。

(二)机体损伤与抗损伤平衡

致病因素可引起机体损伤,同时机体也动员各种防卫功能来修复所受的损伤。抗损伤修复是生物体的重要特征,也是生物体维持生存的必要条件。在正常机体和疾病发生发展过程中,损伤与修复作用同时呈现,贯穿始终且不断变化。以上呼吸道感染为例,病人由于病毒感染导致机体大量炎症细胞及炎症因子的释放,造成机体损伤,表现为发热、乏力、咳嗽等症状;同时,正是这些炎症细胞及炎症因子加速了对病毒的直接杀伤,或通过继发性抗体的产生达到抑制与杀伤病原体的抗损伤作用。如果损伤较轻,则通过各种抗损伤反应和恰当的治疗,机体即可恢复健康;反之,若损伤较重则病情恶化。可见,一类是疾病过程中造成的损害性变化,另一类是机体对抗损害而产生的防御代偿适应性变化,损伤与抗损伤反应的斗争及其力量对比常常影响疾病的发展方向和转归。

(三)因果转化关系

因果交替(causal alteration)指疾病发生发展过程中,致病因子作用于机体导致疾病发生的结果,又可作为新的病因引起机体进一步的疾病后果。这种因果的相互转化常常加重病情,导致恶性循环。例如,外伤性出血时,急性大量出血作为"因",引起低血容量性休克这个"果";低血容量性休克又可作为"因",导致心、脑、肾等重要器官缺血缺氧发生的"果";缺血缺氧再次成为"因",最终引起循环呼吸功能衰竭的"果"。如此循环,每一次因果交替转化都会导致病情进一步发展。可见,了解疾病发生发展的主导环节,对诊断和治疗疾病具有重要意义。

(四)局部与整体关系

在致病因素作用下,各组织细胞的代谢、功能、结构变化,既可以表现为以机体局部病变为主,也可以全身反应为主。疾病是完整机体的反应,但不同的疾病又在一定部位(器官或系统)产生特殊的变化。局部的变化往往受神经和体液因素的影响,同时又通过神经和体液因素影响全身,引起全身功能和代谢变化;同时疾病也受到心理因素和环境条件的影响。所以认识疾病和治疗疾病,应从整体观念出发,辩证地处理好疾病过程中局部与全身、机体与心理及社会因素之间的相互关系。例如,急性扁桃体炎可引起局部充血、水肿等咽部炎性反应,还可通过神经体液途径引起白细胞升高、发热、寒战等全身性表现。有些局部改变是全身性疾病的表现,如糖尿病末梢神经病变,表现为感觉减退的局部症状,实际是糖尿病的全身性的神经损伤。因此,医务工作者应善于识别局部和整体病变之间的主从关系,抓住主要矛盾进行处理,不能"头疼医头、脚疼医脚"。

六、疾病发生的一般机制

在机体功能正常状态下通过神经、体液的调节,使各系统、器官、组织、细胞间的活动互相协调处于稳定状态。当疾病发生时,机体内环境稳态被打破,机体将通过复杂的神经、体液机制进行调节,从而建立疾病状态下的新稳态。神经、体液、细胞和分子水平的调节是所有疾病发生发展过程中存在的共同机制。

(一)神经机制

神经系统在人体生命活动的维持和调控中起主导作用,因此,许多致病因素通过改变神经系统的功能来影响疾病的发生发展。①致病因子可直接损害神经系统,例如,乙型脑炎病毒可直接破坏神经细胞,导致高热、意识障碍、惊厥、强直性痉挛和脑膜刺激征等。肾功能障碍等引起肌酐等毒性物质的升高,干扰脑细胞能量代谢、损伤神经细胞质膜和线粒体的功能,最终导致昏迷。②致病因子可通过神经反射引起相应器官系统的功能代谢变化,例如,慢性阻塞性肺疾病导致通气、换气功能障碍,从而发生低 O_2 及 CO_2 潴留,当 CO_2 分压上升到 $10kPa$ 以上时会出现中枢神经的抑制症状,使兴奋性传出冲动减少,导致呼吸肌收缩与舒张能力下降,加重肺的通气、换气功能障碍。此外,各种社会、心理因素,如长期人际关系紧张、心情抑郁、焦虑、烦恼等,也可通过目前尚不完全明确的机制损伤中枢神经系统,从而导致躯体疾病。

(二)体液机制

体液是维持机体内环境稳定的重要因素。疾病中的体液机制是指致病因素通过改变体液因子(humoral factor)从而引起内环境紊乱而致病的过程。体液因子泛指生物体液中的活性因子。包括激素、神经递质和神经肽、细胞因子以及局部化学介质等,它是生物体内最主要的化学信号。如全身作用的体液性因子(如胰岛素、胰高血糖素、组胺、儿茶酚胺、前列腺素、补体、凝血因子及纤溶物质等)、局部作用的体液性因子(如内皮素和某些神经肽等)、细胞因子(如白介素和肿瘤坏死因子等)。体液性因子主要类型包括:①内分泌的激素:内分泌腺细胞分泌的激素,通过血液循环输送到身体的各个部分发挥作用;②旁分泌的因子(paracrine):旁分泌因子只能对邻近的靶细胞起作用,如神经递质、血管活性物质(如一氧化氮、内皮素)等;③自分泌(autocrine):对自身分泌的化学分子起反应,如许多生长因子;④神经分泌(neurosecretion):下丘脑 - 垂体通过神经血管单元、细胞体、轴突和树突等部位分泌神经激素,并通过循环至全身发挥作用;⑤胞内分泌(intracrine):指相关分子在细胞内产生后,无需向细胞外分泌而直接在细胞内起作用。例如,甲状旁腺激素相关蛋白(parathyroid hormone related protein,PIRI)。

(三)细胞机制

细胞是生物体最基本的结构和功能单位,致病因素可损伤细胞的代谢、功能和结构,从而引起细胞的自稳态调节紊乱。有些非选择性病因可直接损伤组织细胞,如烧伤、冻伤;而另一些选择性因素主要会损伤细胞,如新型冠状病毒主要入侵肺组织,人类免疫缺陷病毒主要破坏 T 淋巴细胞等。

不同致病因素可通过损伤细胞膜和多种细胞器导致功能障碍。例如,部分原因导致心力衰竭时,心肌细胞能量障碍导致膜上各种主动转运通道蛋白功能失调,包括钠泵(Na^+-K^+-ATP 酶)和钙泵

（Ca^{2+}-Mg^{2+}-ATP 酶）等，这将导致细胞内外离子失衡，造成细胞内 Na^+、Ca^{2+} 大量聚积、细胞水肿甚至死亡，最终引起器官功能障碍；心力衰竭时线粒体功能障碍，抑制三羧酸循环、脂肪酸的 β- 氧化、呼吸链的氧化磷酸化等产能过程，造成 ATP 生成不足或同时伴有过氧化物产生增多，导致细胞功能障碍甚至死亡。

（四）分子机制

细胞的生命活动由分子执行，因此，在疾病过程中细胞的损伤均涉及分子的变化，这使人类对疾病本质的认识进入了新阶段。分子病是由遗传物质或基因（包括 DNA 和 RNA）的变异引起的一类以蛋白质异常为特征的疾病。如 1949 年美国化学家鲍林（L.C.Pauling）在研究镰状细胞贫血时发现：病人的异常血红蛋白 β 链 N 端的第 6 位谷氨酸被缬氨酸替代，于是把它称为血红蛋白 S（HbS）。迄今已发现的异常血红蛋白达 300 多种，包括血红蛋白分子结构异常导致的异常血红蛋白病和血红蛋白肽链合成速率异常导致的血红蛋白病如地中海贫血。另外，糖尿病的治疗一直遵循个体化方案，1 型糖尿病的胰岛素治疗更是如此。近年来，遗传学的发展使糖尿病的分类越来越细，如单基因糖尿病已经发现至少 27 种，而这些类型在以前都被误认为 2 型或 1 型糖尿病，如新生儿糖尿病长期被当作 1 型糖尿病，但胰岛素疗效欠佳。2004 年发现新生儿糖尿病的致病基因 *KCNJ11*，该基因是编码胰岛 β- 细胞膜钾通道的重要基因。磺脲类药物正是作用于细胞膜钾通道，用它治疗新生儿糖尿病可获得好的效果。

值得注意的是，疾病分子机制研究的不断深入揭示了大量信号分子或信号通路在疾病发生发展中的作用。然而，这些研究成果在防治疾病及降低疾病负担方面并没有得到预期的效果。例如，消耗了大量资源的全基因组关联研究（genome wide association study，GWAS）将超过 3 700 个 DNA 单核苷酸变异（single nucleotide polymorphisms，SNP）与 427 种疾病关联，但已有 53% 的后期研究证明这些多态性并不引起疾病（这些多态性被称为 dead hit），剩余部分的临床价值也不乐观。因此，在研究疾病的分子机制时，不能忽视整体的调节作用。

七、疾病的转归

疾病的转归有完全康复、不完全康复和死亡三种形式。疾病的转归如何，主要取决于致病因素作用于机体后发生的损伤反应的力量对比，正确而及时的治疗可影响疾病的转归。

（一）完全康复（complete recovery）

指疾病所致的损伤完全消失，机体的功能、代谢及形态完全恢复正常。

（二）不完全康复（incomplete recovery）

指疾病时的损伤性变化得到控制，但基本病理变化尚未完全消失，经机体代偿后功能代谢恢复，主要症状消失，有时可留后遗症（sequelae）。

（三）死亡（death）

死亡是生命活动过程的最终结局。疾病导致的死亡是机体在与疾病的博弈过程中，没有战胜疾病，最终导致心跳、呼吸永久性停止。是疾病最严重的后果，是绝大多数病人的最后结局。

（王晓明）

第五节　预　　防

疾病预防（prevention）是为了防止疾病的发生而采取的预先措施。预防是效益最高的医疗措施，是健康最主要的保障，预防为主始终是我国卫生工作的战略重点。防范化解重大疫情和重大突发公共卫生风险,始终是须臾不可放松的大事。预防的策略与措施是根据疾病发生、发展和健康状态的变化规律进行三级预防。预防医学是在与危害健康的各种因素斗争的过程中产生和发展起来的,是以环境-人群-健康为模式,研究人群中疾病的发生和发展规律的科学。

一、预防的重要性

在长期的医学活动中,人们认识到预防疾病的重要性,我国的先贤们提出了"治未病"的超前理念,发端于我国的种痘技术,发展到现代的疫苗技术,用于预防传染病,不但在世界上首次消灭了烈性传染病天花,而且在其他传染病的控制方面也无可替代。

(一) 疾病预防是从病因开始防止疾病发生

1. 从健康本质分析　预防是治本的措施和对策,是在疾病发生前寻找线索、追根溯源的上游思考,是从源头上消除疾病的措施和策略。

2. 从医学目的出发　预防是需最优先考虑的因素。预防医学的目的有四个:①预防疾病和损伤,促进和维持健康;②解除由灾病引起的精神上和肉体上的痛苦;③照料和帮助患有不能治愈疾病的人;④避免早死及寻找安详的死亡。按照上述医学目的,医学发展的优先战略应从"发展治愈疾病的高科技"转移到"预防疾病和损伤,促进和维持健康"上来。医学并不能根治所有疾病,更无法使生命摆脱衰老和死亡的规律,但所有的疾病、伤害都是可以全部或部分预防的。

3. 从经济学角度衡量　预防为主是降低发病率和死亡率,提高生命质量最有效、最经济和效益最高的卫生措施。从成本效益角度看,预防是卫生工作少投入、高产出、低费用、高效益的关键。美国疾病预防控制中心研究指出,如果男性公民不吸烟不酗酒,坚持合理膳食和身体锻炼,其寿命有望延长 10 年;而每年数以亿万计的美元都用于临床医疗技术投资,却难以使美国人口平均期望寿命增加 1 年。世界卫生组织(WHO)调查显示,达到同样健康标准所需的预防投入与治疗费、抢救费比例为 1∶8.5∶100,即预防多投入 1 元,治疗就可减支 8.5 元,并节约 100 元抢救费。

4. 从卫生工作宗旨出发　预防是健康最主要的保障。预防为主始终是我国卫生工作的战略重点。我国于 1952 年就提出了"面向工农兵、预防为主、团结中西医、卫生工作与群众运动相结合"的四大卫生工作方针。1997 年《中共中央、国务院关于卫生改革与发展的决定》提出"以农村为重点,预防为主,中西医并重,依靠科技与教育,动员全社会参与,为人民健康服务,为社会主义现代化建设服务"的新时期卫生工作方针。现代医学科学发展和疾病防治实践证明,一切疾病都可以全部或部分预防,包括当今尚无有效治疗办法的疾病,如艾滋病、阿尔茨海默病和新型冠状病毒肺炎等。预防工作也会更显示出其投入少、效益高和影响深广等优势。

(二) 预防的策略与措施

预防的策略与措施是根据疾病发生、发展和健康状态的变化规律进行三级预防。在疾病发病前(易感期)、病中(发病前期)和病后(发病期和转归期)各个阶段采取相应的预防措施称为三级预防。三级预防是预防工作的基本原则和核心策略。三级预防体现了对个体和群体在疾病发生前后各个阶段的预防,重点强调在疾病发生和发展的每一阶段,都可以采取适当的措施来预防疾病的发生和恶化。当前加强群体预防,控制人群中传染病的流行和传播,仍是我国现阶段卫生工作的重点。

1. 一级预防(primary prevention)　又称病因预防,是在临床易感期,针对健康人群采取的控制和消除健康危险因素、减少有害因素接触的预防,是根本性预防。它也是在疾病尚未发生时针对病因或危险因素等所采取的综合性预防措施,也是预防疾病和消灭疾病的根本措施。一级预防的目标是防止或减少疾病发生,即无病防病,这是疾病预防的最高目标。开展一级预防常采用双向政策,即把对整个人群的普遍预防和对高危人群的重点预防结合起来,两者互相补充,提高效率。

一级预防的基本原则是适量运动、戒烟限酒、合理膳食、心理平衡。其主要措施为健康促进和健康保护。健康促进是一级预防的基础,主要包括健康教育、自我保健、预防接种、婚前检查和环境保护和监测等；健康保护是对于病因明确的疾病或者具备特异预防手段的疾病所采取的措施，在预防和消除病因上起主要作用。健康保护主要包括针对病因的特异性预防和特殊人群的重点预防。

2. **二级预防**（secondary prevention）　又称"三早"预防。是指发病前期和发病早期实施的疾病预防措施，目的是使疾病在上述阶段得到早期发现、早期诊断和早期治疗。二级预防不仅有利于终止个体疾病的进一步演进，而且有利于防止群体疾病的蔓延。对于致病因素尚不完全明确的疾病，如艾滋病、传染性非典型肺炎等传染病和各种慢性非传染性疾病等的预防，均应以二级预防为重点。

"早期治疗，合理用药"是二级预防的重要内容，也是防止急性期病人转变为病原携带者或慢性阶段的主要手段，对于降低因病致伤、因病致残等不良后果起到重要的预防作用。尽早、尽快对病人进行个体化、最优化治疗是实现二级预防的关键。

3. **三级预防**（tertiary prevention）　又称临床预防，是对已病的病人进行适时、有效的处置，加速其生理、心理和社会康复，减少并发症和后遗症的发生，避免因病致残。它主要采取对症治疗和康复治疗措施。

综上所述，三级预防是预防疾病发生、控制疾病发展的基本措施，其基本原则是未病先防、已病防变和病后防复。同时提供三级预防服务，可产生更理想的综合预防效应，节省卫生资源。

二、疾病防控

预防是指疾病未发生前的一些措施，控制是指疾病在人群中发生后所采取的措施。疾病预防是防止疾病在人群中的发生。疾病控制是指减少疾病在人群中的发展和蔓延。前者是根本和重点，后者是对前者的补救。

（一）突发公共卫生事件的预防和控制

突发公共卫生事件是指突然发生，造成或者可能导致社会公众健康严重损害的重大传染病疫情、群体性不明原因疾病、重大食物和职业中毒以及其他严重影响公众健康的事件。

1. **主要危害**　突发公共卫生事件不仅给人民健康和生命造成重大损失，对经济和社会发展也具有重要影响，主要表现在以下几个方面：①损害人体健康，如前所述，每一次严重的突发公共卫生事件都造成众多的人群疾患、伤残或死亡。②造成心理损害，突发公共卫生事件对于全社会所有人的心理都是一种强烈的刺激，必然会有许多人产生焦虑、神经症和忧虑等精神神经症状。③造成严重经济损失，一是治疗费用高，如治疗一位严重急性呼吸综合征（SARS）病人需要数万甚至数十万元，治疗一位新型冠状病毒肺炎病人需要数十万元；二是政府、社会和个人防疫的成本高；三是疫情导致经济活动下降而造成的经济损失大；四是疫情不稳定造成交易成本上升产生的损失高。据估计，2003 年我国 SARS 流行至少造成数千亿元人民币损失。④政治影响，突发公共卫生事件处理不当可能对国家或地区的形象产生负面影响，甚至可能影响国家或地区的稳定。因此有些发达国家将公共卫生安全和军事安全、信息安全一并列入新时期国家安全体系。

2. **预防和控制措施**　主要包含策略、措施、控制三个方面：①预防控制策略，突发公共卫生事件预防控制工作遵循预防为主、常备不懈的方针，贯彻统一领导、分级负责、反应及时、措施果断、依靠科学、加强合作的原则；②预防措施，建立统一的突发事件预防控制体系、制订突发公共卫生事件应急预案、抓好公共卫生相关人才建设、建立突发事件应急救治系统、做好应对突发公共卫生事件的物质储备、增强对突发事件的防范意识和应对能力；③控制措施，启动突发公共卫生事件应急预案、建立突发事件应急处理指挥部、制定突发事件应急报告制度和举报制度、采取控制事件扩散蔓延的紧急措施、组成强有力的突发事件控制队伍、开展突发公共卫生事件的科学研究、保障相关医疗物资和其他物资的供给。

（二）疾病预防与健康促进

在 WHO 定义的三组疾病中，传染病、营养不良性疾病与孕产期疾病属于第一组，慢性非传染性疾病属于第二组，各种其他伤害为第三组。在发达国家，疾病谱和死因谱已由以传染病为主转向以慢性非传染性疾病和伤害为主。而发展中国家如中国，传染病、寄生虫病与自然疫源性疾病仍为疾病负担的主要部分或重要部分。

1. **疾病和伤害的预防与控制**　传染性疾病的预防与控制：①预防为主，加强健康教育，加强人群免疫，改善卫生条件；②加强传染病监测；③传染病的全球化控制。慢性非传染性疾病的预防与控制：①防治策略，对慢性病的预防是三级预防，策略是一级预防为主，三级预防并重，针对不同目标人群采取有针对性的措施；②预防措施，贯彻预防为主的方针进行综合防治，同时以健康促进为重要手段。伤害的预防与控制：①预防策略，三级预防策略、人群干预策略，包括一般干预、选择性干预、特殊干预、被动干预和主动干预，伍德十大策略；②干预措施，个人行为的教育、税收及其他经济奖罚、立法与法规、产品设计完善和环境改善。

2. **健康教育**　通过有计划、有组织、有系统的社会教育活动，能够促使人们自愿地改变影响健康的行为及其相关因素，消除或减轻影响健康的危险因素，达到预防疾病、促进健康和提高生活质量的目的。健康教育旨在帮助对象人群或者个体改善健康相关行为的系统的社会活动。它是在调查研究的基础上通过信息传播和行为干预，帮助个人或者群体掌握卫生保健知识，树立健康观念，使其自觉采纳有利于健康的行为和生活方式，其目的是消除或减轻影响健康的危险因素，预防疾病，促进健康和提高生活质量。

3. **健康促进**　在健康教育的基础上发展起来的，是当今世界健康教育事业发展的趋势。健康促进是促使人们维护和提高自身健康的过程，是协调人类与他们周边环境的战略，规定了个人与社会对健康各自所负的责任。

（三）疾病防控的发展与挑战

随着社会经济的高速发展，卫生资源的有限性和公众卫生需求的无限性之间的矛盾无法避免。当前在疾病防控的相关研究和技术水平、突发公共卫生事件的应急能力及疾病信息的合成与利用等方面出现了许多新的需求，相应面临的主要挑战有以下几个方面：

1. **传染病仍然是当前严重威胁生命健康的主要疾病**　目前传染病仍然是一种发病率高、病死率高的疾病。一些被认为已经得到控制的传染病又卷土重来，并且其发病率明显上升；同时新发现的数十种传染病危害性极大，如 SARS、新型冠状病毒肺炎等。

2. **非传染性慢性病对健康的危害加剧**　我国第四次国民健康调查显示，中国有 2.6 亿人患慢性病，且以每年 1 000 万的数量增加，高血压、心脑血管疾病、肿瘤、糖尿病、慢性阻塞性肺疾病等慢性病引起的死亡比例不断增加，已成为重要的死因。

3. **精神卫生和心理健康问题日益突出**　随着经济的发展，社会竞争加剧，劳动力重新组合，人口和家庭结构发生变化，原有社会支持网络削弱。这些导致了各种心理应激因素急剧增加，精神卫生问题日益突出。精神心理疾病已经成为全球性重大公共卫生问题，开展相关研究工作已迫在眉睫。

4. **人口老龄化问题日趋严重**　我国于 2000 年进入老龄化社会，老年人的健康问题多，解决难度大。如何提高老年人群的无残疾预期寿命将是预防医学面临的新课题。

5. **职业病长期存在且危害严重**　随着工农业的迅速发展，职业病也随之增加。同时随着新技术、新材料的推广应用，还可能会出现一些新的职业病。

6. **健康备受关注**　在经济、文化条件相对落后地区，妇女儿童健康状况堪忧。据 WHO 估计，全球每年 1.36 亿次生育，其中较不发达国家中只有不足 2/3 的妇女、最不发达国家仅有 1/3 的妇女分娩时是由产科医生接生，其他则是在家由非专业人员帮助分娩。每年约有 53 万名妇女死于妊娠或分娩，有 300 多万婴儿为死产。WHO 呼吁各国应该更广泛地利用干预措施，减少由此造成的死亡人数。

7. 安全面临严峻考验   食品安全卫生标准体系的建设；主动、连续、系统的食品污染物和食物源性疾病监测和评价数据的积累；农药、兽药、食品添加剂等暴露评估的数据和覆盖面；对暴露后生物学标志物监测技术的研究；对未知和新发食品污染物的监测技术以及对新技术、新产品安全性的评价技术等都是需要关注的热点。

8. 伤害发生率上升   现居儿童致死原因首位。意外损伤是一些西方发达国家和中等收入发展中国家儿童致死第一杀手。中国近年统计表明,感染性疾病和营养不良性疾病已不再是中国儿童死亡的主要原因,现如今意外伤害已经占据了第一的位置。儿童意外伤害包括交通意外、烧伤烫伤、溺水、跌伤和暴力损伤等,是一组需要从事内科、外科、耳鼻咽喉科和急救科的儿科医师和社会学、心理学、行为科学的学者及有关管理部门密切协作、共同积极干预的、涉及生物 - 心理 - 行为 - 社会四方面的疾病。

9. 健康状况与其生存环境的关系   环境 - 健康 - 发展是医学与地理学的边缘领域。随着传统的传染病,如天花、霍乱和鼠疫在全球得到有效控制,人类的发展面临一系列新的全球性危机,如人口剧增、环境污染、气候变暖、臭氧耗损、生态破坏和能源耗竭等问题。因此,随着全球环境变化和经济一体化的进程,环境 - 健康 - 发展研究将面临前所未有的挑战。

三、全球健康

全球化是人类社会发展的现象过程,逐渐引起各国政治、教育、社会及文化等学科领域变化,也带来诸多新的问题,全球健康就是世界全球化背景下医学面对的问题。

（一）全球健康概念

全球健康（global health）是指跨越国家和政府界限的、需要动用全球性力量来解决的卫生健康问题。作为由"国际健康"发展出来的新的概念,全球健康有着更为顺应时代变迁的内涵,更加注重直接或间接影响多个国家的卫生健康问题,且更强调全球性的合作,旨在解决非一国之力所能克服的全球性问题。

全球健康以提高全球范围内的健康水平、实现全球健康公平为宗旨,重点关注超越国界的健康问题、健康决定因素和解决方案,它涉及医学领域内外的多学科,提倡不同学科间的通力合作和人群预防与临床治疗的综合,同等对待不同地域、不同经济水平、不同种族的所有人群。

全球健康通过重点研究全球范围内公共健康发展的各个历史时期令人关注及含有重大影响的事件,阐述全球疾病负担、健康决定因素、主要健康问题及其应对策略,并剖析目前全球关注的影响健康的主要问题,从群体层面的因素分析到个体层面的行为指导,同时分析社会发展、卫生系统、公共政策和全球合作对人群健康状况的决定作用。

全球健康所关注的领域非常广泛,囊括疾病、卫生体系、卫生筹资、卫生人力等诸多方面。随着经济社会的发展和人们生活方式的转变,在传统传染性疾病(如艾滋病、结核、疟疾等)继续肆虐的同时,新型传染病,如 SARS、新型冠状病毒肺炎给世界带来了更加深刻的挑战。同时全球健康还面临着慢性非传染性疾病等多重挑战,心血管疾病、糖尿病、肥胖等成为新的健康威胁。与此同时,全球气候变暖所带来的水媒、虫媒性疾病的传播也影响着人类。全球化对健康问题的影响也同样不容忽视,因为全球化不仅加速了人和物的流动,也增加了疾病传播的风险。

（二）全球健康重要性及内容策略

目前活跃在全球健康舞台上的行为主体包括政府及其卫生部门、跨政府机构如联合国、独立于联合国之外的国际组织、非政府组织、各种健康相关的基金会及慈善机构等。"如何在这些角色中取得协调、共促健康,并对全球关注的影响健康的主要问题进行积极探寻并找到解决问题的行之有效的途径"是全球健康治理的重要内容。此外,全球健康倡导通过健康的社会决定因素途径来促进健康公平、增进社会福祉,并主张从体制出发,改变传统的"以疾病为中心"的治理模式。

全球健康被纳入许多国家的发展战略,并成为各国学者的研究热点。2007 年,巴西等七国联合发表了《奥斯陆部长宣言》。宣言中将全球健康提上国家发展议程;同年,英格兰首席医疗官向政府提交了《健康是全球的》发展报告,阐述了全球健康的重要性,并于 2008 年正式发布全球健康战略。同时,近年关于全球健康的论著和研究文献增速明显,相关的国际学术会议频频召开,其重要性和关注度可见一斑。

2019 年 1 月,世界卫生组织发布了全球健康面临的 10 项威胁。

1. **空气污染和气候变化** 每年空气污染都会导致 700 万人因癌症、脑卒中等疾病早死,其中 90% 发生在工业、交通和农业污染物排放量较高的中低收入国家。

2. **慢性非传染性疾病** 慢性非传染性疾病与全球 70% 以上的死亡有关,吸烟、活动不足、酗酒、不健康饮食和空气污染是慢性非传染性疾病发病率升高的主要因素。

3. **全球流感大流行** 2019 年全球再次发生流感大流行,美国 1 000 万人因此死亡。

4. **脆弱恶劣的环境** 全球 22% 的人口面临干旱、饥荒、冲突和流离失所等问题,并且因健康服务薄弱难以获得基本医疗保障。

5. **药物耐药** 抑制杀灭细菌、病毒、真菌和寄生虫引起的耐药问题凸显,可能会导致难以治愈的肺炎、肺结核等疾病。

6. **埃博拉和其他高危病原体** 埃博拉疫情是 2018 年全球最引人注目的突发公共卫生事件之一。世界卫生组织的《研发蓝图》确定了可能导致突发公共卫生事件、但仍缺乏有效治疗方法和疫苗的疾病和病原体,对可能导致严重流行病的未知病原体加以防范。

7. **初级卫生保健薄弱** 应建立强大的初级卫生保健系统来实现全民健康覆盖,然而许多国家的初级卫生保健设施不足。

8. **疫苗接种不利** 即尽管疫苗可用,但部分人不愿或拒绝接种疫苗,这有可能逆转疫苗在应对可预防疾病方面取得的进展。

9. **登革热** 全世界 40% 的地区面临登革热风险,每年约有 3.9 亿人感染,世界卫生组织的登革热控制战略旨在到 2020 年将死亡人数减少 50%。

10. **艾滋病毒** 2019 年世界卫生组织与各国合作,支持并推广自我检测。

随着全球化的深入,世界各国的相互依存关系日益加深。近三十年来出现的传染性疾病的全球传播,给人民身心健康、经济发展和社会安全带来严重的危害,如 2003 年暴发的 SARS 和 2019 年暴发的新型冠状病毒肺炎。面对这类突发的公共卫生危机,中国需要参与到全球公共卫生健康治理中,通过与国际组织和机构的合作获得国际上的技术和资源支持,接触更多的国际标准和规范,从而进一步优化国内疾病防控,改善国内卫生系统。此外,中国作为新兴经济体中的重要一员,是解决许多重大全球问题的关键因素。特别是面对有关人类生存与发展的全球性问题时,全球治理体系离不开中国的参与,中国自身的发展也离不开世界,中国的国家利益同全球共同利益紧密相连。随着综合实力的上升,中国在全球治理中的参与逐渐受到国际社会的关注。在全球健康领域,全球健康面临的挑战无论是新发或重发传染病,还是加强卫生体系和增进卫生的公平性都需要有中国的参与,中国已成为全球健康治理中一个举足轻重的参与行为体。随着国际社会对公共卫生健康事件的关注,公共卫生健康问题也已成为我国对外交往与合作的重要内容。中国在卫生领域同世界卫生组织的合作,与国际组织、各国政府及非政府组织等进行的卫生外交,也在一定程度上为中国在重大问题上赢得国际支持奠定了基础。中国也开始把参与公共卫生健康领域的国际合作和承担相应的国际人道主义义务看作是履行中国大国职责的重要舞台。为应对国际形势的变化,中国参与全球公共卫生健康治理的意愿和心态也在向积极方向转变。

(潘永惠)

第六节   治   疗

治疗(therapy)是指应用药物、手术等干预手段消除疾病的方式,是人类对疾病采取的主动应对措施。本节通过对医学治疗的概念、发展历史、原则、方法及分类,特别对药物治疗、手术治疗进行详细阐述,获得对治疗措施的全面了解与掌握。

一、治疗的概念

医学治疗通常是指为解除病痛所进行的干预或改变特定健康状态的过程,是人类对疾病所采取的有目的的、主动的应对措施。治疗是医学的最基本的实践活动,是医生的本职工作。要很好地治疗疾病首先应谙熟医学知识,掌握医学实践技能,具有良好的交流沟通技巧;且具备良好的医德、优雅的操守,有仁爱之心、奉献精神。医学的治疗手段各式各样,有物理学的,化学的和生物学的;有创伤的外科手术和使用药物治疗为主的内科治疗;还可分为针对病因的治疗,针对症状的治疗,维持生命的支持疗法及缓解病情的姑息疗法。选择何种疗法,取决于疾病的病类、病人的身体状况、医疗设备条件等。近年来,随着各种组学的兴起,循证医学和分子医学、整合医学及系统医学等医学新兴交叉学科的发展,更加强调个体化医疗及精准诊断和精准治疗。

二、治疗学

(一) 治疗学的定义

人类的医疗行为源自克服痛苦、谋求生存的一种本能反应。治疗学是人类经过生活中的各种医疗行为积累经验,获得医疗技术,经过长期积累及总结归纳,发展形成的系统的医疗认知。它是临床医学的组成部分,是研究治疗的发展起源、发展规律、治疗方法及适应证等内容的一门学科。

(二) 治疗学的起源与发展

1. 中国传统治疗学起源   新石器时代可能已出现医疗工具,商朝已有医药学知识的文字记载,并出现了针灸、推拿、拔火罐等多种医疗方法。春秋战国时期,中国的医学认知出现巨大进步,开始理性地区分巫与医,还出现了名医扁鹊等专业医疗人物,并提出了系统的医学理论,如现存最早的中医理论经典《黄帝内经》。它强调整体观念,运用阴阳五行学说、经络学说对疾病进行系统全面的阐述,并强调精神和社会因素对疾病的影响。因此,黄帝时代可视为中国医学的起源,同时也把黄帝、岐伯看作中医的代表。而秦汉时期淳于意、华佗、张仲景等医家的出现将古代医学推动至更专业的水平。张仲景在总结前人治疗方法的基础上加上自己归纳总结的临床经验,提出"辨证论治"原则,并撰写《伤寒杂病论》,这成为后世治疗学的重要基础。我国现存最早的药物学专著《神农本草经》是中国早期临床用药经验的第一次系统总结。书中记载了根据不同的体质、年龄、性别、季节、区域及职业、疾病康复阶段而制定的不同饮食养生方式,从而达到预防疾病、强身健体的目的。李时珍的《本草纲目》在运用辨证论治方法的基础上阐发出新的观点,提出综合运用八纲、脏腑、气血、痰郁等多种方法辨治各科疾病,不为疾病的表象所迷惑。同时,李时珍强调病人体质不同,则药物用量、用法不同,在药物炮制时亦应该根据不同病症确定炮制方法;炮制药物紧密结合临床证型,推动了临床治疗的发展。汉代的华佗是位擅长外科的名医,唐代孙思邈著的《千金要方》主张手法修复,明代陈实功著《外科正宗》、清末高文晋著《外科图说》都是我国外科学的重要书籍。此外，《史记·扁鹊仓公列传》《后汉书·华佗传》等古代文献记载了针灸、艾灸、拔火罐等多种重要的治疗方法，具有行气活血、舒筋活络、祛风除湿等多种功效。

2. **近现代治疗学的发展** 近代以来，治疗学取得了巨大进步。药物治疗方面，1805 年德国药师塞图尔自鸦片中提取吗啡，标志着人类开始利用化学方法提取天然药物的有效成分；简箭毒碱骨骼肌松弛作用的发现是人类开始用实验药理学方法研究药物作用机制的标志；1854 年，克莱蒙合成了四乙基焦磷酶，并发现它是胆碱酯酶抑制剂，这标志着人类已经开始利用生物化学方法研究药物在体内的代谢过程。20 世纪 30 年代，人类从土壤细菌中提取出第一个天然来源的抗菌药物短杆菌肽，这是第一个在临床使用的抗生素。1928 年，英国细菌学家弗莱明发现青霉素可以抑制葡萄球菌。1940 年，英国科学家弗洛里和澳大利亚科学家钱恩分离并纯化了青霉素，发现了青霉素对传染病的疗效，从此青霉素正式应用于临床，并在第二次世界大战挽救了成千上万人的生命。紧接着从土壤微生物中发现了链霉素，这对肺结核的治疗具有重要意义。特别是近几十年来，新型药物的研发取得巨大进步，如在心脑血管疾病领域抗血小板药物、溶栓药物、作用交感神经及副交感神经药物、肾素-血管紧张素系统阻断剂等。抗生素能够有效控制呼吸系统细菌感染，从青霉素类、头孢菌素类、单环 β- 内酰胺类（monobactams），到 β- 内酰酶抑制剂（β-lactamadeinhibitors）、万古霉素、替考拉宁多肽类等糖肽类新型药物为抗细菌感染提供了重要的手段。胃肠道系统药物治疗中尤其是质子泵抑制剂能大大改善消化性溃疡的治疗效果，降低了胃穿孔、幽门梗阻、腹膜炎等并发症的发病率。抗肿瘤药物从传统的化疗药物转向分子靶向药物的应用。药物不仅仅是治疗性应用，更多地被用来预防疾病，例如他汀类药物被用来预防动脉粥样硬化，这将药物治疗提高到了前所未有的水平。

手术治疗也取得了巨大进步，1902 年法国医生卡雷尔发明了血管缝合技术，1906 年眼科医生席姆成功地进行了世界第一例角膜移植手术，此后，肾、肝、肺、胰腺等器官移植相继成功。同时，普鲁卡因等麻醉剂及消毒防腐剂的发现及输血技术的突破将手术治疗推上了新的台阶。1901 年，德国医学家 Kelling 首先用膀胱镜观察狗的腹腔。1910 年瑞典医学家开始用腹腔镜检查人的腹腔。1980 年，美国 Nezhat 医师开始运用电视腹腔镜进行手术，这一技术的诞生使传统外科治疗模式发生了深刻改变，微创外科开始走进外科医师的视野。1983 年，英国 Wickham 提出显微外科的概念。1987 年，法国 Mouret 成功施行了世界上首例腹腔镜胆囊切除术。1990 年，Reich H 教授进行了第一例腹腔镜下的全子宫切除手术，这是腹腔镜手术的重要里程碑，自此，腹腔镜手术开始被广泛应用，机器人手术也进入全盛发展的时代。

1879 年冯特在德国莱比锡大学建立了世界第一个心理实验室，是人类第一次用定量的方法研究人类心理活动，使心理学从近代的哲学、生理学、神学中脱颖而出，成为一门独立的科学，并开创了实验心理学这个分支学科。同样俄国生理学家和心理学家谢琴诺夫率先进行了大脑的生理学实验，为科学的生理学和心理学奠定了基础。1895 年，弗洛伊德开拓了科学史上从未真正触碰过的另一个崭新而陌生的领域——潜意识领域，奠定了现代医学模式的新基础。20 世纪 50、60 年代以来，以马斯洛、罗杰斯等人为代表的人本主义心理学派和以心理学家奈瑟为代表的认知心理学派形成了当今心理学的第三股思潮。1943 年，美国心理学家马斯诺在《人类激励理论》一书中提出需求层次理论，将人类需求从低到高按层次分为五种：生理需求、安全需求、社交需求、尊重需求和自我实现需求。而罗杰斯人格理论从人本主义观点出发，认为人是有本性的，人性是善的，由此提出以人为中心的心理治疗方法。而辩证唯物主义心理学体系的形成及马克思主义哲学对心理学的指导使科学的心理学逐渐走向成熟。在《信息论》《系统论》《控制论》及现代电子信息技术的应用下，现代心理学正在进行巨大转折，由于心理学方法论和实验技术的突破，心理学将走上更加成熟的道路。而随着心理学及医学科学的发展，医学模式也在进行着根本性的变革。1977 年由美国罗彻斯特大学教授恩格尔提出的生物-心理-社会医学模式概念实现了对生物医学模式的超越，他提出治疗方法除传统的生物学方法外，还应当包括社会科学法和心理学方法。由此在医学诊治过程中，诊治心理上的疾病、保护心理健康成为现代医学的重要目标。

　　3. 未来治疗学的方向　基因疗法是指在基因水平操作而实现治疗疾病目的的治疗方法,其治疗范围已从遗传病扩展到神经、心血管、眼科、肿瘤等多个领域疾病。目前基因治疗的策略主要包括四个方面:基因替代、基因修正、基因增强及基因抑制。基因增强是指将目的基因导入病变细胞或者其他细胞,使其表达产物补偿缺陷细胞功能或加强原有细胞功能。目前已有多种导入方法,技术日趋成熟。2019 年 5 月,基因疗法 Zolgensma 获得美国食品及药物管理局批准,用于治疗脊髓性肌肉萎缩症。2019 年 6 月,Zynteglo 获得欧盟批准,成为首款治疗 β- 地中海贫血的疗法。而通过用功能正常基因取代整个变异基因的治疗方法,即基因替代疗法,是公认、理想的基因治疗方法。还有通过纠正致病基因的突变碱基序列而治疗疾病的基因修正技术、抑制有害基因表达的基因抑制技术等都是十分有前景的基因治疗方案。尽管基因治疗尚处于起步阶段,仍存在问题,但这将是未来人类疾病治疗的重要手段之一。

　　纳米医学是指利用纳米装置和纳米结构来进行诊断、医疗、预防疾病的科学技术。它不仅应用在病理学、影像学等的诊断过程中,而且在治疗方面纳米制药还可以增加药物吸收,纳米材料制作的人工心脏瓣膜、具有杀菌作用的纳米银粉、用于治疗骨缺损的纳米骨材料等都具有其他材料无可比拟的优势。同时,有多个研究正在探索纳米材料用于癌症治疗。此外,干细胞移植、免疫治疗等多种治疗方法都是具有良好前景的治疗方法。传统中医药通过辨证论治对房颤、脑卒中、帕金森病、慢性肾衰竭、食管癌等多种疾病的治疗提出了一些新概念、新思路,并在增强疗效、延缓复发、改善生活质量等方面取得良好效果,这也将成为未来治疗学前进的重要方向。

　　当今医学模式已经从“生物 - 心理 - 社会”医学模式向强调预防性(predictive)、预测性(preventive)、个体化(personalized)、参与性(participatory)的“4P”医学模式转换,其核心是将预测、预防及个体化治疗有机结合,从而达到预防疾病、控制疾病发展的目标。随着社会老龄化的发展,“4P”医学模式这一重要的防治慢性非传染性疾病的模式必将成为现代医学发展的一大趋势。

(三) 医学治疗原则

　　治疗原则是指在长期的治疗过程中,对治疗规律的认识和总结,是临床治疗疾病必须遵循的基本规则。

　　1. 人道主义原则　医生的服务对象是人,看病不看人是医疗行为的最大失误。人道主义原则,是基于伦理学的职业道德,是由一系列具体的、可控的原则组成的体系,包括不伤害、敬畏、尊重、同意、共济五个基本原则。不伤害是人道主义最基本的原则,在生物医学中一般指包括疼痛、痛苦、死亡、残疾等身体上的伤害,以及精神伤害及其他伤害等。生命是神圣的,敬畏生命是现代医学对自身的深度理性反思,医务人员只有常怀敬畏之意,常怀关怀之旨,视生命为神圣,视医学为神圣,才能做好自己的本职工作。尊重人性尊严是所有医学活动的价值基础,要尊重每一名病人的生命及人格,维护社会利益及人类健康利益,尊重每一名医疗卫生工作者的自我价值及自身利益。知情同意是一条历史悠久的伦理学原则,是医生与病人在医疗行为中交流合作的一项重要前提,是开展医疗行为并提高医疗效果的重要方式。通过知情同意可以实现达到医患之间的深入沟通,从而达到互相信任,是开展医疗行为并提高医疗效果的重要方式。共济原则具有重要的现实意义,它体现了社会在构建医学人道主义体系中的重要作用,蕴含了公平正义的要素,也促进了更加良好的社会医疗文化发展。

　　2. 整体性和系统性原则　人体是一个多层次的、统一的系统,人体分整体、系统、器官、组织、细胞和分子几个层次,各个层次之间都存在相互联系,相互制约的辩证关系,且人体与自然环境也是一个有机的整体。局部受到整体水平的调节和反馈,而同时局部的损伤会影响整体,局部的损伤也是构成整体损伤的基础。因而,在疾病的治疗方式上,不能仅仅局限于单纯地针对某个器官或某个病变部位的治疗,而是应该进行全身性、整体性的治疗,且必须从身体上、心理上、社会环境上进行系统性治疗。

　　3. 个体化原则　人在身体素质、心理素质、个性特点及生活工作环境等方面均有差异,以致疾病相同而临床表现各异,治疗方法相同而效果迥异。因此,在临床治疗过程中,应遵循个体化原则。在严格掌握疾病及治疗方式的普遍规律时，还应考虑个体差异，根据病人病程长短、严重程度、伴随疾病等的不同情况，有目的地选择合理的治疗方式。

4. 择优原则　在选择治疗方案时应以取得最佳疗效为目的，将治疗对人体的损伤减到最轻、并发症最少、风险最小。如疗效大致相同时，应选择以最小代价获得最大效益的决策。在相同疗效下，应选择对病人损伤最小、费用最少、副作用最小的方法。能用非手术疗法就不用手术疗法，而手术治疗时尽量选择损伤轻、并发症少的方法，如经内镜手术、微创手术等。药物治疗时选择最有效、副作用最小的药物。

5. 重视心理治疗　随着现代生活节奏不断加快，生活、工作压力的增大，使各种心理疾病、心理问题不断凸现，同时，很多疾病的表现与病人的心理因素、所处的社会环境等都有关。因此，在疾病诊疗过程中应关注病人的心理状况，消除病人对疾病的顾虑及恐惧感，引导和启发病人正确面对疾病，帮助病人建立信心，这将对病人病痛的解除以及疾病的康复起到难以想象的效果。

6. 重视预防　防病于未然、防患于微末是古今通用的治疗准则。强调预防疾病的重要性，把"治未病"当作医学的最高境界。"防病于未然"是古今通用的治疗准则，因此，医生在治疗时应注意告知病人疾病预防的重要性，督促病人发现疾病应尽早治疗，对于易复发的疾病，在控制疾病急性期发作后应告知病人相应的预防措施，并开始有效的抗复发治疗。

三、治疗方法的分类

(一) 根据治疗目的分类

治疗方法根据治疗目的分为对因治疗、对症治疗、支持治疗、姑息治疗、预防性治疗、康复治疗和诊断性治疗。

1. 对因治疗　是针对发病原因为目标的治疗方法，也称为病因治疗。例如疟疾使用奎宁、梅毒使用青霉素等。

2. 对症治疗　是缓解病痛与不适，或间接地恢复病人功能的治疗方法。与病因疗法相比，对症疗法应用得更多。

3. 支持治疗　是一种从生理和心理方面支持机体战胜疾病的治疗方法。这种治疗通过适度休息、改善营养、调整环境、调节心理状态等手段，调动病人内在的抗御疾病能力。

4. 姑息治疗　是针对有致命性疾病而不能治愈的病人，通过早期的认识，恰当地评估，以减轻痛苦，心理精神慰藉，改善生活质量为目的的治疗。

5. 预防性治疗　是对易患某病的危险人群，或患过某病容易复发的病人进行的预防发病或复发的治疗方法，例如对肥胖者减重防止发生糖尿病等。

6. 康复治疗　见本章"康复"节内容。

7. 诊断性治疗　诊断未完全明确但估计患某病的可能性最大时，针对该病进行实验性治疗，并观察临床效果，如果有效，该病的诊断即有可能成立。"发热待查"是使用诊断性治疗最多的情况。

(二) 根据治疗手段分类

1. 药物治疗　是应用药物治疗疾病的方法。是治疗学中最早出现的治疗方法，也是临床上最常用、最基本的治疗手段。药物治疗是现代治疗学基石，药物可以治愈许多疾病，也可以控制一些疾病从而达到缓解病痛的作用。药物根据效应可分为镇痛药、退热药、抗肿瘤药、降压药、降糖药、抗生素等；根据作用身体的系统分为消化系统药物、呼吸系统药物、神经系统药物等；根据用药途径分为外用药、口服药、静脉用药等。

药物治疗遵循必要性、有效性、安全性、经济性、规范性等原则。

(1)必要性：即药物治疗前客观分析，药物治疗对病人利大于弊，才考虑药物治疗，且药物治疗应从病情实际出发，选择合理的治疗方案，合适的剂量、合适的疗程才能达到预期的治疗效果。

(2)有效性：即通过药物的作用,使病人临床症状及疾病得到缓解或治愈的特征,是药物治疗的根本目的。药物的有效性不仅体现在直接减轻病人病痛、降低复杂的病理过程对机体的伤害等方面,亦可以祛除病因,使病人康复。

(3)安全性：即在药物治疗过程中,最大限度地减少药物不良事件的发生,保证用药安全是治疗的前提。药物不良反应是药物用于预防、诊断、治疗疾病或调节生理功能时出现的有害的和与用药目的无关的反应。

(4)经济性：即在药物治疗过程中,在保证病人病情需要的情况下,以消耗最低的药物成本,使病人最大获益,使有限的医药资源满足更多的医疗需求。

(5)规范性：即在药物治疗过程中,应根据疾病的类型、分期、严重程度等,合理选择药物种类、剂型、剂量等,并结合病人自身差异,及时调整,以发挥治疗最大效应。

2. **手术治疗**　是用手术器械治疗疾病的方法。治疗的疾病包括外伤、感染、肿瘤、畸形、某些功能性疾病、器官移植或置换等。手术治疗按学科分为普通外科手术、骨科手术、心血管外科手术、眼科手术等,而依据病情急缓程度又可以分为择期手术、限期手术、急诊手术等。

手术可以祛除许多疾病的病因,因而是最受重视的疗法。但毕竟手术创伤较大,往往在治疗某一疾病的同时会导致另一种解剖或生理上的缺陷和损伤,即所谓的手术并发症、后遗症。同时,手术麻醉增加了不同程度的风险,大大限制了部分病人的手术耐受。近年来,随着新技术的不断进步和医疗装备的不断更新,介入治疗、内镜治疗、冷冻、热疗、达芬奇手术机器人、激光治疗等治疗进入了一个全新的手术时代。

3. **放射治疗(简称"放疗")**　是指利用同位素或加速器产生的放射线治疗疾病(肿瘤)的一种局部物理治疗方法,其在肿瘤治疗中的作用和地位日益突出,已经成为治疗恶性肿瘤的主要手段。放射线包括放射性同位素产生的 α、β、γ 射线和各类 x 射线治疗机或加速器产生的 x 射线、电子线、质子束及其他粒子束等。大约 70% 的癌症病人在治疗过程中需要进行放射治疗,约有 40% 的癌症可以用放疗根治。放射治疗在肿瘤治疗中的作用和地位日益突出,现已成为治疗恶性肿瘤的主要手段之一。

放射治疗有四个目标：①根治性放疗以治愈为目的,通过放射治疗治愈癌症,不再复发；②控制癌症发展,延长病人生存期,为癌症综合治疗方法之一；③化疗、手术等联合治疗癌症：联合治疗为放射疗最常用的治疗手段,是许多中晚期癌症治疗的基础疗法；④姑息治疗晚期和复发癌症：恶性胸腔积液、胰腺癌难治性疼痛、神经胶质瘤晚期、骨转移瘤疼痛、缓解肺癌的支气管阻塞、晚期食管癌梗阻等。

4. **物理治疗**　即应用自然存在的或者人工制造的各种物理因子作用于机体,以预防和治疗疾病的方法。物理治疗法对人体有直接及间接作用,直接作用是指物理因子作用于人体后直接引起的局部组织变化,而间接作用则是指物理因子作用于人体后,引起的人体多种间接变化,如神经内分泌改变、体液改变等。物理治疗法因运用的物理因子不同而分为电疗、光疗、磁疗、水疗及超声波疗法等。

5. **心理治疗**　又称精神治疗,其与药物、手术等疗法不同,是医务人员通过沟通、交流等语言因素或者举止、表情等非语言因素,对病人进行训练、治疗,改善其情绪障碍、反常行为的一种治疗方法。一般性心理治疗是指在医疗行为中,医护人员所表现出的态度、言语及对病情的解释等过程中,都时刻影响着病人的情绪,且医护人员对病人的疏导、仔细解释、耐心劝说及认真检查等,都对病人的治疗起着巨大的作用。特殊心理治疗,是由专业的心理医生运用特殊的治疗手段,对有心理症状或行为障碍者提供专业的心理治疗过程。常用的方式有认知行为疗法、暗示疗法、催眠疗法、生物反馈疗法等,此外,随着精神障碍人群队伍的不断壮大及医学的迅速发展,音乐、绘画、书法等治疗方式亦作为心理治疗的重要方式。

6. **饮食治疗**　是以饮食调整某些营养元素含量或者总热能等,帮助病人早日康复的方法。常用的饮食治疗方式有高热量饮食、低热量饮食、高蛋白饮食、低蛋白饮食、低脂饮食、低盐饮食等。不同的病人根据其病情需要,须采用指定符合病人需求的饮食治疗方案。临床上常用的有糖尿病饮食、高血压饮食、肾衰竭饮食、癫痫饮食等。糖尿病饮食已经成为糖尿病治疗中必不可少的一项重要措施。糖尿病饮食的特点是高纤维、丰富维生素,少食多餐、定时定量进餐,饮食治疗结合药物、运动等干预,是控制糖尿病病情的首选有效策略。限钠补钾、合理摄入蛋白质、脂肪及维生素等饮食配方对于高血压病人控制病情具有重要意义。生酮饮食含高比例脂肪、低碳水化合物,该饮食配方可以治疗癫痫,且生酮饮食治疗有效可减少抗癫痫药物的用量,降低病人癫痫发作频次,对于各种类型的药物难治性癫痫均具有重要意义。

7. 其他治疗 介入治疗是近年发展起来的一种将影像学融入临床治疗的新兴治疗方式,它是在CT、超声、磁共振等影像学设备的引导和监视下,利用导管、穿刺针等其他材料,将特定的器械导入人体进行微创治疗的一种技术总称。目前已经广泛应用于心脑血管疾病、肿瘤等多个方面。此外,还有免疫疗法、体育治疗等多种治疗方式,这些都是有效而重要的治疗手段。

(王晓明)

第七节 康 复

康复(rehabilitation)对于存活病人生存质量的提高具有重要意义。需要从医学、教育、职业、社会等多方面开展康复工作,以解决病残者躯体上的和由于躯体损伤或疾病带来的家庭和社会的能力障碍。康复医学把人体视为一个整体来研究功能障碍所带来的一切问题,运用多学科的优势,在生物、心理、社会各方面进行全方位的治疗。

一、康复的相关内容

(一)康复的概念

康复是指协调地应用各种综合手段,消除或减轻病、伤、残者身心和社会功能障碍,使其能够保持最佳功能水平从而达到个体最佳生存状态的一种手段。康复能增强病、伤、残者自理和自立能力,提高其生存质量并使之重返社会。

(二)康复的重要性

1. 社会和病人的需要 在医学取得重大进展的今天,人类的主要死因是心肌梗死、脑卒中、癌症和创伤。除急性死亡外,大部分病人可以长期存活,而康复对于存活病人生存质量的提高具有重要意义。早期介入康复可以减少并发症的发生,能够增加病人的康复意识及生活信心,并为以后康复训练奠定基础。

2. 经济发展的必然结果

(1)随着人类平均寿命的延长,老年人所占人口的比重增加。60%的老年人患有多种老年病或慢性病,迫切需要康复治疗。

(2)工业和交通日益发达,工伤和车祸致残的人数比以往增多。这部分残疾人同样迫切需要积极的康复治疗,以做到残而不废。

(3)文体活动日益发展,体操、跳水、摔跤和攀岩等难度较高或危险性较大的体育项目,无论是在训练还是在竞赛过程中,随时有可能出现受伤致残的危险,同样需要康复为这些项目参与者进行保障。

3. 医学进步的巨大需求 医学愈进步对康复的需求愈大。随着科技进步和医学技术提升,医务人员能早期识别、诊断、治疗许多原来认为不可能治疗的疾病,病人的生存率提高,而存活者往往需要进一步的康复治疗。科技与康复的融合,使原来不可能或难以实现的目标成为可能,如机器人辅助行走、虚拟现实环境训练、功能性电刺激等,这也让越来越多的病、伤、残者能够最大限度地恢复功能和重返社会。

4. 慢性疾病亟待治疗的需求　近年来随着疾病谱的变化,慢性病的比例增加,而许多慢性病会导致机体各种程度的功能减退或丧失,更加需要康复治疗。

5. 应对巨大自然灾害和战争　目前人类还不能完全控制自然灾害、避免战争从而避免伤残,如地震会造成大量残疾,战争也产生许多伤残者,这些伤残人士都需要进行积极的康复治疗。

（三）康复的策略与措施

包括康复预防、康复评定和康复治疗。

1. 康复预防　康复预防是指通过下列有效手段预防各类残疾的发生,延缓残疾的发展。①一级预防:即病因预防,指预防各类疾病、伤残造成身体结构损伤的发生,是最为有效的预防,可降低70%的残疾发生率。一级预防可采取的措施很多,包括宣传优生优育,加强遗传咨询、产前检查、孕期及围生期保健;预防接种;积极防治老年病、慢性病;合理饮食,合理用药;防止意外事故;加强卫生宣教,注重精神卫生。②二级预防:限制或逆转由身体结构损伤造成的活动受限或残疾(disability)。可降低10%~20%的残疾发生率。二级预防可采取的措施包括早期发现病伤残,早期治疗病伤残。还有通过采取适当的药物治疗,如治疗结核病、高血压病等;或采取基本的手术治疗,如创伤、骨折、白内障手术等。③三级预防:防止活动受限或残疾转化为参与受限(participation limitation)或残障(handicap),从而减少残疾、残障给个人、家庭和社会造成的影响。三级预防可采取的措施包括康复医疗,如运动疗法、作业治疗、心理治疗、言语治疗以及应用义肢、支具、辅助器等;还包括教育康复,职业康复,社会康复及应有的社会教育。

2. 康复评定(rehabilitation assessment)　是康复治疗的基础,没有评定就无法规划治疗、评价疗效。评定不同于诊断,它远比诊断更细致、更详尽。由于康复的对象是有功能障碍的病人,所以治疗的目的是最大限度地恢复、重建或代偿其功能,因此,康复评定的重点是客观、准确地评定功能障碍的原因、性质、部位、范围、严重程度、发展趋势、预后和转归,它为制订有效的康复治疗计划打下牢固的科学基础。康复评定至少应在治疗的前、中、后各进行一次,根据评定结果,制订或修改治疗计划,并对康复治疗效果和预后作出客观的评价。康复过程应该始于评定,终于评定。

3. 康复治疗　是指通过各种有效的专科治疗手段,最大限度地改善病、伤、残者的功能障碍。康复治疗的原则是早期介入、综合实施、循序渐进、主动参与。常用的康复治疗手段如下:

(1)物理治疗(physiotherapy):通过功能训练、物理因子和手法治疗,重点改善肢体功能。包括肢体的主、被动活动,体位转变训练,平衡训练,行走训练等。

(2)作业治疗(occupational therapy):针对病人的功能障碍,制订个体化的作业活动(tasks),重点是改善上肢功能并提高日常生活能力。包括上肢的主、被动活动,手功能训练,日常生活能力训练(如穿衣、洗漱、进餐、如厕、家务活动等),助行器(如手杖)、足托、生活辅助用具的制作及使用等。

(3)言语治疗(speech therapy):重点是改善交流能力(包括听、说、读、写能力)和吞咽功能。

(4)心理咨询(psychological counseling):通过心理疏导和宣泄,调节心理状态,改善心理功能。

(5)文体治疗(recreation therapy):借助文娱活动(如唱歌、跳舞、书法、绘画等),调节精神心理活动,改善躯体功能。

(6)中国传统医学治疗(traditional Chinese medicine):借助中药、针灸、中医手法、传统锻炼方法(如太极拳、八段锦)等,达到改善功能的目的。

(7)康复工程(rehabilitation engineering):借助现代科技为伤残人士服务,主要是安装和使用义肢、利用机器人辅助训练等,达到改善病人功能的目的。

(8)康复护理(rehabilitation nursing):主要是预防各种并发症和进行健康教育。前者包括床上良肢位的摆放、肺部护理、预防压疮和下肢深静脉血栓;后者指病人及其家属的健康教育等。

(9)社会服务(social service)：主要是对病、伤、残者提供社会康复方面的指导,如职业培训、指导再就业等。

二、完全康复和不完全康复

(一) 完全康复或痊愈(complete recovery)

是指病因祛除后,患病机体损伤性变化完全消失,机体功能和代谢障碍完全恢复正常,形态结构损害完全修复,临床症状和体征完全消退。临床上,大多数疾病都可完全康复,有的传染病痊愈后还使机体获得特异的免疫力。

(二) 不完全康复(incomplete recovery)

是指病因消除后,机体的损伤性变化得以控制,能够通过代偿性机制来维持相对正常的生命活动,但基本病理改变仍未完全恢复正常。不完全康复的后果,一方面为疾病的复发留下隐患,当机体免疫力下降或外界环境剧烈变化使机体抗损伤反应减弱时可引起疾病的重新发生;另一方面则留下某种不可修复的病变或后遗症,如心内膜炎治愈后留下的心瓣膜粘连,烧伤愈合留下的瘢痕。因此,实际上仍应将不完全康复的人作为病人对待,并给予其适当的保护和照顾。

三、全面康复

(一) 全面康复的概念和意义

可以从两个方面理解全面康复的含义。一是对于某一残疾人的整体功能而言,从身体上、心理上、职业上到社会生活上各个方面进行全面的、整体的康复。康复的目标不仅是改善残疾人的肢体或脏器功能,更重要的是要面对整个人,解决由于残疾导致的所有问题。所以,可以把全面康复理解为整体康复。另一方面,对于残疾人的康复工作内容而言,在医学康复、教育康复、职业康复和社会康复等领域都得到综合康复称为全面康复。也就是说,应该从医学、教育、职业、社会等多方面开展康复工作,以解决残疾人躯体上的问题和由于躯体损伤或疾病带来的参与家庭和社会的能力障碍。全面康复的概念两方面的含义一致,内容统一,残疾人只有得到各个康复领域的综合康复才能获得整体性的全面康复。

各种原因导致的残疾所带来的问题,不仅限于躯体功能障碍,还会影响到其参与家庭、社会生活等各个方面。在康复工作中,全面地分析残疾所带来的问题,采取综合、有效的措施使残疾人得到完整康复,使其获得重返社会的能力的综合手段被称为全面康复。全面康复是现代康复的基本原则,应贯穿于康复医疗服务的始终,以保证残疾人能够得到真正的救助,使他们顺利回归社会。全面康复有赖于国家政策法规的支持、经济的发展、科技的进步和各学科康复工作者的共同努力。

(二) 全面康复的策略及内容

全面康复的内容包括医学康复、教育康复、职业康复、社会康复等内容,在康复过程中所起的作用虽然不同但又相互联系。对于不同类型的残疾人所采取的康复方法和介入的时间也是不同的。一般情况下,医学康复首先介入,其他的康复工作介入稍晚,在医学康复基础上进行。社会康复持续时间最长,常贯穿于康复的全过程。但并非所有残疾人都需要这四个过程,某些残疾人可能不需要经过教育康复和职业康复就可以重返社会。

1. **医学康复(medical rehabilitation)**　是指运用医学技术和方法对残疾人进行康复诊断、功能评估、康复治疗等,以减轻因残疾造成的不利影响,从而实现康复目标。医学康复是全面康复的第一步,是全面康复的基础。它为全面康复提供必要的条件,是实现全面康复目标的根本保证。医学康复的手段是具有综合性的,包括手术、药物治疗、康复的基本技术(物理疗法、作业疗法、语言治疗、心理治疗、康复护理等)和辅助器具的应用等,同时医学康复需要残疾人和家属的积极配合。医学康复涉及医学的各个领域,各专业人员都要掌握康复的基本知识、基本技术,正确把握康复时机,尽早进行康复治疗,从而减少各种继发障碍,尽快和最大可能地改善病人的机体功能,提高其生活自理能力,使之尽早回归家庭和社会。

2. **教育康复**(educational rehabilitation) 是使残疾人实现受教育权利的一种手段,通过教育与训练的手段提高残疾人的素质和各方面的能力。教育康复的对象大部分是残疾的儿童和青少年。主要内容分为两个部分,一是对肢体残疾人进行的普通教育,如九年义务教育和中高等教育及职业教育。二是对智力残疾人、听力残疾人、视力残疾人、精神残疾人进行的特殊教育,如对盲人的盲文教育和对聋哑人的手语教育等。

教育康复应根据残疾人的身心特点和需求,进行思想品德教育、文化教育和自身缺陷补偿的教育,同时要加强劳动和职业技术能力的培养,为他们适应社会、参与社会打下良好的基础;教育康复应按照国家、各级政府的要求,在教育部门、残疾人组织及其他各有关部门共同协作努力下进行。教育康复还是整体康复计划不可缺少的一部分。

3. **职业康复**(vocational rehabilitation) 是帮助残疾人选择、提高适合自身特点的职业就业能力,获得就业机会的过程。包括对残疾后就业能力的评定、选择能够充分发挥其潜能的最佳职业、就业前的训练、决定就业方式、安排就业、就业后随访等。

选择职业工作、通过劳动来实现人生价值和尊严是人的基本权利。部分残疾人会产生自卑、失去价值、依赖于人的感觉。从这种心态中解脱出来的最有效办法就是恢复职业和就业。职业康复能有效地促进残疾人身心健康,并且能够减轻家庭、社会负担,使残疾人的社会生活更加完善。职业康复是残疾人自食其力、自立于社会的根本途径。它不是一个简单的工作安置问题,而是使残疾人确实能够达到具有适应并能从事某项工作能力手段。

4. **社会康复**(social rehabilitation) 是指从社会角度,采取各种有效措施为残疾人创造一种适合其生存、创造、发展、实现自身价值的环境,并使残疾人享受与健全人同等的权利,达到全面参与社会生活的目的。它与医疗康复、职业康复、教育康复共同形成全面康复的基本内容。

社会康复是一门综合运用医学、法学、社会学、工程学、护理学等现代科学所提供的知识与技能而形成的以应用为主的专业学科。它是调动社会力量来帮助有特殊困难的人们,满足其社会需求的一系列有组织、有目标的活动。残疾人是社会中的一员,社会的功能是满足其成员的生活与需求。社会应对残疾人提供帮助,减少和消除社会上存在的不利于残疾人回归社会的各种障碍,营造一个健康、和谐的社会环境。

社会康复的实现,一方面依靠残疾人自己的不懈努力,另一方面则依靠社会对其尽可能地提供帮助。社会康复是康复工作的一个重要方面,并与社会制度、经济发展水平及地域文化等密切相关。维护残疾人权利和尊严,帮助残疾人解决各种困难,改善生活和福利条件,充分参与社会生活,实现自身价值是社会康复的中心工作。

社会康复的内容包括以下几个方面。

(1)维护和保障残疾人的合法权益:社会康复工作者既要认真贯彻、执行政府的法律、法规、政策,还要在调查研究的基础上向政府有关部门提出建议,协助政府制定法律、法规,形成健全的法制环境,以确立残疾人在社会中的平等地位和公正待遇,使残疾人的生活、住房、交通、医疗、教育、文化生活、劳动就业、经济福利等方面都有明确的法律保障,保障残疾人能够真正回归社会。

(2)改善残疾人经济环境:按照国家、各级政府的残疾人就业保障政策,为残疾人提供接受教育和培训的机会,提高其生活自理能力、就业能力和参与社会的能力,使其获得最大限度的经济自给能力,从而减轻家庭和社会负担,成为对社会有贡献的劳动者。

(3)消除残疾人的物理性障碍:生活环境的物理性障碍给残疾人的生活造成许多困难,消除这些不利因素,是残疾人走向社会的重要一步。应该在残疾人的居所及公共设施中,设计无障碍环境,方便残疾人家庭和社会生活。

（4）改善残疾人社会精神环境：帮助残疾人参与社会政治生活、维护其政治权利是社会康复工作的重要内容。残疾人积极参与政治生活，不仅可以提高觉悟、提高政治地位，还可以改变人们的一些不正确看法，纠正社会上的错误观念。宣传人道主义思想，加强精神文明建设，提高国民素质，消除歧视残疾人的观念，是改善残疾人社会精神环境的重要环节。树立理解、尊重、关心、帮助残疾人的良好社会风尚，形成健康、文明的社会环境，这都有利于帮助残疾人充分参与社会生活，实现其自身价值。

（三）康复医学与人类健康和疾病

1. 存活与康复

（1）由于医学科学技术的进步，抢救生存率不断提高，遗留后遗症和功能障碍的病人亦随之增多。另一方面，由于疾病的慢性化，需要长期治疗的病人也急剧增多。文献报道，曾有Ⅱ度烧伤面积达95%的病人，虽经抢救存活，但由于没有及时介入康复，其全身关节（包括颞颌关节）僵硬，需要2~3人护理，病人终身痛苦；单纯胫腓骨骨折的病人，骨科手术治疗成功，骨折愈合良好，但没有及时介入术后康复导致其踝关节僵硬，功能完全丧失。而如果有康复的早期干预，这些功能障碍是可以得到明显改善或完全避免的。

（2）新型冠状病毒肺炎治愈病人的康复治疗。病人治愈出院后，在继续做好安全防护和遵守两周医学观察的前提下，根据病人的心肺功能、心理状态和体能等，因人而异、分类指导，给予其适当可行的康复干预。轻症病人出院后，康复主要以恢复体能和心理调整为主，可以根据病人的运动习惯和爱好，选择循序渐进的有氧训练，逐步恢复到发病前的活动能力。重症病人符合出院标准后，少数人可能在一段时间内还会存在全身虚弱、气短、呼吸肌无力和肌肉萎缩的情况，并且可能会有一些心理问题。对他们首先要进行心肺功能以及全身功能评估，如果患有高血压、冠心病、糖尿病等疾病，还要和相关专科医生合作，设计个性化的康复方案，包括呼吸功能训练和体能训练。体能训练方案，尤其是逐步增强运动强度和时长的有氧训练方案应予以采用。对于患有高血压、冠心病、糖尿病的新冠肺炎病人还要强调药物治疗和合理饮食。运动锻炼方面注意保持日常常规的活动量，可以采取适合居家运动的方式等量变换过去习惯的运动方式。例如进行固定的踏车、室内的慢跑或者快走，练习太极拳和八段锦等，但是不主张在这段时间里突然增加运动量，以免造成运动过量以及跌倒。

2. 康复医学早期介入临床相关学科　康复医学应该与临床医学齐头并进，共同发展。康复医学应该从医疗的第一阶段就开始进行，在伤病抢救的同时配合康复医学专科医师的诊治，及时实施物理治疗、作业治疗、康复护理等。各种治疗部分负担的任务量将随时间而有所变化。各种康复疗法不是按先后顺序排列，而是并列。在康复医学发达的国家，康复医师直接参与骨科择期手术方案的制订，治疗人员在手术前就指导病人进行必要的锻炼，并讲解助行器的使用方法。

随着科学技术的进步，学科间互相渗透现象日益增多。康复医学在注重功能障碍处理方法研究的同时也逐渐重视病理变化的消除。人们认为这是21世纪康复医学的重要趋向。

3. 综合医院必须加强康复医疗服务

（1）综合医院康复医学科的功能定位：2011年卫生部发布了《综合医院康复医学科建设与管理指南》，明确指出综合医院康复医学科是在康复医学理论指导下，应用功能评定和物理治疗、作业治疗、言语治疗、心理康复、传统康复治疗、康复工程等康复医学的诊断和治疗技术，为病人提供全面、系统的康复医学专业诊疗服务的临床科室。二级及以上综合医院应当按照《综合医院康复医学科基本标准（试行）》设置独立科室开展康复医疗服务，科室名称统一为"康复医学科"。综合医院应当具备与其功能和任务相适应的诊疗场所、专业人员、设备设施以及相应的工作制度，以保障康复医疗工作的有效开展。

综合医院应当根据医院级别和功能提供康复医疗服务，以疾病、损伤的急性期临床康复为重点，与其他临床科室建立密切协作的团队工作模式，选派康复医师和治疗师深入其他临床科室，提供早期、专业的康复医疗服务，提高病人整体治疗效果，为病人转入专业康复机构或回归社区、家庭做好准备。

（2）综合医院是康复的最佳场所：康复开始得越早，功能恢复效果越好，耗费的时间、精力越少，经济负担越轻。急性期开始的所有医疗内容，都含有康复的意义。承担医疗第一线任务的综合医院，担负着重要的康复责任，是取得康复成功的关键。综合医院应是开始康复的最佳场所，住院期间是康复介入的最佳时机。

（3）问题与改进：医疗机构虽然以"治病救命"为主要任务，但不能忽视以提高人的整体功能、提高生活质量为目标的医学宗旨，否则就可能导致医疗技术水平不断提高，挽救的生命越来越多，同时有功能障碍的人群数量也越来越多。由于康复医学在临床医学中的介入和发展滞后于临床诊疗，现在形成了一种医疗诊断水平和救治能力越高，对家庭和社会的负担就越重的奇怪现象，这一现象也凸显了康复医学发展的"短板"问题。不重视康复医学的发展，必然延缓医疗服务体系的完善。

（潘永惠）

<h1 align="center">第八节　死　亡</h1>

死亡是指个体生命功能的永久终止，是生命过程的必然结局。导致死亡的原因繁多，除衰老及疾病等原因外，还与社会经济发展、社会安全稳定和医疗卫生水平等因素相关。准确判断死亡在临床、法律以及社会层面均有重要意义。

一、死亡原因及判断标准

死亡分为自然死亡（非暴力性死亡）和非自然死亡（暴力性死亡）。而自然死亡又分为生理性死亡和病理性死亡。生理性死亡是由于机体各器官功能的自然老化所致，是衰老的延续和最终结果，因此可将死亡看作生命的一个过程。病理性死亡则是指由于疾病的自然发展、恶化而引起的死亡。一般不会引起纠纷和诉讼的病理性死亡通常由医生出具死亡证明，而在人们意料之外的病理性死亡如猝死或医疗纠纷，常常由法医进行尸体解剖并出具死亡报告书来明确死亡原因。非自然死亡是由某种或几种外来的作用力或有害因素导致的非病理性死亡，如机械性损伤、机械性窒息、高低温、电击以及毒物中毒引起的死亡等。按照死亡方式的不同，又可分为自杀死、他杀死、意外死、安乐死、社会性死亡、死亡方式不明等。

哺乳动物在生长过程中，细胞通过分裂增殖维持新陈代谢和机体的生命活动，因此细胞活性的退化和功能的破坏是机体衰老和死亡的基础。如果以人体细胞的分裂次数推算，人的自然寿命可达125~175年。如果按发育生物学理论，即哺乳动物自然寿命约为其生长发育期的5~7倍推算，人的自然寿命为100~150岁。然而，无论是何种估算方法，实际生活中人的自然寿命都很难达到理论寿命，因为即使是自然衰老也与许多老年性疾病密切相关。因此，现实中无疾而终的生理性死亡较为少见，而大多数都属于病理性死亡。

（一）死亡原因

死亡原因（cause of death）指的是所有直接导致或间接促进死亡的疾病、病情和损伤，以及造成任何这类损伤的事故或暴力情况。人的死因有时简单明确，有时却很复杂。在许多情况下，死亡不是单一疾病或损伤的后果，还有一些其他因素在死亡发生的不同环节上起到不同程度的作用，因此又可将死因分为根本死因、直接死因、辅助死因、死亡诱因、联合死因。

根本死因是指引起死亡的原发性疾病或致死性暴力。直接死因是指直接引起其死亡的原因。如果根本死因不经过中间环节直接引起死亡,则此死因既是根本死因又是直接死因,也是唯一死因。根本死因没有立即致死,而因它的继发后果或合并症致死,则继发后果或合并症为直接死因。辅助死因是根本死因之外的自然性疾病或损伤,它们本身不会致命,但在死亡过程中起到辅助作用。例如严重脂肪肝病人因酒精中毒死亡,则酒精中毒为根本死因,而脂肪肝为辅助死因。死亡诱因指诱发身体原有潜在疾病恶化而引起死亡的因素,包括各种精神情绪因素、劳累过度、吸烟、外伤、大量饮酒、过度饱食、饥饿、寒冷等。这些因素对健康人一般不会致命,但对某些重要器官有潜在性病变的人,却能引起疾病恶化而导致死亡。联合死因又称合并死因,是两种或两种以上难以区分主次的死因联合在一起引起死亡而共同构成死因。

导致人类死亡的主要原因与社会、环境、经济,以及医疗卫生水平等因素密切相关。就世界范围而言,由疾病引起的死亡中,缺血性心脏病和脑卒中是目前最主要的死亡原因,其他导致死亡的主要因素包括慢性阻塞性肺疾病、肺癌、糖尿病、阿尔茨海默病以及传染病等。此外,交通伤害及意外伤害在男性及未成年人死因中占很大比例。在经济发展水平不同的国家,死亡的主要原因有很大差别。传染性疾病是低收入国家的主要死亡原因,此外缺血性心脏病、疟疾、艾滋病、营养缺乏等也是导致死亡的主要原因。在中高收入国家,缺血性心脏病、脑卒中、癌症、糖尿病等则是导致死亡的主要原因。可见,随着经济水平的提高,衰老导致的各种相关疾病如动脉粥样硬化、癌症、代谢综合征(糖尿病、肥胖等)成为主要死亡因素。在我国,脑卒中、缺血性心脏病以及肺癌是致死原因的前三位,与我国居民饮食和生活习惯以及空气污染有密不可分的关系。

随着医疗技术和水平的不断提高,在全球范围内,与年龄有关的死亡原因约占 2/3;在经济发达国家,该比例则接近 90%。死亡已经逐渐成为一种需要管理的状况。因此,可通过加强良好的行为方式包括饮食和运动等,促进健康老龄化,降低衰老相关疾病所致损伤及死亡率等,使人类自然寿命逐渐接近理论寿命。

(二) 死亡的判断标准

对死亡的精确定义及判定在临床和法律上一直是一个难题。由于对于如何精确定义生命尚未达成共识,而死亡作为生命的一个过程,可能是从一种精神状态到另一种精神状态的缓慢转变,在生与死之间很难划出精确的界限,因此也无法明确死亡的时间。传统上将死亡的过程分为濒死期、临床死亡期以及生物学死亡期。濒死期是指神经中枢功能的深度抑制或丧失,病人意识模糊或消失、各种反射迟钝、呼吸和心跳进行性减弱。临床死亡期指延髓深度抑制和功能丧失,各种反射消失、心跳和呼吸停止。生物学死亡期是指各重要器官的新陈代谢不可逆性地相继停止。死亡过程发展情况取决于个体的死亡原因、体质和救治等诸多影响因素,其各阶段的表现和持续时间也不尽相同。有的个体不经过濒死期、临床死亡期,直接进入生物学死亡期。

长期以来,人们将心跳、呼吸停止作为死亡的判断标准。心性死亡是指心脏疾病或损伤而致其功能严重障碍或衰竭所引起的死亡,主要见于心脏的原发性疾病(包括心外膜、心肌、心内膜、心脏冠状动脉系统和传导系统等疾病)和心脏外伤。肺性死亡是指源于呼吸系统,尤其是肺的疾病或损伤而致其呼吸功能严重障碍或衰竭引起的死亡,最主要的死因是肺或呼吸系统中其他器官的严重损伤、疾病以及机械性窒息等。在临床工作中,医务工作者一直把心肺功能经心肺复苏术、除颤等技术抢救后仍无法恢复,心跳和呼吸的永久性停止,以及机体各种反射活动的消失作为死亡的标志。然而当人的循环、呼吸和脑的功能活动受到高度抑制时生命活动处于一种极度微弱状态,从外表上看好像人已经死亡,但实际上人还活着,此种状态称为假死。假死可以通过眼底检查、线结扎指头、瞳孔变形实验、X线透视、心电图检查等与死亡作鉴别诊断。

随着人类认识的进步以及医疗水平的提高,低温、心肺复苏术、快速除颤等技术的使用,尤其是随着起搏器、呼吸机等生命支持设备的普及以及器官移植的广泛开展,失去功能的心脏和肺可以重新开始心跳和呼吸。过去与死亡判定存在因果关系的这些标准在某些情况下不再是不可逆的。有时即使没有功能正常的心脏或肺,生命却可以通过支持设备、器官移植和人工起搏器等组合来进行维持。因此,上述临床死亡判断的标准再次面临严峻挑战,并由此对死亡的判断标准提出了新观点,即脑死亡。

二、脑死亡

脑死亡(brain death)是指大脑和脑干功能的完全和不可逆转的丧失。自 20 世纪 60 年代以来,所有实施器官移植计划的国家都实施了死亡判定法。由于脑死亡后,身体其他部位的组织器官可能还具有功能,因此被确定脑死亡的病人可以通过手术切除其有功能的器官进行器官捐献。

然而,由于人体的其他部分死亡后,大脑的某些部分仍有可能继续存活,因此虽然脑死亡被很多地区用作法定死亡的指标,其定义却并不一致。例如,在有些地方,脑死亡是大脑死亡的同义词,而在另一些地方,脑死亡的定义则包括脑干死亡。区分这些定义上的差别非常重要,因为对于一个大脑死亡但脑干存在功能的人来说,在没有生命支持设备的辅助下,心跳和通气可能仍然继续;而包括脑干死亡的全脑死亡,则只有靠生命支持设备的辅助才能维持心跳和通气功能。因此,定义死亡所使用的"脑死亡"一词常常是指各种组合。

(一)脑死亡判断标准

1968 年,美国哈佛医学院死亡定义审查特别委员会对不可逆转的昏迷进行了定义,由此逐渐以脑死亡为人类个体死亡的判断标准达成共识。脑死亡是指全脑功能(包括大脑、间脑和脑干)不可逆地永久性丧失,以及机体作为一个整体其功能的永久性停止。1971 年芬兰是第一个采用脑死亡作为法定死亡定义的国家。1976 年美国各州立法机关接受脑死亡作为可接受的死亡迹象,裁定病人及其家属有权决定是否取消以及何时取消生命支持。而此后,脑死亡法受到越来越多的国家的关注。目前包括美国、荷兰、英国、法国、瑞典、日本等 30 多个国家,已经制定脑死亡法并在临床将脑死亡作为宣布死亡的依据。

然而,脑死亡也同样存在争议。例如,有学者质疑脑死亡与人类死亡之间的关系。因为有证据表明,脑死亡者身体某些来自脊髓的反射活动可能仍然存在;此外,被诊断脑死亡的病人可在相当长一段时间内通过机械通气手段等维持其生物功能,如循环和呼吸、控制体温、排泄废物、愈合伤口、抵抗感染,甚至是孕育胎儿的能力。

由于在目前的医疗技术水平下尚不具备恢复人类思想和个性的方法,因此有学者建议定义死亡只需考虑大脑皮质的脑电活动。然而,多数地区还是采纳更为保守的死亡定义,即全脑电活动的不可逆停止,而不仅仅是大脑新皮质。但即使按全脑电活动,脑死亡的判定也会出现问题,如某些药物、低血糖、缺氧或低温可以暂时抑制甚至停止脑活动;此外,脑电图也可能检测到虚假电脉冲。并且由于脑干是控制呼吸和心跳的中枢,而脑干死亡以呼吸心跳停止为标准。然而由于心肌具有自发收缩的特性,在脑干死亡后的一定时间内还可能存在微弱的心跳,因此自主呼吸停止被认为是临床脑死亡的首要指标。

尽管多个国家的相关研究机构相继制定了脑死亡标准,但目前关于脑死亡标准的基本内容与 1968 年首次提出的哈佛标准均相同或者相似。①不可逆性深度昏迷,即病人对外界任何刺激均无反应,无任何自主运动,但脊髓反射可以存在;②脑干神经反射完全消失,包括瞳孔对光反射、角膜反射、咳嗽反射、吞咽反射、头眼反射、前庭眼反射,瞳孔散大或固定;③自主呼吸停止,可通过人工呼吸机维持通气换气;④脑电波完全消失;⑤多普勒超声提示无脑血流灌注现象;⑥体感诱发电位提示脑干功能丧失。并且,上述情况至少持续 12h,且经各种抢救无效;需除外药物、中毒、低温和内分泌代谢疾病等。

无论各国对脑死亡的法律判断标准如何不同,对脑死亡的诊断都必须非常严格,需排除抑制大脑活动的药物、大脑暂时肿胀等因素导致的脑电活动消失等情况,以确保完全而不可逆的脑功能缺失。

(二)判定脑死亡的意义

将"脑死亡"作为法定的死亡定义,表明即使生命维持设备使身体的新陈代谢过程保持正常,病人及其家属也有权决定是否取消以及何时取消生命支持。因此,判定脑死亡可协助医务工作者判定病人的死亡时间、适时终止复苏抢救；这不但能节省医疗卫生资源，还可减轻社会和家庭的经济和情感负担。

此外，由于脑死亡的诊断与生物性死亡是截然不同的状态，脑死亡者其重要器官如心、肝、肾的细胞仍然可能存活，有利于器官移植。当然，确定脑死亡并非器官移植的需要，然而借助呼吸、循环辅助装置及其他生命支持的措施，在一定时间内维持诊断为脑死亡者的器官组织的低水平血液灌注有利于局部器官移植后的功能复苏，可为更多人提供生存和健康生活的机会。

我国 1988 年提出关于脑死亡的诊断问题，1999 年在武汉市召开了脑死亡标准（草案）专家研讨会，依据审定通过了脑死亡判断标准（成人）和脑死亡判定技术规范。但由于各种争议尚存，用脑死亡来判定法定死亡在我国尚未立法。目前，我国法律采用的仍是综合标准，包括深昏迷、自主呼吸停止、脑干反射消失。这 3 项条件全部具备，并且需要明确昏迷的原因并排除各种原因的可逆性昏迷才能确定死亡。

（三）脑死亡与植物状态

有些昏迷或者意识丧失的病人有可能恢复意识，例如，巴比妥类药物过量、酒精中毒、镇静药物过量、体温过低、低血糖、昏迷状态等。还有些严重的不可逆神经功能障碍病人在大脑皮质和脑干的功能严重受损的情况下，仍可能保留部分微弱的脑功能。如先天无脑畸形儿，在短暂存活期内仍保存部分脑干功能，可自主呼吸。因此，区分脑死亡与其他类似脑死亡的状态非常重要。

脑死亡常需与植物状态或植物人进行鉴别。植物状态是一种意识障碍，是大脑半球严重受损而脑干功能相对保留的一种状态。植物状态是一种慢性或长期的状态。不同于昏迷，由于处于植物状态的病人仍保留皮质下中枢功能，病人可能已经从昏迷中醒来，但没有完全恢复意识。病人对自身和外界的认知功能全部丧失，呼之不应，不能与外界交流，但可自发或反射性睁眼，偶尔可发现视物追踪，可有无意义哭笑，存在吸吮、咀嚼和吞咽等原始反射，有觉醒 - 睡眠周期，大小便失禁。很多医生常将植物状态称为无反应性觉醒综合征。在植物状态持续一段时间后，保持植物状态的病人，被归为持续植物人状态。

在植物状态与脑死亡的众多差异中，最根本的区别是植物状态病人仍保持自主呼吸功能。因此，与脑死亡不同，很少有法律判定持续植物人状态为死亡。一般而言，植物状态持续时间越长，从植物状态恢复正常的可能性越低。美国及英国等国家法律规定，在对植物人提出撤除营养供应或终止生命支持的申请前，必须提供其不可能恢复认知功能的证明。然而，确实存在少数病人，在被确诊为持续植物状态后病情得到了改善。因此，在实际操作中很难判断持续植物状态的病人是否不可能恢复认知功能。如果持续植物状态的病人有可能完全复苏，就应该继续得到护理和治疗。因此，持续植物人是否可被允许判定死亡，以及由此产生的病人自理能力、生活质量、医疗资源合理使用、家庭经济负担，以及亲属情感和意愿等问题，也引发了法律和道德的争论。需要指出的是，脑死亡作为个体死亡的诊断，不是取代传统心、肺死亡的诊断，而是在医疗救治技术发展的基础上对死亡诊断标准的补充。一般情况下，心脏搏动、呼吸停止后 8~10min 即可导致全脑功能不可逆地丧失和脑死亡，而如此短的时间内多难以进行及时有效的复苏抢救。因此，在临床实践中，对大多数非原发性脑严重损害者来说，心脏停搏、呼吸停止仍是简单有效的确定死亡的诊断标志。只有在全脑或脑干发生直接致命性损伤或原发性脑疾病时，在心、肺等器官功能基本完好的情况下，才适用脑死亡的诊断。

（郑　铭）

三、死亡观

生命不但是具有生命特征的物理实体，也是一个生命运动的过程，如人类个体的生命就有生、老、病、死等自然过程。人类关于死亡的认识是人类最早考虑的问题之一，经历了一个复杂的过程，无论是宗教故事还是古代的神话传说，无论是西方经典还是东方史诗，死亡都是永恒的主题之一。死亡观是人类对自身死亡的本质、价值和意义的根本观点和看法，是世界观、人生观的组成部分。正确认识死亡,包括临终关怀、尊严死亡和选择死亡方式等都是尊重生命规律的体现。

(一) 认识死亡的误区

相比人类对于"生"的积极认知和意义建构,人类对死亡的认识伴随着宗教与迷信,迷茫与反思,产生了无数谬误。

一是回避死亡。在古代中国,受儒家重生轻死的入世哲学影响,死亡一直被当作学术和思想的禁区。因为任何人都没有死亡的经验,因而对死亡充满着神秘感,认为死亡和睡眠、做梦一样,是灵魂暂时脱离肉体,于是人们寄希望于灵魂的回归,寄希望于长生不死,寄希望于生命的超越或轮回。二是恐惧死亡。由于死亡具有不可避免性、不可逆转性,总与疾病、痛苦相连,总与不确定性相关,总是伴随着离别与伤感,因此人们普遍惧怕死亡,创造出地狱和魔鬼等概念来加深死亡的恐惧。死亡恐怖症便是由于惧怕死亡而引发剧烈情绪反应的精神疾病。三是轻视死亡。集中反映在不把死亡当回事,无视生命的价值与意义,无视生命的美好与尊严,把死亡当儿戏,轻易地选择伤害别人或自己的生命。漠视生命、曲解死亡的背后反映了当下个别人的生命品质低下、精神生活空虚、心理问题严重等现象。适度的死亡焦虑,可以正视生命的有限,珍惜所拥有的一切,在有限的生命中实现自己的价值和意义。

(二) 正确的死亡观

死亡是生命的一部分,是生物个体存在的最终阶段,是机体生命活动不可逆转的终结。树立正确的死亡观,能够战胜对死亡的恐惧,坦然面对死亡;树立正确的死亡观,能够更加热爱生命、注重生命质量;树立正确的死亡观,能够积极处理个人失落感,珍惜、善待自己的生命;树立正确的死亡观,能够尊重、关怀他人生命,利于社会和谐稳定。

死亡带来的焦虑、恐惧,对于任何热爱珍惜生命的人来说都是无法忽视的。大众对死亡排斥、不接受,缺乏一定的心理承受能力,均提示我们缺乏正确的死亡观。我们可以通过深入了解认识生命的过程和意义,从某种程度上来弱化这种恐惧,逐渐接受死亡的现实,帮助人们树立"科学、合理、健康"的死亡观。从而在面临死亡时,不但能积极地疏导悲观情绪,缓解对死亡的恐惧,从情感上、精神上和观念上坦然从容地接受生命的逝去,还能更加珍惜剩余的时光,采取积极的人生态度,使自己的人生过得更加健康和有意义,更加珍惜今日的幸福生活,在有限的生命中实现自己的价值和意义。

(三) 死亡教育

死亡教育是人们健康成长的必修课,死亡教育可以帮助人们理解"生"与"死"都是人类自然生命历程的组成部分,消除人们对死亡的恐惧心理,正确面对"自我之死"和"他人之死",从而树立"科学、合理、健康"的死亡观。

对于大众而言,需要消除人们对死亡的恐惧和焦虑,坦然面对死亡;了解和学习死亡对人们心理上的影响,为处理自我之死和亲朋之死做好心理准备;了解死亡的本质,充分认识生与死的辩证关系,引导人们思考生命的意义和死亡的价值,并将这种认识转化为珍惜生命、珍爱健康的强大动力,进而提高当前的生活质量。

对于今天的医学生而言,作为未来人民健康的守护者,不仅要尊重生命,正视生命的终结,建立坦然面对死亡的态度,还要积极宣传"科学、合理、健康"的死亡观,改变大众不愿直面死亡的态度。在以后的工作中,要尽可能帮助病人,减轻病人的心理压力,对病人进行人文关怀。挽救病人生命,促进病人康复,关注病人心理,正所谓"有时,去治愈;常常,去帮助;总是,去安慰。"

(邓世雄)

本章小结

本章从生命、健康、衰老、疾病、预防、治疗、康复和死亡八个方面阐述了医学的范畴,层层递进,环环相扣。生命是物种繁衍变化的一种现象,生物体是生命现象的载体,具有新陈代谢、自我复制及繁衍能力等基本特征；健康是指生物体保持有效的功能或代谢水平的状态，需要从个体、医学、社会、自然等多层面加强并促进健康管理；衰老指伴随机体年龄增长出现的形态改变、功能减退，以及代谢失调等导致机体对外部环境的适应性降低的状态；疾病是指损伤与抗损伤因素失衡导致的机体内稳态调节紊乱；预防是效益最高的医学措施，是健康最主要的保障，预防为主始终是我国卫生工作的战略重点；治疗是指应用药物、手术等干预消除疾病的方式，是人类对疾病采取的主动应对措施，同时需要从医学、教育、职业、社会等多方面开展康复工作，提高存活病人的生存质量；死亡是生命过程的最终结局。学习和了解医学范畴内容，将为未来具体医学道路的选择指明方向。

推荐阅读

［1］ 王庭槐 . 生理学 . 9 版 . 北京 : 人民卫生出版社 , 2018.

［2］ 王建枝 , 钱睿哲 . 病理生理学 . 9 版 . 北京 : 人民卫生出版社 , 2018.

［3］ 吴立玲 . 病理生理学 . 2 版 . 北京 : 北京大学医学出版社 , 2011.

［4］ 马建辉 , 闻德亮 . 医学导论 . 4 版 . 北京 : 人民卫生出版社 , 2013.

［5］ 罗大力 , 张乃嵩 , 杨宝峰 , 等 . 关于病因学的研究 . 医学哲学 , 1997, 18 (02): 68-70.

［6］ 齐向华 , 宋晓宾 . "疾病过程" 论 . 中华中医药学刊 , 2014, 32 (02): 234-236.

［7］ 郑金丹 . 疾病分类编码分类方法应用 . 解放军医院管理杂志 , 2019, 26 (4): 344-346.

［8］ 邹飞 , 凌文华 . 预防医学导论 . 北京 : 人民卫生出版社 , 2010.

［9］ 吴润秋 .《黄帝内经》治疗学理论体系研究 . 湖南中医药大学学报 , 2007 (06): 1-4.

［10］ VANSTON VJ. Lifeline. J Palliat Med, 2019; 22 (9): 1166.

［11］ 黄晓琳 , 燕铁斌 . 康复医学 . 5 版 . 北京 : 人民卫生出版社 , 2013.

［12］ 李建军 , 桑德春 . 康复医学导论 . 2 版 . 北京 : 华夏出版社 , 2012.

［13］ 邓世雄 , 刘良 . 法医学 . 南京 : 江苏凤凰科学技术出版社 , 2019.

［14］ 艾钢阳 . 医学论 . 北京 : 科学出版社 , 1986.

思考题

1. 生命活动有哪些基本特征及调节方式？

2. 什么是健康？什么是衰老？如何维持健康老龄化？

3. 举例说明疾病发生发展过程中局部与整体的关联。

4. 突发公共卫生事件的预防和应对策略是什么？

5. 从医学治疗的原则解读高新技术在医学治疗中的价值。

6. 康复医学与人类健康和疾病的关系是什么？

7. 判断脑死亡的标准是什么？判断脑死亡有何意义？如何树立正确的死亡观？

第三章
病人与医生

　　医疗活动中最重要的角色是病人与医生，二者相互依存。没有病人，医生就没有存在的价值，没有医生，病人则不能医治。正确地理解、扮演好自己的角色，能够促使医生为回应病人病痛而努力，也能够使病人配合医生达到治愈疾病恢复健康的最终目标。本章主要包括病人和医生两部分内容，正确地理解病人和医生的角色、权利和义务，有利于医生为病人提供优质的医疗服务，使病人更好地配合、理解医生的各项医疗活动。

第一节　病　　人

　　病人的定义，从广义来讲，是指患有躯体疾病、心理疾病或精神疾病者，又或功能障碍者，无论其是否有求医行为和病感，以及那些与医疗卫生防疫系统发生关系并寻找医疗帮助的特殊人群；从狭义来讲，病人是指患有疾病，并有求医行为且正在接受诊治和护理的人群。医务工作者服务的对象是"病人"，正确理解病人的角色、病人的需求与期望、病人的权益与义务，才能真正懂得什么是"病人"，才能更好地为"病人"服务，这也是医务工作者工作的价值所在。

一、病人的概念

　　病人（patient）指在一定因素作用下自身稳态（身体、心理、功能）出现紊乱而导致异常生命活动过程，引发代谢、结构、功能的变化，表现出症状、体征和行为的异常的人。
　　1. **就诊病人**　在现实生活中，发现患器质性疾病，如心脑血管疾病、感染性疾病、炎症、肿瘤、外伤骨折等；出现功能异常，如运动功能异常、感觉过敏或迟钝；出现心理异常或精神疾病，如疑病、焦虑、抑郁、精神分裂等；出现退行性改变、机体功能不同程度下降的老年人。他们主动求医，请求医生给予医治的病人，即为就诊病人。
　　2. **不就诊病人**　有些病人认为自己的情况并不明显影响生活和工作，因而不去就医。常见的有近视、龋齿、脊柱弯曲、皮肤病等。有些亚健康人群能照常工作，不认为自己患病，无就医愿望。也有的病人无力就医，如经济条件受限不能就医，或无人陪同无法就医，或精神病病人不认为自己是病人等。
　　3. **没有病的病人**　通常与医疗系统发生关系并寻找医疗帮助的特殊人群也会被视为病人。如求美者和变性者，并无疾病，但有求医愿望和求医行为。还有一类人有求医诉求，但却非患有疾病，如健康体检者、妊娠妇女和疫苗接种的儿童，这些人不属于病人范畴。

二、病人的角色

病人角色指病人与家庭、社会、医务人员之间互动过程中扮演的角色,病人的角色期望是快速明确诊断、及时治疗康复。

(一) 病人的角色特征

病人角色的个体在诊治过程中有不同的角色期望,病人角色特征受病人的期望、疾病程度、心理承受能力、社会支持等影响。

1. 求助愿望增强　疾病带来的痛苦使得绝大多数病人产生积极的求医愿望与冲动,本质上这种冲动会使病人及时就医,对早期发现疾病,配合诊治的顺利进行,有积极意义。但是,临床上经常见到不少病人千方百计寻找各种关系,获取各种医疗资源,反复验证诊疗措施是否正确,这种不信任的心理不但滥用了医疗资源,还给自己带来无形的压力。

2. 康复愿望强烈　疾病带来的损伤和痛苦使病人产生强烈的康复愿望,积极的康复愿望是病人积极配合医务人员治疗疾病的动因。但不少病人的康复愿望过强,特别是久病难愈或无特效药时,他们四处寻找"特效药""偏方"和"神方",甚至疾病痊愈后沉迷于寻找"保健品",以预防今后再次患病。康复愿望过强的病人极易上当受骗,被贩卖"包治百病""长生不老"的假药的人坑财害命。

3. 人际合作愿望加强　当个体成为病人后会很快意识到合作的重要性,表现出强烈的合作愿望。他们往往会主动追求与医护人员、亲友、同事合作,在合作中产生信赖并及时得到解决痛苦的机会。医务工作者一定要利用好病人的合作意愿,取得病人的信任,特别是与初诊患病者的良好信任关系关乎疾病治疗的效果。

4. 不确定感增强　约有一半病人会有较强烈的不确定感,这是疾病的不确定性所造成的,主要源于四个方面:疾病症状的不确定性或非特异性;疾病诊断手段的不确定性或无特异性诊断方法;疾病治疗疗效的不明确性或无特效药;疾病过程和预后的不确定性或预后不良。这些不确定性也会给病人带来生理或心理上的变化,产生一系列的消极行为。

5. 心理适应能力差　较多进入角色的病人心理适应能力差。不仅是其心理特质所致,也与疾病本身造成神经内分泌紊乱有关。他们在扮演病人角色的过程中不断地受到心理应激的刺激,临床中常见的应激情绪有焦虑、抑郁、恐惧、愤怒等。

焦虑是病人感受到威胁或预期将要发生不良后果时所产生的情绪体验。他们对疾病担心,对疾病的性质、转归和预后不明确,产生惶恐;他们对有危险性的检查和治疗的可靠性和安全性感到怀疑;他们对医院陌生环境感到担心和害怕,尤其是目睹危重病人的抢救过程或死亡的情景时表现突出。

抑郁的病人以情绪低落、兴趣缺乏等情感活动减退为主要特征,意志行为主动性降低。他们感到悲观失望、自卑自责;他们的生理功能明显下降,常表现有精神疲惫、严重失眠、食欲性欲减退等;他们的社会功能下降,言语减少、兴趣缺乏、社会退缩等。

6. 自我控制能力减弱　疾病的发生发展带来躯体上的病痛、心理上的压力,使得病人产生精神方面的改变,常会出现心理紊乱、情绪多变、意志力减弱,甚至丧失理智,他们的自我调节、适应、控制等能力均不同程度地下降,因此产生对医护人员和亲友的依赖。一方面将医生的话当成"圣旨",百依百顺,而另一方面,病人会仔细揣摩医生每句话的含义,医务人员稍有不慎就会造成病人的误解,特别是当期望与现实有差距时极易出现敏感行为,导致医患纠纷。

7. 敏感性增强　进入病人角色后,病人的主观感觉异常,内脏功能亢进,对外界刺激的反应过度,还出现时间知觉异常和空间知觉异常,甚至会出现味觉异常等现象。病人往往有恐惧、疑病倾向,个别还可能出现错觉和幻觉。

(二) 病人的特殊性

病人有不少的特殊性,主要受性别与年龄、社会与家庭因素、民族与宗教、教育程度、经济状况、不同疾病等差距的影响。现实中病人有多样期望、多样表现、多样特征等特殊表现,而我们强调的个体化诊治原则要求医务人员需要掌握病人角色的特殊性,特别是病人的特殊角色,在临床工作中加以鉴别。

1. **伪病**　伪病指有意识地虚构病情或夸饰病情的行为,虚构的病情可为身体症状(如伪瘫)或精神症状(如装疯)。这类"病人"的目的是通过病人角色来骗取个人利益,如逃避法律责任、骗取保险赔偿金或索取药物等。伪病者不配合临床诊治,他们会在腋下放置暖水袋后测试体温、涂改检查报告、冒名顶替等,伪病者并不少见,但病情真假掺杂且主诉又多为主观症状很难查证,尽管医生很少诊断,但确实需要记录建档,以防之后的法律责任。

2. **瞒病**　有性病、保险、家庭成员来源复杂等情况的特殊病人,往往因为难言之隐,隐瞒或编造病情,医务人员需要去伪存真,循序诱导,获得真实的病历资料,在难以辨别时应该记录在案。

3. **妇女**　女性内分泌和生殖系统功能复杂,易受主观和客观因素干扰。女性一生中要经历月经、妊娠、分娩、哺乳各期的生理变化,尤其是青春期、更年期,会有显著的情绪变化,心理疾病的发病率较高。

4. **小儿**　对于小儿这一情绪多变的特殊病人,医务人员需要特别训练。儿童、青少年的个性特点、家庭环境、养育方式、心理发育水平等诸多因素影响患儿对病人角色的理解与应对,而且医生受到小儿表达的准确性与家长急迫性的影响,往往难以得到有效真实的情况。年龄较小的儿童,多以哭闹不安表明其疾病的存在;少年期儿童,易受父母情绪感染;青春期儿童,关注自身的不适感,重视疾病的可能预后及对未来的影响,而对于理智水平较低的儿童需要获得确切的病史资料非常困难。

5. **美容整形者**　美容整形手术是满足人们较高层次的心理需求,病人往往追求完美,但由于病人的心理素质及审美观的不同,其结果可能并没有使病人(受术者)感到满意,相反可能在其心理上引起负面反应。术前必须了解病人的要求、心理状态,与病人合理沟通。

6. **宗教与习俗**　不同民族的传统医学是该民族传统文化的重要组成部分,我国除了西医、中医外,还有藏医、维医、蒙医,特别是在民间人们利用当地的植物、动物和其他自然资源对抗疾病,尽管还无法用现代科学作出圆满的解释,但其疗效神奇、民族特点突出而被不同的宗教和民族信赖。我们在医疗行为中需要考虑病人不同宗教、习俗的特殊性,关注他们的需求。

三、病人的需求和诉求

病人常会向医疗单位和医务人员提出诉求,这些诉求反映了病人的各种需求,医生应尽可能满足病人的需求,贯彻以病人为中心的理念。

(一)病人的基本需求

美国学者马斯洛将人的需求从物质和精神两方面,由低级至高级依次划分为生理需求、安全需求、社交需求、自尊与被尊重的需求、自我实现的需求五个层次,之后他又提出了求知需求和审美需求。在这些需求中,先产生低级的需求,然后再产生高级的需求,越是低级的需求往往越强烈,高级需求压倒低级需求的情况较少存在。病人除了有上述各种基本需要外,还有一些因病产生的特殊需求。病人的需求与其所处的社会阶层、受教育程度、职业、经济状况、家庭氛围、个人性格、可以得到的信息及医学知识水平等有着密不可分的关系。

1. **生理需求**　又称生存需求,是人最基本的需求和生理驱动力,只有满足了生理需求才能产生其他的需求,如呼气、水、食物、睡眠、生理平衡、分泌、性等。生理需求是人体健康的必备条件,在病人身上的反映就是对健康生活的渴求,他们期望保持自身机体的完整性,保证基本生理功能的正常运转。如,当病人无法呼吸或呼吸困难、无法吞咽或吞咽受阻、无法睡眠或睡眠障碍,或当病人的水电解质紊乱、内分泌紊乱,他们的生命就难以保证,就失去了生存的机会或只能低质量地生存,不仅仅影响生理功能,更重要的是对情绪造成极大的负性影响。因此,病人保持最基本的生理功能是达到解除痛苦的初步目标。

2. 安全需求　安全需求是指人们希望自身的各方面都有保障,包括生命、健康、财产、道德、资源、职位、家庭等方面。人们在生理需求得到基本满足后,就会产生诸如稳定、依赖、免受惊吓的安全需求,体现出对制度、法律、秩序和界限的要求。患病对病人来说是极大的安全威胁,治愈疾病是病人安全需求的主要要求。在诊疗过程中,病人需要医院提供明确的生命、财产安全保障;提供完备、先进的医疗设备保障;提供具有较高水平医生与护士的技术保障;提供规范的医疗护理服务保障,这些都是病人感到安全的具体保证。

3. 情感和归属需求　是指人们对友情、爱情的需求。人在患病时,病人需要从家庭、社会中得到特别的关心和照顾,需要建立比以往更友善和谐的社交关系。病人出现病痛,在没有确定诊断和治疗情况下,住院后又与亲友分离,此时病人特别需要医护人员的关怀、同情和理解;入院后改变了原来的生活规律和习惯,需要熟悉陌生环境,被新的群体(病友)接纳,病友间需要发展友情,互助互爱。除了建立和谐的医患关系和病友关系,病人还需要与家庭成员密切交流,与同事和朋友保持联系,与所在单位及时沟通,这些人的支持对病人也非常重要,特别是亲人的关怀。事实上,建立良好的情感和归属关系也能够很好地提高病人的依从性,从而提高医疗效率。

4. 尊重需求　尊重需求包括自我尊重、被人尊重、对他人尊重、信心与成就等方面。概括为内部尊重和外部尊重,前者指个人的自尊,在各种不同情境中有实力、能胜任、充满信心、能独立自主;后者指人们希望有地位、有威信,受到别人的尊重、信赖和高度评价。病人由于丧失了正常人的部分能力而处于弱势、被动的状态,具有更强的自尊和被尊重需求。因此,来自医务人员、家庭和社会的重视、赞同和尊敬,对于恢复病人自尊心和自信心是必不可少的。病人需要得到人格的尊重,医务人员应该从多个方面尊重病人的人格、尊严以及各种权利,如隐私保密、提供与疾病有关的诊治信息、获得病人的知情同意等。

5. 自我实现需求　为最高层次的需求,指实现个人理想、抱负,发挥个人能力到最大限度,完成与自己的能力相称的一切事情的需要,在自我追求中享受最大的快乐。患病后,原有的理想、抱负可能无法实现,对事业、成功的期盼可能落空,从而感到力不从心,成就感下降以及前途迷茫,这类病人会出现痛苦、焦虑、忧郁等情绪,不但导致不配合医务人员的诊治,而且会加重病情。

6. 审美需求　审美是一种内在感受,是生活过程中对事物的感觉。审美认识功能表现为对社会、历史、人生或者自然的认识。随着生活水平及文化素质的提高,人们对美的需求日益广泛和强烈,因此我们在诊疗中,要考虑美学因素,提前告知治疗中对美学的可能影响,采取更佳的美学措施。

7. 求知需求　每个人都有明确事件来龙去脉的欲望,求知包括追求知识、理解分析、理解探索、发现发明。人不但要做事,还要弄明白为什么要做,怎样去做,做的意义等。教育水平的提高使病人的求知需求增加,也给临床医务人员增加了工作量,但为了获得病人与家属更好地配合,获得最佳的医疗效果,医务人员与他们沟通疾病的发生发展、诊断的依据、治疗的效果判断等医学知识是非常必要的。同时,我们还可以教会病人如何康复、如何预防疾病,让大众了解医学常识,这是疾病预防的关键。医务工作者应该做民众求知的推动者。

(二) 病人的诉求

诉求是人们向目标受众诉说,以满足期望。诉求是制定某种道德、动机、认同,或是说服受众应该去做某件事的理由,诉求分三类:理性的、感性的和道义的。病人根据自身需求提出诉求,诉求受病人、医生、医疗单位、医保等方面的影响,诉求可能是合理的,也可能是不合理的。

1. 维持人体基本功能所必需的条件　人类生存最基本的条件是温度、水、氧气,如果病人没有水或水的质量无法满足、无法呼吸或呼吸不到新鲜空气以及自身的体温或环境温度不能稳定在正常范围,病人的生存就会受到威胁。在满足上述三个条件后,病人常见的诉求还有饮食、排泄、睡眠,故此医院的伙食是否可口、厕所是否干净、睡眠条件是否清静也是常常提出诉求的内容。

2. 高水平医生护士团队提供的先进医疗服务　病人对医务人员医疗技术、服务技巧和诊疗结果的期望是第一位的,几乎所有的病人都会想方设法了解哪位医生护士是诊治他们疾病的"能者",病人不希望听到医生说"你的病我们看不了",即使接诊的医生的技术水平确实看不了,他们也期望得到"哪位医生能解决"的答复,至少也要获得"哪位医生可能解决"的信息。高水平医生护士队伍是病人诉求不会失望的基本保证。

3. 完善的医疗设备、医疗检测技术的拥有   为了及时准确的诊断与治疗,先进的医疗设备、齐全的检测技术必不可少。随着科技的发展,越来越多的高科技设备应用于临床,使得正确诊断、精准治疗成为可能,以前无法做到的不少诊断与治疗现在都可以实现。能否开展齐全的临床检测往往成为高水平医院的标志之一,特别是少见病、特殊疾病的检测技术是解决临床疑难问题的重要手段。

4. 高尚的医疗道德和舒心的人文关爱   病人对医务人员人格和品性的期望要求很高,因而要求医生护士具有高尚的医德医风。同时病人还期望在与医务人员的交往中,得到自己基本需求的满足,更高的医疗服务就体现在对病人的人文关怀中。平等互动、充分倾听、耐心和蔼、情操高尚等人文关怀不仅直接影响病人的生理功能,对病人的情绪也有极大影响。我们一定要了解病人的最终诉求是解除疾病痛苦和恢复身体健康。

四、病人的权利和义务

病人如同其他社会角色一样,不但享有权利,而且要有相应的义务。病人的权利与义务既是病人的主观需求和社会的客观要求,也是保障病人利益、维持正常医疗程序的需要,权利与义务体现了病人基本行为模式和其角色的规定性。

(一) 病人的权利

权利是指个人之间或群体之间或国家之间的关系特征,权利的目的是人对自己的价值资源和他人的价值资源进行有效的相互影响和制约。病人的权利,就是病人由某种力量影响所保障的利益,是病人在就医过程中所拥有的权利和享受其应得的利益。国家、医疗管理部门建立法律制度或行政规章,采取一系列步骤和措施来保证病人权利的实现。

病人的权利包括道德权利和法律权利。法律权利反映的是病人的基本健康权利,道德权利反映的则是病人完善健康的权利,道德权利的实现受医务人员的道德水平、医疗卫生和医学科学发展水平等客观因素制约,与当时的社会现实条件相适应。医务人员在进行临床服务中必须尊重病人的权利。

1. 基本医疗权   人有维持生命的权利,病人享受平等的医疗权。因此,病人都有权享有必要的、合理的、基本的诊治与护理来保障自身的生命健康。病人在接受医疗服务时,享有的医疗权利是平等的,不受民族、性别、年龄、职业、地位、财产状况等因素影响,任何医疗机构或个人不得以任何理由推脱、阻碍这种基本权利的实现。

2. 知情同意权   包括知情权、同意权。病人对自己所患疾病的性质、严重程度、治疗情况与预后均有知晓权利,医生在不损害患者利益和不影响治疗效果的前提下,应提供与疾病相关的全面信息。在我国有些特殊情况,如肿瘤、重病、预后不良,不适合直接告知病人,应与其家属说明真实情况,征得同意准许后,方可进行诊疗。患者有权要求治疗,也有权拒绝某些诊治手段和人体试验或试验性治疗,无论诊断与治疗措施是否有益于病人健康,在接受医疗措施前,特别是有多项方案选择时,病人有权详细了解情况,有权知道自己接受或拒绝可能产生的后果,从而选择进一步的医疗措施。对于完全行为能力人应以病人本人意愿为准,当父母、配偶与病人意见不一致时,应尊重病人本人的意愿。

3. 保护隐私权   病人的隐私指不妨碍他人与社会利益的、个人的、不愿他人知道或熟悉的信息,医务人员的职业特点决定其有权了解病人与疾病有关的隐私,病人有权要求医生为自己生理的、心理的及其他所有的隐私保密,享受保护个人信息的保密权和隐私权。保密权是对有关自己信息的保密权利,隐私权是人们对自己身体和精神独有的享受权。

在疾病的诊治中,病人有权要求所有和自己有关的心理状况、病情讨论、病程记录、医疗方案等予以保密,医生不允许以任何理由传播,更不能将病人的生理缺陷或隐私秘密当作笑料谈论。病人的所有隐私不得侵犯,如果需要将某些病历资料用于研究和教学时,亦应征得病人或家属的同意,在操作时也要尽可能地注意保护病人的隐私。

4. 医疗监督权　在就医过程中,病人及其家属有权对医疗活动的所有行为进行监督,主要包括医疗水平、医疗态度、医疗措施、医疗费用等,可以对医疗单位和个人提出批评、要求和建议。有权检举、控告侵害其权益的医疗机构及其工作人员的违法失职行为,构成违法犯罪如医疗事故时,要求追究过错者的法律责任。

5. 要求赔偿权　在医疗活动中,因医疗机构、医务人员违反法律、法规、部门规章和诊疗规范,造成病人身体损害或财产损失时,病人及家属有权提出经济赔偿要求。

6. 社会免责权　病人因患病而获得医疗机构的证明后,有权根据病情的性质、程度和预后情况,暂时或长期免除一定的社会义务与责任,有权获得休息和康复时间,并得到社会、单位、家庭的支持和谅解,有权得到福利保障。

7. 其他权利　身体处置权指病人对自己身体处置作出决定的权利。决定其去世后是否捐献器官或遗体,病人及家属可以申请尸检;请求纠纷解决的权利,当发生医疗纠纷时,病人享有通过调解、仲裁、诉讼等方式解决纠纷的权利;获取诊疗过程资料权,病人可以复印病历,了解自己的诊疗情况。

(二) 病人的义务

权利和义务是相互依存的。病人的权利可以理解为个体所获得的权益,而病人的义务可理解为个体所需要付出的权益。法律条例保证下付出的权益即为法定义务,道德约束下付出的权益即为道德义务。目前与病人义务相关的法律规定仍在不断制定和完善,道德义务仍然是病人所需要遵守的主要义务,但法定义务与道德义务难以决然分开,越来越多的道德义务已经被纳入法律范畴。

明确病人的义务,尊重病人的自主权。病人履行自己的义务不仅是对自己的健康负责,也是对医务人员的尊重,还是对社会其他成员的负责与尊重。

1. 积极恢复健康的义务　作为病人的首要义务是爱惜自己的生命,为自身的康复积极努力。病人不但要有信念,更要有行动,积极的心态有利于病人自身健康的恢复,积极的行动才能落实康复的要求。病人有义务遵从医务人员的意见,改变自身的习惯来达到尽快治愈或预防疾病的目的,如选择合理的生活方式,养成良好的饮食、生活习惯。病人应该改变不健康的、危险的行为,如吸烟、酗酒、贪食、不锻炼、无保护的性行为等。病人应该明白他们有预防疾病的义务,做好疾病的预防不但自身不得病或少得病,还可以减少家庭的精神负担和经济开支,减少社会财富和社会卫生资源的消耗。

2. 提供真实情况的义务　病人应告诉医生自己为什么来就诊,应尽可能如实述说自己的病史、症状和病情,主动向医生护士介绍在治疗过程中的病情变化和躯体感受(包括药物的副作用),只有这样才有利于病人自身的健康恢复,有利于医务人员履行职责。病人有义务诚实地说出与其疾病相关的任何情况,不说谎话,不隐瞒相关信息,否则会影响医生对疾病的诊断与治疗,延误自己的病情。

3. 遵从医嘱的义务　病人有义务与医务人员在共同的目标上进行合作,这个目标就是尽快完成诊疗程序、让病人身体得到康复,这就需要病人信任医生护士,配合诊断、治疗和护理活动。医生制订诊疗方案后病人应该遵守医嘱,使实施措施及时落实;在疾病的性质明确以后,病人有义务在医生指导下对自己的治疗作出负责任的选择。

需要指出的是病人的健康维护不仅需要医疗单位的努力,病人本人需付出更多行动。履行遵守医师医嘱的义务,为医师诊疗权的实现提供有力保障,当病人因不遵从医嘱而导致健康权受损时,应自行承担相应的后果。

4. 遵守法律与制度的义务　病人履行维护医疗秩序的义务不但是对其自身疾病诊疗顺利进行的保障,也是对其他患者生命健康权的保障。为发挥医院职能,更好地保障所有病人的切身利益,提高医疗质量和工作效率,保障正常工作秩序,病人必须遵守国家法律、医疗卫生机构的规章制度,尊重医务人员的辛勤劳动和人格尊严,努力构建和谐的医患关系。

最高人民法院、最高人民检察院、公安部等五部门在《关于依法惩处涉医违法犯罪维护正常医疗秩序的意见》中提出六类涉医违法犯罪行为,必须准确使用法律,依法惩处。当医闹者扰乱正常医疗秩序时,其实是对其本身以及其他病人生命健康的一种潜在威胁,侵犯了公众利益。如果病人认为自身权利受到损害,应当按照法定程序依法维护自身合法权益。

5. 防止传染他人的义务　患传染病的病人有其特殊的义务,应该了解疾病传播的途径,听从医务人员的指导,采取切实有效的措施,防止自身疾病传播给他人,同时也要注意避免由自身疾病造成的环境污染。烈性传染病失控可能造成严重的灾难性后果,我国据此制定了《中华人民共和国传染病防治法》对传染病实行分类管理,将传染病分成三类:甲类、乙类和丙类。传染病涉及公众健康,传染病病人应当承担社会责任,配合相关机构的隔离治疗工作。按照法律的规定,传染病病人的人身自由不可避免地受到一定限制,但为了切断传染源,个人自由与社会公共利益冲突时,配合相关部门工作是传染病病人必须遵守的基本义务。

6. 交纳医疗费用的义务　患者应履行支付医疗费用的义务。国家对医院的投资尚难以满足医疗体系的日常开支,医院仍需收取必要费用来维持其正常运转。国家建立社会基本医疗保险,按一定比例为病人支付部分医疗费用,但剩余部分需由病人自行支付。病人在接受医疗服务后,不论治疗效果是否满意,均应按照规定支付费用,杜绝以对治疗不满意为由拒绝支付医疗费用的现象。对于确实无力支付费用的患者应按照规定办理有关手续。倘若患者认为自己的权利受到侵犯,患者可以通过法律途径维护自己的权利。

7. 尊重医务人员的义务　每个人都有尊重他人劳动的义务,病人也应该尊重医务人员的付出。疾病是病人和医务人员的共同敌人,医务人员和病人有着战胜疾病的共同目标。医务人员在为病人解除疾苦的过程中,辛勤劳动、不辞辛苦,甚至牺牲自己的生命。从选择医生护士这个行业起,他们就确定了以病人为中心的服务理念,大疫大难中挺身而出,生死关头时忘我工作,他们舍小家顾大家,甘愿奉献自己的生命,病人没有理由不尊重医务人员这种精神。

8. 支持医学发展的义务　病人对医学发展的支持就是对人类健康事业的支持。医学科学的发展、医疗技术的提高需要医务人员不断进行科学创新与研究。现代诊疗技术为病人康复带来极大的帮助,使人类的健康水平得到了极大提高,这不但需要医务人员的创造,还需要病人参与尝试,甚至奉献。医学人才的培养也需要病人的参与,医学生、初级临床医生和护士是在临床实践中成长起来的,更是在病人的参与配合下,获得临床医学知识,掌握临床医学技能的。

(侯晓华)

第二节　医　　生

医生是医疗服务的提供者,不仅需要掌握医学基础知识及基本的临床技能,还需要具备临床研究能力及良好的人文素养,同时也拥有对应的权利和义务。

一、医生的角色

医生(doctor)是指受过中等医学教育以上或具有同等能力、经国家卫生部门审查合格的负医疗责任的医务工作者。由于医生的治疗关乎人的生命和健康,因此,自古代以来医生就是一个备受尊崇的职业。唐代医学大家孙思邈提出"大医精诚",精者,医术高明,诚者,医德高尚。古希腊哲学家希波克拉底称"医术是一切技术中最美和最高尚的"。而作为掌握"最美、最高尚技术"的医生理应具备所有最好的品质。随着医学模式由传统生物医学模式向现代生物-心理-社会医学模式转变,世界卫生组织提出了"五星级医生"的概念,要求医生不仅仅是健康的提供者和医疗的决策者,更应该承担起健康教育、社区服务以及医疗服务管理等多项职能。2020年新冠肺炎疫情肆虐全球,在这场没有硝烟的抗疫战争中,我国广大的医护人员经受住了最为严峻的考验,体现了新时代医生群体"敢为人先,勇于担当"的精神风貌,体现了良好的个人修养。

1. 忍耐力　很多情况下医生面临的是危重急症患者,或是在特殊场合下工作,或是遇到各种各样的非理性人员的过激举动,包括言语谩骂甚至肢体动作等。这种工作特征需要医生具备出色的职业心理素质,忍耐就是其中之一。苏轼的《留侯论》中有一段名言:"古之所谓豪杰之士者,必有过人之节,人情有所不能忍者。匹夫见辱,拔剑而起,挺身而斗,此不足为勇也。天下有大勇者,卒然临之而不惊,无故加之而不怒。此其所挟持者甚大,而其志甚远也。"他告诉我们,真正的勇敢不是受到侮辱后立即与人拼命,而是能在突发事件出现后毫不惊慌失措,在受到无端的侮辱时能够保持平静的心情。只有这样,我们才能保持冷静的头脑,通过正确的分析和缜密的思维而作出正确的决策。

2. 洞察力　洞察就是透彻地观察。医生工作时需要审时度势,洞察各种情况进行仔细研究并评估急救现场的情况和变化,了解患者的特点和在场其他人员的精神状态,根据不同的情况作出不同的应对。洞察力对临床医生来说十分重要,如果总是照章办事,缺乏对对方的了解,有时会导致危机的发生。

3. 执行力　执行力的概念由美国企业家保罗·托马斯和企业管理学家大卫·伯恩提出,他们认为执行力在企业竞争中具有重要地位。执行力有两层含义,一是个人执行力,另一个就是团体执行力。行为心理学认为,人的实践行为是一个认知、情感、意志和行为统一能动的系统过程,只有达到高度的协同,这种实践行为才最为持久,也才最有积极意义。如果没有牢固的执行理念和强劲的执行力,任何的制度、决策和计划都不可能贯彻落实到底。优秀的医生更有实现构想的能力,向着目标坚定地前进,这就是一个人的执行力,而不是只有思想。

执行力指医务人员执行各种规章制度的能力,执行和落实上级指示的能力以及完成医疗任务的能力。提高医疗服务水平的实质内容其实就是两点,第一点是制定科学完善的制度,第二点就是执行这些制度。执行力的大小,无论是个人还是科室,都将直接关系到我们的医疗工作是否能够高效优质完成。因此提高执行意识,自觉地、坚定地、无条件地执行各种规章制度和操作规范,是各级医疗行政部门常抓不懈的重点工作,应建立医务人员执行力的培养、监督及考评制度,以保障各项制度的贯彻和落实。

二、现代社会医生职业的特点

医生的职责是治病救人、救死扶伤,一直以来受到社会的高度赞誉。将医生比喻成"白衣天使",蕴含着人们对医生的期望,也表达了对医生的尊重。医生在医疗活动中需要具有较高的专业知识技能,对病人生命与健康负责。这种高风险高技术含量的专业特殊性对医生的综合素质提出了较高的要求,除要求医生具备良好的个人品质、身体素质、医德外,还必须精通专业知识,具有一定的观察能力、记忆能力、注意力、思维能力、想象能力、操作能力、自学能力、表达能力、管理能力、应急能力和很强的临床操作技能等。在中国,随着医疗卫生事业的发展,防病治病水平的提高,临床医生的职业声望和社会地位也在日益提升。

健康所系、性命相托,社会也要求医生具有敬业和奉献精神,唯有如此医生才会对医学事业的发展孜孜以求,才会对医术精益求精,才会为了病人的一切把个人的安危置之度外。在突发公共卫生事件发生的时刻,医护人员冲在保卫人民健康的第一线。在2020年的新冠肺炎疫情抗击过程中,医护人员交出了一份合格的答卷,也赢得了全国人民的赞扬。虽然有的白衣天使在这场没有硝烟的战争中牺牲了自己的生命,但他们的敬业奉献精神将永远被人们铭记。

(一) 医生职业的教育水平要求高

近些年来我国对医生职业的教育水平要求逐步提高,并呈现出与国际接轨的态势。医学教育具有其自身的特殊规律性,相比其他专业其培养周期长。医生进入临床工作以后还需要继续教育。在教育界中,最早实现终身教育模式的是医学教育,正所谓医生要活到老学到老,学无止境。这不仅是由其服务对象和服务任务的特殊性所决定,也是由经济社会和科学文化的发展,特别是医药卫生事业的发展所决定。现代医学教育形成的重要标志是终身教育思想的确立和终身教育制度的形成。在医学教育的终身化中,医生只有不断学习、终身学习,才能及时掌握最新技术、理论和方法,跟上社会进步的步伐、适应时代发展的需要。

(二) 医学知识更新快

医学知识更新快,诊疗技术日新月异,因此要求医务人员掌握本专业诊断和治疗的最新进展,并保持终身学习的良好习惯。作为临床医生需要密切跟踪本专业国内外指南的更新,并养成良好的文献阅读习惯,时刻把握本专业领域权威期刊的最新研究动态,从而为患者的治疗提供最新、最全面的临床决策。

(三) 医学专业的分工细

科学技术的迅猛发展使得医学专业的分工更加精细化和精准化,专业分工大大推动了医学的进步,提高了人类对疾病的认识,提高了健康水平。但是,过度的专科化会导致"只见树木,不见森林"和"只见疾病,不见病人"的问题越发突出。整合医学(holistic integrative medicine,HIM)正是在这样的背景下提出,并得到广泛认可和大力提倡。整合不是要求全科医生什么都要会,而是要求新型全科医生具备整体的思维和整合的能力,将医学研究发现的数据和证据还原成事实,将临床实践中获得的知识和认识转化成经验,将临床探索中发现的技术和艺术聚合成医术,在事实、经验和医术这个层面来回地实践,不仅要看结果和结论,而且要看结局,这样得出的真知才是整合医学的要义所在。此外,针对过度专科化的缺陷,近年来引入了多学科综合治疗模式,即由多学科专家围绕某一病例进行讨论,综合各学科意见为病人制订出最佳的治疗方案。因其以病人为中心、个体化治疗的鲜明特点,多学科综合治疗模式已在欧美国家得到普及;在中国,这一新兴的治疗模式也为各大医院所学习及引进,并受到了广泛的推崇。

(四) 医生工作的强度大

近年来医生工作的强度逐年增高,其主要原因如下:目前社会老龄化明显,老年患者越来越多;其次,空气污染比较严重,呼吸系统疾病的发病概率越来越高;第三,人们生活方式的改变、生活节奏的加快、生活压力的加大等,使得脑血管疾病、糖尿病以及精神疾病等疾病的发病率明显上升;第四,随着中国经济的发展,机动车辆的普及,交通事故呈现急剧增加的态势,各种外伤的发生率也明显增加。最后,人们对健康的重视程度较以往大大增加,很多人有不适就会及时就医,甚至还有部分患者小病大养。以上因素导致到医院就诊的病人呈爆发式增长。而我国的医疗资源主要集中在少数大医院,造成一患病就跑大医院,大医院人满为患。在这种供求矛盾的情况下,大医院的医生基本上都是超负荷运转。

(五) 医生职业的风险高

几乎大部分医生职业生涯中都会受到不同程度的言语威胁或者打骂等。现在社会中甚至还出现了一种新兴职业,叫做"医闹",这类人群靠各种"医疗事故"威逼医院及医生来谋取利益。每当"医疗事故"发生时,这类人便化身"病人家属",对医院进行打砸,对医务人员进行辱骂、殴打及威胁,逼迫医院赔钱。造成这样的医疗环境是有原因的。首先,医学的不确定性无法保证达到所有病人及家属的期望值。虽然医学已经有了长足的进步,但是仍然有很多疾病不能解决或者不能根本解决。第二,目前国家对医疗行业的投入不足。目前医院运营的经费主要靠向患者收费,这就使得医院的诊疗行为逐利性难免。在这种情况下,若患者医疗费上升,而疗效又不是很理想,医患矛盾很容易激发出来。第三,有一部分医生忽视了医患之间的沟通或者沟通技巧欠缺,病人容易对医生产生误解,从而导致医患冲突。

三、医生的基本权利与义务

《中华人民共和国执业医师法》规定医生享有基本权利并承担相应义务。

(一) 医生的基本权利

1. 在执业医师注册的执业范围内,进行医学诊查、疾病调查、医学处置、出具相应的医学证明文件,选择合理的医疗、预防、保健方案。

2. 按照国务院卫生行政部门规定的标准,获得与本人执业活动相当的医疗设备等基本条件。

3. 从事医学研究、学术交流,参加专业学术团体。由于医学知识更新快,医生通过医学研究及学术交流有利于掌握专业最新进展,提高自身专业技术能力。

4. 参加专业培训,接受继续医学教育。医生是一门需要终身学习的职业,接受继续医学教育是不断提高自我专业素养的有效途径。

5. 医生的人格尊严、人身安全不受侵犯。

6. 获取工资报酬和津贴,享受国家规定的福利待遇。

7. 对所在机构的医疗、预防、保健工作和卫生行政部门的工作提出意见和建议,依法参与所在机构的民主管理。

(二) 医生的基本义务

1. 遵守法律、法规,遵守技术操作规范。临床工作需遵循疾病诊治指南,遵守国家颁发的医疗核心制度。

2. 树立敬业精神,遵守职业道德,履行医师职责,尽职尽责为患者服务。

3. 关心、爱护、尊重患者,保护患者的隐私。

4. 努力钻研业务,更新知识,提高专业技术水平。需要保持终身学习的良好习惯,更好地为患者服务。

5. 宣传卫生保健知识,对患者进行健康教育。医生不仅仅局限于诊疗,也有义务承担疾病预防及健康宣教方面的工作。

四、医生对病人诉求的回应

病人在接受医疗帮助过程中,希望医疗服务能满足自身的需求,所有的诉求都能够得到回应。在临床实际工作中,无论是医疗单位还是医务工作者时刻都在满足病人需求上下功夫,在提前预判或及时回应病人诉求上建立制度,以满足病人对医疗条件水平和医疗环境的期望。

(一) 优化就医环境

就医项目结构布局合理,导医、诊室、挂号、化验、药房、收费等设置便利,引导提示清晰、易懂,等候区域宽敞明亮、环境清洁、安静。

(二) 优化就医流程

医疗机构应努力确保病人就医顺畅、快捷、等候时间短。就医流程直接影响病人的精力成本、情感成本、时间成本、货币成本,是病人就医的亲身感受,也直接影响到病人对医疗服务的满意度。通过增加及时便利的导医咨询、多维度的信息公告,尽量避免病人就医时感到迷茫。

（三）等候服务

病人就医时挂号、付费、检查、取药、看医生，每个过程都需要排队。医院为了回应病人的诉求，不但要尽量缩短排队等候时间，还要注意等候期间服务是否到位，注意及时给病人提供就诊、检查、取药排队的信息；注意秩序管理、满足基本需求，如饮水、如厕等；注意病人病情的突然变化，及时提前安排或转至急诊就医；还可以安排医学科普知识展示，医疗检查注意事项，心理安抚等。

（四）预约与网上服务

通过网络和电话预约可以提高效率，节约病人和医院成本，减少等候时间，还可以开展网上预约、微信就诊、咨询、开药等服务。

（五）医护技术规范

医院为了保障医生护士业务技术水平持续保持高水准，紧跟先进技术更新的高社会期望，不但要求医务人员刻苦钻研、精益求精、练就过硬技术，更是通过规范临床各项技术，使临床诊断、治疗在标准下进行，鼓励技术创新，解决临床难题，在临床实践中不断发展技术。

（六）现代化设备配置

除了基本设备配置外，为了达到病人的需求，特别是疑难病、少见病的诊断与治疗需要新技术的支撑。医生和病人对诊断的需求在不断提高，从推测逐渐向确定诊断，从间接诊断逐渐到直接诊断。一些治疗方法的进步也是根据临床的需求不断发展完善，越来越微创化，越来越舒适化。

（七）医护人员的道德规范建设

医院时刻规范医务人员道德。医生与护士的医德高尚、责任心强，是病人最大的依靠，是对医德高尚的最佳诠释，是救死扶伤重任的基本要求。在临床工作中，医务工作人员良好的服务态度、温馨的语言艺术、体贴的医护行为，是对病人诉求的最好回应，不但使病人倍感亲切和信任，还利于病人配合诊断检查与接纳治疗建议。

（八）心理技巧的培训与掌握

无论是医生还是护士，心理学是必修课，需要学习心理学，掌握病人的心理活动，明白他们的情感需求，理解他们的情绪反应，同情他们的合理诉求。

（九）病人满意度评价

病人满意度已经成为评价医院服务管理的重要组成部分，不但是行业管理部门考核医院的重要依据，也是医院回应病人诉求，提升服务质量的客观标准。满意度评价也在不断发展，以满足病人诉求为宗旨。

（十）医疗质量安全控制

病人就诊的核心是诊疗疾病，恢复健康，所有医院围绕着这个核心建立医疗质量安全保障制度。医疗质量安全控制不但是病人生存的根本保证，也是医院生存的根本。政府主管部门有相关的制度要求，而各医疗单位也有系统的制度，针对所有医疗行为，涉及方方面面，不但要满足国家的要求与病人的诉求，而且要体现不同单位的文化特色。

（沈华浩）

本章小结

本章从病人的概念、角色、病人的需要、诉求以及对医生的期望，概括了病人的基本权利和医务。从医生的角色、职业特点、要求，概括了医生的权利和义务。通过医生对病人诉求的回应，诠释了病人角色和医生之间的相互关系，医生与病人之间的关系应该是相互尊重、相互理解的一种照护关系，各自需要明确自己的角色定位，并按照法律法规要求享有基本的权利并需要承担相应的义务。

推荐阅读

[1] 肖海鹏.临床医学导论.北京:高等教育出版社,2015.

[2] 王锦帆,尹梅.医患沟通.2版.北京:人民卫生出版社,2018.

[3] 和水祥,黄钢.临床医学导论.北京:人民卫生出版社,2016.

思考题

1. 病人角色的特征有哪些?

2. 如何理解病人诉求?

3. 现代社会医生职业的主要特点是什么?

4. 医生的基本权利及义务有哪些?

5. 医生应具备哪些人文素养?

第四章
医 学 人 文

[1] 石鹏建. 临床医学. [M. 6. 高等科学出版社, 2015

[2] 王福俊. 护理学基础. 2 版. 北京: 人民卫生出版社, 2018

[3] 杜天才. 解剖. 解读与临床. 重庆: 人民卫生出版社, 2018

在新时代医学教育改革与发展进程中，党和国家对高等医学人才培养提出新的更高要求，立德树人，重视和加强医学人文素质教育及学科建设，构建和谐的医患关系，遵循道德伦理与法律，用科学精神与人文精神相结合，在伦理与法律指导下，开展医学标准化教育、医学科学研究、医学实践能力创新，是社会全面进步和人的全面发展的基本要求，医学人文将是医学的价值体现。

第一节　医学人文概述

医学是关爱生命、促进健康、治疗疾病的科学、艺术与实践。无疑，技术导向是它的重要特质，但同时，它也是关于"人"的学问。医学汇集了人类在自我（从躯体到心灵）认知、自我救助方面的知识、智慧、发明和发现，它的研究主体是人，研究对象也是人，服务对象还是人，疾病是人身体的痛苦，也是心灵的损伤，任何医疗手段都是人与人之间身心救助的故事。所以，无论技术如何提升，医学人文的光芒永远是医学的价值归属。

一、医学人文

医学人文（medical humanities）是指医学致力于对生命、健康的关爱和维护的特性和宗旨，主要研究医学与人文关系以及从人文观念角度出发对各种医学现象、事件进行思考总结的学科，由医学人文知识、素养和精神共同组成。理论层面，医学人文是医学的学术向度、归依与终极关怀问题；技术层面，医学人文是对技术主义的反思，是对技术与道德异化的拨乱反正。它的本质是人文学，作为生物医学和人文医学间的桥梁，将人文学用于医学实践，健全医学活动，拓展医学事业和行为，获取利于医学发展的思路方法，解决医学的各种困惑和难题。

（一）人文概念与人的本质属性

1. **人文的概念**　"人文"一词最早出现在《易经》中："刚柔交错，天文也。文明以止，人文也。观乎天文以察时变；观乎人文以化成天下。"宋程颐《伊川易传》卷二释作："天文，天之理也；人文，人之道也。天文，谓日月星辰之错列，寒暑阴阳之代变，观其运行，以察四时之速改也。人文，人理之伦序，观人文以教化天下，天下成其礼俗，乃圣人用贲之道也。"人文原来是指人的各种传统属性。广义上讲，人文就是人类自己创造出来的文化，正如《辞海》中称："人文指人类社会的各种文化现象。"

到了近代，人文被用来翻译 humanism（人文主义），人文主义是欧洲文艺复兴时期一些知识分子，在超越和反对中世纪欧洲宗教传统的过程中，把希腊、罗马的古典文化作为一种依托，用这种办法来回归世俗的人文传统。这些人被称为"人文学者"，后来人文学者所做的学问就变成了"人文主义"，到19世纪的欧洲又有了所谓的人文学科,20世纪英美的大学里面也开始出现所谓的人文学科。人文学科是对于人的各个方面的一种求知,是对人的知识的一种探讨。

实际上,人文的根本性观念是从人类的角度出发来思考人,思考人的存在根基。人文范畴的基本内涵是人类文化;基本内核是关于美好人性的理想;终极指向是人类的自由和解放。因此,语言、宗教、哲学、文学、艺术、科学乃至技术等,都是人文范畴内在本质的表现形式。医学人文学是一种探讨医学源流、医学价值、医学规范以及与医学有关的其他社会文化现象的学科体系和学科群,包括医学史学、医学哲学、医学伦理学、卫生法学、卫生经济学、医学社会学、医学心理学等百余门课程。

2. 人的本质属性 人的本质属性从医学的角度来看,表现为以下三个方面:

(1)生物性。生物人的基本特征与动物一样,具有繁衍后代,自我复制的能力;所作所为均由本能发出,不受意识控制,只限于维持生命本身,疾病就是生物体内组织器官发生了形态和功能上的改变。生物性是人与动物所共同具有的性质,是心理、社会人的基础。

(2)心理性。人生命的存在,本质上表现为生活性存在,人具有动物所不具备的心理能力,表现为人在认识和实践活动中体现出的传递信息性、意识性、能动性、自主性和创造性。

(3)社会性或精神性。社会性主要表现为:能够控制自己的行为,以他人的存在作为自己存在的前提,并不断完善自己,追求自由发展。恩格斯认为,人来源于动物界决定了人们永远不能完全地摆脱动物性,即自然属性,问题只在于摆脱得多些或少些。人的社会属性又制约着人的自然属性,并使得自然属性成为社会化的自然属性。人的社会属性是人所特有的属性,是人的本质属性。由此可见,在医学研究与医疗实践中,单纯从生物学、心理学或社会学角度去理解医学的本质,都是背离了医学的本质属性——人的本质属性的思想。

人的精神能力不外乎我们在哲学上所公认的三种能力,即知、情、意,而在这三种精神能力基础之上,作为对三者综合统一的最高对象来说,就产生了信仰和敬畏。人们在思想中去追求真理的本性被古希腊哲学称之为"爱智";人们在行为当中追求真理的本性被称为"向善",成就了人的道德;人们通过情感去追求真理的本性就表现为"审美";而人们通过理性直观并诉诸最高的信仰去追求真理的倾向就表现为对一切神圣事物的"敬畏",这四个不同层次共同构成了人的精神世界。因此,最普遍意义上的人文精神,就是爱智、向善、求美和敬畏这四种基本倾向所构成的精神世界。

所以,人文精神是人类社会各种文化现象所积淀出来的一种风貌,是人类精神文明程度的一种标志。从本质上来看,人文精神是指对人类生存的意义和价值的关怀,是一种以人为对象、以人为中心的思想观念,主要包括人的信念、理想、人格和道德等。人文精神是在求取自身生存和发展的过程中,以真善美的价值理想为核心,不断实现自身解放的一种自觉的思想信念和文化准则。所以人文精神是一种普遍的人类自我关怀,是对理想人生、理想人格和理想社会和谐发展的不懈追求,是尊重人的价值和精神的集中体现。

(二) 医学实践中的人文

1. 医学实践中人文的基本体现 医学既是一门诊断、治疗和预防疾病,恢复、维护和促进健康的科学,又是一种救死扶伤、诊治疾病、维护人类健康的实践。这种实践特点要求医学与人文必须高度结合才能实现医学爱人、救人、帮助人解除痛苦的实践目标。

作为认识生命、认识自然的探索,医学和宗教、文学、哲学等几乎同时产生,并相互影响与渗透。人类对自身起源、疾病、死亡、繁衍以及梦境等的思考,特别是采用催眠、心理暗示等方法驱病祛邪,不仅是早期医学活动的开篇之作,更是历史上许多宗教、哲学、文学活动赖以存在的主要表现形式。另外,最早的医学院校和医院产生于古埃及各地的神庙和基督教、天主教教会。古印度的诗集《吠陀》既是传世文学作品,也是远古的医学书籍。由此可见,在人类对自然和自身情况无法给予科学解释的时代,医学、宗教、文化、哲学等相互融合促进,为各自的发展衍化起到推波助澜的作用。

"医学起源于人类关怀的需要,与人文精神有着天然的不可分割的联系",英国科学家斯蒂芬指出,医学是人道思想最早产生的领域。最初的医学不是谋生的手段,也不是一种职业,而是一种仁慈,一种人道关怀。"救人一命,胜造七级浮屠",治病救人被认为是施仁爱于人的理想途径。"医者意也,医者艺也",也明确指出医学是一门哲理思辨、观念理性的技艺。"夫医者须上知天文,下知地理,中知人事""下医医病,中医医人,大医医国",更是自然科学和人文社会科学联系的高度概括。这都充分显示了古代中国医学对医学本质,特别是对医学人文本质的深刻理解。西方医学的奠基者希波克拉底深刻地阐述了医学的人本思想,他强调医术是"一切艺术中最美好、最高尚的艺术""医生应当具有最优秀哲学家的一切品质"。可见,中外古代科学家们的真知灼见不仅传授弘扬了医学的人文精神,也使医学在以人为本、重视生命的道德和社会价值方向上发展,为后人留下了超越时代的永恒的医学人文精髓。

2. 医学实践中人文的重要作用　首先,医学人文是医疗实践者价值观的核心。价值观体系有着较为明显的结构性特征,其中最为显著的就是层级性。一个体系中既有本质上的先进性,也具有引导和统帅其他价值观的核心价值观,即"最重要、最关键、最基础的,起决定性和支配作用的价值观"。"医学即人学"的思想观念和以人为本的职业理念是医务工作者最具体、最核心的价值观。只有强化医学人文与医德教育,更新医学价值观,而后在此基础之上加强医学知识和技能的学习与实践,才能成为具有高尚医德和高超医术的合格医务工作者,对其今后在职业发展中坚持治病救人,养成生命认知的习惯,乃至对人类健康的促进,都具有不可忽视的作用。因此从医学人文角度出发,构建医务工作者的核心价值观不仅是塑造医务人员良好形象的要求,同时对构建社会主义和谐社会有深远意义。

其次,医学人文贯穿指引整个医疗实践过程。医疗活动的特点决定了医学人文的宗旨集中体现在对病人的价值,即对其生命与健康、权利与需求、人格与尊严的关心和关注。对医学而言,没有认知或认知不准确、不全面是难免的,因此对疾病的诊治往往不能完全到位,医疗并不意味能绝对治愈疾病,多数情况更多地意味着关怀、体恤和减轻病人痛苦。"有时是治愈,常常是帮助,总是去抚慰。"所以,医生的注意力应集中到医疗实践全过程的人文关怀中,而不是仅仅集中到治愈疾病的过程本身。对人的尊重与关怀,对生命健康的珍爱,是医学人文最鲜明、最集中的体现。人类医学实践过程中也处处体现医学人文的重要性:在为病人治疗时,如何尽可能地减少病人的痛苦;在手术中如何尽可能地减轻病人的损伤;在诊疗中如何为病人节约开支,选择最优化方案等,这些是医学技术问题,更多的也是人文问题。无论对生命的救治,对病痛的解除,还是对病人情绪的调节等,医学人文的指引作用始终贯穿整个医疗实践过程。

最后,医学人文促进医疗实践健康发展。随着社会的发展,医学的发展越来越倚重于人文社会科学的发展。现代科学技术向医学领域的广泛渗透和结合,使现代医学技术的发展出现高度综合。这种综合既体现为医学与自然科学、与科学技术的综合,又体现为医学与人文社会科学的综合。医学技术的发展对人类健康的促进、寿命的延长无疑有着极大的推动作用,但随之也带来了一系列新的伦理、法律、经济和社会问题,如克隆技术、器官移植、辅助生殖技术、医疗资源的公平性等所产生的问题就不是单靠科学技术就能够解决的,由此可见,医学技术能够做到的,并不都是人类需要的,也不都是合乎人类理性的。可以说,医学人文为医学实践拓宽着道路,指引着方向,促进了医学理性健康的发展。

二、医学人文精神

人文精神是人类社会各种文化现象所积淀出来的一种风貌,是人类精神文明程度的一种标志。它作为从人文文化发展过程中产生及发展起来的概念,是一种普遍的人类自我关怀,也是对理想人生、理想人格和理想社会的全面与和谐发展的不懈追求,是尊重人的价值和精神的集中体现。

(一) 医学人文精神概念

医学作为自然科学,其本身是揭示人的自然生命所遵循的生理和病理规律,而从事科学研究的是"人",这就涉及人以怎样的态度对待医学科学的问题。人文精神并不是医学本身所固有的内在规定,而是从事医学科学研究的人对待医学研究的态度。所谓医学人文精神,就是指在医学研究、医疗救治、医疗预防、医疗保健和医疗护理等一切医学活动领域当中,研究者和医疗人员在如何对待医学真理、医学技术以及人的自然生命方面,始终贯穿着的爱智、向善、求美和敬畏的普遍人文精神倾向,捍卫医学的"属人"本质属性。

医学人文精神作为一种特殊的社会意识形态,是固化于人脑中的医学人文价值观念,包括人道精神、人文批判精神和医疗从业者的道德人格精神等。它是医学发展和医疗实践在人们头脑中的反映,贯穿于医学发展和医疗实践的全过程。医学人文精神是人们在整个医学领域或医学活动实践中所涉及、所形成、所追求的精神方面的内容以及驱使人们进行医学活动的心理指向和意志动力,是对整个医学领域或医学活动实践中关于人文精神、人文关怀和人文价值以及对人的本质与特性、意义与价值等终极问题的探究。因此,只有具备了医学人文精神的本质内涵,医学才能成为人的医学。

（二）医学人文精神的要素

医学是人类在长期与疾病做斗争的实践中产生和发展起来的,它的发展贯穿整个人类的发展史。站在全球视角,纵观历史长河,医生的职业要求始终包含着全力以赴去挽救生命、护佑健康的要义。因此,作为医学重要的组成部分,医学人文精神应该为医疗实践的行为者提供充分、正确、规范的行为依据。

1. 永葆敬佑生命的初心　医学人文精神是对人的生命神圣、生命质量、生命价值和人类未来的健康与幸福的关注,也是对人类身心健康与自然、社会和人之间的和谐互动与可持续性发展的关注。"敬佑"要义,一为"敬",意指思想认识和态度,一为"佑",意指职业责任和行为。作为医务人员,只有对生命有深刻理解,明晰护佑生命的意义,才能做到《尚书·康诰》倡导的"如保赤子",医者只有常怀敬佑生命之心,才能更好理解和践行"健康所系,性命相托"的誓言。

古人云,"身体发肤,受之父母",意为子女要珍视父母给予的生命,要学会感恩父母。孙思邈在《千金要方》中讲"人命至重,有贵千金,一方济之,德逾于此",意思是人的生命比千金贵重,医者以良方救人性命,乃是最宝贵的德行。人的生命宝贵,医生的责任重如泰山,为医者要修炼高超的医疗技术,更需有仁爱施援之心、普救众生之志,这是一名医生应当具备的良好品质。渊博的知识、丰富的经验、强烈的责任心,这是"大医"的标配。林巧稚大夫千方百计救活了首例新生儿溶血症患儿,孩子的母亲给宝宝起名"协和"。"医生即使见多了病痛、生死,仍将每一个生命视若珍宝",代表了全社会对人文医学的呼唤,也讲出了医者自身的追求与初心。

2. 履行救死扶伤的职责　救死扶伤是敬佑生命的本职体现。无论中外古今的医学,都是将救死扶伤、仁爱救人的医学人文精神渗透到诊断、检查、治疗、护理等临床实践的各个环节之中。如阿拉伯医学之王阿维森纳博采众长著《医典》,英国医生爱德华·琴纳（Edward Jenner）研制牛痘攻克肆虐人间的"天花",传说中的神农遍尝百草,春秋战国名医扁鹊观气色断疾患,外科圣手华佗为减轻患者痛苦研制麻沸散等。此外,医院的兴起无不与仁爱、照顾和关怀相关。古罗马时期的慈善家,为护理贫病交加的病人,变卖自己的财产创办了第一家医院;我国北宋时期文学家苏轼,为照顾疫病流行中无家可归的病人,创办了"安乐病坊";还有欧洲中世纪的"修道院医院"以及法国大革命时期兴办的"普通医院",都以照顾和医治贫困病人为己任,充溢着人道主义的关爱之情。

在中国现代医学发展史上,医务人员更是在本职岗位上,在历次地质灾害灾难事件、突发公共卫生事件中展现出救死扶伤的高尚精神。2003年,SARS病毒大范围蔓延,面对未知而传染性极强的病毒,在知晓无任何明显有效治疗方法的情况下,一批医务人员眼含热泪却内心坚定地走上医疗一线践行救死扶伤的誓言。2008年5月12日,一场毫无征兆的天灾摧毁了汶川,医疗队为灾难中幸存的伤者带来了生的希望,同时也在治愈着人们心灵的伤痛。2020年,人们满心欢喜准备阖家团圆的新年之际,新冠肺炎疫情迅速扩散,"武汉封城",医务人员又成了"逆行者",各地纷纷组织医疗队驰援湖北。

当我们回眸这些时刻,总会给那些不顾自身安危救治伤病患者的医务人员冠以"英雄"之名,但医生们都觉得自己的职责就是尽最大努力、尽可能挽救病人生命。心怀大爱的医者并不为荣誉和虚名而战,只是纯粹而执着地认定:救死扶伤就是医务工作者能做、该做之事。

3. 树立甘于奉献的精神　甘于奉献是医生职业的底色。毛泽东同志在《纪念白求恩》一文中这样说，"白求恩同志是一名加拿大共产党员，为了中国人民的解放事业，不远万里来到中国，不幸殉职，他这种毫无利己专门利人的精神值得我们学习"。一个人能力有大小，但只要有这点精神，就是一个高尚的人，一个纯粹的人，一个有道德的人，一个脱离了低级趣味的人，一个有益于人民的人。"提灯女神"南丁格尔女士将一生献给了护理事业，这是最高贵的奉献精神。中国现代儿科学奠基人诸福棠院士毕生致力于儿童保健、营养和医疗工作，素以勤奋刻苦、严谨谦虚、大公无私著称。2020年新冠肺炎抗疫战斗的上海华山医院感染科主任张文宏说，"对我个人你不要采访，我觉得没什么意思"。堪称"国士无双"的钟南山院士觉得坐着餐车去武汉并不是什么值得媒体大肆宣传的事，什么交通工具或什么座位都无所谓，重要的是尽快抵达武汉，投入战斗。正是因为他们有着对生命的敬佑之心，有着对本职工作的明确认知，才能甘于奉献，乐于奉献，不关注一己之私，而着眼于天下之事。

4. 肩负大爱无疆的使命　大爱无疆是对仁爱之心的要求。"夫医者，非仁爱之士不可托也，非聪明理达不可任也，非廉洁淳良不可信也"，足见医者的大爱必须源于智慧与明理，廉洁与淳良。无数医务人员在家庭与事业，个人与病人中毅然决然地选择了事业与病人，以忘我的工作作风展示着仁爱与博爱，无论何时何地，中国医务工作者都以实际行动向全世界诠释着大爱无疆的精神。

中国援非医疗队不仅妙手仁心救治患者，还用四十余年延续不断的坚持，实践了医者对职业和人类生命的神圣承诺，更用关爱浇铸起友谊的桥梁，向非洲乃至全世界展示了中国人民"爱和平，负责任"的大国形象。中国援非医疗队在非洲累计诊治病人近2亿人次，被评为"感动中国2014年度人物"。

在抗击新冠肺炎疫情之战中，我国的医务人员在取得了国内基本胜利后，第一时间投入到国际的抗疫救援工作中，秉持大爱之精神，不分国界为人类谋福祉。从这次全球疫情，人们也看到，没有哪个国家能够独善其身，面对疾病和灾害，所有人必须紧密团结在一起，组成"人类命运共同体"。大爱无疆，过去有榜样，现在有价值，未来更有需要。

(三) 医学人文精神的特征

一方面，医学人文精神具有一般人文精神所具有的本质内涵；另一方面，医学人文精神具有医学实践的具体特征。

1. 时代发展性　医学人文精神的本质内涵、思想形式都受当时社会生产力发展水平、政治、经济、文化思想等因素的影响，反映了医学发展在不同阶段人们对医疗实践的自我反思，因此医学人文精神具有时代发展性的特征。理解医学人文精神不能脱离具体的历史时代：例如自然哲学医学模式下的医学人文精神发展是至上性的，而机械论医学模式下的医学人文精神就日渐式微，其原因都在于受到各自所处的具体时代、环境的影响。正是由于医学人文精神在不同时代具有不同的表现形式，由此可知，医学人文精神是具体性与历史性相统一的精神，是特定历史与时代发展的必然产物，并伴随着社会的进步、医学的发展而不断发展、变化、完善。

2. 内涵丰富性　对医学人文精神含义的普遍理解为关爱生命、以人为本。但从不同角度出发，对于医学人文的内涵也有着不同的认识，比如医学实践活动中的人文精神表现为医学的人道精神、人文的批判精神与独善（独立、完整、完善、完美）的人格精神，应该是对人的生命神圣、生命质量、生命价值和人类未来的健康与幸福的关注，是对人类身心健康与自然、社会和人之间的和谐互动与可持续性发展的关注。或者说，医学人文精神应该关注人性和关注人的情感。还有研究者强调，医学人文精神要求在治病过程中，更注重医护人员与病人的沟通、对话和交流，平等对待病人，对待疾病和生命。但不可否认，医学人文精神在医学精神系统语境之中处于核心地位，只有具有了医学人文的本质内涵，医学才成为了人的医学！

3. 作用多样性　医学人文精神贯穿医疗实践活动的始终，但更多的是调节医学科学技术在应用中对人的影响。在医疗实践过程中不能只片面地看到对病人有利的一面，而忽略对其造成的伤害。如临床试验问题、手术治疗问题、药物选用问题等，绝对的安全是不存在的。因此，对生命的不伤害包括不允许有意的伤害和任何伤害的危险，有利于生命的健康是不伤害的高级形式，即不仅应当尽量避免伤害病人,而且应当促进其健康、完满与福利。

医学人文精神更多的是内心中坚定的信念,没有太多的约束机制,更多地倾向于内心自我约束。虽然某个人或少数人的生命健康不足以推动医学的发展,但是医学是为了整个全人类的健康而不断向前,是对生命的敬畏之情。医学人文精神关心的也不仅仅是现实存在的人,同时还有未来的人类,并指导医学精神层面的发展建构。可见,正是因为医学人文精神的指导,医学才能整体全面地发展,且符合人类长远利益的终极价值追求。

4. 实践指导性　实践是思维与存在相统一的桥梁,相对于理论,实践处于根源的地位。马克思主义实践观强调实践主体的知行统一,知是认识或理论,行是指实践。知与行的科学统一,就是要求实践主体在实践过程中做到理论与实践的统一。因此,医学人文精神的指导是贯穿于整个医学实践中的。要将医学人文教育融入医学实践的全部,用理智的培养代替观念的灌输,对朴素的医学人文思想进行提炼和升华,由事件产生的心理体验,内化为头脑中引导其医疗行为实践的医学人文精神。医学人文精神是医学的灵魂,人的生命健康是医学所追求的目标,其他的一切探索创新都是为这个核心服务的,人的生命健康是唯一的。失去了医学人文精神,一切医学实践行为都是苍白无力的。

(四) 医学人文精神与科学精神

医学是科学与人文的交叉学科,医学既需要科技进步,又需要人文滋润,科学求真、人文求善,二者缺一不可。在不同的历史条件下和医学模式中,在医学发展的不同阶段,医学科学精神与人文精神的地位有所不同,突现的程度亦不同,但二者不是孤立的关系,而是逻辑平等、完全统一的关系。

科学精神作为人类文明的崇高精神,它表达的是一种敢于坚持科学思想的勇气和不断探求真理的意志,客观唯实、追求真理是科学精神的要求。因此,医学科学精神是科学精神在医学卫生实践中的应用与体现,是对生命医学的执着研究的精神,是尊重医疗实践过程中的客观事实,严谨求真、实事求是的精神,是在继承和实践基础上的创新精神。强调医学知识和技术在医疗过程中的作用,强调尊重临床客观事实、尊重医学规律、依循实证方法、遵循规范的程序,强调临床发现的客观性、准确性和实用性,强调排除主观因素的干扰作用,鼓励医学工作者始终带着科学问题探索人体的奥秘,创造新的医学知识与技术,并用其解决医学难题,不断从更深、更广的角度认识疾病、治疗疾病。医学科学精神促使人类运用科学的眼光看待健康与疾病、走出医学的蒙昧状态,从而推动医学的发展。

医学人文精神是医学科学本质特征和医疗职业的理性知觉,是医学科学和医疗服务价值目标的理性提升。它应该包括:高尚的思想道德、人道主义精神、利他主义精神、良好的沟通技能、良好的职业精神、端正的医学态度、依法行医的职业操守。可以说医学人文精神是医学本质的内在规定和必然要求。对于从事医学研究和医学实践的"人"来说,科学精神本身是坚持真理的态度,但这是从事研究的人对待真理的一种客观的态度,这种态度本身并非是科学认识的内容,但它能够影响科学研究活动。一位热爱科学研究的人,和一个不热爱科学研究的人相比较,显然前者更容易取得科学研究的成就。但这种对待科学的态度,就是研究者个人主观坚持真理的精神,而人如果能够坚持真理,则更加符合了人的高尚的品质。从这个角度来说,科学精神同时就是人文精神,但科学精神又不等同于人文精神,而应该是,坚持科学精神的人对待科学的主观态度符合了人认识真理的本性,因而具有了属于人的价值观蕴含其中,这才使科学精神同时变成了人文精神。

既然医学是与人类生命直接相关的科学,医疗技术是增进健康、减少疾病的艺术,卫生保健是关系人类幸福的事业,医学理当是科学技术与人文关怀融合的结合点。科学技术与人文精神的渗透与融合是现代医学的理想目标。所以,医学人文精神应该是具有现代科学意义的人文精神,同时,医学科学精神应该是充满高度人文关怀的科学精神,因此,医学人文精神和医学科学精神是辩证统一的。

三、医学人文精神培育

医学人文精神培育旨在使医学生学习人文知识的同时,能够于内心深处积淀出关于生命、健康以及死亡、疾病的正确观念,从而真正理解医学的含义,并发自内心地敬畏生命,理解患者。

(一) 医学模式中的人文精神

医学人文精神作为一种特殊的思想意识形态,是医疗卫生与健康事业发展的灵魂。在不同的社会阶段由于受经济社会发展水平和文化的影响,医学人文精神表现出不同的思想形式和内容。不同的医学模式也受到不同历史阶段哲学思想的影响和制约,既反映当时医学的发展状况,也折射出时代的医学文化模式。医学对人的健康与疾病的揭示经历了由浅入深的过程,医学对人体的认识也经历了由模糊人到生物人再到完整人的过程,体现了人文回归的绵延曲折和人类认识客观世界的发展规律。

1. 神灵主义医学模式与宗教精神 神灵医学模式产生于奴隶社会,是人类早期对自然力的恐惧和无知产生的原始观念。这种医学模式既是医学诞生的基础也是宗教诞生的基础。宗教精神指导下的医学,通过心理调节和行为规范治疗疾病,对医学的发展产生了积极的影响。这一时期的医学实践主要表现为经验的萌芽积累阶段和具有动物本能性质的医疗,在医学人文精神上表现为巫医文化与宗教精神,体现出其深受神话思维、神话观念的影响,对于疾病的认识、治疗、生命价值观等均处于神话意识的思维状态,无论是在知识形态的层面上还是在实践形态的层面上,都未能揭示疾病的本质,也未给人们提供医治疾病的科学方法。当时的人文精神过于唯心,相信非物质的力量,把治愈病痛和生命延续的希望和途径寄托在自然万物或超越的神灵上,阻碍了人类对客观世界的认知与探索。

2. 自然哲学医学模式与人文精神 自然哲学医学模式以朴素唯物论的观点为指导思想,认为人体的生理病理现象并非孤立,而是与人们的性格、生活方式、自然环境和社会环境密切相关。在认识和防治疾病上,既注重躯体又考虑精神,既重视机体本身又关注人和自然的关系。在自然哲学医学模式下,医学与人文处于原始融合的状态,医学精神与人文精神的结合程度较神灵医学模式有了很大进步,通过对自然世界的探索和改变,逐渐营造更加适合人类生存的环境,是以人为本的最好体现。例如中医学的辨证论治就是建立在经验基础上,对一个全面、整体的具有社会、自然、思维等综合要素的人的医学理论。

3. 机械论医学模式与客观精神 机械论医学模式产生的背景是文艺复兴运动的兴起,人们对现实美好生活的追求和探求现实世界奥秘的渴望,形成了用科学解释自然现象的机械唯物主义自然观。文艺复兴后期的医学技术飞速发展,将人类复杂的机体物理化、化学化,使人类对自身的生物属性了解越来越细,极大地推动了医学的发展。但由于对医学科学的崇拜,此时医生在治疗的过程中,将人看作机器,人体器官被看作机器的零件,将物理、化学的概念推到首位,淡化了对整体的、有生命的人的关怀,医学人文精神的光辉逐渐变淡。

4. 生物医学模式中的科学精神发展与人文精神的缺失 生物医学模式下医学科学得到蓬勃发展,不同学科分门别类地对人体的形态结构、功能机制、病理状态下的各种生命现象进行了深入研究,人体生命的奥秘和疾病的过程、原因、机制也就逐步被揭示出来。以物理学革命和信息技术为先导的现代科学革命,让人们从生物属性的角度对人体生命现象和疾病的认识更加深刻与精确。正是这种科学精神促进了基础和临床医学的发展,使现代医学分化与综合的趋势得到了明显的进展。生物医学模式下高新医学技术的优势被发挥到极致,为人类健康事业作出了伟大的贡献,为医学史乃至人类历史谱写了重要的篇章。但一味强调科学精神的绝对性,导致技术主义的无限扩张,从而忽视了医学人文精神在医学活动中的重要价值,使医学发展趋向单向,自此,医学与人文已经分属于两条不同的轨道,处于分离状态。

5. 生物 - 心理 - 社会医学模式中人文精神与科学精神的结合 20 世纪以来,社会因素、心理因素、文化因素对人类疾病和健康的影响愈发明显,生物 - 心理 - 社会医学模式应运而生。健康既包括肉体生命上、生物功能上的健康,也包括精神上的富足和充沛以及在社会关系、人际关系中保有积极向上的完满状态。医者自觉对于病人的关爱和医疗不仅是技术性问题,更是人与人之间的人性关爱,进而自觉提升医德境界,追求道德自律,在医疗研究中探索生命的奥秘并避免医疗技术的过度使用。

在这种医学模式下,医学人文精神与医学科学精神并重,两者在相对独立的基础上,又相辅相成,相互促进。医学人文精神关注人的生活质量、生存意义,使其围绕人文价值去实现医学价值,对医学科学起引领和导向作用。

医学从来就不是一门纯粹的自然科学,而是一门自然科学与社会科学相统一的科学。医学的发展,每一步都渗透着精神的要素,蕴涵着人文精神的滋养和培育。纵观医学发展史,医学人文的发展水平决定着医学的发展速度,只有将医学人文思想源源不断地注入医学中,医学才会尽可能地发挥其正面效应。

(二) 医学科学与医学人文的融合

医学是人类在长期与疾病作斗争的实践中产生和发展的,是最古老、最基本的科学,它的发展贯穿整个人类的发展史。纵观世界医学发展史,医德与医术这两大核心要义始终交织在一起。20世纪医学最突出的特征就在于其与科学的密切关联,医学不应仅仅被理解为科学,更应被看作是复合的学科。单凭医学科学和生物技术不足以表达医学的复杂本质。20世纪70年代初,埃德蒙德 D. 佩里格里诺(Edmund D.Pellegrino)强调:"医学是最人文的科学,最经验的艺术,并且是最科学的人文"。2020年新冠肺炎疫情肆虐,钟南山院士也说医学人文精神是调动患者治病积极性、解决其病痛的重要组成部分。医学人文精神的核心,不能简单理解为"态度好",它更表现为医生对患者身心的关怀、生命的尊重、尊严的维护和价值的认同,是医务人员发自内心地想方设法为患者治好病。

克服医学科学与医学人文的分裂,弥补当代医学人文的缺失,实现医学科学的人文化和医学人文的科学化,既是现代医学人文观的基本要求,也是使当代医学走出困境的基本途径。所以,医学科学与医学人文的充分结合,是医学人文赖以实现的关键。

1. 实现医学科学人文化 如何向医学注入人文精神,如何实现医学科学人文化呢? 有学者认为:"在医学的实践层面,我们要自觉促进科学文化与人文文化的相互渗透与统一构建。""在医学科学层面上,要在生物 - 心理 - 社会医学模式的基础上,发展和发挥医学科学、医学人文、医学社会的内在相通性,建立一种真正的现代医学精神。"

第一,将整体的、身与心统一的、生物的与社会的人作为医学的根本对象。要在所有服务中恢复医学的服务对象是整体、有生命的人这一传统观点,这是医学人性化的基本要求和前提。"生物 - 心理 - 社会医学模式实质上是科学与人文并重的医学模式,生物医学模式向生物 - 心理 - 社会医学模式的转变,就是人文精神向生物医学的回归。"

第二,重新定位医学的服务目标,全面满足人们对身心健康和生命质量的需求。医学自形成以来,长时间是以消除疾病、延长人的寿命为目的,而且它仍是当代医学的重要目标,当代医学的研究目标及其大量成果,都是服务于这一目标的。医学为实现这一目标所采取的种种新技术的确在一定程度上延缓了死亡,满足了人们求生的欲望,但同时也带来了许多痛苦。一种充满人性的医学,不应仅仅以延长生命为尺度,还应当为减轻病人的痛苦、提供心理安慰、改善生命质量而努力奋斗。

第三,全面转变治疗观念,尽可能地减少对机体的损伤。根植于近代自然科学的现代医学,将治疗视为机器的修理,长期以来以清除病变为治疗理念。这种治疗观念在过去的治疗中发挥了相当大的作用,但由于其着眼点在于病变而不是整个机体,因而在清除病变的同时,也给机体带来了损伤、甚至是致命的打击。近些年来,现代医学在这方面已经开始发生变化,大切大换的治疗观念开始让位于微创和无创治疗的观念,这是现代医学人文性的重大进步。

第四,将整体治疗与清除局部病变、固本与对症、循证与经验、普遍化与个体化的治疗结合起来,为病人提供最优化的治疗,也是医学人性化的重要方面。为病人提供最优化的服务,是人们对医学的最大期求,也是医学人性化最为集中的体现。现代医学经过长久的努力,已经在这方面积累了大量的经验,只要我们将这些经验运用于医疗实践中,并加以推广,医学人性化的程度和水平就可能发生质的飞跃。

第五,严谨地设置道德、法律的底线,提升人们对医学的安全感。近年来,许多医学高新技术已经突破了传统医学的一般范畴,深入干预人类机体的内在层面,有可能影响人类的长远发展,诸如基因调控、基因加强、胚胎修理以及克隆技术、再生和再造技术的发展,均令人喜忧参半,人们甚至不知道这些技术会将人们的生命引向何处。这也是人们对医学人性怀疑的重要原因,而设置医学高新技术应用的道德和法律底线,正是医学高新技术行善去恶发展的重要保证。

2. **实现医学人文科学化**　医学科学与人文的结合,还包括向医学人文注入医学科学,使人文实现科学化。只有与医学科学结合,将医学科学精神渗入其中,医学人文才能获得真正的意义,才能发挥引领医学发展方向和为医学提供社会伦理支撑的作用。医学人文不能空洞、抽象地呼唤人文精神,不能抽象地呼唤对人、对生命的关爱,而是要通过医学科学的各种实践体现对人和生命的关爱。

首先是密切关注医学发展中的新观念、新成果,并及时探讨种种新观念、新成果在应用中的社会、伦理问题,研究这些医学成就所需的社会支持,并将之纳入人文的研究范围。第二是在医学人文建设中,引进科学精神与科学方法。对一些人文课题,不仅要作定性研究,而且也要作定量分析。当前医学伦理学、医学哲学、医学心理学面临一些争论不休的课题,如果能提供数量的分析,医学人文学的信服力与吸引力将大大提升。第三是大力提倡描述性的研究。尽管人文学是分析和批判性的,但如果我们在一些课题的研究中,引用自然科学描述性的方法,例如对一个病人诉说病史的描述,对某一医患对话进行描述,对医生诊疗活动进行描述,并以此种描述为基础进行分析,那么医学人文学的状况就大不相同了。人文科学一定程度的科学化,将会给人文带来新品质,更好地发挥医学人文精神的作用,增加医学的时代感和责任感。

(三)医学人文精神培育的实践路径

医学人文精神是医学的内生性本质,完成医学促进人类自身健康、和谐和可持续发展的使命,必须永续传承。医学人文教育是一种跨学科的拓展教育,其任务是提升医学生人文、伦理和法律相关的知识和素养,有助于其充分理解医学的本质、目标和实践,从而更好地从事这一学科。对医学生进行系统的医学人文精神培育是其走入职业生涯的必经之路,必须纳入医学生的培养目标之中。任何层次和专业的医学生都应将医学人文精神的培育放在重要位置,同时着力培养人文精神和科学精神相结合并具有一定实践能力的医学人才。在医学理论授课、医学实验、临床实践过程中融入医学人文教育,在提高医学生专业技能的同时,还应根据医学生的特点,有针对性地对其进行医学人文教育,从而使医学生成为既有医学专业理论素养,又有良好职业道德倾向与素养的合格医学专业人才。通过多种措施促进医学生整体人文素养的健康发展,是医学生全面发展的迫切要求,是提高医学生道德水平的现实要求,是医学创新人才培养的实践要求,也是践行健康中国建设、对医科院校人文素养培养提出的要求。

1. **转变理念,重视医学人文教育研究**　树立新时代高等医学教育理念,打破传统医学教育理念的障碍,需要确定教育方针和思想,才能培养成当代良医。目前,医学院校人文素养结构体系不够完善,所以医学教育模式应树立以人为本的教育理念,对传统的教育方式方法进行变革,构筑医学专业教育和人文素养教育相统一的新的教育体制。医学院校及医学教育相关学者需要关注并重视医学人文教育,积极引导、支持人文社科课程教师与专业教师联合进行医学人文教育相关研究。结合人才培养和人文教育实践提出研究课题,开展相关研究,大力促进医学人文教育相关研究成果的转化和应用。通过课题立项培育形成医学人文教育研究团队,并以其为基础,积极申报人文社会科学研究基地。

2. **革新课程,医学人文教育融入体系**　课程体系设置是教育制度和思想的具体体现,是提高教育教学质量的重要措施,是实现教育教学目的的重要途径。医学人文素养的培养需增强对医学生的人文教育,积极推进教学课程体制改革,提高人文教育在医学人才培养中的位置和作用。在现有课程体系的基础上,对医学专业课程与人文教育课程进行整合和优化,努力形成"强基础、重素质、强能力、重人文"教育理念要求的综合化课程体系。例如第一层次为通识人文社科类,如语言文学、历史文化、书法绘画、音乐欣赏、经济管理、体育健康等课程。第二层次为医学相关类,如医学史、医学哲学、医学伦理学、医学社会学、卫生法学等课程。第三层次主要以医学人文精神为主题,开展讲座和实践活动,围绕社会热点和关注焦点,如医患关系中的法律与道德、公立医院的运行与改革发展、新医改遇到的问题与困难。还要考虑将大学生职业发展与就业指导纳入课程体系中。同时,在课程开设时间和课程内容等方面注重人文教育和专业课程的有机衔接,努力将人文教育和专业教育课程形成一个有机统一的课程体系。

3. 合理渗透,有效贯穿专业课程教学 在"全员育人"理念的指导下,医学人文教育不仅仅是人文学科教师的职责,医学专业课教师也应不失时机地在专业课程教学中进行人文教育的探索和实践,充分挖掘医学专业课程内容中的人文和科学精神内涵,改进专业课教学方法,建立以学生为中心,以教师为主导,以专业课程教育为主线,以专业知识、素质教育为目标的新型教学模式,将医学人文教育合理渗透到各专业课教学中,将人文精神和科学精神的培养贯穿于专业教学中。在专业课教学中融入素质教育的内容,可发挥专业课对人才文化素质养成的潜移默化作用,真正做到教书育人,既使得原先枯燥、抽象的专业理论知识变得生动、鲜活,加深同学们的感性认识,提高学生的学习兴趣,也使得原先说教式的素质教育变得充实而易于接受,同时也有助于树立良好的医德。因此,通过在专业教学过程中有意识地合理渗透医学人文教育,可以使学生从中得到启迪,从而达到教书育人的双重效果。

4. 培养师资,重视实践教学活动教育 医学是一门实践性很强的学科。实践教学活动是构成医学教育的重要组成部分。教师在实践教学活动中也应充实医学人文教育环节,因此要求临床老师不仅要提高自身人文知识素养,更要充分发挥教育教学和模范作用,指导、引导医学生在临床教学实践中注重人文关怀和道德情感的培养,让学生认识到人文精神在临床实践中的作用和意义。教师是立教之本、兴教之基、强教之源,要广泛吸取社会优质的医学人才来充实师资队伍,开展医学人文教学科研改革,鼓励教师进行医学人文素养教育的研究,鼓励教师跨专业进行人文素养教育培训学习,培养专兼职医学人文教育师资等。

5. 营造氛围,促进医学生全面发展 全面发展的医学生是指具有过硬的医学专业知识、良好的医德医风、丰富的自然科学和社会科学知识、出色的管理才能和组织才能、良好的心理状况和身体状况等一专多能的复合型人才。人的全面发展是人自身和社会发展的最高价值和理想,亦是医学生人文教育的终极目标,从本质上要求人文教育关注人和人的价值。因此,医学生的人文教育是一项有意识、有目的、有计划地教育人、培养人和提升人、促进人全面发展的实践活动,目的是推动医学生的全面发展,直接关系到医学生整体素质的提高和能力的发挥。因此,建设充分的医学人文硬环境和良好的医学人文软氛围,鼓励医学生积极参加校园内各种医学人文素养等相关的文化活动,充分利用各种要素,激发医学生对医学社会、文化等相关知识的关注,拓宽和提高自身的人文素养十分重要。同时切实关心医学生的精神需要和物质需要,帮助医学生解决实际困难和思想矛盾,引导医学生健康成长与成才,促进其思想观念发展,培育健全心智、丰富精神世界,从而实现医学生的全面发展。

6. 德能共育,培养创新型医学人才 医学人文是医学的重要支柱。从改革创新新时代医学教育教学现状出发,必须从医学生"能"的培育出发,夯实基本理论、掌握基本知识、强化基本技能;从医学生"德"的培育出发,提高医学生人文关怀水平、职业道德及沟通技巧;通过文医渗透融合、德能共育相长,使医学专业知识与人文素养完美融合,加强医学人文素养实践的锻炼、重视医学人文知识的整合,培养出"技术精、作风硬、通人文、敢创新"的医学人才,培育出更加符合社会需要的医学人才。医学科学与医学人文结合的完整教育,可以帮助医学生树立高尚的科学道德观,学习坚持真理、实事求是的科学精神以及互相尊重、谦虚谨慎的人文精神,培养出既有高精尖医学专业知识和技能,又有丰富而深厚的人文知识的创新型医学人才,这样必将使中国的医药卫生事业取得健康长足的发展。

(四) 医学人文关怀的追求目标

所谓"医学人文关怀"是存在于医学行为之中的、实践人类内心医学人文精神信仰的具体的、对象化的"物化"过程与结果,体现的是对人、人的生命与身心健康在终极意义上的敬畏、尊重与关爱生命本体的现代人文理念。在医护过程中,医学人文关怀除了为病人提供必需的诊疗服务之外,还要为病人提供精神的、文化的、情感的服务,以满足病人的心理健康需求。例如医疗行为中对病人的同情感,对病人疾病痛苦的关心,对病人疾病心理的调节,乃至对病人的医疗服务等,都贯穿着深厚的人文关怀。医学人文关怀具体表现为对病人躯体健康的关怀、心理健康的关怀和生命的终极关怀三个层次。尽管医学是把人体作为生物来看待的,但却同时应该意识到医学研究和医疗活动的对象是"人"而不是一个"肉体"。人是有情感、理性的,因而是具有尊严的存在者,这就要求医学工作者具有双重的关怀:一是对作为科学和技术本身的医学事实和规律的关怀,二是对医学对象的人的关怀。无论是医学诊断、医学治疗技术、医疗设备技术还是医学管理,都应充分考虑到病人的人文需求,医学发展也应该更加贴近人性化的方向。因为技术应该是或只能是一种医疗工具,而人本立场和人道精神才是医学的真谛。

1. 减少病痛,治愈疾病 医学科技追求技术飞速发展的外在的、物化的要求,专注于诊断治疗的机械化、自动化、计算机化而偏离关注病人的感觉,从而割裂了与医学人文精神的结合,并走向背道而驰的歧路。医学科技如何发展都不应遮蔽医学的人文属性及人文目标。医学人文关怀所追求的目标才是医学科技内在的价值取向。医疗制度卫生政策的制定中,对病人个体的关照延伸到群体的关照,确保每个公民都能享有医学技术的成就,确保医学技术沿着造福全人类的道路前进。医疗机构以救死扶伤、防病治病、为公民健康服务为宗旨,要不断应用新理念、新技术,创新医疗服务模式,不断满足人民群众医疗服务新需求,通过一系列改善医疗服务行动计划的实施,使人民群众看病就医获得感进一步增强。广大医务工作者要恪守医德医风医道,修医德、行仁术,怀救苦之心、做苍生大医,努力为人民群众提供更加优质高效的健康服务。

2. 调适心理,积极应对 中国著名古典医籍《素问·著至教论》要求医者"上知天文,下知地理,中知人事"。要求医者对病人要有全面的了解,不仅要了解病人性格、气质、精神等个性特征,而且要掌握病人所处的社会环境、职业、地位、生活等社会情况。病人除了对疾病的担忧、苦闷和无助外,还考虑着疾病对周围亲朋好友、社会单元、工作、事业等的影响。内心的担忧、痛苦与无助不仅影响到他们的机体及精神,而且还会影响疾病演变的过程。

医学人文关怀要在提供高满意度的技术服务的基础上,全面提供心理的、精神的、情感的安慰和支持。在医学实践过程中,同情体会病人的痛苦,耐心、细致、深入地了解病情,给病人足够的重视、安慰和尊重,赢得他们的信任,解除他们的焦虑,要与病人建立良好的人际关系,尽可能创造出一个利于病人倾诉病情的环境。不仅诊治患者心身,而且关注干预病人心理紊乱的周边群体及医学相关的社会问题,进而帮助其建立战胜疾病的信心和生活下去的勇气,最终达到最佳的治疗效果,对社会的稳定亦有一定的作用。

3. 尊重生命,以人为本 医疗过程中,是否对治疗手段的使用持审慎态度?一项技术或药物对病人是否适宜?治疗预期作用与副作用是否利大于弊?对治疗风险是否作过全面考虑和防范?对于治疗创伤和痛苦,病人是否知情和能否承受?病人是否对治疗成本和可能付出的代价有心理准备?医患沟通过程是否融洽和充分?医生是否掌握病人的特殊体征和心理情感期待?诸如这些,与医疗技术、设备、药物等都没有直接的关系。目前,临床许多新业务、新技术,对医生选择诊疗方式提出了严峻的挑战。不可否认,新的诊疗方法为解除病人病痛提供了新思路、新途径,但功利性的片面追求高精尖技术的疗效和效率而忽视技术的伤害性和不适宜性的行为,是违背医学人文精神宗旨的。在诊疗实践过程中,一方面,医者不得不面对新技术缺乏长期循证求实的科学论证的问题,加之面临经济利益的诱惑,这些都将时刻挑战医生诊疗行为中固有的良知底线;另一方面,人类应当警惕高新技术带来的负面影响,警惕因医疗行为中一些不切实际的承诺、不合常理的操作、不可预料的后果对人们产生的消极作用。

在诸多医疗行为中应尽可能提供高效、优质、便捷的医学人文关怀,避免做出有悖于科学、病人和社会最大利益的决策,慎重对待技术引发的社会伦理问题,允诺并采用最好的知识为病人提供所需要的优质服务。以人为本、尊重生命是医学人文的灵魂,它涉及医学及保健服务的本质和终极价值定位,它要求将病人利益放在首位,将生命的价值和人的感受贯穿整个医学的全过程,最终发挥生命的创造力,升华生命存在的意义。医学发展到 21 世纪已不再只是一门复杂的科学技术体系,它也成为了一个庞大的社会服务体系,提倡医学的人文关怀是医学发展的主旋律,不仅是对医生的要求,也是对整个卫生保健服务行业的期望。

　　无论作为有共性的科学技术还是作为有特殊性的医学,无论是古代哲人的论述还是当今人们的期望,都把"科学技术与医学人文的结合"作为医学的理想模式。尊重、热爱与敬畏生命是医学人文的前提,实现和维护人人享有的健康与生命权及由此而衍生出来的其他诸多权利,是医学人文的重要内容,而科学与人文的结合,则是医学人文赖以实现的关键。无论是从增进人类健康角度看,还是从医学自身发展角度看,构建医学与人文完美结合的现代医学模式,都必须加强医学人文建设,提供理想的医疗服务,造福人类健康,促进社会的文明进步。

(巩守平)

第二节　医学心理与心理健康

　　人们在认识世界和改造世界的过程中,通过各种感觉器官感知外界事物,再通过大脑思维活动去理解,期间伴随着复杂而丰富的情绪情感体验。医学生要了解一个人的基本心理成长发展规律,学习有关心理学的基本概念知识,了解心理社会因素对健康的影响,知晓健康与疾病相互转化的规律,懂得如何维护人的心理健康,如何战胜压力应对应激,进一步学会用心理学的理论和方法解决医学临床工作中存在的心理问题、心理危机,并进行适度的心理干预,维护人类身心健康,促进心身疾病的诊疗防控。

一、心理学与医学心理学

　　心理是客观事物在脑中的反映,人的心理是大脑的功能,是人在社会实践过程中形成和发展的。心理学(psychology)是一门探索人的行为及内心活动的科学。人的内心活动不能直接观察到,要通过语言、表情、动作、态度等行为线索去探索。医学心理学(medical psychology)是一门心理学与医学结合的新兴交叉学科,都以人作为研究和服务对象,它适应新医学模式转变,促进医学科学的进步。医学心理学既是基础理论课程,又是临床应用课程,它研究医学中的心理学问题,包括大脑疾病和躯体疾病中的心理变化,也包括心理因素对疾病的预防、发生、发展、转归的作用。

(一) 心理学发展历史与相关学科

　　关于精神和物质的关系及心身之间的关系问题,是历代思想家、哲学家争论的焦点,其中对"心"的探讨被视为哲学的主要问题之一。心理学起源于古希腊哲学时期,长期隶属于哲学,早在古希腊时期的哲学家柏拉图、亚里士多德等就对人的内心活动进行过研究。后来英国的洛克和休谟,德国的笛卡尔、沃尔夫等多位科学家对心理学发展产生了较大影响。19 世纪中叶,德国心理学家,现代心理学之父——冯特(Wilhelm Wundt,1832—1920)受自然科学的启发,于 1879 年在德国莱比锡大学创立了第一个心理实验室,从此心理学脱胎于哲学,科学心理学诞生,并经历了一百多年的发展,成为一门独立的学科。

　　心理学是研究人的行为规律的科学。就是揭示其心理活动规律,研究人的心理活动过程。心理学的目的在于探求人性。人的心理活动是在行为中产生,又在行为中得到表现。人的心理是受其内部心理活动支配的。通过在一定条件下对人的行为的观察和描述可以探讨其内部心理活动。心理学既要研究可观察到的外显行为,也研究不可直接观察到的内部心理过程。

心理的实质是脑的功能,是人脑对客观现实的反映。由于客观现实在人脑中的反映产生了感知觉、记忆、思维、想象、情感、意志等心理现象与过程,同时人们在对客观现实的反映过程中也呈现出了不同的兴趣、态度、气质、性格、能力和信念等个性心理特征。心理学研究的内容就是这些心理现象与过程的发生、发展和个性心理特征的形成与发展规律。通过对人的外显行为进行系统地观察、描述、测量及分析,来揭示人的心理活动规律。心理学的目标是描述、解释、预测和控制心理活动与行为。由于生活的需要与邻近学科发展的影响,心理学的研究领域越来越广泛,分支学科涉及生物、社会、环境、航天、艺术、商业、消费、管理、教育、运动、咨询、法律、工程、医学、健康等众多领域。

医学心理学是医学与心理学相结合的交叉应用型学科。它研究心理变量与健康或疾病变量之间的关系,研究解决医学领域中的关于健康和疾病的心理行为问题。医学心理学既归类于基础医学,同时又隶属于应用心理学的分支之一。它具有交叉学科的性质,既是医学生的基础理论课程,又是一门临床应用课程,它研究医学中的心理学问题,特别是各种病人的心理现象,包括大脑疾病和躯体疾病中的心理变化,以及心理因素对疾病的预防、发生、发展、转归的作用。医学心理学在现代医学发展中的作用主要为:①促进医学模式的改变;②有助改善医患关系;③临床诊疗工作的迫切需要;④可促进预防保健工作;⑤进行心身相互作用规律和机制的研究。

因其研究的范畴不同,医学心理学分化出许多分支应用学科:临床心理学、变态心理学、神经心理学、健康心理学、护理心理学、咨询心理学、社区心理学、心理病理学、药物心理学、缺陷心理学、生理心理学、心理生理学、精神病学、行为医学及康复心理学等。

(二)大脑的结构和功能

人的行为和内心活动与神经系统有关,而神经系统的总指挥在大脑,因此要了解内心活动,就要了解大脑的构造与功能活动。大脑由大脑皮质、大脑边缘系统、脑干组成。大脑皮质控制情绪情感等人类的高级精神活动,大脑半球分为功能活动有差异的左右两个部分,左脑控制言语活动,右脑负责言语活动以外的功能。心理是脑神经系统的功能对客观现实能动的主观反映,脑是心理的器官,健康发育的神经系统是各种心理现象发生和发展的重要基础。

心理学家不仅在行为水平上研究心理现象的发生规律,而且深入研究心理的脑机制,揭示心理现象与脑的关系。随着神经科学、认知科学、计算机科学与技术、电生理学、生物化学等现代化科学技术飞速发展,人们对神经系统的结构和功能有了新的认识,对心理学的发展产生了新的影响。

1. 大脑的结构 人脑的形成经历了长期进化,脑使人成为世界的万物之灵。由于社会生活、生产劳动和语言的发展,使人脑和动物脑有了质的区别。人的大脑皮质不仅在调节人体功能方面起主导作用,而且对各种功能进行全面而又精细的调节;同时具有抽象思维能力,能够进行自主的意识活动,因而使人可以适应并改造各种各样的复杂环境。个体发育成熟和心理成熟是相互平衡的过程,也证明心理成熟的基础是成熟的大脑。

人类的大脑分为左半球和右半球,大脑两半球在人类认知活动中的功能是不对称的。左侧大脑半球的言语功能和抽象思维功能优于右侧半球;右侧半球空间概括能力的形象思维功能和情感性信息处理功能优于左侧半球。应用现代脑功能成像技术的实验研究也支持关于大脑两半球功能不对称性的这种理论(图4-1)。

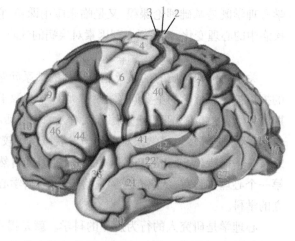

图 4-1 人脑左半球外侧 Brodmann 分区图

2. 大脑皮质的分区及功能 大脑皮质(cerebral cortex)功能分区,生理学家和医生进行过广泛的研究,提出了不同的设想,其中以布鲁德曼(Brodmann,1909)的皮质分区图为大家公认。苏联神经心理学家鲁利亚(Александр Романович Лурия,1900—1977)根据大脑皮质细胞构筑和功能特点,把大脑皮质分为三级功能区。一级区,又称投射区或初级区,包括额叶中央前回的初级运动区、顶叶中央后回的初级躯体感觉区、枕叶后部的初级视觉区和颞叶上部的初级听觉区。专门接受外周的各种传入信息(听、视、体感)或发出运动指令(初级运动区)。躯体感觉和运动支配分别在初级躯体感觉区和初级运动区,且有着明确的定位,损伤这些区域可引起特定的感觉或运动功能障碍。二级区,又称投射联合区,包括位于枕叶前部和颞叶后下部的视觉联合皮质区(Brodmann 18、19、37 区)、位于颞上回和颞中回的听觉联合皮质区(Brodmann 42、22 区)、位于顶上小叶的躯体感觉联合皮质区(Brodmann 5、7区)以及运动联合皮质区(位于额叶的前运动区和辅助运动区,即 Brodmann 6、8 区)。对于与感知觉有关的大脑皮质,一级区产生感觉,二级区主要产生知觉;而对于运动系统,一级区主要与运动的执行有关,二级区则参与运动的编码和计划等较高级的功能。由于二级区的功能仍保持通道特异性,即二级区的各个不同的联合皮质区只与特定的感知觉或运动功能有关,因此又称为单通道联合区(unimodal association area),如损伤视觉联合皮质区只影响视觉功能而不影响其他感觉功能。三级区,又称重叠区或多通道联合区(multi-modal association area),分前、后两部分。皮质后部的三级区位于顶、枕、颞二级区的交界处,其主要功能是对各种感觉信息进行整合并与注意有关。皮质前部的三级区位于前额叶,它不仅是运动系统的最高级功能区,同时也是边缘系统的高级控制区。损伤三级区可丧失对多种信息的综合分析和行为的计划组织能力,出现失认、失用、语言理解和表达障碍、工作记忆障碍甚至人格方面的改变等。三级区在人类得到高度发展,约占整个大脑皮质的一半以上,这可能是人类心理活动有别于其他动物的一个重要因素。

3. 脑的三个基本功能系统 鲁利亚提出三个基本功能系统的假说,认为所有心理过程都是由脑的三个功能系统协同完成的。①调节皮质兴奋性和维持觉醒状态的系统;②接受、加工和储存信息的系统;③心理活动与行为调控的系统。在正常情况下,三个功能系统并不是独立工作的,所有心理活动的产生和行为的调控都是由脑的三个功能系统协同完成的。第一功能系统保证必要的皮质兴奋性和维持一定的觉醒水平,第二功能系统实现对通过视神经进入大脑的视觉信息进行分析和整合,第三功能系统保证有目的的探索。三个功能系统之间的相互关系,如视觉功能主要依赖于视觉皮质(属于第二功能系统),但视觉皮质的单独工作并不能很好地完成视觉任务,而必须在三个系统的联合作用下才能正常工作。

(三)人的心理活动过程与人格

心理学是研究人心理现象(mental phenomenon)的发生、发展和变化规律的科学。心理现象是心理活动的表现形式,分为心理过程(mental process)和个性(personality,或译为人格)。心理过程是指心理活动发生、发展的过程,由认知过程、情绪和情感过程与意志过程三部分组成;人格包括个性心理倾向和个性心理特征。

1. 认知过程 认知过程(cognitive process)是对客观世界的认识和察觉,包括感觉、知觉、思维、想象、记忆、学习、注意等心理活动。现代信息论将认知过程视为人脑对客观世界信息的加工过程。

(1)感觉与知觉:人类依靠感觉认识世界,是人们认识客观世界的第一步,每个物体的形状、大小、颜色、气味、温度、质地等属性,通过人的眼、耳、鼻、舌、身等相应感觉器官作用于人脑,在人脑中产生相应的感觉。感觉(sensation)是人脑对直接作用于感觉器官的客观事物个别属性的反映。感觉包括视觉、听觉、味觉、嗅觉、痛觉、温觉、触觉、压觉和位置觉。通过感觉不仅可以了解客观事物的个别属性,而且还能了解身体的内部状况和变化,如身体倾斜、疼痛、口渴、饥饿等。感觉在人的心理活动中起到重要的作用,正常人在被阻断来自外界的各种刺激后,会出现错觉、幻觉、智力障碍等一系列心理活动的异常。

感觉分为外部感觉和内部感觉。感受外在环境刺激的变化,由位于身体表面的外感受器引起,反映外界客观事物属性的感觉称为外部感觉。主要包括通过眼、耳、鼻、舌分别产生的视、听、嗅、味觉和通过皮肤感受器产生的触压觉及温度觉。感受内环境刺激的变化，是由位于身体内部（血管、内脏、骨骼肌、肌腱等）的感受器引起的，反映机体位置、运动及内脏器官状态的感觉称为内部感觉，主要包括运动觉、平衡觉、内脏活动感觉等。

人们获取的各种外部信息需要经过大脑加工、取舍，才能形成对事物的整体认识，这个过程就是知觉。知觉（perception）是指人脑对直接作用于感觉器官的客观事物的整体属性的反映。当客观事物作用于人的感觉器官时，人不仅能够反映事物的个别属性，而且可以通过各种感受器的协同活动，在大脑中将事物的各种属性联系起来，整合为一个整体，形成对事物的完整映像。

感觉和知觉都是对客观现实的感性认识。感觉是知觉的基础，知觉是在感觉的基础上产生的纯心理经验，但不是感觉的简单相加，是对感觉信息的综合与解释。感觉越清晰、越丰富，知觉就越完整、越正确。在日常生活中，人主要是以知觉的形式反映客观事物，感觉只是作为知觉的一部分存在于知觉中。根据知觉反映的对象和特点，可以分为三个方面：①空间知觉（space perception）是指个体对物体空间特性的反映，包括距离、形状、大小、方位、深度等；②时间知觉（time perception）是指个体对客观事物时间的延续性和顺序性的反映，指不使用计时工具的情况下，个体对时间的长短、快慢等变化的感觉；③运动知觉（motion perception）是指个体对物体的空间位移和移动速度的反映，包括骑车、行走、运动时的体验。知觉有四个基本特性：①选择性：把其他事物作为知觉的背景，知觉的这种特性称为知觉的选择性。知觉的对象和背景并不是一成不变，在一定条件下或情景有变化时两者之间可以相互转换。②整体性：在知觉过程中，人们不是孤立地反映刺激物的个别特性和属性，而是反映事物的整体和关系，知觉的这种特性就是知觉的整体性。如空间、时间上接近的客体易被知觉为一个整体；具有相似物理特性的客体易被知觉为一个整体；具有连续性或共同运动方向等特点的客体，易被知觉为一个整体。③理解性：在知觉过程中，人们不是被动地把知觉对象的特点记下来，而是以过去的知识经验为依据，力求对知觉对象做出某种解释，使其具有一定的意义，这就是知觉的理解性。理解可以使知觉更深刻、更精确。知识经验越丰富，对事物的知觉就越深刻、越精确、越迅速。④恒常性：在不同的角度、不同的距离、不同的明暗度下观察某一熟悉的物体时，虽然该物体的物理特征（大小、形状、亮度、颜色等）因受环境影响而有所改变，但人们对该物体特征所获得的知觉经验却倾向于保持一个相对不变的印象。这种当知觉的条件在一定范围内发生变化时，知觉的映像仍保持相对不变的特性，称为知觉的恒常性。

正常情况下感知觉与外界客观事物相一致，感觉到知觉是一个连续的过程，合起来称为感知觉。在患心理精神疾病时，可产生感知觉的障碍。

感觉障碍（abnormal sensation）包括：①感觉过敏（hyperesthesia）；②感觉减退（hypoesthesia）；③感觉倒错（paraesthesia）；④内感性不适（senestopathia）。知觉障碍（disturbance of perception）包括：①错觉（illusion）；②幻觉（hallucination）；③感知综合障碍（psychosensory disturbance）。

（2）思维与想象：思维（thinking）是人脑对客观事物间接地、概括地反映。思维是认知过程的高级阶段，能够揭示事物的本质特征和内部联系。思维过程就是把感觉、知觉所获得的感性认识，经过分析、综合、比较、抽象、概括形成概念，进一步进行判断、推理，从而认识客观事物的内在区别和本质联系的心理活动过程。思维的特征：①间接性：是指人们借助于其他事物或已有的知识经验对客观事物进行间接的认知。②概括性：一是在大量感性材料的基础上，对一类事物的共同特征的认识；二是对事物之间的规律性内在联系的认识。例如，不同组织部位的炎症表现各异，但大都有红、肿、热、痛的病理改变。红、肿、热、痛就是对各种化脓性炎症的共同本质特征的概括。

根据思维凭借的对象分类，思维可分为：①动作思维（action thinking）；②形象思维（concrete thinking）；③抽象思维（abstract thinking）。从个体思维的发展来看，经历着从动作思维到形象思维和抽象思维的过程。根据思维的指向性分类，思维可分为：①集中性思维；②发散性思维。根据思维的创造成分分类，思维可分为：①习惯性思维；②创造性思维。

　　思维的目的是解决问题,问题是指一定的、未解决的思维任务。问题解决(problem solving)是解决问题的思维,是应用认知活动、技能方法等,经过一系列心理活动达到目标任务的过程。问题解决的思维过程分为发现问题、分析问题、提出假设和验证假设四个阶段。发现问题是起点和动力,分析问题是抓实质定方向,提出假设是确定方案和策略,验证假设是看是否符合实际和原理。问题解决的各个阶段并非完全遵循这一顺序,当验证假设阶段发现某一假设不能解决问题时,思维过程直接再次进入分析问题或提出假设阶段,重新进行问题解决过程。问题解决受到各方面因素的影响,其中的心理因素主要有:①定势(set);②动机与情绪;③功能固着(functional fixedness);④迁移(transfer);⑤个性因素;⑥人际关系。

　　想象(imagination)也是一种思维活动,是人脑对已有的表象进行加工改造形成新形象的过程,也就是在人脑中创造过去未曾感知的事物形象,或将来才能实现成为事实的事物形象的思维活动。可分为①无意想象;②有意想象。表象是指过去感知过的事物形象在人脑中的再现。

　　(3)记忆与遗忘:人类每天都在学习、记忆,记住经历过的往事和熟悉的人,存储学习获得的知识与技能,提高生活工作的能力。记忆(memory)是指个体在脑中积累和保持个体经验的心理过程,是人脑对过去经历过的事物的识记(memorization)、保持(retention)、再认(recognition)和回忆(reproduction)过程。从信息加工观点来看,记忆是对输入信息进行编码(encoding)、储存(storage)和提取(retrieval)的过程。编码相当于识记阶段,储存相当于保持阶段,提取相当于再认和回忆。记忆是一切学习、活动的基本条件,离开记忆,人类心理活动将不复存在,知识经验将无法积累,人的个性心理特征、心理品质、聪明才智也不能得以发展,人独立社会生活的能力也难以维持。

　　记忆按内容分为:①形象记忆(imaginal memory);②逻辑记忆(logic memory);③情绪记忆(emotional memory);④运动记忆(motor memory)。

　　按记忆保留的时间分为:①瞬时记忆(immediate memory):又称为感觉记忆(sensory memory);②短时记忆(short-term memory,STM);③长时记忆(long-term memory,LTM)。信息论认为,记忆的过程是信息加工的过程。当外界信息作用于感官时,首先进行感觉登记,即产生对信息的瞬时记忆,当对瞬时记忆的内容加以注意时便可使信息进入短时记忆系统,短时记忆系统的内容再经过复述和编码等进一步的加工,即可转入长时记忆系统。长时记忆可以对信息作出最高水平的编码、加工和储存,如解决当前问题需要时,可随时从长时记忆中提取有用的信息。三种记忆阶段或三种记忆系统之间相互联系、相互影响、协同活动。记忆有四个基本品质:①敏捷性;②持久性;③准确性;④准备性。记忆作为一种重要的心理过程,贯穿在人的各种心理活动之中,对保证人的正常学习、工作和生活起着极其重要的作用。

　　遗忘(forgetting)是指识记过的材料在一定条件下,不能再认与回忆,或是错误地再认与回忆。用信息加工的观点来说,遗忘就是信息提取不出来或者提取出现错误,是记忆内容变化的最明显的表现之一。遗忘可分为暂时性遗忘与永久性遗忘两种。

　　德国心理学家艾宾浩斯(Ebbinghaus.H.)最早研究了遗忘的发展过程。利用无意义音节为材料,以重学法为方法,绘制了人类历史上第一个遗忘曲线——艾宾浩斯遗忘曲线(Ebbinghaus's forgetting curve)(图4-2)。

　　曲线反映出遗忘进程是不平衡的,在时间进程上,遗忘是一个先快后慢的过程:在识记后的1h内遗忘最快,遗忘的数量最多,后来逐渐缓慢,到了相当的时间,记忆保持的较

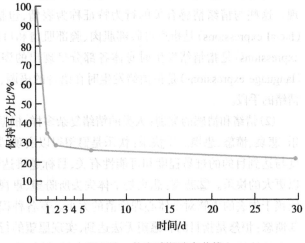

图4-2　艾宾浩斯遗忘曲线

少了,就几乎不再有更多的遗忘。遗忘的进程受多种因素影响,主要包括:①时间因素:学习后的不同时间里的记忆的保持量不同,即遗忘的发展不均衡,遗忘是一个先快后慢的过程。②记忆材料的性质和数量:一般来说,有意义材料比无意义材料遗忘得慢,形象材料比抽象材料遗忘得慢。在学习程度相等的条件下,材料的数量越大,识记后遗忘的也较多。③记忆材料的意义:对个体具有重要意义、能引起其兴趣、符合其需要的材料不易遗忘或遗忘得慢。④学习程度:学习程度是指在学习过程中正确反应所能达到的程度。学习程度越高遗忘越少。过度学习达150%时的保持效果最佳。过度学习是指学习后巩固水平超过其刚能背诵的程度。⑤前摄抑制和倒摄抑制:前摄抑制是指先前学习和记忆的内容对后继学习和记忆内容的干扰;倒摄抑制是指后继学习和记忆的内容对先前学习和记忆内容的干扰。这两种抑制对遗忘进程有重要影响。⑥记忆材料的序列位置:实验证明,较长的记忆材料,首尾部分遗忘的较少,而中间部分遗忘的较多,遗忘多的原因是中间部分受前摄和倒摄的双重抑制干扰的结果。临床常见的记忆障碍大致可分为两个方面:记忆量方面,包括记忆增强、记忆减退;记忆质方面,包括错构、虚构和潜隐记忆等。

2. 情绪与情感过程(emotion and affection process) 感情是人类的高级精神活动,包括喜怒哀乐等非常本能而时段强度不同的内心活动。情感过程主要包括情绪(emotion)和情感(feeling),是个体对客观事物所持的态度在其内心产生的体验和伴随的心身变化。个体在认识世界和改造世界的活动中,对待客观事物的态度总是带有某些特殊色彩的体验并以一定的行为形式表现出来。如顺利完成工作任务使人轻松和愉快;失去亲人带来痛苦和悲伤;面对敌人的挑衅引起激动或愤怒;遭遇危急可能引起震惊和恐惧;美好的事物使人产生爱慕之情;丑恶的现象使人产生憎恶之感。所有喜、怒、悲、惧的情绪,都是个体对客观事物态度的一种带有独特色彩的反映形式。

需要是情绪和情感产生的基础,只有那些与人的需要有关的事物,才能引起人们的情绪和情感。情绪、情感因人的需要满足与否而具有肯定和否定的性质。人的需要如果得到满足,便会产生相应的肯定性质的体验,如喜悦、快乐、喜爱等;反之则会产生否定性质的体验,如悲哀、愤怒、憎恨等。

(1)情绪和情感的关系:情绪和情感既相互联系又相互区别。情绪是动物和人共同具有的心理现象;情感是人才具有的高级心理现象。情绪是和有机体的生理需要能否得到满足相联系的体验;而情感是指人在社会历程发展过程中产生的与社会需要相联系的体验。情绪带有情境性,变化快,某种情境的消失就会使得某种情绪消失;而情感是对事物的稳定态度,受情境的影响小。情绪往往由事物的表面现象引起,带有冲动性;情感的产生则与对事物的深刻认识相联系,较少带有冲动性。情绪和情感虽然有区别,但两者又相互联系,彼此依存,相互交融。稳定的情感是在情绪的基础上发展起来,同时又通过情绪反应得以表达;情绪的变化往往反映出情感的深度,在情绪发生的过程中,也常常蕴含着情感。

情绪和情感是一种内部的主观体验,当这种体验发生时,总是伴随着某些可观察到的外部表现。这些与情绪情感有关的行为特征称为表情,包括面部表情、身段表情和言语表情。面部表情(facial expressions)是指通过眼部肌肉、脸部肌肉和口部肌肉来表现各种情绪状态。身段表情(body expressions)是指情绪发生时身体各部分呈现出的姿态,也称为"体语(body language)"。言语表情(language expressions)是指情绪发生时在语音的语调、节奏和速度等方面的变化,是人类特有的表达情绪的手段。

(2)情绪和情感的类别:人类的情绪复杂多样,根据与需要的关系最基本的原始情绪形式分为:快乐、悲哀、愤怒、恐惧。①快乐:快乐是愿望得以实现、紧张解除后愉快和舒适的情绪体验。快乐的强度与达到目的的难易程度和可能性有关,目标越难达到快乐体验就越强烈,意想不到的满足会给人以更大的快乐。②悲哀:悲哀是个体失去所盼望、重视、追求的事物时产生的情绪体验。悲哀的强度依赖于失去的事物对个体心理价值的大小。有各种程度的悲哀,如遗憾、失望、难过、悲伤和哀痛等。③愤怒:愤怒是指目的和愿望无法达到,实现愿望的行为一再受到挫败,致使内心的紧张不断积累而产生的情绪体验。如不满、生气、愤怒、大怒、暴怒等。④恐惧:恐惧是指面临或预感危险而又缺乏应付能力时产生的情绪体验。恐惧具有感染力,一个人的恐惧往往引起他人的恐惧与不安。

(3)情绪的表达状态:情绪状态是指在特定的时间内,情绪活动在强度、紧张水平和持续时间上的综合表现。根据发生的强度和持续时间的长短,可把情绪分为心境、激情和应激三种基本状态。①心境(mood)是一种比较持久而微弱的具有渲染性的情绪状态。特点是弥散性,不具有特定指向。心境不是对某一事物的特定体验,而是以同样的态度体验对待一切事物。心境对人的工作、学习、生活以及健康具有很大的影响。良好的心境使人克服困难,精神振奋,提高工作效率,有益于健康;不良的心境使人意志消沉,精神萎靡,妨碍工作,经常处于焦虑状态有损于健康。②激情(intense emotion)是短时间内猛烈爆发的情绪状态。例如,暴怒时拍案大叫;狂喜时手舞足蹈等。处在激情状态下,人的意识活动范围往往会缩小,理解力和自制力会显著降低,往往不能约束自己的行动,不能正确地评价自己行为的意义和后果。激情通常由生活中的重大事件、对立意向冲突、过度抑制或兴奋等因素所引起。激情也有积极和消极之分,积极的激情可以成为动员人们积极投入行动的巨大力量。③应激(stress)是在出乎意料的紧迫情况下引起的高度紧张的情绪状态及适应性反应。突发的事件、意外的事故以及过重的精神负担等都可导致应激状态。在应激状态下,人可能有两种表现:一种是目瞪口呆,惊慌失措;一种是意识清晰,思维敏捷,动作利落,及时摆脱困境。

(4)社会性情感:社会性情感起因于社会文化因素,为人类所独有。按其性质和内容,主要分为道德感、理智感和美感三类。①道德感(moral feeling)是关于个体的行为、举止、思想、意图是否符合社会道德行为标准和客观的社会价值而产生的情感体验,是一种与个体所掌握的社会行为标准相联系的情感。道德感具有社会历史性。②理智感(rational feeling)是个体对认识活动的需要和意愿能否得到满足所产生的情感体验。它与个体的求知欲望、认识事物、科学探索及追求真理相联系,体现了对自己认识活动的过程与结果的态度。例如求知欲、好奇心等都属于理智感的范畴。③美感(aesthetic feeling)是指根据一定的审美标准对客观事物、人的行为和艺术作品予以评价时产生的情感体验。人的审美标准既反映事物的客观属性,又受个人思想观点和价值观念的影响,美感具有一定的社会历史性,不同的历史阶段、不同文化背景的人对美的评价也不同。

(5)情绪与健康:情绪情感与人的健康的关系极为密切。不良情绪会对人体健康产生两方面的危害:一是诱导疾病的发生;二是降低机体抵抗力。情绪是否影响健康,一般可用下列几个标准进行衡量:①情绪情感的发生与发展必须有明确的诱因,无缘无故的情绪情感的表达被认为是不健康的;②情绪情感的反应要适度,一般来说与刺激的强弱成正比,否则,就被认为是不健康的情绪反应;③情绪的发生与发展既要稳定又要灵活,一般来说,情绪情感开始反应强烈些,随着时间的推移逐渐减弱,情绪反应时强时弱或情绪"固着",都是不健康的情绪;④情绪情感要受自我的调节和控制;⑤健康的情绪情感既要能产生积极的效能,还要化为积极、增力的行为。

情绪与疾病的关系有两种趋向:一是原因趋向,情绪是疾病的诱因;二是后果趋向,情绪是疾病的产物。因此情绪与疾病的复杂关系是双向的。良好的情绪有助于健康,它不仅可以抵消负性情绪的不良影响,并且可以通过神经、免疫、内分泌系统调节人的内环境,使之处于稳定、平衡状态,有助于发挥人的潜能,提高对疾病的抵抗力,增强社会适应能力。反之,消极不良情绪也可以通过神经内分泌系统的调节,对人体产生负面影响。在医学上已经证明,高血压、冠心病、消化性溃疡等疾病都与长期情绪紧张有密切关系。因此,在日常生活中要注意培养健康的情绪,并要学会对情绪的调节,保持乐观的生活态度和幽默感,积极驾驭正性情绪,控制负性情绪。

(6)情感障碍:情感障碍(affective disorder)主要是由于机体内环境和外部环境的条件发生急剧变化,破坏了人情感活动的规律所致。情感障碍通常表现为三种形式,即情感性质的改变、情感稳定性的改变及情感协调性的改变。

1)情感性质的改变:①情感高涨(hyperthymia):情感活动明显增强,表现为不同程度的病态喜悦,自我感觉良好,有与环境不相符的过分的愉快、欢乐。如:语音高昂,眉飞色舞,喜笑颜开,表情丰富。多见于躁狂症病人。②情感低落(emotional depression):患者表情忧愁、唉声叹气、心境苦闷,觉得自己前途灰暗。严重时悲观绝望,甚至出现自杀观念及行为。常伴有思维迟缓、动作减少及某些生理功能的抑制现象,如:食欲缺乏、闭经等。常见于抑郁症。③焦虑(anxiety):焦虑是指在缺乏相应客观因素情况下,患者表现为顾虑重重、紧张恐惧,以致搓手顿足,似有大祸临头,惶惶不可终日,伴有心悸、出汗、手抖、尿频等自主神经功能紊乱的症状。多见于焦虑症、恐惧症及更年期精神障碍。④恐惧(dread):恐惧是指面临不利或危险处境时出现的正常情绪反应。对特定事物的恐惧则是恐怖症的主要症状。

2)情感稳定性的改变:①情感不稳(lability of affect):表现为情感反应极易变化,从一个极端波动至另一个极端,显得喜怒无常,变幻莫测。与外界环境有关的轻度情感不稳可以是一种性格的表现;而与外界环境无关的情感不稳是精神疾病的表现,常见于器质性精神障碍。②情感淡漠(apathy):指对外界刺激缺乏相应的情感反应,即使对与自身有密切利害关系的事情也是如此。患者对周围发生的事物漠不关心,面部表情呆板,内心体验贫乏,多见于精神分裂症病人。③易激惹性(irritability):表现为极易因小事而引起较强烈的情感反应,持续时间一般较短暂,常见于疲劳状态、躁狂症、人格障碍、神经症或偏执性精神病病人。

3)情感协调性的改变:①情感倒错(parapathia):指情感表现与其内心体验或处境不相协调。如听到令人高兴的事时,反而表现伤感;或在描述自己遭受迫害时,却表现为愉快的表情,多见于精神分裂症。②情感幼稚:指成人的情感反应如同小孩,缺乏理性控制,反应迅速而强烈,没有节制和遮掩,见于癔症或痴呆病人。

3. 意志过程 意志过程(will process)与认知过程、情绪情感过程共同构成人的心理过程。意志过程是自觉确定目标,有意识地支配、调节行为,通过克服困难实现预定目标的心理活动过程。意志(will)是意识的能动成分,是人类所特有的一种极其复杂的心理过程。人对客观现实的反应不是消极、被动的,而是自觉、能动的反应。人不仅能适应外界环境,而且能积极主动地改造客观现实。这种对客观现实有意识、有目的、有计划的影响和作用,就是人的意志的表现。由意志支配的行动称为意志行为。

(1)意志行为的特征

1)具有明确的目的性:目的是行动的方向和结果,能够自觉地确立目的是人的意志行为的首要特征。人在行动前,行动的目的和结果以观念的形式存在于人的头脑之中,并能动地支配和调节人的行为。

2)与克服困难相联系:意志行动只有在克服困难的过程中体现出来,没有困难的行动不是意志行动。而能否具有克服困难的勇气和信心,能否坚持行动、克服困难以达到目的,正是意志是否坚强的表现。这种困难包括内部困难和外部困难,内部困难指来自自身内部的困难,如缺乏自信心等;外部困难指来自客观方面的困难,如环境艰苦等。一个人在行动中能够克服的困难越大,意志越坚强;相反,在行动中不能克服苦难的人则是意志薄弱的人。因此,在行动中克服困难的性质和难易程度,是衡量一个人意志力强弱的主要标准。

3)以随意运动为基础:人类的运动可分为随意运动和不随意运动两类。不随意运动是指不受意识支配的、不由自主的运动,主要指自主神经支配的内脏运动;随意运动是受人的主观意识控制和调节,具有一定的目的指向的运动,主要指由运动神经控制的躯干四肢的运动。意志行为表现在随意运动中,有了随意运动,人就可以根据目的去组织和调节一系列的动作,组成复杂的行动,从而实现预定的目的。

意志行为的三个特征互相联系。目的是意志行为的前提,克服困难是意志行为的核心,随意运动是意志行为的基础。

(2)意志行为的基本过程:意志行为的基本过程包括两个部分:采取决定阶段和执行决定阶段。采取决定阶段是意志行为的准备阶段,决定意志行为的方向和结果,规定意志行为的轨道;执行决定阶段是意志行为的完成阶段,意志由内部意识向外部行动转化,将观念的东西转化为实际行为。

1)采取决定阶段:决定的采取是一个过程,包括动机斗争、目的的确定和行动方式的选择等几个环节。①动机斗争和目的的确定：人的行动由一定的动机引起，并指向一定的目的。动机是激励人行动的原因，目的是期望在行动中所要达到的结果。人在动机斗争中，需要权衡各种动机的轻重缓急，比较各种动机的利弊得失，评定其社会价值。当某种动机通过斗争居于支配行动的主导地位时，目的也就确定了。②行动方式的选择和行动计划的制订：意志行为的目的的实现，需要选择正确的行动方式，制订正确的行动计划。因此，要对各种方式、方法和方案进行分析比较，周密考虑，权衡利弊，选出一个最佳方案。

2）执行决定阶段：决定的执行是意志行为的关键。行动的动机再高尚，目的再美好，手段再完善，如果不付诸实际行动，这一切也就失去了意义，不可能构成意志行为。执行决定是意志、情感和认识活动协同作用的过程。人在行动中，必然伴随着各种肯定和否定的情感体验。要想使自己的行动始终朝着预定目的前进，就要有认识活动的积极参与，对自己的行动进行及时的自我调节。因此，执行决定的过程实际上是多种心理因素积极参与、协同作用的过程。

执行决定是克服困难的过程。在按预定的目的去执行决定的过程中，必然要遇到各种主观或客观的困难。主要有：①与既定目的不符的各种动机还可能重新出现，引诱人的行动脱离预定的轨道；②行动中会出现预料之外的新情况、新问题，而个人可能又缺乏应付新情况、解决新问题的手段，造成行动的踌躇或徘徊；③在行动尚未完成时，还可能产生新的动机、新的目的和手段，在心理上同既定目的发生竞争，从而干扰行动的进程；④积极有效的行动，要求克服个性中原有的消极品质，如懒惰、保守、不良习惯等，忍受由行动或行动环境带来的种种不愉快的体验等。

(3) 意志的品质：意志的品质是指构成人的意志的某些比较稳定、明确的心理特征。意志品质具有明显的个体差异。在人的意志行动过程中，主要的意志品质包括自觉性、果断性、自制性和坚韧性。

1）自觉性：自觉性是指能主动地支配自己的行动，使其能达到既定目标的品质。具有自觉性的人能够自觉地、独立地、主动地控制和调节自己的行动，为实现预定的目的倾注全部的热情和力量。与自觉性相反的品质是意志的动摇性和独断性。

2）果断性：果断性是指善于明辨是非，迅速而合理地采取决定和执行决定的品质。这种品质以深思熟虑和大胆勇敢为前提，在动机斗争时，能当机立断；在行动时，能敢做敢当；在不需要立即行动或情况发生变化时，又能立即停止已做出的决定。与果断性相反的品质是优柔寡断和草率决定。

3）自制性：自制性是指一种善于控制自己的情绪和动机，约束自己的行动和言语的品质。具有这种品质的人能够克服懒惰、恐惧、愤怒和失望等，避免诱因的干扰，善于执行已确定的目的和计划。与自制性相反的品质是任性和怯懦。

4）坚韧性：坚韧性是指能保持充沛的精力，战胜各种困难，不屈不挠地向既定目的前进的品质。具有这种品质的人善于抵制不符合行动目的的主客观诱因的干扰。与坚韧性相反的品质有做事虎头蛇尾、见异思迁、急躁、轻浮、疑虑和执拗等。

(4) 意志行为障碍：常见的意志行为障碍有以下几种：

1）意志增强(hyperbulia)：指意志活动增多。在病态情感或妄想的支配下，病人可以持续坚持某些行为，表现出极大的顽固性。

2）意志减弱(hypobulia)：指意志活动减少，患者表现出动机不足，常与情感淡漠或情感低落有关，缺乏积极主动性及进取心，对周围一切事物缺乏兴趣以致意志消沉、不愿活动，严重时日常生活都懒于料理。

3）意志缺乏(abulia)：指意志活动缺乏，表现为对任何事物或活动缺乏兴趣，缺少行为的动机和目的，生活处于被动状态，处处需要别人的监督和管理，常伴有思维缺乏、情感淡漠。

4. 人的个性心理——人格　人与人之间除了体形外貌区别之外，人与人之间存在思维、情绪和行为模式的心理差异为个性，又称之为人格。遗传决定了人格发展的可能性，环境决定了人格发展的现实性。根据个性的不同层次、不同水平及不同表现形式，可将其分为个性心理倾向(personality inclination)和个性心理特征(individual mental characteristics)。

　　人格是个体在适应社会生活的成长过程中,在遗传与环境的交互作用下形成的稳定而独特的身心结构与组织。人格包含的四个方面内容:整体的人,稳定的自我,独特性的个体,具有身心组织的社会化的对象,也即人格的四个特性。第一,个体的整体性。人格的整体性是指人格虽有多种成分和特质,但在真实的人身上它们并不是孤立存在的,而是密切联系,组成一个和谐有机的整体。健康的人格体系使人的内心世界、个体动机与外显行为之间保持和谐一致。否则将会出现人格分裂的病态特征。由此可见正常的心理是多样性的统一,是一个有机和谐的整体。第二,独特性与共同性。人格的独特性是指人与人之间的心理和行为是各不相同的,如性格、气质、兴趣、需要等方面很少相似,这使每个人的人格都有其自身的特点。人格心理学家更重视的是人的独特性,但强调人格的独特性,并非排除人们在心理和行为上的共同性。第三,稳定性与可变性。人格的稳定性表现在两个方面:一是人格的跨时间的持续性;二是人格的跨情景的一致性。可以通过不同的时间和不同的情景来查明这些稳定的行为方式。所谓"江山易改,本性难移"正说明了个性的稳定性特征。虽然有稳定性的特点,但是并不排除其可变性,人格在人的社会化过程中会随着社会形态多样性和多变性而发生变化。第四,生物制约性和社会制约性。人格的社会性是指社会化把人这样的动物变成社会的成员,人格是社会的人所特有的。人的个性除了受遗传因素影响外,还受社会生活的影响。人格的社会制约性主要是指那些受社会生活制约的人心理面貌上的特征。人的社会性是人类区别于其他一切生物个体的最根本的因素。个性虽然受生物特性制约,但对个性起决定作用的是社会生活条件。个性反映出一个人生活环境的社会文化特点,体现一个人的社会化程度和角色行为。

　　(1)人格心理结构:人的个性心理就是由个性心理倾向和个性心理特征两部分组成。它是人在生命成长过程中通过从婴幼儿到成年,经历几十年的心理过程的发育、发展及至终生的接受教育、自我学习和锻炼,最终培育形成的具有自我特征的个性。

　　1)个性心理倾向:个性心理倾向是机体感到某种缺乏而力求获得满足的心理倾向,它是机体自身和外部生活条件的要求在头脑中的反映。它是决定人对客观事物的态度和行为的基本动力,包括相互作用的需要、动机、兴趣、信念、理想和世界观。需要是个性倾向性的源泉,在需要的推动下,个性才逐步形成和发展,世界观居于最高层次,制约着个体总的精神面貌。

　　①需要(need):需要是机体感到某种缺乏而力求获得满足的心理倾向,它是机体自身和外部生活条件的要求在头脑中的反映。需要的根本特征是它的动力性。它促使人追求一定的目标,以行动求得自身的满足。同时,人的需要是在人的活动中不断产生和发展的,随着满足需要的对象范围的不断扩大,需要也不断地发展变化。因此需要永远带有动力的特性。按照需要起源不同,可分为自然性需要和社会性需要。按照需要的对象不同,可分为物质需要和精神需要。

　　美国人本主义心理学家马斯洛(Maslow A.H)认为,需要的满足是人类发展的一个最基本的原则。他于1954年提出了需要的层次理论(hierachical theory of needs),将需要分为五个层次,即生理的需要、安全的需要、归属和爱的需要、尊重的需要、自我实现的需要。也可以概括为两种水平的需要:即基本需要(basic needs)(前四种需要)和成长需要(growth needs)(自我实现需要)。

　　②动机:动机(motivation)是一种驱使人们进行活动满足需要、达到目标的内部动力和内在原因。动机是以需要为基础,在外界诱因刺激下产生的,因此,需要和刺激是动机产生的两个必要条件。一般来说,动机的产生过程可归纳为四个环节:需要的产生→需要被意识到→需要和目标相结合→产生行为动机。若相互排斥的动机在强度上几乎相等,又必须作出抉择却又难以取舍时,就会形成相互冲突的心理现象,这就是动机冲突。动机冲突反映了一个人主观的、内在的心理状态。有四种基本形式:双趋式冲突、双避式冲突、趋避式冲突和双重趋避冲突。

　　③兴趣:兴趣(interesting)指个体对一定事物所持有的稳定而积极的态度倾向。表现为个体对客观事物的一种选择性态度和自觉行动,并始终伴随着积极愉快的情绪。兴趣是以需要为基础,在社会实践过程中形成和发展起来的。它能对人的活动产生极大的推动力,从而促使个体为满足自身对客观事物的需要或实现自己的目标而积极努力。

④信念、理想、世界观：信念（belief）是坚信某种观点、思想或知识的正确性，并调节控制自己行动的个性倾向性。信念能激发出人的积极性和坚强的意志，使人在身心遭受难以置信的折磨和痛苦时，产生巨大的勇气和能量并为之奋斗。理想（ideal）是个体对未来可能实现的奋斗目标的向往和追求。它与信念紧密相连，是信念指向的未来形象，比信念更具体、更丰富、更确定、更具有感染力。世界观（world view）是人们对整个客观世界总体的看法和态度，是人格倾向的最高表现形式。它是在需要、动机、兴趣和信念的基础上通过社会活动逐渐形成的。世界观支配着人的认识和言行，影响着人的整个精神面貌，反映了一个人的人格品质。

2）个性心理特征：个性心理特征是指一个人身上经常表现出来的本质的、稳定的心理特征。包括能力、气质和性格。

①能力（ability）：是顺利完成某种活动所需的个性心理特征。它包括已经表现出来的实际能力和尚未表现出来的潜在能力。能力种类很多，可以根据不同标准分类：根据能力的普遍性和特殊性可分为一般能力和特殊能力。一般能力（general ability）是指从事任何活动都需要的能力，包括观察力、思维能力、记忆力、想象力、言语能力以及操作能力等；特殊能力（special ability）是指从事某种特殊活动或专业活动所必需的能力。任何一种专业活动都要求与该专业内容相符合的几种能力的结合，因此，各种能力的表现会交织在一起。能力有大小，智力有高低。能力的形成发展有较大差异，包括发展水平、表现早晚、能力类型等方面差异。能力的形成和发展受遗传因素、营养状况、教育程度和社会实践等方面影响。

②气质：心理学中的气质（temperament）是指人在进行心理活动时的个性动态心理特征（强度、速度、稳定性、灵活性）。古希腊著名医学家希波克拉底按人的四种体液（血液、黏液、黄胆汁和黑胆汁）的多寡来区分和命名气质，提出多血质、黏液质、胆汁质和抑郁质四种类型。巴甫洛夫根据神经过程的基本特性（强度、均衡性及灵活性）的不同结合，把人的高级神经活动分为四种类型，即活泼型、安静型、兴奋型和抑制型，与希波克拉底所提出的四种气质类型也是相吻合、有着相互对应的关系。但在实际生活中，典型的气质类型是不多见的，多数是两种或多种气质的混合型。

巴甫洛夫在关于条件反射的实验研究中发现，神经系统最基本的过程是兴奋和抑制。它有三种基本特性——强度、均衡性和灵活性。这三种特性的独特组合在人与人之间存在的差异就形成了高级神经活动的不同类型。巴甫洛夫从中找出四种最主要的类型，即强-不均衡型，强-均衡-灵活型，强-均衡-不灵活型和弱型。

③性格（character）：是指人对现实的稳定态度和与之相应的习惯了的行为方式。是一种与社会联系最密切的人格特征，表现在对自己、他人、事物所采取的言行上。性格特征影响着个体的言行举止，反映出一个人的基本精神面貌和意识倾向，集中地体现人的心理活动的独特性。性格是由遗传因素和环境因素共同决定的，是在社会生活实践中特别是在儿童早期的生活经历中发展起来的，是人格的核心特征，具有相对的稳定性。但也可随着人在社会化成长过程中，受现实环境的变化和各种重大转折的影响，在一定程度上得到改变。性格具有态度、理智、情绪、意志四个方面心理特征。一个人的行为总是受其性格结构制约着。

（2）健康人格：健康人格（healthy personality）通常指能自觉驾驭自己的生活，了解自身状况，注重现在，能给予并接受爱，能专注于工作，能照顾别人，对他人有责任感，有积极的人际关系和独立、自主成长等这样一系列心理特征的总和。

1）健康人格的特点：健康人格是健康心理学的研究对象。研究健康人格的心理学家主要着眼于健康特质，有人认为健康人格具有自我控制、个人负责、民主的自我兴趣和理想等特征；有人则认为健康人格的人不断扩展有关他们自己、别人和世界的意识，提高满足基本要求的能力，善于处理紧张和焦虑，发展现实的和令人满意的人际关系。由此可以看出健康人格具有三个基本特性：整体性、独立性、稳定性。美国心理学家奥尔波特提出正常的、健康的成人的人格有六个特点：①自我扩展的能力：健康成人参与活动范围广，丰富多彩。他们有许多朋友、许多爱好，并且在政治、社会或活动方面也颇为积极。②与他人热情交往的能力：健康成人有可能与别人保持亲密的关系，而不怀有占有欲和嫉妒心，这种人富于同情心，能包容他们与别人在价值观和信仰上存在的差异。③情绪上有安全感和自我认可：健康成人对一生中所遭受的不可避免的冲突和挫折具有必需的忍耐力，经得起不幸遭遇的打击。他们对自己具有积极的自我意向，而不是自我怜悯或消极低沉。④具有现实性知觉：健康成人根据事物的实际情况真实地看待它们，而不是以自己的希望作为观察的依据。⑤具有自我客体化：健康成人对自己的所有和所缺都十分清楚和准确，他们懂得真实自我与理想自我之间的区别，他们也知道如何看待自己与别人之间存在的差异。⑥体现定向统一的人生观：健康成人的一生有一定的生活目标、一致的人生哲学。

2) 影响健康人格的因素：影响人格形成和发展的因素极为复杂，概括起来主要有两个方面：一是遗传，二是环境。二者相互作用，决定了人格的形成和发展。遗传因素主要决定了人格形成和发展的基础；环境因素则决定了人格的后天发展，如自我概念形成、态度和价值观念、道德感、人际关系特征、习惯等。社会环境因素主要涉及儿童成长和生活的环境，如民族、文化、家庭和父母的抚养方式、学校、同伴、社会变迁和生活事件等因素。社会环境因素与遗传因素之间的相互作用，持续影响人格的发展。

社会环境方面的主要因素有：①父母教育方式的影响：父母是婴幼儿接触和认识社会的桥梁，父母在抚养子女成长的过程中，不仅提供了生理和物质的需要，还提供了心理的需要。同时，父母在养育子女过程中表现出自己的人格，父母的人格潜移默化地影响着儿童的人格，父母对儿童的教养对儿童后天的成长产生极大的影响。②成长中同伴的影响：随着儿童的成长，与儿童交往最多的可能是同伴，同伴对儿童人格形成和发展有着多方面的影响。同伴可以是儿童学习和模仿的榜样，正所谓"近朱者赤，近墨者黑"；同伴也可以是儿童行为的强化之源。在与同伴交往过程中，若儿童的某些行为受到鼓励或赞赏，则他倾向于继续保持这种行为；若某些行为遭受反对或排斥，则这种行为可能消退。③学校及老师的影响：学校生活是大多数人成长和发展过程中的一个重要历程。从学校获得文化知识，还获得了社会知识，促进了自我发展和社会发展。观察和模仿老师的举止、言行、态度，同时老师的思想、信念，对事对人的态度潜移默化地影响着儿童的人生观的形成。老师对儿童行为的赞赏或批评，塑造着儿童的行为特征。④社会文化和社会阶层因素：人与社会相互影响，人的性格形成与社会文化是分不开的。在不同社会文化中有共同认可接受的行为模式或共同反对的行为模式。行为模式指同一社会文化中大多数人遵循或具有的某种共同人格特征，即所谓民族特性。不同社会文化的价值取向不同，亦对人格产生重要影响。社会阶层由教育水平、家庭收入和职业状况等决定。这些因素形成了不同的社会阶层，不同的价值观念、人生观，对子女的期望水平、要求和教养方式也不尽相同。⑤生活事件和大众传播媒体等因素：生活中的重大变故常常可以改变一个人的生活，甚至影响其人格的形成。生活中的变故或生活事件的因素包括多方面，如亲人去世、父母婚变、家庭不和睦、好友关系破裂、学业失败等。大众传播媒体在现代社会非常普及，网络、电影、电视、广播和书刊会对我们的思想、行为乃至信念产生极大影响。

(四) 人的心理发展与社会

人的发展是一个成长和转变的过程。一生经历着无数的变化。从婴儿成长为儿童，又从儿童成长为青少年、成年和老年。其中有的变化很明显，有的变化是潜在、微妙而难以觉察的。生活中的这些变化组成了人生轨迹，并对人的一生产生影响。个体心理发展既是个体自身发展成熟的过程，也是一个人社会化的过程。

1. 心理发展的概述　发展(development)是指一种连续不断地由低级到高级、从量变到质变的运动变化过程。个体从出生到死亡，身心都处于这种变化的过程中。在心理学中，通常是指那些由于成熟或学习等因素引起的持续而有规律的心理变化，而由于疾病或疲劳所引起的心理上暂时的、偶然的变化不能称之为发展。发展不是单纯向前推进的过程，也指衰退消减的变化。这就是说，发展既包含着积极的、进步的变化，也包含着消极的、衰退的变化。在个体整个发展过程中，从出生到成年时期，积极的、进步的变化占优势；而到了老年时期，衰退则处于主导地位。

人的发展（human development）有两层涵义，一层是指广义的，即人类种族在地球生物种系发生中的有关过程；另一层是指狭义的，即个体从生物学受孕到生理死亡整个时期所经历的过程。人的发展又分为身体发展和心理发展两个方面，前者是指机体的正常发育和体质的增强，后者是指认知、情绪、意志和人格的发展。身体的发展是心理发展的物质基础，心理的发展在一定程度上也影响着身体的发展。

心理的发展是指个体从出生到成熟这一成长阶段心理发展的过程。这一阶段的发展大体表现在四个方面：一是反映活动从混沌未分化向分化、专门化发展；二是反映活动从不随意性、被动性向随意性、主动性发展；三是反映认知功能从认识客体的直接的、表面的现象向认识事物的间接的、本质的特征发展；四是对周围事物的态度从不稳定向稳定发展。这些发展不是一次完成的，而是不断完善、螺旋式上升的。

个体心理发展是指个体从出生到衰亡的整个过程中的心理发展。人的一生经过婴儿期、幼儿期、童年期、青少年期、中年期和老年期各个阶段，个体的心理在不同阶段之间和各个阶段之内都不断地发展变化着。

人的心理发展理论是主要阐述儿童发展的趋势、规律、动力和过程的心理学理论。不同学派的发展理论有着不同的侧重点。如皮亚杰的认知发展理论，提出了儿童认知发展阶段理论，其观点认为人的知识来源于动作，动作是感知的源泉和思维的基础；班杜拉（Albert Bandura）的社会学习理论，也称模仿学习理论，主张人尤其在儿童阶段是通过观察和模仿榜样的方式来学习的，是主动的个体；精神分析学派的创始人弗洛伊德（Freud.S.）的性心理发展理论，主张心理发展的动力来自性本能并强调人有追求自我快乐的本能，追求性欲的满足就是心理发展的内驱力；艾里克森（Erikson.E.）的心理社会发展理论，认为个体人格的发展过程是自我与周围环境相互作用和不断整合的过程，以人格特征为标准把个体一生划分为 8 个发展阶段。关于心理发展的理论较多，可以进一步阅读心理学教材中有关发展心理学的内容，探索更多感兴趣的心理学研究课题。

2. 影响心理发展的因素　个体心理的发展既有共同性的一面，又有差异性的一面。如经历同样的发展阶段，表现类似的年龄特点，但发展进程有快慢，水平有高低，特征有变异等。发展中的这些共性与差异性究竟受哪些因素的影响？心理学界认为，虽然个体心理的发展依赖于各种各样的因素，但其中起决定作用的主要是遗传、环境、成熟与学习四大因素。

（1）遗传因素：一个生命的形成，始自于精子、卵子的结合，而这个精子及卵子各自带着父亲、母亲一半的染色体，父母亲的这部分遗传特征经由染色体传递到子女身上。父母的形态特征、生理特征、心理特征和行为类型都可通过基因遗传给下一代。遗传是个体心理发展的基础，提供了心理发展水平及模式特征的可能性。

大部分身体特征取决于遗传，如眼球虹膜、皮肤、头发的颜色，头发是否卷曲，脸型、长相以及身材的高矮等都是遗传基因决定的。遗传表型属于特性问题，这种特性具有潜在的倾向性，如易患某种疾病的倾向性。虽然遗传表型是质的问题，可以假定它是连续分布的，而一个人得某种疾病只有在这种倾向性超越了某个阈限时才会发生。较为严重的疾患比较轻的在易患性连续体上占有更为重要的位置。

（2）环境因素

1）胎儿期环境的影响：对个体来说，从受精卵形成的那一刻起就受到环境的影响。近年来有许多研究表明，母亲的年龄、营养、疾病、服药、吸烟、嗜酒和情绪都会影响胎儿期的环境，从而影响胎儿的正常发育。

2）物理环境的影响：每一个生命都需要基本的物理环境条件，如需要食物营养、空气、水、阳光等来维持生命。另外环境刺激的丰富性对个体智能发展也非常重要。例如在婴幼儿时期，正处于感觉动作期，需要丰富的感官刺激，以便孩子在实际接触中了解现实世界。

3）家庭环境的影响：家庭是个体所接触的第一个社会环境，个体在这个环境中学习知识、技能并建立人际关系。家长的文化素质是决定其教养态度、教养方法的最关键的因素，关心子女的程度及花费的时间是影响亲子关系的重要条件,赏罚方法是影响子女个性发展的基本手段。

4)学校环境的影响:进入学校,开始了人际交往与竞争的生活,经常面临学习方面与同学的比较。如果在学校生活中,能够由勤勉努力获得成果,那么就容易发展出勤勉的性格特征;如果在团体生活中面临的都是失败,那么就容易发展出比较自卑的性格特征。教师的管教方式对学生行为的发展也有一定的影响,要充分发挥教师的榜样作用,以理服人,让学生接受教育。

5)社会文化的影响:社会文化除了影响人们的语言、穿着之外,也影响个体的人格发展。经济落后制约着人们的生活条件、教育及卫生设施,并影响家庭育儿手段,妨碍儿童的发育。社会风气对心理的发展是不可低估的,特别是电视、电影、文学作品,网络媒体传播等,若其内容健康向上,对心理的发展具有良好的作用;反之,则会导致儿童不良人格的形成。

3. 心理发展的规律

(1)动作发展:动作的发展是在脑和神经中枢控制下进行的。动作的发展标志着心理发展的水平,动作的发展又促进了心理的发展。动作发展的规律:①由上到下;②由中心到四周;③由简单的、无意识动作到复杂的、有意识的动作。婴儿开始的动作主要是简单的、全身性的、笼统的、散漫的大动作,意识参与的成分少,逐渐发展成为有意识参与的精细和复杂的动作。

(2)语言发展:语言能力是儿童发展其他高级认知活动(如抽象思维)和健全人格的重要基础。语言发展,又称语言获得(language acquisition),指的是儿童对母语的产生和理解能力的获得。始于婴儿早期,1个月的婴儿就能辨认别人和其他来源的声音;5~6个月能区分友善或生气的语调;8~9个月发音逐渐增多,也能听懂简单指令;1岁左右开始讲第一个词,后逐渐增加词汇,由单字逐渐加长成词、句;1.5~6岁,儿童的词汇量迅速增长。随着年龄的增长,句子的功能逐渐分化,结构逐渐严密。因此,语言发展是一个极为复杂的过程。生理发育正常的儿童都能在出生后4~5年内未经任何正式训练而顺利地获得听、说母语的能力。给孩子提供丰富的生活经历、培养浓厚的兴趣、提供观察问题的机会、增加交流的次数、使之活动形式多样化等都益于儿童的语言发展。

(3)认知发展:关于认知的发展是当今儿童心理学中研究最活跃的领域。广义而言,认知发展是指个体在知觉、记忆、想象、学习和思维(判断、推理和问题解决)等方面的发展。其发展的规律是:连续性和阶段性统一的过程。其基本趋向是:

1)由近而远:儿童开始是凭感知觉直接认识事物,继而能运用表象和概念对事物进行间接认知。认识的范围由自身接触的事物,扩展到家庭、学校、社会乃至整个世界。

2)由偏到全:认识客观事物由事物的局部到事物的整体,由对事物片面的认识到比较全面的认识。

3)由表及里、由浅入深:由最初认识事物外部的、直观的表面特征,到认识事物内部的、抽象的本质特征。发展趋势概括起来就是由感知觉的直接认识事物向运用表象和概念的间接认识事物的方向发展。感知、表象和概念是认知的三个主要成分,也是认知发展的三级不同水平,随着年龄的增长,儿童在解决问题时,三种认知水平交替进行,不断得到发展。

(4)情绪发展:儿童情绪的分化和发展,是从他的基本生理需要是否得到满足而逐渐发展成为带有社会内容的情感表现形式的。加拿大心理学家布里奇斯(Bridges)于20世纪30年代提出了关于婴儿情绪发生和分化的理论。他认为原始的第一个情绪是一种弥散性的兴奋或激动状态,对来自外界的不同刺激,初生的婴儿大都是以这种激动状况为反应形式。他认为,从出生到2岁,情绪的发展遵循一个固定的模式,基本的情绪相继出现。通过成熟与学习,婴儿在3个月时,初生时的原始激动分化为两种矛盾的情绪状态,即痛苦和快乐。到6个月时,消极的痛苦又进一步分化为怕、厌恶和愤怒。6~12个月时积极的快乐情绪分化出高兴与喜爱。大约在16个月时从痛苦中又分化出嫉妒。24个月时在快乐的热情中分化出较稳定的快乐。

(5)意志发展:意志作为人的心理过程的自觉能动方面的表现,发生于生命的早期即3岁以前。随着身体动作技能的掌握,儿童由最初的不随意运动进而掌握随意运动,而后出现意志动作,即意识到执行某种动作是达到一定目的的手段。与这一发展过程同时进行的语言调节功能对意志的发生具有决定性的作用,其特点:①儿童表现出最初的独立性和自主性的强烈要求。②富于冲动,自控能力差。童年早期,行为的冲动性仍占主要地位。其表现为对自己的行为缺乏思考,受即时出现的情绪和愿望支配。但在这一时期,对行为的自我控制能力已开始发展起来。在童年中期,儿童对行为的自我控制能力已迅速形成并迅速发展,意志的调节作用由对外部行为动作的控制为主,逐渐转变到对内部的心理过程,特别是对智力活动过程的控制为主。在童年晚期和青年初期,儿童的意志对行为的控制变得更加主动和自觉,并能有效地实现对内部心理状态和心理过程的控制。

(6)人格发展:人格是个体复杂的、多侧面、多层次的动力结构。它包括气质、性格、体貌特征、智力和创造性、与人交往和适应变化环境的能力、动机、志向、兴趣、信念、人生观和自我意识等。儿童的人格是在多种因素的作用及相互影响下逐渐形成和发展的。一般来说,儿童3~7岁是人格形成的关键时期,在这一阶段,家庭环境、幼儿园、学校教育和社会等因素的影响人格的形成尤为重要,它还预示着未来人格的发展走向。每个人的人格都是其生活经历的反映。

二、心理社会因素与健康

在日常生活工作中,人们总会遇到各种各样的问题和困难,或者愿望、目的不能实现的情况,时常会感到迎接挑战或承担压力的苦恼,被迫适应不断变化的生活工作环境,不断改变生活和工作节奏。长时间的各种困扰总会影响到身心健康,逐渐导致疾病的发生。在心理社会因素与疾病的关联中,心理应激是一个重要环节,是心身医学的核心问题。

(一) 心理应激与健康(psychological stress and health)

应激是一种普遍的心理生理现象。应激及其对健康的个体、医护人员和其他职业群体的影响已成为重要问题。医学心理学界认为,应激是由应激刺激(应激源)、应激反应和其他许多有关因素构成的多因素的概念,它是个人与环境间的复杂互动过程,包括应激源、应激反应,以及整个应激系统中各种因素间的相互作用。应激的含义至少经历了三个阶段:①应激是机体对各种有害刺激的反应;②应激是引起机体反应的刺激物;③应激是个体对刺激认知评价后的反应。认知评价是应激的最主要的因素。

1. 心理应激的概念 心理应激是一个人在觉察到或认识到自己正面对着至关重要而又难以应对的环境要求时,产生的一种倾向于通过各式各样的心理和生理反应而表现出来的心身紧张状态。心理应激主要研究生活事件为什么会影响人的健康,应激源是怎样导致心身疾病的。应激概念的提出和心理应激理论的发展经历了较长的历史过程。随着研究不断深入,并基于认知交互作用理论来介绍心理应激反应过程,研究者已逐步将其关注点从应激刺激或应激反应转向应激作用"过程"和应激多因素作用的"系统"(图4-3)。

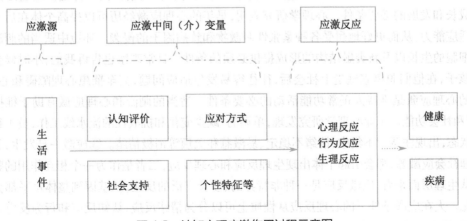

图4-3 认知心理应激作用过程示意图

　　该模型定义应激为：个体在应激源作用下，通过认知、应对、社会支持和个性特征等中间因素的影响或中介，最终以心理生理反应表现出来的作用过程。此定义强调，应激是个体对环境威胁和挑战的一种适应过程；应激的原因是生活事件，应激的结果是适应或不能适应的心身反应；此过程受个体的认知等多因素影响。

　　2. 心理应激的"系统模型"　大量的实证研究证明，与应激有关的各因素之间不仅仅是单向的因果关系，而是多因素相互作用的系统。例如病人对应激刺激作出不同的认知评价，因而采用不同的应对方式和利用不同的社会支持，从而产生不同的应激反应。应激其实就是有关因素相互作用的系统，即"应激相互作用系统整合模式图"（图4-4）。

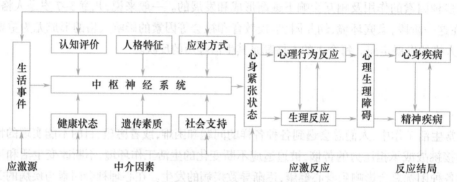

图 4-4　应激相互作用系统整合模式图

　　（1）应激系统模型的基本特征：应激系统模型的基本特征包括：①应激是多因素的系统；②各因素相互影响互为因果；③各因素之间的动态平衡或失衡决定个体的健康或疾病；④认知因素在平衡和失衡中起关键作用；⑤人格因素起核心作用等。根据系统模型定义应激为：个体的生活事件、认知评价、应对方式、社会支持、人格特征和心身反应等生物、心理、社会多因素构成相互作用的动态平衡"系统"的失衡，就是心理应激。

　　心理应激的过程是一个从失衡到恢复平衡并不断变化的循环性整体。一个心理应激过程可以分为四个部分：应激源输入、应激中间变量、应激反应和后果。可以从应激源、应激中间变量和应激反应这三个方面来认识生活事件、认知评价、应对方式、社会支持和个性特征等与心身健康有关的变量。

　　适度的心理应激对个体的健康和功能活动有积极促进作用，可以提高机体适应环境的能力。但是当心理应激过于强烈和持久，又倒果为因，成为导致心理疾病或躯体疾病的诱因。心理应激可给健康带来积极或消极的影响，关键取决于应激的种类、性质、强度、频度、持续时间、个性特征、应付能力及社会支持等。丧亲、失业、家庭不和、特殊的工作环境、感觉负荷过重等都是常见的心理应激源。过强或有害的刺激导致机体产生非特异性反应，在一定条件下可影响免疫功能或导致疾病的发生。

　　（2）心理应激对健康的影响：心理应激对健康的影响有积极与消极两个方面。①适度的心理应激是人成长和发展的必要条件。心理学研究表明，早年的心理应激经历可以提高个体在后来生活中应对和适应能力，从而更好地耐受各种紧张性刺激物和致病因子的侵袭。环境中适当的刺激给大脑神经元细胞的生长以及新突触结构的形成提供必须的条件。日常观察也告诉我们，小时候受到过分保护的孩子，在他们脱离家庭走上社会后，往往容易发生适应问题，甚至罹患心理障碍和心身疾病。②适度的心理应激是维持人正常功能活动的必要条件。适当的刺激和心理应激有助于维持人的生理、心理和社会功能。工业心理学研究发现，单调的、缺少变化和挑战性的流水线工作，员工很容易进入疲劳状态，出现注意力不集中、情绪不稳定、易激惹和厌烦等消极情绪。③应激一旦发生，无论躯体还是心理社会应激源，都会引起个体出现生理反应和心理反应，二者是作为一个相互作用的整体而出现的。从生理层面来看，应激反应是一种非特异的、涉及广泛的反应，从基因到整体水平都会出现相应的变化。人在应激条件下的心理反应从性质上可以分为情绪反应、认知反应和行为反应。从功效上来说，这些心理反应又可以分为积极反应和消极反应两种类型。积极的心理反应包括适度的情绪唤起、动机的调整、注意力的集中和思维活动的变化等；消极的反应包括过度焦虑、紧张,情绪波动大,认知功能紊乱和不恰当地自我评价等。

(二) 心身疾病的概念及发病机制

心身疾病(psychosomatic diseases)又称为心理生理疾病(psychophysiological diseases),在疾病谱上,是介于躯体疾病与神经症之间的一类疾病。有狭义和广义两种理解。狭义的心身疾病是指心理社会因素在疾病发生、发展过程中起重要作用的躯体器质性疾病,如原发性高血压、消化性溃疡等。至于心理社会因素在疾病发生、发展过程中起重要作用的躯体功能性障碍,则被称为心身障碍(psychosomatic disorders),如神经性呕吐、偏头痛等。广义的心身疾病是指心理社会因素在疾病发生、发展过程中起重要作用的躯体器质性疾病和躯体功能性障碍的总称。广义的心身疾病包括了狭义的心身疾病和心身障碍(图 4-5)。

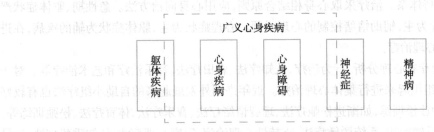

图 4-5　心身疾病模式图

心身疾病的产生机制,概括地讲是心理因素导致心理应激或情绪反应,继而出现躯体反应的病理过程。由于环境、心理、生理三个方面的共同作用,病因呈现多元化的特点,不论是哪种致病原因,都是以个体的个性特征为基础。心身疾病的产生是各种因素相互作用的结果,下面将从个性特征与心身疾病的关系,生理、心理、社会环境三方面的致病机制分别予以描述。

1. 人格特征与心身疾病　每个人都有自己独特的人格特征(personality characteristics)及行为类型,它们对于心身疾病的发生、发展和病程的转归都有明显的影响,同样的致病因素作用于不同人格特征的人,结果就截然不同,所以在研究心身疾病的致病因素时,不可忽略个性因素的作用。近代心理学研究表明,有些心身疾病常发生于具有特殊人格特征的人,如冠心病者多见于 A 型人格(又称为冠心病人格),常表现为争强好胜、富有敌意；性情急躁、固执己见；时间感强、缺乏耐性等特点；癌症患者多为 C 型人格,表现为内蕴抑郁、压抑克制、郁郁寡欢、回避现实、委曲求全、情绪低沉等。

(1)生理因素致病的机制:心身医学认为生物躯体因素是心身疾病的生理基础。心理社会因素只有在生物躯体因素的基础上,通过生理变化环节,才能导致或加重躯体疾病。研究表明,原生理始基、器官易罹患性、遗传、自主神经和内分泌功能紊乱是引起心身疾病的主要生物因素。此外,还包括微生物感染、理化因素、营养失衡、性别、年龄、血型等。

(2)心理因素致病的机制:心理因素是指个体的心理发育、心理素质和心理反应,它是生物因素及社会因素作用于人体的中介,心理的紊乱必然会带来生理上的障碍,强度大、持续时间长的心理紊乱将诱发器官产生病理变化或功能衰竭。心理因素导致的心理紊乱主要以情绪反应及心理反应两种形式表现出来,通过神经、内分泌和免疫系统的参与而影响心身疾病的发生、发展与转归。在心理因素致病原因当中,心理损失感的心理刺激对健康危害最大,诸如亲人死亡、荣誉感丧失、事业不成功、共同性的灾难性事故等,这点已得到调查结果的支持。

(3)社会环境因素的致病机制:社会环境因素的致病作用主要体现在生活工作环境、社会综合关系、社会角色的变化等多方面因素对人体的作用。人在通过主观努力改造环境的同时,有时对环境的变化会显得无能为力,能够顺利适应则可以保持身心健康,如果不能适应,则会引起心身反应。社会环境因素可以使个体产生习得性的心理或生理反应,如心理紧张、血压升高等。由于个体素质问题,这种变化可能会得到进一步的强化或泛化,习得性的行为反应则可被固定下来成为症状或疾病,如过度换气综合征、神经性头痛等。生理、心理和社会环境诸因素共同对人体产生作用,影响人体的健康,单纯从某个方面进行解释都是片面的。

2. 临床常见心身问题的心理干预　心身疾病的治疗中,心理治疗应作为一种主要的疗法,贯穿始终。在施行时必须建立良好的医患关系,对病人有同情感,并给予支持和保证;治疗目标必须适当,在耐心地倾听病人诉述的基础上,根据生理和心理知识对病人作出针对性的解释,帮助病人改变对疾病的不合理认知,并动员家属和有关方面共同配合治疗。临床常见的临床心理问题及心身疾病有原发性高血压、冠心病、脑血管病、消化性溃疡、糖尿病、溃疡病、支气管哮喘、恶性肿瘤、失眠、疼痛、成瘾行为、性功能障碍、家庭婚姻问题、职业应激、焦虑、抑郁、社交紧张、多食性肥胖、儿童的各种行为问题等。

心理干预的目标是消除或减轻心理社会刺激因素,改善情绪状态,提高诊疗遵从性,提高生活质量,建立有效的社会支持体系。治疗采取心身相结合原则,应用心身同治方法。急性期、躯体症状严重则要以躯体对症治疗为主,辅助情绪控制的心理干预。心理症状为主,躯体症状为辅的疾病,在进行躯体治疗同时,安排心理治疗。

目前常用的心理治疗有心理分析、行为治疗、认知疗法、森田疗法、音乐治疗和艺术治疗等。对于同一类型的患者,还可组织起来进行集体心理治疗。近年来国外发展起来的自助小组疗法也有较好的治疗效果。采用各种放松训练,如渐进松弛疗法、理智情绪疗法、音乐疗法、体育疗法、松弛训练等。心理行为治疗,如生物反馈疗法、系统脱敏疗法、支持性心理治疗、家庭心理疗法、认知重建疗法、疏导疗法、暗示疗法和催眠疗法;自我放松疗法,如冥想、瑜伽、气功等方法也广泛用于特异性的心理干预,对疾病的防治及预后均有积极的作用。

三、异常心理的诊断与心理危机干预

(一) 心理健康与疾病

1. 心理健康的概念　心理健康(mental health)在《简明不列颠百科全书》的释义为:"心理健康是指个体心理在本身及环境条件许可范围内所能得到的最佳功能状态,但不是十全十美的绝对状态"。心理学的不同学派对心理健康的概念有不同的观点。人的健康应包括生理健康和心理健康,生理健康水平根据生物学指标不难判断,而心理健康还受社会、文化的影响,情况非常复杂,且心理的复杂性造成了解释的多样性,迄今没有统一观点。临床心理学工作者根据自身实践提出以下标准来判断心理是否健康:①根据有无心理症状如焦虑、强迫、抑郁等来判断;②根据有无有价值的心理品质如幸福感、和谐、自尊感、适应环境的能力等来判断;③用心理测验的方法来判断,即所测量的心理特质是否分布于一定范围内,过于极端的心理特质往往是不健康的;④根据社会或文化的标准来判断,即被目前社会或文化环境接受的行为大都是健康的。

美国心理学家马斯洛和麦特曼认为正常心理应具有:①充分的安全感;②充分了解自己并能恰当地评价自己的能力;③生活的理想和目标切合实际;④与现实环境保持良好的接触;⑤能保持人格的完整与和谐;⑥从经验中学习的能力;⑦良好的人际关系;⑧适度的情绪宣泄和控制;⑨在集体要求的前提下,较好地发挥自己的个性;⑩个体的基本要求符合社会规范,并有适当的满足感。

2. 心理健康的标准　心理健康的标准(the criteria of mental health),主要从个体的认知、情绪、意志、个性、行为、社会适应、人际关系等方面的表现和特点来判断。我国精神卫生专家许又新教授对以上多项进行概况,总结为三条基本原则:①心理活动与外部环境是否具有同一性;②心理过程是否具有完整性和协调性;③个性心理特征是否具有相对稳定性。

(1)心理健康的判断原则:①统一性原则:指一个人的所思所想、所作所为是否能正确地反映外部世界,有无明显差异。心理健康的人心理活动与客观环境、内隐的心理与外显的行为应当统一、协调。②整体性原则:指看一个人的认知过程、情绪情感过程、意志过程内容是否完整协调。这种整体性是个体保持正常社会功能的心理学基础。如果这种整体性受到破坏,知情意行不一,说明心理、行为偏离了正常轨道。③稳定性原则:指在没有重大的外部环境改变的前提下,人的气质、性格、能力等个性特征是否相对稳定,行为是否表现出一贯性。个性一旦形成就具有相对的稳定性,如果一个安静、沉稳内向的人突然变得狂躁不安、喋喋不休,就要考虑是否出现了心理异常。

(2)心理健康的基本标准:依据《云五社会科学大辞典》(心理学分册)概括为:①统计学标准;②社会学标准;③医学标准。还有许多学者提出类似依据标准,如理论标准和实践标准,社会行为规范与文化标准等。

一个心理健康的人,既要自我感觉良好,又要有很好的社会适应能力,其行为被社会所认可,还要符合心理测量学的标准。然而,这些标准具有很高的心理学专业水准,为使其易于理解,参照行为适应情况,可以将心理健康概括如下:

1)有正常的智力水平:智力是人们在获得知识和运用知识解决实际问题时所必须具备的心理条件或特征,是人的观察力、注意力、思维力、想象力和实践活动的综合能力。也就是能在工作、学习、生活中保持好奇心、求知欲,发挥自己的智能和能力,并有工作的成就感。智力是心理健康的基本条件。

2)有健全的意志:意志是人有意识、有目的、有计划地调节和支配自己行动的心理过程。意志健全的标准是:行动具有自觉性、果断性、坚持性和自制力。心理健康的人总是有目的地进行各项活动,在遇到问题时能经过考虑而采取果断的决定,并善于克制自己的情绪。

3)具有和谐的人际关系:人际关系是人们在共同活动中,彼此为寻求各种需要的满足,而建立起来的相互间的心理关系。心理健康的人,乐于与他人交往,能以尊重、信任、理解、宽容、友善的态度与人相处,能分享、接受并给予爱和友谊,有广泛而稳定的人际关系,拥有可信赖的朋友,又有关系和睦的家庭。

4)善于调节与控制情绪:情绪是人对事物的态度体验,是人的需要得到满足与否的反映。情绪健康是心理健康的一个重要指标。就是能经常保持愉快、开朗、乐观、满足的心境,对生活和未来充满希望。同时能适当发泄、主动调节和控制情绪,不为情绪所困扰,不因情绪影响正常的生活。

5)有良好的适应能力:能有效地处理与周围现实世界的关系,能对自身所处的社会现状有客观的认识和评价,同时观念、动机、行为能够与时代发展基本同步,言行符合社会规范和要求,始终使自己与社会保持良好的接触,生活有理想,能面对现实,调整自己的需要与欲望,使自己的思想、行为与社会协调统一。

6)人格完整:心理健康的最终目标是培养健全的人格和保持人格的完整。也就是对自我有适当的了解和恰当的评价,自信乐观,而不过于自卑或过分自负,愿意努力发展其身心潜能,对于无法补救的缺陷,也能安然接受,而不以之为耻或怨天尤人。

3. 病人的心理反应特点　健康与疾病是人生命过程中的两种不同状态。健康和疾病是没有分界线的连续生命过程。健康是人的基本权利,人人希望拥有健康。随着社会的进步和发展、生活方式的改变,为了谋求生存和发展,竞争日趋激烈,心理压力与心理危机成为困扰人的精神桎梏。

现代医学模式将心理健康视为全面健康的基础。当一个人患有某种疾病时,不仅生理上会发生改变,心理上也会因为疾病而发生改变。疾病是由身体功能失调引起的一种躯体器官功能和器质性病变的状况。对疾病的界定也不应该单纯依据生物学标准来定义,因为患病的主体是人,一个生病的人不仅在躯体上有生物学改变,而且在心理感受和社会功能上也有改变。可以从三个方面看待病人的角色:第一,躯体器官功能性和器质性病变的客观症状和体征,即所谓疾病;第二,心理上有主观的不适感觉,称之为病感(illness);第三,生病后往往难以履行自己应负的许多社会责任,例如不能正常学习、工作,生活需别人照顾等,称之为病患(sickness)。通常,病人在患病过程中常伴情绪低落,运动减少,常常陷入一连串的往事回忆中,对未来缺乏足够的憧憬。随着生物 - 心理 - 社会医学模式的建立及不断完善,作为临床医生不仅有责任治疗病人的躯体疾病,也要对其心理状况进行积极关注,必要时予以心理支持和干预,以期改善病人患病期间的生命质量。

　　疾病诊治过程中常见的心理反应：①疾病所致的心理反应：指疾病本身影响脑功能而造成的心理障碍，即躯体疾病是病因，精神障碍是后果。如甲状腺功能亢进病人患病时易怒、急躁、情绪兴奋等。②治疗环境所致的心理反应：确诊患病后，病人将面临一个全新的环境，需暂时放弃日常生活的状态，适应医院的新环境，在医院中建立新的人际互动关系，这包括和医生、护士的关系，以及和其他病友及他们的家属之间的关系。③治疗过程中的心理反应：在治疗过程中，治疗措施本身会引起某些心理反应，病人对于治疗的态度也会引起某些心理反应，治疗的可操作性即病人的执行难易程度也会导致病人的某些心理反应。

　　外科常见的心理反应：在外科治疗中，病人均有不同程度的心理反应，其中外伤病人、手术病人的心理问题比较突出：①外伤病人：外伤是指由于意外事故而导致的躯体伤害，其伤害原因往往是多样的，包括工伤、车祸、斗殴及战伤等。外伤发生常猝不及防，严重外伤发生后若伤者意识清醒，常表现出一种出人意料的镇静和淡漠，称之为情绪休克（emotional shock）。这是一种心理防御反应，也是一种超限抑制。其次，外伤也会造成焦虑和抑郁反应。②手术病人：手术是临床上治疗疾病的重要手段，但同时也给机体造成了不同程度的副损伤。对于病人而言，手术是一种较严重的应激性刺激，极易给病人造成严重的消极心理，而直接影响手术的效果。手术前，紧张、恐惧、焦虑是常见的心理反应，其程度与病人手术性质和病人自身心理素质有关。术中病人的心理主要是对手术过程的恐惧和手术结果的担忧。术后病人多会出现短暂的疾病治疗后的轻松感，此阶段病人的心理表现较为积极，之后许多病人脱离生命危险或度过手术应激后，便可能进入失望、无助、担忧、烦躁、抑郁等的悲观心理反应阶段。

　　内科病人常见的心理：①慢性病病人的心理：慢性病是病程 3 个月以上且无特效治疗的疾病，这其中包括某些急危重症病人经抢救成功而转为慢性状态。慢性病病人常见的心理问题有功能失调、自卑、心情抑郁和担心自己不能治愈等。常有怨恨甚至有些特殊的但并不符合病情的感受，变得愁眉不展、情感淡漠、易怒，看到健康人谈笑风生和生活上互相关心时会更生气，所以这类病人会经常与医务人员甚至病友发生冲突，当他们觉得医务人员对自己照顾不周时，会很激进；当看到他人精神焕发、生机勃勃时会嫉妒而产生敌对情绪。②临终病人的心理问题：一般认为，病人在经过积极治疗后仍无生存希望，直至生命结束之前这段时间称为"临终"阶段。临终病人只要意识清楚，都有明显的心理反应，其反应的强弱因人而异。病人的个性特征、所患疾病的性质及家庭和社会状况等均可影响病人的心理变化。有的病人反应剧烈、焦虑、恐惧、烦躁不安；有的病人已意识到死亡的到来，则心情相对平静，情绪比较稳定。临终病人的心理特征大致可分为五个阶段：否认期、愤怒期、协议期、抑郁期及接受期。终末期疾病的早期心理反应多是悲伤或哀痛，悲伤是指对疾病所致的功能缺失的急性情绪反应，而哀痛是指对疾病经历的长期慢性反应。

（二）心理异常评估诊断

　　心理异常是指人的知觉、思维、情感、智力、意志、人格等心理因素的异常表现，亦称变态心理或病理心理。现实生活中的人，无论是谁，既有享受阳光灿烂的美好感受，也会有刻骨铭心的痛苦，并有可能到严重影响生活、学习和工作的地步。这些表现各异且程度不等的非正常的心理活动统称为异常心理，研究这些异常心理的科学被称之为变态心理学。

　　心理异常有许多不同的描述，如变态心理、变态行为、心理障碍和行为障碍等，但当前学术界更主张使用心理（精神）障碍（mental disorder）这个术语。心理障碍的概念有广义与狭义之分。广义的概念泛指健康心理的偏离，是各种心理或行为异常的总称；狭义的概念是指这种异常应达到一定的严重程度，已明显影响了个人的正常生活和职业功能，或自感痛苦，即具有"诊断意义"的异常。心理障碍概念也包括各种心理异常综合征和精神疾病。

　　1. 心理评估　心理评估（psychological assessment）是指综合运用心理学研究的各种方法来描述、检测、记录和解释一个人的心理现状及其水平，以便对个体的心理品质作出客观、全面和深入的评价的过程。心理评估的对象可以是有心理障碍的病人，也可以是健康人，评估范围涉及躯体疾病和心理障碍,也可以帮助正常人了解自己的心理特点,及时发现心理问题,及时调理和矫正。因此,心理评估在心理学、医学、教育、人力资源、军事司法等部门用途广泛。其中在医学中的应用显得尤为重要,把心理评估称为"心理诊断"(psychodiagnosis),又称之为临床心理评估,其主要评估对象为临床病人。

2. 异常心理的评估　异常心理的判断标准对认识心理与行为异常的发生、发展、变化的过程极为重要。在判断异常心理与行为时很难规定一个绝对的标准。

(1)异常心理是痛苦的体验:一个人对自己心理或行为痛苦的主观体验是判断异常心理的重要特征。焦虑、抑郁、恐惧和强迫行为等,是人们经常感觉到的异常心理,也往往是患者求治的主要原因。人们都能比较容易地意识到,有明显内心痛苦的人都存在着不同程度的异常。这是我们在判断心理和行为的正常或异常时使用最多的标准,也称为主观体验标准。

(2)异常心理是行为功能障碍:异常心理会导致个人生活领域的心理功能障碍(dysfunction)或功能低下(disability),包括社会功能或职业功能、生活能力和人际关系能力等。如智力低下、分裂症、抑郁症等,都会存在不同程度的功能障碍或低下。这一特征常被作为评价心理障碍严重程度的标准。

(3)异常心理是社会规范的偏离:心理障碍病人常常偏离或违反社会规范,如反社会型人格障碍、某些性变态和精神病人急性期等,他们的行为往往与社会标准相抵触,因此可以用此标准来评价和衡量。但文化的多样性显著地影响着社会规范标准,同样的行为在不同的文化环境或在不同的历史阶段中都有不同的评判标准。

(4)异常心理是统计学的偏移:判断一个人的心理是否正常,一个普通的方法是将他的行为与大多数人进行量化比较,看是否一致。这种数量化研究和描述的方法称之为统计学标准。统计学观点认为,人的行为是呈正态分布的,大多数人的行为处于中间状态,变态是少数行为,即统计学的偏移。按此观点,异常心理是行为过多或行为不足。还可以将心理特征用统计学方法进行量化,形成心理测验。

通过对上述异常心理特征的讨论可以发现,每一种标准对异常心理都有很高的判断价值,但又不能适用于全部情况。没有哪一种标准可以单独作为判断是否异常心理的标准,这说明心理障碍的特点具有多样性和多变性。

3. 临床心理评估的方法　临床心理评估的方法主要有质的评定和量的评定两大类。质的评定主要是定性分析,如访谈法、观察法、实物分析、口述史、叙事分析、历史法等。临床上最常用的是前两种或两者的结合。量的评定指选用心理量表(psychological scale)对病人的心理现象进行定量的分析,包括量表、调查表、问卷以及实验等。在心理学研究中,量的评定主要采用心理测量法。心理评定量表主要用于检查求助者某方面心理障碍的存在与否或其程度如何,包括他评量表和自评量表两种形式。他评量表有精神病评定量表:如简明精神病评定量表(BPRS)、阴性症状评定量表(SANS)、阳性症状量表(SAPS)、阳性阴性症状量表(PANSS)、躁狂状态评定量表(BRMS)、焦虑量表(HAMA);自评量表如症状评定量表(SCL-90)、焦虑自评量表(SAS)、抑郁自评量表(SDS)等。

(三) 患者的心理危机干预与健康管理

1. 危机干预概述　危机(crisis)是人类个体或群体无法利用现有资源和习惯应对机制进行处理的事件和遭遇。是人们在面对重要生活目标的阻碍、挫折、应激时产生的害怕、震惊、悲伤的感觉,导致个体急性情绪紊乱、认知改变、躯体不适和行为改变的心理危急状态。构成危机有三个因素:①存在重大心理应激;②引起情绪和认知改变,有躯体不适和行为改变,但不符合精神疾病诊断标准;③用寻常解决问题的手段不能应对。个体面对危机会有三种情况:①有效应对危机并从中获得经验发展自我,危机过后产生积极变化;②虽然能够应对危机并没有真正解决问题,以后还会有潜伏的危机后果表现出来;③危机开始即心理崩溃,需要强有力帮助,恢复心理平衡。危机一方面会导致个体严重病态,包括杀人或自杀;另一方面会带来较大的痛苦迫使个体进一步积极应对或寻求帮助,促进其成长。个体的个性特点、对事件的认知解释、社会支持状况、以前的危机经历、个人健康状况、干预危机的信息获得程度和可信度、危机的可预期性和可控制性、个人适应能力、所处环境等都会影响危机的反应程度。

危机干预（crisis intervention）是指被干预者突然遭受严重灾难、重大生活事件或精神压力，遇到难以克服的困难，处于痛苦不安的状态，需采取措施给以减轻心理社会刺激因素，帮助被干预者应对挫折，度过危机，维持心理平衡的过程。危机干预的步骤：①确定问题，以倾听为核心技术，表达同情、理解、接纳、尊重；②保证求助者安全；③给予支持；④提出恰当、能够被求助者接受的应对方式；⑤危机解决后随访。危机干预的关键问题是要尽可能在短时间内帮助患者恢复心理平衡状态水平。不管是社会重大事件的危机干预，还是个体心理危机干预，把握好心理反应的不同阶段，强调其时间的紧迫性和干预效果。

2. 临床工作中常见的危机干预与健康管理

（1）外伤病人的危机干预与健康管理：外伤病人心理反应的性质及严重程度与创伤的性质、部位、病因有关，也与病人对康复后社会适应、生活等现实问题的预期有关。如伤残程度严重影响功能活动，病后适应较困难。同时，创伤的心理反应也与病人的性格有关。如性格急躁的病人，往往急于求成，过度进行功能锻炼及活动，达不到预期则容易自暴自弃；而被动型性格的病人，对医生的指导言听计从，却没有更多积极的主观努力，使疾病恢复及康复过程延长，使外伤恢复慢性化。

对于外伤病人的焦虑反应，要给予理解并进行必要的心理干预。严重的病人应给予抗焦虑药物治疗，对于有抑郁状态的病人要及时请精神科医生会诊，给予心理治疗及必要的抗抑郁药物治疗。值得注意的是，由于他人或工伤造成外伤的病人，容易出现迁延不愈的"赔偿性神经症"（compensation neurosis），这是由于外伤造成的损失和相关费用会由肇事者或单位赔偿，病人可以获得诸如休息、经济赔偿等既得利益，可能会在心理上强化病人的疾病感，若处理不好，一些病人会成为"社会残疾"。面对这样的病人，医生要与病人建立良好的医患关系，尽快形成治疗方案。同时，最好及时告知双方尽快解决纠纷、明确责任，从维护病人利益的角度出发，对病人进行适当的关心和照顾，同时避免过度照料产生病理性依赖心理。

（2）手术病人的危机干预与健康管理：手术病人术前、术中和术后的心理反应不尽相同，有针对性地进行心理干预，能够调节病人心理状态，构建良好的医患关系，促进病人的心理状态向手术成功时的心理状态方向发展，提高手术治疗及预后的康复效果。较多的研究表明，对手术病人进行相关辅导和行为训练，包括介绍有关手术的医疗操作的基本知识，在情绪上给予病人支持，指导病人进行特殊行为训练，如放松训练等，一定程度上能缓解病人的不良情绪，增强病人的心理应对能力，促进术后躯体和心理康复。

1）术前病人的心理干预：①介绍关于手术的各种信息：这是心理干预的重要手段之一，通过医生详细介绍关于手术的主客观信息，减少甚至消除病人对手术的焦虑和恐惧。②行为干预：医生可以介绍实用的缓解焦虑的行为控制技术，比如放松练习（深呼吸等）、案例介绍（介绍术后效果较好的病人克服术前心理反应的方法，也可以直接安排手术后恢复良好的病友与病人交流，减少病人的焦虑和恐惧）、示范法、暴露疗法（让病人提前一天熟悉手术操作流程和器械，比如观看录像、熟悉器械）等。③寻找社会支持：医生向病人的家属及朋友介绍病人的病情，并引导家属对病人进行积极正向的鼓励和安慰，增强病人治疗的信心，减轻病人的术前恐惧。对满不在乎无任何焦虑反应的病人，应注意帮助病人认清过度心理依赖的危害性。④必要时使用药物干预：一些焦虑情绪明显的病人，可以给予适量安眠药或抗焦虑药物，保证病人术前有充足的睡眠，减轻焦虑症状。

2）手术中病人的心理干预：①营造良好医疗环境：手术室环境温度适宜，光线柔和，整洁、寂静，床单、敷料无血迹，手术器械和抢救仪器尽可能掩蔽。医护人员表现轻松自如，谈话轻柔和谐。医护人员与病人有意识地进行必要的信息交流。②术中分散病人的注意力：医生可以通过引导病人听音乐、谈话等方式进行。比如，让病人自己控制音量收听音乐，分散病人注意力使其产生"自我控制感"，减轻焦虑和疼痛体验。如有经验的医护人员在进行会造成病人疼痛的操作时引导病人谈话分散注意力等，有助于病人减轻痛苦体验。③催眠：有条件的医院可以对手术病人采用催眠疗法，没有专业催眠治疗师的医院，医护人员可以在病人麻醉的基础上，使用催眠引导语或音乐引导病人放松，增加病人的安全感。

3）手术后病人的心理干预：①及时反馈手术信息：在麻醉苏醒后，告之手术的效果，给予病人鼓励和支持，增强其术后恢复的信心。在允许的条件下，医生可以把切除的病灶给病人看，特别是给家属过目，使他们感到欣慰。当手术不顺利或病灶未能切除时，权衡病人的身体和精神状况，有选择性地告知病人病情的相关信息，应注意避免出现对病人造成心理伤害的言语和行为。②告知术后相关信息：这也包括主观感受信息和客观程序信息，比如告知病人术后可能会感觉昏睡和暂时记忆不清，会由于各种插管而感到不舒服等，并对术后恢复的各阶段的操作程序进行详细的说明。③处理术后疼痛：术后医生应及时观察病人的表情和肢体语言，倾听病人的表达，掌握疼痛的情况，及时给予镇痛药减轻疼痛。指导病人通过放松术或转移注意力等手段来减少疼痛，比如听自己喜欢的音乐或使人放松的音乐等。④提供家庭支持：与术前的社会支持一样，术后病人会更在意家人对自己的关心程度以及家人的反应。医生应告知家属，对病人进行积极的心理支持，但这需要事先明确病人家属自身已消除对手术的不良心理反应，避免家属产生负性示范作用或负性暗示作用。⑤心理康复：术后病人易出现焦虑、抑郁等消极情绪。比如，同其他病人相比较，病人术前的心理预期过高，对于出院后的生活工作情况的过度担心等。医生应了解病人产生消极情绪的原因，可以采用认知疗法，让病人对手术及术后的生活工作情况有客观的评价和认知，从而减轻或消除病人的不良情绪。手术效果或预后不佳的病人，要判断把真实情况告诉病人是否会造成巨大的心理打击，对于手术导致部分生理功能丧失（如子宫、卵巢切除）或身体残缺（如截肢）的病人，要对其进行积极的心理支持，应对心理创伤，尽最大努力为他们提供克服困难和适应新生活的手段，使其勇敢地面对新的人生。

（3）慢性病人的危机干预与健康管理

1）建立互动型医患关系：慢性病病人多为长期或反复住院者，多数已经反复就医，他们对自身的疾病了解颇多，所以只有建立互动型医患关系，才能有效地进行医患沟通，病人配合度才会高。医患沟通的和谐能够激励病人对诊治和护理的信心，能促使病人积极配合医疗和护理工作，有利于减少消极心理因素，增强战胜疾病的勇气。

2）调动病人配合治疗积极性：在良好医患心理沟通的前提下，向病人解释心理状态和疾病的关系，以及不良心理状态对治疗和康复的影响。让病人知道他们所面临的问题是如何影响治疗和康复的，以及怎样努力去缓解和解决这些问题，以此来提高病人应对疾病的能力。例如，告知疾病复发的原因、治疗和休养时应注意的问题，才能减少疾病复发的可能；告知目前所采取的治疗措施和服药的理由，使病人主动配合治疗。

3）提供更多的社会支持：慢性病病人非常需要医护人员、家属、亲友和其他人员的关心、体贴和安慰。社会支持不仅可以缓解或消除一些消极情绪，还能增强病人机体的抗病能力和战胜疾病的信心。所以，在对慢性病病人进行治疗与康复期间，要做好病人社会支持系统的协调工作，为病人建立一个治疗、休养和生活的和谐环境。

（4）临终病人的危机干预与健康管理

1）减轻疾病带来的痛苦体验：每个人都要过生死关，如何让病人能够接受死亡即将来临，办法之一就是有效地帮助病人减轻临终前的痛苦体验，可以采用药物镇痛，例如吗啡等；也可采用非药物镇痛，例如按摩、语言暗示等，帮助病人控制对死亡的恐惧、焦虑和其他负性情绪。

2）帮助树立明确目标：病人在临终前常会悲观、抑郁、绝望，这些消极情绪会加快病情的恶化程度。因此，医生最好和家属进行沟通，共同为病人寻找一个生活的目标，这个目标是明确的、可以实现的、能够为病人的临终阶段带来积极的意义。树立这一目标，可以改善病人情绪，帮助病人提高临终前的生命质量，并且有助于病人积极遵从医嘱。

3）提供有效的社会支持：病人在临终前，更在意别人对自己的关注，不愿孤独，渴望亲人和朋友的关心和安抚。医护人员应与家属密切配合，对病人无条件地积极关注，真诚地关心、体贴病人，认真倾听病人对生命的倾诉，陪伴病人走过最后的生命旅程。

4)调适关系：面对死亡对任何一个人来说都不是容易的事，当发现自己已经离死亡如此接近时，病人更容易激惹，表现暴躁，与之相处不易。这时医护人员应更多耐心、更多倾听、更多陪伴，与病人建立良好的医患关系。在此基础上，给予适当的心理指导，缓解病人的焦虑情绪，提高病人临终的心理承受能力，减少消极情绪，平静面对死亡。

(5)重症监护病人的危机干预与健康管理

1)稳定病人情绪：负性情绪会损害病人的免疫系统，影响康复，因此稳定情绪是必要的工作。医护人员要礼貌、诚恳、自然地向病人或家属询问病情，沉着、严肃、有序地进行抢救和护理，增加病人的安全感和信任感。不要在病人面前谈论病情，可回避病人向家属交代病人的情况，更不要在病人面前说"很严重"等具有刺激性的负性语言，增加病人的心理负担。

2)提供心理支持：对于重症监护病人，医护人员应给予理解和支持，体谅病人的过激行为，关怀自杀未遂者。病情允许时实施心理治疗，纠正认知偏差，建立适当的应对策略，改善心理状况。对伤残者，要疏导病人，从而调动其主观能动性，积极配合治疗及护理，以达到心身两方面的康复。

3)优化医疗环境：创造优美、舒适的环境，可以减少或消除环境给病人带来的不良刺激，使病人身心舒畅，有利于身体康复。因此，环境对病人心理反应的影响不可忽视。

4)提供社会支持：向病人及其家属介绍疾病的相关知识，让其在了解病情的基础上积极配合医护工作，建议家属和亲友多支持和鼓励病人，提高病人战胜疾病的信心。要求家属尽量不要在病人面前悲伤，以免加重病人的心理负担。建议家属及时向医护人员反映病人的心理问题，同时对病人的要求，在不影响病情的情况下，尽量予以满足。

(韩继明)

第三节 医学人际关系与医患沟通

一位哲人说过："人生的美好是人情的美好，人生的丰富是人际关系的丰富。"人际关系是人与人之间的相互关系，已成为现代人类生活的重要组成部分，沟通则是人际交往的主要形式及方法。本节阐述了人际关系的概念，沟通的架构，人际关系和沟通的影响因素。而医患关系是重要的人际关系之一，是医务人员与病人在医疗过程中产生的特定医治关系，是医疗中人际关系的基础，直接影响医疗实践活动的质量和效果。因此，本节介绍了医患关系的相关概念、类型，医患关系建立和发展的特点、原则及发展现状，并结合我国医患关系的现状，从国家政府、医方、患方和社会四个方面探讨了促进和维持和谐医患关系的策略。医患沟通贯穿于医患关系实践中，是至关重要的一部分，因此本节描述了医患沟通的类型和技巧，最后以门诊办公室为例，讲述了医患关系实践的具体流程，以便医学生能够对医患关系实践有较为明确的了解和认知。

一、人际关系与沟通

西方心理学家克林格(E.Klinger)做了一项广泛的调查，结果显示，良好的人际关系对于生活的幸福具有首要意义。当人们被问到"什么使你的生活富有意义？"的时候，几乎所有人的回答都是"亲密的人际关系是首要的"。人际关系是人与人之间的相互关系，建立在个人情感基础上，在社会生活过程中形成，反映了个人寻求满足其社会需求的心理状态。人际沟通是人际交往的起点，在人际关系建立、发展和维持的过程中发挥基础性的作用。

（一）人际关系的概念

人际关系（interpersonal relation）是指人们在工作或生活过程中在物质交往和精神交往的基础上建立、形成和发展的直接的心理上的联系。

（二）沟通的架构及影响因素

1. 沟通的架构 沟通过程由以下 4 种要素架构组成：发送 - 接收者、信息、渠道和环境。

（1）信息发送 - 接收者（sender-receiver）：沟通过程中，发送信息、表达思想的是发送者，获得信息并进行解码理解的是接收者。在大多数沟通情景中，这种过程会逆向进行，即接收者将其获得的信息回馈（又为发送者）给对方（又为接收者）。在大多数沟通情景中，发送者同时也是接收者，接收者同时也是发送者。

（2）沟通的信息（message）：信息是指在沟通过程中发送者传递给接收者的消息，通常是事情的各大要素，包括时间、地点、人物、目的等，是发送者观念、态度、知识、思想和情感投射的具体内容，是沟通传递的客体。由于发送者和接收者在受教育程度、生活背景、社会经历、个性、价值观等因素方面存在差异，或是发送者传送过多不必要信息，双方对同样的信息可能会出现不同的理解和解释。

（3）沟通的渠道（channel）：渠道也称途径、媒介或通道，是信息传递的工具或手段，有助于清晰表达发送者想要传递的信息。根据不同的信息内容选择不同的渠道进行传递，选择的恰当与否会直接影响沟通的效果。如面对面沟通是各种渠道方式中影响力最大的一种，不仅可以传递词语本身的信息，还可以传递沟通者整体心理状态信息，使发送者和接收者在情绪上能够相互感染。在面对面的沟通中，传递的渠道主要是声音和五官感觉，如视觉、听觉、触觉等。而大众传媒中则常利用报纸和杂志、收音机、电视机、网络等渠道。此外，信息传递不局限于单一渠道，可以选择多渠道进行，渠道越多，接收者往往能更好、更多、更快地理解信息。

（4）沟通的环境（environment）：环境是指沟通发生的场所和周围条件，能对沟通产生重大影响，包括物理的地方、环境，如餐厅、办公室、检查室等。环境过于嘈杂、过冷过热或缺乏隐私性会使人分心，产生紧张、不适等情绪，干扰信息的传递，影响沟通的进行。因此，沟通环境的选择应当合适恰当，能使沟通参与者感到物理上和情绪上的舒适和安全。

2. 沟通的影响因素

（1）环境因素：会影响沟通参与者对信息的表达和理解，影响沟通效果。包括物理环境与社会环境。

1）物理环境：指环境的舒适度，包括大小、光线、温湿度、噪声、气味、环境布置的色彩等。

2）社会环境：指环境的隐私性及安全性。

（2）个人因素：信息发出者及信息接收者个体方面的因素，包括下列几个方面：

1）生理因素：沟通者身体原因会影响其情绪、思维和心理，从而影响信息的传递和接收。包括永久性生理缺陷和暂时性生理不适，如听力障碍、视力障碍、疼痛、疲劳、生病、失语等。

2）情绪因素：情绪是人们对周围事件的主观情感反应，极具感染力。如愤怒、激动、烦躁、轻松、愉快和悲伤等。一般而言，积极的情绪可增强沟通者的兴趣和能力；消极的情绪会干扰沟通者传递、接受和理解信息的能力，出现过激、迟钝等反应，从而影响沟通效果。

3）年龄：年龄可以影响一个人的词汇量和人生经历，从而影响沟通效果。如同龄人之间通常比较容易沟通和理解对方。

4）认知：每个人对周围环境发生的事件的感觉、解释和观点是不同的。受到人生经历、受教育程度、生活环境等因素的影响，每个人认知的类型、广度、深度不尽相同。认知的不同会影响沟通的有效性。

5）个性：个性会对沟通的效果产生直接的影响。一般而言，热情、大方、开朗、健谈的人容易与他人沟通；而冷漠、内向、孤僻的人很难与他人沟通。

6）智力水平：智力水平可以影响词汇量的大小，也可以影响一个人的语言组织表达能力以及对接收信息的理解解码能力。

（3）文化因素：包括知识、信仰、价值观、艺术、语言等。社会阶层、地域环境和文化背景不同的人在文化理解、沟通风格、语言表达等方面存在差异,对同一信息可能存在不同的表达和解读,影响沟通的准确性、完整性和有效性,甚至阻碍沟通。

(三)影响人际关系的因素

1. 第一印象   是指交往双方第一次见面时个体对交往对象的直觉观察和归因判断。它对人际关系的建立有至关重要的影响,主要由言谈、动作、姿态、外表、目光和表情等因素组成。因此,我们要以良好的自我形象开展人际交往,给对方留下良好的第一印象,同时也要避免受"第一印象"的片面判断的影响,出现认知偏差。

2. 身体因素   是指个体各个器官和系统的结构功能状态。形体缺陷者可能会存在交往心理障碍,疾病状态也会影响人际交往,而体貌健美者的人际交往吸引力较强。

3. 个性认知   个性认知是人际交往的基础,对人际关系的建立和发展产生持续而稳定的影响。虚伪、孤僻、认知偏差个体的人际交往吸引力弱,而真诚、坦率、认知准确的个体的人际交往吸引力更强。

4. 社交技巧   社交技巧是建立人际关系的手段和方法,是形成良好人际关系不可或缺的因素。可以通过后天学习获得,包括礼仪修养、倾听技巧、情绪控制、语言表达艺术等。

5. 时间因素   时间因素是指交往时机和交往频次的选择。选择恰当的时机进行人际交往,在交往过程中保持适当的交往频率,有助于良好人际关系的建立和维持。

6. 社会因素   主要包括社会地位、社会风气、道德风尚、社会角色、地域环境、使用语言等方面。

二、医患关系的建立和发展

著名医史学家西格里斯说过:"每一个医学行动始终涉及两类人群:医师和患者,或者更广泛地说,医学团体和社会,医学无非是这两群人之间多方面的关系。"由此可见,医疗中的人际关系主要包括医患关系、医护关系、医医关系、医技关系、护护关系等,其中,医患关系是医疗中人际关系的核心。

(一)医患关系的概念

医患关系(doctor-patient relationship),是医疗卫生活动中以医务工作者和病人及其家属为主体,为保障和促进病人健康而建立起来的一种特殊的人际关系,贯穿整个医疗卫生活动的全部过程。对医疗卫生活动本身而言,可以影响临床诊断、治疗、康复等;对病人而言,可以影响病人的健康教育、健康检查及预防措施的落实,从而影响医疗卫生服务的效果;对医疗行业和社会而言,会影响到医院医德医风的建设和医疗机构的形象。

(二)医患关系的模式

当医患关系的模式与病人疾病性质、疾病阶段相符合时,病人才会得到优质的医疗服务。医患关系的类型没有绝对的好与坏,对与错。1956年美国医生萨斯(Thonsas Szase)和荷伦德(Mare Hollender)在《内科学成就》发表《医患关系的基本模式》,文中依据医疗措施决定执行中医患双方主动性的大小把医患关系分为三种基本类型:

1. 主动 - 被动型(activity-passivity model)   在传统的医患关系中,医生完全把握医疗主动权,在医疗决策和执行上有绝对的权威,患者处于被动服从的地位,无任何自我意志参与医疗,两者之间没有相互作用,形成了独立的两个主体。这种医患关系彻底否认了病人的个人意志,漠视忽略了病人在医疗活动中的地位和权利,不符合现代医学模式主旨,可能会影响疗效并埋下医疗纠纷的隐患,仅适用于临床上的特殊情况,即全依赖型病人,如重伤昏迷、休克、麻醉等意识丧失的病人、某些精神疾病病人、严重智力低下者及婴幼儿等。

2. 指导 - 合作型(guidance-cooperation model)   这种模型构成现代医学实践中医患关系基础。但在医疗过程中医生仍占有主导地位,病人仅能有限度地表达自己的意志,医患之间存在一定的互动,但病人仍是服从性进行配合,听从医生的解释和治疗方案。这种模式较"主动 - 被动型"医患关系有所进步,但医患双方的权利在总体上还存在较大的不平等性。适用于神志清醒,具有正常情感、意志、感知和行为能力的病人。

3. **共同参与型**(mutual participation model)　这是一种以生物 - 心理 - 社会医学模式为指导思想,以健康为中心建立的医患关系。医生和病人有着治好疾病的共同愿望和积极性,有近似相等的权利和地位,在医疗决策过程中,病人独立性更强,拥有充分的自主权和选择权,医患双方共同制定医疗方案,病人能够积极、主动地接受并执行治疗方案。这种医患关系的病人多是患慢性病且文化层次较高、具有一定医学常识的人群。

(三) 医患关系的建立和发展

1. 医患关系的特点

(1)目的专一性:医患关系建立的目的是解决病人的健康和疾病方面的问题。与一般的人际交往相比,具有明确的目的和高度专一性,无病求医者并不多见,病人就医,目的就是减轻自身的痛苦或治愈疾病,医务人员为病人提供诊治服务,根本目的也是消除或减轻病人的痛苦,促进健康。这样的医患关系是医疗服务的基本条件,从而更好地进行所有的诊疗过程。

(2)职业性:医生利用专业知识和技能创造物质或精神财富,从而获取合理报酬,这是医生角色的职业,而医患关系是医生职业行为过程中产生的一种特殊人际关系。但是在诊疗过程中,病人为了得到更方便的健康照顾,常常希望与医生发展非职业关系,从而改变医患关系职业性的特点。实际上,医生与病人建立职业界限外的个人关系会与其医生的职业角色发生冲突,致使医生不能很好地辨清情感与规则的界限,甚至可能发生不告知病人医疗差错风险以减轻病人心理负担的情况,影响医疗过程的正常开展。此外,医患之间没有职业界限,医生可能会逐步产生职业倦怠感。当然,某些医学问题需要医生长期跟踪随访病人病情演变或治疗情况例外,这是医生职业的责任和义务,不能混为一谈。

(3)服务性:医患关系存在服务性。在整个医疗过程中,医生作为服务方,利用专业知识技能为病人进行诊治,减轻病人身心痛苦,促进其健康恢复;而病人则作为被服务方,接受医生诊治方案。

(4)时限性:与其他类型的人际关系相比,医患关系有一个明确的时限性,从病人求医、采集病史、完善检查、诊断、实施治疗到治疗结束,医患关系经历了发生、发展和结束的过程。治疗结束后,这种特定的医患关系也就随之结束。

(5)变化性:在医疗过程中,医患关系会随着病情演变和治疗结果发生变化。当病人严重的疾病或痛苦的症状经过治疗后消失,身体很快恢复健康,这种情况会使不太信任的医患关系发展成积极和谐的医患关系;反之,病人病情的加重恶化或经久不愈可能会使良好的医患关系变成病人对医生的愤怒或不和谐的医患关系。

2. 医患关系建立和发展的原则

(1)平等尊重原则:平等是医患双方交往的前提,尊重与平等是相互的,人人生而平等,人人都有受到尊重的心理渴求。医务工作者要拥有公平公正的服务态度,不因病人社会地位及经济条件的不同而差别对待,对所有病人的态度要一视同仁。随着医学模式的转变,病人不仅需要高超的医术,更需要被尊重的人格,尊重病人才会得到病人的尊重,彼此尊重,双方才能进行友好的交往。

(2)宽容原则:医患双方在交往时,要进行换位思考,相互理解。病人就诊过程中由于疾病的各种困扰容易产生心理问题,存在恐惧感与不安感,迫切渴望治愈疾病、恢复健康。有时病人到多家医院就诊不能得到肯定的回答或者经多次治疗后情绪接近失控,这就需要医生放下职业"身架",与病人推心置腹地进行沟通,从病人角度出发,去接近病人的心理基线,实现认同。病人也应该理解医务人员,遵守医院的规章制度,文明就医,拥有最起码的就医道德。其次,不要盲目相信医学是万能的,不能对某些疾病的预后有过高的期望值,应与时俱进,了解医学的局限性及危险性,理解医务人员的辛苦和医疗保健的困难。

(3)诚信原则:诚信是做人之本,是建立医患关系的基本原则,能够给病人安全感,也是医患关系保持发展的基础和前提。在医患交往过程中融入情感、保持直率诚实的态度，才能给双方安全感，从而互信、互利。

(4)依法守德原则：医患关系是一种法律关系，在医患交往时，双方要遵守法律法规，既要用好法律赋予自己的权利，又要履行法律规定的责任和义务。

(5)适度原则：适度原则主要是指在医患关系建立和发展的过程中，交往距离、交流内容深度以及面部姿势表情、姿势体态及言行等做得恰如其分、恰到好处，适当节制。

3. 医患关系发展现状　近年来，我国医患关系呈现出医患交往经济化、医患需求多元化、医患心理情感化等新的特点和发展趋势，医患冲突日益明显，医患关系日渐复杂。医患纠纷引发的扰乱医疗秩序、甚至恶意伤医事件频发。中华医院管理学会对全国 326 家医院进行的一项调研结果表明，产生医疗纠纷后，73.5% 的病人及家属出现过扰乱医院工作秩序的恶性行为，其中，43.9% 发展成打砸医院，35.6% 直接破坏医疗设施，34.6% 导致医务人员受伤。2016 年全国医疗卫生机构诊疗人次达 79 亿，医疗纠纷 10.07 万件，涉医违法案件 4 037 件，相比 2015 年，分别下降 6.7% 和 14.1%。通过多方面的共同努力，2016 年医疗纠纷数量和涉医违法案件数量实现了连续三年双下降。当前，虽然我国医患关系显著改善，但仍存在一些亟待解决的问题。

(1)信息不对称：医疗服务市场有别于其他市场的重要特征就是医患之间医疗信息丰度高度不对称，医务人员经历过系统科学的职业教育，掌握了丰富专业的医学知识。然而我国社会各阶层掌握了解的医学专业知识相对匮乏，病人对医学知识的认知相对薄弱，导致病人在医疗互动中具有被动性，除了相信依赖医务人员，往往别无选择。在整个医疗服务过程中，很大一部分的病人不知道自己疾病的诊断，不了解接受检查的目的及用途，更不确定治好疾病所需的费用。我国医学知识普及教育的薄弱使得社会各群体不了解医学的现状及局限性，病人群体对医生及医疗效果期望过高，盲目信任，一旦发生不尽人意的结果，病人及其家属由于期望过高而产生的心理落差便会引发病人及家属的不满，无法理解、接受疾病治疗效果不佳的事实。

(2)地位不对等：医务人员因掌握着医学专业知识和技能，具有疾病诊治权和医疗卫生资源支配权等，在诊治过程中常以权威者和主导者自居，而病人群体由于双方医学信息的不对等而处于相对劣势地位，需要被动接受医疗服务中的各项内容，如医疗检查、治疗处置和用药等。而医患地位不对等容易导致医务人员在医患交往过程中常以严肃、命令的语气与病人及其家属进行交流，引发病人群体的不满。

(3)沟通不顺畅：医患沟通不畅是我国医患关系普遍存在的导致医疗纠纷的主要原因之一。首先，医患双方信息不对等会导致病人及其家属无法准确理解医务人员传达的医疗信息，进而影响医患沟通的效果，导致沟通障碍；其次，医患双方对医患沟通需求的认知存在差距，尤其是在解释病情、治疗方案选择和使用安慰性语言等方面；最后，医务人员在诊疗和沟通过程中专业术语使用过多、过于关注疾病本身而忽视病人情感需求、语气和态度生硬冷漠等情况也会导致病人及其家属的不满，进而造成无效的医患沟通。

(4)信任不充分：医患之间存在信任危机是我国医患关系的主要问题，会导致医患纠纷加深、医疗环境恶化等一系列后果。医患信任危机体现在医患双方彼此不信任。部分病人对医务人员职业操守进行无端的猜测和怀疑，不信任医务人员的诊治能力，容易将不理想的诊治结果完全归责于医务人员；部分医师对病人的不信任表现在对自身安全、"医闹"等的担忧。医患之间信任度过低，容易导致医患冲突，加剧医患矛盾，甚至出现医疗纠纷。

(四)医患关系的促进与维护策略

1. 建立健全医疗卫生管理制度、医保制度和社会调解机制　对卫生管理制度、医保制度和社会调解机制进行改革和完善，是解决问题的根本。具体措施包括：加强医疗卫生法制建设和行政管理，依法打击处理违法行为，保障医患双方的权利和义务；建立适合我国社会经济水平的社会保障制度，推进公立医疗机构参加医疗责任保险，鼓励非公立医疗机构自愿参加医疗责任保险，对贫困者建立医疗援助体系;合理分配医疗资源;建立中立的第三方医疗纠纷调解机构,公平、专业、快速化解医疗纠纷;提高卫生技术人员职业待遇,建立医师执业风险保障制度,充分调动卫生技术人员工作积极性,使其可以无后顾之忧,全心全意地为病人服务。

2. **加强医德医风建设,倡导人性化服务**　医院加强内部管理,建立和完善医患沟通制度、医疗纠纷处理制度,及时受理、处理病人投诉,定期收集病人对医疗服务的意见,并及时改进;医务人员履行义务,树立正确的人生观、价值观,秉持高尚的医德情操,坚守职业道德,树立"以患者为中心"的服务理念,尊重病人的权利,对病人提供人性化服务;医务技术人员加强学习,掌握疾病前沿动态信息,不断精湛医疗技术,提高诊治水平。

3. **普及医疗和法律基本知识,提高群众和病人素养**　普及基本的医疗卫生知识,让群众、病人熟悉常见疾病的预防、治疗和护理知识,具有疾病风险意识,知晓医疗行业的高风险性、高技术性和难以预测性,对当前医疗技术水平有正确认知,防止期望值过高;普及法律常识,让群众、病人正确行使权利和义务,对诊治过程中的意外通过法律手段解决问题,杜绝出现暴力伤医杀医事件的发生;提升群众、病人自身素养,尊重医务人员的人格尊严、权利和劳动价值。

4. **正确引导社会舆论**　加强媒体从业者的医学素养,杜绝夸大与渲染医疗纠纷事件,平稳报道,正确引导社会舆论;政府相关部门设置完善的网络平台,监测网络舆情,同时加强对医务人员奉献精神的宣传,改善医院和医务人员在病人、群众心中的形象,形成良好的医疗服务环境。

三、医患沟通的类型和技巧

《医疗机构管理条例》《中华人民共和国执业医师法》等相关法律法规中明确规定:医疗活动中,医疗机构及其医务人员应当将患者的病情、医疗措施、医疗风险等如实告知患者,及时解释其咨询的问题。实施手术、特殊检查或者特殊治疗时,必须先征得患者同意,并应当取得其家属的同意并签字。这些法律法规充分尊重了患者的知情同意权、选择权和拒绝权,体现了诊治过程中医患沟通的重要性和必要性。医患沟通是人际沟通的一种,一般的人际沟通以交流感情为目的,医患沟通的目标是维护人的健康和生命,最终目的是治愈疾病。医患沟通不仅是医务人员的基本医疗技能,同时也是医务人员的义务和责任。据中国医师协会《第四次医师执业状况调研报告》显示,80% 的医患纠纷与沟通、态度等问题有关。因此,重视医患沟通的作用,提高医务人员的沟通技能与水平,有助于改善医患关系现状,构建和谐医患关系。

(一) 医患沟通的类型

1. **语言沟通(verbal communication)**　语言沟通采用口头语言的形式进行沟通,交流双方可以即时交换意见,反馈及时,可以更为充分丰富地表达信息。是最直接的交流工具,也是医患沟通的主要手段。语言沟通贯穿医患沟通的方方面面,围绕着病情的采集,治疗方案的讨论和指导实施。因此,医务人员需要具有良好的语言理解和表达能力,熟练掌握职业语言,在沟通过程中熟练运用医疗性语言、朋友性语言、安慰性语言、暗示性语言等,讲究语言技巧,注意语言的科学性和通俗性,从而在沟通过程中既呈现出专业的医疗水平,又表达出自身的医德内涵。

2. **书面沟通(written language communication)**　指利用文字或符号的形式进行沟通。书面沟通是医患沟通的重要形式,也是维护医患双方权利的重要保障。诊疗过程各种医患沟通知情同意书、协议书和医学专业知识的宣教等均是书面沟通的内容。与语言沟通相比,书面沟通效率低,时间长,但讲究逻辑性、严密性和说理性,可大规模传播和长期保存,可供阅读、复制和备查等。

3. **非语言沟通(non-verbal communication)**　非语言沟通是指使用除语言符号以外的各种符号系统,包括使用副语言、肢体语言、空间距离等多种形式来传递信息。美国传播学家艾伯特·梅拉比安曾提出:沟通的效果(100%)＝语言(7%)＋声音(38%)＋身体语言(55%)。医务人员在医患沟通中若能准确识别、解析和运用非语言沟通,有助于提高医患沟通效率。

（1）眼神与面部表情：眼神是心灵的窗户，人的喜怒哀乐都可以通过眼睛反映出来。眼神与面部表情都能表达信息。医务人员既要善于捕捉病人眼神和表情所提示的信息，更要通过眼神和面部表情表达自己。在临床交谈时，医生多多观察病人眼神可以判断病人是否了解接受自己表达的信息及其心理状态。"微笑是最美好的语言"，能消除人们之间的心理隔阂和障碍，拉近彼此间的距离，促进医患间相互理解，加深友谊。医务人员的微笑还可以增强病人战胜疾病的信心，坚定坚持治疗的信念。

（2）肢体语言（body language）：肢体动作可以以最有效的方式使病人感受到医生的关怀和重视，赢得病人信任和好感，肢体姿势常常能传递个人的情绪状态，反映双方真实的态度和渴求，如搀扶病人下床活动，擦去病人的眼泪、血迹等。医务人员应该记住一些特殊姿势及其在环境中代表的含义，通过观察病人肢体语言了解病人的感受，从而把握交谈的节奏和方向，以利于有效的沟通。

（3）副语言（paralanguage）：副语言又称辅助语言，是语言沟通的表达途径和形式，人们在交流时可以不使用肢体语言，但只要进行口头沟通就需要用到副语言。副语言通过非语言声音实现，语义的判断要根据讲话者的一贯态度、音量、音调、停顿、音质、音长等进行全面考虑。字面意义相同的一句话，当说话者使用较高、抑扬顿挫的音调，往往给人自信、坚定的感觉；如果音调较低，平铺直叙，可能会被认为缺乏把握、自信。因此，在与病人沟通中，医务人员应注意以亲切的语言、平和的语调和平缓的语速进行交流。

（4）仪态（behavior）：对初次交往的人们来说，仪态即所谓"第一印象"，是人的容貌、神态、服饰、发型等综合表现，一定程度上反映了人的精神面貌。在医患会面时，病人最先感受的是医生举止、风度和语言等外在的表现，从而奠定病人对医生的印象和评价。因此，医务人员需要养成文明礼貌的行为习惯，言谈举止和蔼可亲，从而使病人产生敬重和信任的心理，获得安全感，增强战胜疾病的信心。

（5）空间距离（spatial distance）：空间距离是指当人们进行交往时，双方在物理上的距离位置。人与人之间需要保持一定的空间距离，每一个人都需要拥有一个属于自己的自我把控空间，它能合适地调整你谈话时感到舒适的空间范围。美国人类学家爱德华·霍尔（Hall A.）在《隐藏的维度》一书中将人际交往时所保持的空间距离分为以下四类，包括亲近距离（0~0.5m）、个人距离（0.5~1.25m）、社交距离（1.25~3.5m）和公共距离（3.5~7.5m）。医患沟通的距离应根据双方的年龄、性别、关系和具体情况来判断。正常医患沟通时，双方要保持约一个手臂长度的适当距离，以避免面对面的尴尬和压迫感。当医务人员对病人表示安慰、鼓励时，距离可近些。

（二）医患沟通的技巧

1. 选择合适的沟通场所　沟通场所与沟通内容相符合，是促进沟通有效进行的重要环节，有助于提高沟通成功率，包括门诊接待室、医师办公室、检查室、心理治疗室、病房等。当然，也可以根据需要，随时随地沟通。

2. 选择正确的沟通形式　根据病人不同的情况和沟通目标，医师需要选择正确的沟通形式，包括口头沟通、书面沟通、非语言沟通等。医师与病人及其家属大多数时候进行的是面对面的口头沟通。当涉及一些医学决策时往往需要采取书面沟通，如手术知情同意书、授权书等。

3. 善用语言沟通　医务人员在医患沟通时，应熟练运用语言，包括安慰性语言、劝说性语言、积极的暗示性语言、鼓励性语言以及恰当的指令性语言。在沟通伊始根据病人身份、年龄、职业等具体情况运用恰当的称呼，消除病人的陌生感和恐惧感，留下良好的印象，为良好医患关系的建立做好铺垫。与病人沟通时态度诚恳，思维清晰，语速急缓适度，内容客观，用语准确，温和有礼，考虑病人及其家属的接受理解能力，通俗表达医学术语，对于必须使用的医学术语，可以形象化辅以图片、模型或者录像等手段加以解释说明，使用的沟通技巧方法因对象因病而异，告知病情时既要真实全面又要克制得当。

4. 巧用非语言沟通　孟子说："征于色，发于声，而后喻。"在医患沟通时，恰当运用形体语言，有助于体现医护工作者的仪表风度和精神面貌，有助于提升沟通的效果，融洽医患关系。在倾听病人意见时，用点头直接鼓励他继续交谈下去，通过眼神交流表达关注和感兴趣的信号；对于哭泣的病人，通过轻拍病人手臂、肩膀表示安慰同情等；把握好自己的表情情绪，避免不恰当的情感流露传递给病人错误的信息，这些行为都是无声的语言，传递了医护人员的关心和爱心。

5. **积极的倾听**　积极的倾听(listening)，适当反应，对病人的述说表示兴趣，是鼓励病人继续进行医患沟通的动力。倾听病人的述说，给病人时间让他完成发言，恰当提取所需信息，完整并正确掌握病人的表达意图，有礼貌地进行引导而不是打断病人的陈述，运用言语和非言语信号鼓励继续交谈。医生经常能从病人的自由叙述中获得信息，而在提问时是得不到这种信息的。选择适当时机表达观点，对内容进行核实。

6. **表达同理**　同理(empathy)是指进入对方的视角或位置，理解并分担对方的想法和感受，并根据对方状态作出恰当的回应。医务人员在医患沟通过程中善用同理，可以使病人感到被尊重、被关注、被理解，产生愉快感和满足感，从而促进自我表达，更容易与医生建立信任关系，有助于提高依从性和治疗效果。

7. **开放式谈话方式**　开放式谈话原则上是向病人提出问题，医护人员不提供答案，病人根据其实际情况回答。开放式谈话可以使病人主动、自由地表达自己，便于全面了解病人的病情、感受和想法。

8. **自我表露**　自我表露(self-disclosure)是指个体在自愿的情形下，与他人真诚地分享个人的、重要的、真实的情感、思想和感觉的行为。医务人员对病人适当适时地自我表露某些经历、情感甚至负性体验，会加深医患之间的相互了解，使病人感觉真诚与亲切，提升信任感。

9. **沉默**　医务人员不需要在沟通的整个过程都说话，运用好沉默也是必不可少的。沉默可以让病人及其家属有一个调整情绪和整理思绪的时间，医务人员在此期间可以观察病人的非言语行为，给予病人需要的情感支持，组织更进一步的问题和记录资料。

10. **询问与总结**　总结涵盖讨论的绝大部分内容，医生将他所理解的东西用自己的语言表达出来，从而检查是否已经理解病人所说的内容，病人也可以补充医生忘记的内容。

四、临床实践中的医患沟通

临床实践中，医患沟通的过程基本可划分为三个阶段，包括开始阶段、中间阶段和结束阶段。开始阶段医生要主动打招呼和自我介绍，营造轻松和谐的晤谈氛围，让病人感受到亲切、关怀和尊重，建立彼此间的信任关系，从而切入主题，了解病人就诊的目的与需求。中间阶段是沟通的最重要部分，是收集病史、理化检查、病人心理与社会因素等资料的过程，资料收集质量的好坏会直接影响诊断与处理的正确性。之后进入了结束阶段，在此阶段医生与病人讨论病情、诊断、治疗方案，在与病人充分沟通与交流的基础上商榷出最终治疗意见，在结束前做个简单小结，避免病人遗忘。

以下是医患关系在门诊实践的具体过程示范：

1. **建立初始的融洽氛围**　问候病人，自我介绍并获知病人姓名，说明此次接诊的作用和性质，必要时征得病人同意。

2. **采集信息**　采用开放和封闭式的提问技术，认真倾听病人的叙述，不要打断其陈述或指引病人反应，澄清病人陈述不清楚或需要补充说明的地方，确认并筛查出更深层次的问题。

3. **体检沟通**　全程保护病人隐私，提前告知体检的部位，检查前洗手、暖手，动作轻柔、尽量避免引起病人的疼痛和不适感，在体检中加以必要的问询。

4. **诊查项目沟通**　简要告知病人需要做的实验室检查项目的必要性、意义、费用等，侵袭性的检查一定要提前告知不良反应或风险。

5. **病情解释和诊疗规划**　根据病史和相关信息、体检、实验检查结果等，解释疾病的原因、严重程度、预期的转归，提供可选择的治疗方案及治疗方案的适用性、副作用、费用、时间、预后等。

6. **医患共同决策**　鼓励病人说出想法和建议，讨论潜在的焦虑或负面情感，医师表明对可选治疗方案的平衡或优先选择，医患双方共同商讨决策诊疗方案。

7. 约定联系　病情需要时,与病人约定复诊计划。

8. 结束会谈　简要地对本次诊疗进行总结并明确治疗的规划,征询病人的意见,感谢病人信任和配合。

9. 反馈与随访　对所诊治的病人进行随访,了解病情的发展变化,判断治疗效果。

(蒲 蓉)

第四节　医学道德、伦理与法律

道德是人类追求的终极目标和崇高理想,无时无刻不影响着伦理、法律以及这个社会的发展。德国著名哲学家康德有一句至理名言:"有两种伟大的事物,我们越是经常、越是执着地思考它们,我们心中就越是充满永远新鲜、有增无已的赞叹和敬畏:我们头上的灿烂星空,我们心中的道德法则。"医学作为一种古老而神圣的职业,从其产生至今始终以仁爱为核心,把具有高尚的医德作为医学职业精神的基本要求。医学作为爱人之学,人道之学,从来就与作为人伦道德之理的伦理学同源。

一、职业道德和医学道德

(一) 职业道德

1. 道德　作为社会学意义上的一个基本概念,道德是一种重要的社会意识形态,是以善恶为评价标准,调整和规范社会个体成员之间、个体成员与自然、与社会之间相互关系的行为规范的总和。其作为人类社会普遍存在的一种行为规范,是人们在长期社会生活实践中形成的,依靠社会舆论、善良风俗、个体良心的自觉认同和支持,约束着社会共同成员的社会生活行为,但其本身并不具有强制力。

道德包括道德意识、道德规范和道德实践三部分内容。道德形成于社会生活实践活动中,属于经济基础决定的上层建筑范畴。人们的道德意识、道德理念和道德标准,会随着社会生产和生活实践的发展而不断变化,道德规范也会随之发展变化,体现了道德所具有的特殊本质,即非制度化的规范性和极强的实践性。同时,由于道德贯穿于人类社会的各个社会形态,广泛适用和渗透于人类社会生活的各个方面,因此,道德与政治、法律、宗教、哲学、文化艺术等其他上层建筑相比,表现出独立性、多层次性和更大的稳定性。

道德作为人际相处的行为规范,无论在法律尚未产生之际还是在法制昌盛之时,道德始终不可或缺,因为道德引导人们正确认识自己的责任和义务以及社会生活的准则;调节社会矛盾和各种利益冲突;教育培养人们良好的道德意识、道德品质和道德行为;评价社会现象的善与恶;通过评价、指导、激励、惩罚等方式平衡社会关系。道德与政治、法律、宗教等其他社会功能因素相互配合,共同作用,发挥着引导、调节、教育、评价和平衡人们社会生活行为和各种社会关系的功能,实现社会成员个体的人格完善,自觉认识和践行善良道德的价值理想,逐步实现社会成员整体道德理念的提升和人格的升华,保障社会良性和谐的秩序。

2. 职业道德

(1)职业道德的含义:所谓职业道德,是用来调整职业活动与社会需求、不同职业之间以及职业活动内部的各种社会关系的,是人们在进行职业活动过程中,一切符合职业要求的心理意识、行为准则和行为规范的总和。由于社会分工的不同,人类社会由不同职业组成,职业活动是人类社会存在和发展的基础,是人类社会生活不可或缺的部分,是其个人价值和社会价值的重要体现。职业道德正是为人类职业活动制定的社会道德规范,是一般社会道德在职业行为中的反映,是社会分工的产物,是一种内在的、非强制性的约束机制。

(2)职业道德的特征:职业道德除具有道德的基本特点外,还有着自身的特征:

1)范围上的职业性:职业道德的内容是在特定的职业实践活动中形成的,只能约束从事该特定职业活动的从业人员的职业行为,在特定的职业范围内发挥作用,并不具有普遍约束性。

2)形成上的实践性:职业行为过程,就是职业实践过程,只有在实践过程中,才能体现出职业道德的水准。职业道德的作用是调整职业关系,对从业人员职业活动的具体行为进行规范,解决现实生活中的具体道德冲突。

3)内容上的继承性:职业道德是在长期实践过程中形成的,会被作为经验和传统继承下来。即使在不同的社会经济发展阶段,同样一种职业因服务对象、服务手段、职业利益、职业责任和义务相对稳定,职业行为的道德要求的核心内容将被继承和发扬,从而形成了被不同社会发展阶段普遍认同的职业道德规范。

4)形式上的多样性:不同的行业或不同的职业,有不同的职业道德标准。而这些职业道德标准结合本行业或职业有着具体、细致的道德要求,往往通过不同的形式来表现。

(3)职业道德的内容:职业道德是人们在职业生活中应遵循的基本道德,是一般社会道德在职业生活中的具体体现。它既是本行业人员在职业活动中的行为规范,又是行业对社会所负的道德责任和义务,主要通过公约、守则等对职业生活中的某些方面加以规范,属于自律性规范。职业道德的内容主要包含职业理想、职业态度、职业义务、职业纪律、职业良心、职业荣誉、职业作风和职业技能等内容。

1)职业理想:即人们对职业活动最佳目标的追求和向往,是职业态度的形成基础,职业理想往往集中体现在人们的世界观、人生观、价值观上,也是人们追求和实现职业目标的精神动力。

2)职业态度:即人们对自身职业岗位工作所持的相对稳定的劳动态度和心理倾向,是从业者精神境界和职业素质的重要体现。职业态度会受到一定社会环境的影响,实践中往往表现为对自身从事行业的认可度和忠诚度。

3)职业义务:即人们在职业活动中自觉履行对社会、对他人应尽的义务。如医生负有救死扶伤的义务。

4)职业纪律:即人们在职业活动中必须遵守的规章、制度等行为规范,也是从业者做好本职工作的必要条件。

5)职业良心:即人们在履行职业义务中所形成的对职业责任的主观意识和评价能力,是从业者对职业责任的自觉意识,也是从业者的重要精神支柱。

6)职业荣誉:即社会对人们职业道德行为的褒奖和客观评价,以及从业者个人对自身职业道德行为的荣辱意识以及对这种肯定和褒奖所产生的道德情感。

7)职业作风:即人们在职业活动中相对稳定的工作态度,是职业道德在职业活动中的习惯性表现,也是敬业精神的外在表现。

8)职业技能:即从业者从事职业活动和完成岗位工作应具备的基本业务素质,也是从业者胜任职业能力的体现。

(二)医学道德

1. 医学道德的概念　医学道德(medical morality),简称"医德",是指从事医学职业的全体人员以及与卫生事业相关的人员在长期医疗卫生实践活动中形成的,具有相对稳定的职业素质、职业道德习惯等行为规范的总和。医学道德是一般社会道德在医疗卫生服务领域的具体体现,旨在通过具体的道德原则规范从医者的行为,调节医者、病人、社会三者之间的关系,对提高医疗质量、保障人类健康、发展医学科学、实现健康中国战略等方面都具有十分重要的意义。

古今中外著名的医学家都十分重视和强调医德在医疗服务领域的作用。古希腊的医学鼻祖希波克拉底认为只有有德行的医师才是最好的、受人尊敬的医师;中国唐代的医家孙思邈十分注意医德修养,认为人的生命比黄金还贵重;宋代医家林逋提出"无恒德者,不可以作医"的观点。他们精益求精钻研医术、不求名利、不辞辛苦、救死扶伤的精神,至今仍有深刻的教育意义。随着时代的发展,医学道德不断进步,不仅吸收了古代医德中偏重为病人个体服务的医德内容,而且在现代医学职业化和专业化的实践中受人道主义、公益论等伦理思想的影响而进一步丰富了医德的内容,发展为为社会服务的社会公益道德。

　　2. 医学道德的特点

　　(1)实践性和稳定性:医学道德产生于医疗卫生服务实践活动中,也伴随着社会的进步和医学实践活动的发展而发展,医学道德离不开医学实践活动,也反作用于医学实践活动。同时,长期医学实践活动中从医者在道德观念的控制下,形成了以相对稳定的职业习惯和自觉行为为基础的应有的医学品德。

　　(2)继承性和连续性:医学道德是历代医家在医学卫生服务的实践活动中逐渐积累而形成的。虽然不同经济关系时代下的医学道德有着不同的特点,但医学本身并不涉及阶级政治利益,而更多体现着医学科学社会公益性因素,从而使医学道德中某些共性内容得以世代相传,延续传承,不断积累、补充和丰富了医学道德的内容,构成了现代医学道德准则。

　　(3)全人类性:医学道德作为职业道德,旨在为维护和增进人类健康福祉,从根本上它不是阶级道德。这是由医学科学和医学职业的特点决定的。医学是为预防和治疗疾病及全人类健康服务的科学,医学道德体现了人类同疾病斗争的知识和技能,体现了医学人道主义的思想和道德原则,容易被全体社会成员所接受,因此,医德具有全人类性的特点。

　　3. 医学道德的基本原则　　医学道德基本原则包含以下四个层次:

　　(1)"防病治病,救死扶伤",这是医学道德的基本手段,要求从医者树立全面的大健康理念,把病人生命和健康放在第一位。

　　(2)"医学人道主义"是医学道德的基本要求,要求从医者应该给予病人基本的尊重、同情、关心和救助。

　　(3)"全心全意"是医学道德的最高要求。要求从医者全身心投入,毫无保留地救助病人,敬畏生命,理解病人痛苦,尊重病人权利,维护病人生命健康。

　　(4)"为人民服务"是医学道德的价值目标。

　　医学道德基本原则的四个层次相互支撑、相互作用。医学道德在维护人的健康、协调医患关系、规范医疗行为,促进社会文明等方面起着非常重要的作用。

二、医学伦理

(一) 医学伦理学概述

　　1. 伦理学的含义　　伦理学(ethics)是对人类道德生活进行系统思考和研究的一门学科,也称为道德哲学。伦理学起源于公元前 4 世纪,由古希腊著名的哲学家亚里士多德创立,并将伦理学视为一门关于人的道德品性的学问,《尼各马可伦理学》系统阐述了"德性在于合乎理性活动""至善就是幸福"等观点。我国伦理学的思想起源于公元前四五百年,即春秋战国时期,老子、孔子就有关于伦理道德思想的论述,如老子著有《道德经》,孔子提出"仁爱",倡导"德治和教化"等思想。但中国古代没有使用伦理学一词,直到 19 世纪才广泛使用。

　　伦理学以道德现象为研究对象,包括道德意识现象、道德活动现象以及道德规范现象,如个人道德情操、道德行为和道德准则等。伦理学作为一门专门研究道德起源、本质及其发展规律的科学,是人类社会分工及社会文明发展的结果。其研究内容还包括道德水平与物质生活水平的关系;道德规范体系;道德的教育、评价和修养;人的意义、价值和生活态度等。但最基本的问题是道德与利益的关系问题,即经济利益与道德的关系、个人利益与社会整体利益的关系这两个方面的问题。可以说,伦理学的一切问题皆是围绕这一基本问题的两个方面展开的。

2. 伦理学的类型　现代伦理学主要分为三大类:元伦理学、描述伦理学和规范伦理学。

(1)元伦理学(meta-ethics):1903年摩尔发表的《伦理学原理》标志着元伦理学的诞生。元伦理学是关于道德行为和道德信念的事实性研究,重点研究道德思维模式、规则和方法,又称为分析伦理学,属于非规范伦理学。元伦理学研究价值应该、道德应该、正当、道德事实等概念,以及道德推理和论证等方面的问题,不制定道德规范和价值标准,不评价任何道德规范和价值。

(2)描述伦理学(descriptive ethics):描述伦理学以判断社会实际状况为特征,以调查描述的方法再现道德,主要分析伦理学术语、概念及伦理推理方法。描述伦理学侧重于研究具体历史文化背景条件下的社会伦理关系,是对社会公众日常道德生活进行的直观描述,不确定道德的必然标准。

(3)规范伦理学(normative ethics):规范伦理学通过对人类行为的善恶价值分析,研究道德的起源、本质和发展规律等,试图从哲学上形成和论证道德的基本原则、规范和美德要求,以约束和指导人们的道德实践活动,从而构建人类道德规范体系,运用道德原则和规则来规范人们的行为,协调人们之间的伦理关系,指导人们道德实践活动,规定人们应该如何行动,最终达到完善人类自身、完善社会的目的。与元伦理学和描述伦理学相比,规范伦理学旨在构建一套指导和评价人们行为的道德规范和价值标准,如医学伦理学。

3. 医学伦理学的研究对象与内容

(1)医学伦理学的含义:医学伦理学(medical ethics)是研究医学道德的科学,是指导和评价医务人员的行为和医学研究是否符合医学道德的学科,运用一般伦理学原理,研究和指导医疗卫生领域的道德现象、道德关系、道德问题和道德建设等,其主要研究内容为医学伦理的产生、发展和运用,强调医学与伦理的有机结合,研究医学实践活动中面临的道德问题,解决"医学中的伦理问题"和"伦理学中的医学问题"。

(2)医学伦理学的研究对象:医学伦理学的研究对象主要是医学卫生实践领域中的医德关系及其所反映的道德现象。

医学道德现象是医疗卫生服务领域中存在的且能够被人们所感知的具有善恶、正邪、荣辱等评价意义的社会现象的统称。医学道德现象包括医德意识现象、医德规范现象和医德活动现象。医德意识现象是指医务人员在医学卫生实践活动中表现出来的行为、态度、伦理思想、道德观念和伦理学说的总称。如医务人员的道德情操。医学道德规范现象是指依据一定的医学道德原则,评价医务人员医学行为善恶、荣辱、正邪等的道德标准和行为准则,是医务人员医学道德行为和道德关系普遍规律的反映,是社会对医务人员的基本道德要求。医学道德规范不仅包括医疗、护理、药剂、检验等临床医疗方面的行为规范,而且包括医学科研、预防等领域的行为规范;医学道德活动现象是指在医学实践活动中人们按照一定伦理理论和善恶观念而采取的道德行为或活动总和。

医德现象是医德关系的具体体现。医德关系包括医患关系、医际关系、医社关系和医技关系。

1)医患关系:即医务人员与病人之间的关系。医患关系是诊疗活动中最基本的关系,是医学伦理学首要的研究对象。医患关系从本质来说是一种医疗服务关系,医务人员作为医疗服务的提供者,要尊重病人的权利,以医疗技术为病人提供平等的医疗服务。医患关系也是医患双方互动的关系,建立正常和谐医患关系的首要条件是医师遵守救死扶伤、防病治病,全心全意为人民健康服务的义务和医德原则,但在强调医务人员行医道德责任的同时,必须倡导医疗服务接受者的道德责任。病人应尊重医师的职业和劳动,积极配合医师的诊断治疗,共同完成维护健康的任务。这是协调和维护正常医患关系问题的两个方面。

2)医际关系:即医务人员之间的关系。医际关系是在为病人提供诊疗服务的过程中,医疗卫生健康机构内部形成的医生、护士、医技人员等医务人员相互之间、医务人员与后勤、行政管理人员之间的人际关系,这些人员是构成医疗机构人群有机整体的重要组成部分,自然需要医学道德的约束和调控。医际关系协调与否,从医者之间是否相互尊重、相互支持与密切配合,不仅直接影响到诊疗服务活动能否正常进行,病人权利能否最大限度得到保障,而且直接关系到良好医疗质量和医疗秩序的建立和维护。因此,维护病人生命健康,"一切以病人为中心",是所有从医者须共同遵守的行为规范和道德原则,也是建立良好医际关系的道德基础。

医际关系的道德规范要求各主体之间平等对待,相互尊重,相互信任,团结协作,各司其职,彼此监督,共同维护病人生命健康。

3)医社关系:即医疗卫生健康部门与社会的关系。医社关系是指为了人类整体健康,从医者、医疗卫生健康部门以及医学界、社会公众、社区乃至政府之间围绕医疗卫生健康工作而发生的具有道德意义的社会关系。医疗卫生健康工作关系到人民生命健康的福祉,医疗卫生健康政策既要兼顾病人康复的基本医疗需求,又要兼顾全社会健康促进的公共利益。这就要求医疗卫生健康部门和从医者在医疗卫生服务实践活动中,主动承担社会道德责任,一方面要正确处理好病人个体利益和社会整体利益之间关系;另一方面要正确处理人民日益增长的卫生保健需求与卫生资源缺乏的矛盾,设计出合理和优化配置医疗卫生资源的制度,符合社会道德原则规范。预防保健、救死扶伤,实现健康中国战略,既是医疗卫生健康部门的职业责任,也是社会各部门和全体成员的责任。

4)医技关系:即医务工作者与医学科学技术发展之间的关系。医学科学技术的发展是人类在防病治病,不断与疾病作斗争,不断探索人体奥秘和医学科学知识的过程中获得的,医学科学研究永无止境。因此,医学科学研究推动着防病治病的医疗技术水平的提高,关乎人的生命健康利益。随着医学科学的发展,新医学科学技术不断被应用于临床,同时也出现了许多伦理难题,如人体试验、基因编辑、辅助生殖、器官移植等,都会涉及研究者是否可以开展、在何种情况下开展、是否合乎伦理道德、病人利益如何保护等一系列道德问题,这些也是医学伦理学的研究对象。

(3)医学伦理学的研究内容:医学伦理学的研究内容概括起来包括以下几个方面:

1)医学道德基本理论:包括医学道德的本质、特点及其社会地位和作用;医学道德的产生、发展及其规律;医学道德的理论基础;医学道德与医学等相关学科的关系。

2)医学道德基本规范:包括医学道德的基本原则;医学道德的基本范畴;医学道德在不同领域的各种基本道德规范和不同医学领域的特殊道德规范。

3)医学道德的基本实践:包括医学道德的教育、评价和医学道德修养等。

4)医学高新科技伦理:包括现代新医学科学技术发展带来的伦理难题,如人体试验、器官移植、基因信息与技术、生殖技术、安乐死等。任何医学新技术的研究和临床应用都应该接受医学伦理审查和监督。

(二) 医学伦理的基本原则、规范和范畴

1. 医学伦理基本原则　医学伦理基本原则是指医学道德的最一般的道德原则,是规范从医者医疗行为的基本道德准则,也是构建医学道德规范的最根本、最一般的道德根据,贯穿于医学道德体系的始终。医学伦理的基本原则包括尊重原则、不伤害原则、有利原则和公正原则。

(1)尊重原则:尊重原则(principle of respect for autonomy)又称尊重自主原则,要求从医者尊重病人的人格尊严,尊重病人生命和生命价值,尊重病人权利。尊重原则的核心是自主,即尊重患者的自主性,也是尊重原则的理论基础。尊重原则的基本内容包括:

1)尊重病人生命:即要求医务人员尽力救治病人,维护生命的存在,并以良好的照护提高病人的生命质量,实现其生命价值。生命和生命价值是人存在的基础,也是人格尊严的基础,尊重人的生命和生命价值是医学人道主义的最根本要求,也是医学道德的基本体现。

2)尊重病人人格:即要求医务人员尊重病人的人格尊严。著名哲学家康德指出:作为理性存在者的任何一个人,都必须只能被当作目的,而不能被当做手段,人本身具有最高价值,其人格尊严应当被尊重。从医者应尊重病人独立人格和尊严,不应有任何歧视;应尊重病人身体,不应因缺陷而嘲笑侮辱;尊重病人风俗习惯,合理善待病人。

3)尊重病人自主权：病人自主权是指具有行为能力的病人，在经过医患之间充分有效的沟通交流之后，经过自主思考，就有关自己疾病和健康问题所做出的合乎理性和价值观的决定，并根据决定采取负责的行动。这是一个拥有独立人格和正常理性思考的病人，依照个人意愿针对医疗服务所享有自我选择、自由行动、自我管理和自我决策的权利。

医务人员应尊重病人的自主权，意味着病人最终自主对医生、医疗方案和措施等作出选择和决定，但病人自主权并不是简单孤立的存在，需要具备一定的前提条件：一是医方应为病人提供真实、充分且能为病人所理解的信息；二是病人须具有一定的自主决策能力；三是病人须处于情绪稳定的状态；四是病人自主决定须是真实理性和负责任的；五是患者的自主决定不会侵害他人和社会利益，须符合社会正义和人类整体利益。但同时，医生尊重病人自主权并不意味着放弃或减轻自己的道德责任，也不意味着医生完全听命于病人或家属的错误意愿和要求，须从病人利益最大化原则出发，积极承担医生应尽的义务。

4)尊重病人隐私权：隐私通常是指个人享有的，与他人和社会公共利益无关的，且不愿意为他人所知悉的个人事务、个人信息和个人领域。隐私权即是个人隐私不受他人侵犯的权利，是人格尊严权的具体体现。尊重病人隐私权要求医务人员对于在医疗服务过程中所获悉的病人隐私信息，负有保密义务，不得向他人泄露；同时，也要求医生在为病人实施检查、治疗时负有保护病人的身体不被他人随意观察的义务。尊重病人隐私权不仅是医师的道德义务，也是医师应履行的法定义务。2020年6月1日生效的《中华人民共和国基本医疗卫生与健康促进法》第33条明确规定："公民接受医疗卫生服务，应当受到尊重。医疗卫生机构、医疗卫生人员应当关心爱护、平等对待患者，尊重患者人格尊严，保护患者隐私。"

(2)不伤害原则

1)不伤害原则的概念：不伤害原则(principle of non-maleficence)要求医务人员在为病人提供医疗服务时，其动机与结果均应尽量避免对病人造成生理和心理上的不应有的伤害。

医疗技术或医疗措施本身都具有双重性，从其产生之初就与伤害相伴而来，在为病人带来一定的健康利益的同时，也可能会对病人造成医疗伤害。因此，要求医务人员遵守不伤害原则。

2)医疗伤害的分类：临床医疗实践活动中的伤害可分为多种类型：①有意伤害与无意伤害：有意伤害是医方极不负责任或出于打击报复，拒绝为病人以必要的诊断治疗或急诊抢救，或者出于增加收入等狭隘的目的，为病人实施不必要的诊治手段等直接造成的故意伤害；无意伤害是医方实施正常诊治而非出于故意给病人带来的间接伤害。②可知伤害与不可知伤害：可知伤害是医方可以预先知晓也应该知晓的对病人的伤害；与此相反，医方无法预先知晓的对病人的意外伤害为不可知伤害。③可控伤害与不可控伤害：可控伤害是医方经过努力可以也应该降低其损伤程度甚至可以避免的伤害；不可控伤害则为超出医方控制能力的伤害。④责任伤害与非责任伤害：责任伤害是医方有意伤害以及虽然无意但属可知、可控而未加认真预测与控制、任其出现的伤害；意外伤害、虽可知但不可控的伤害则属于非责任伤害。

依据伤害发生原因，医疗伤害又可分为技术性伤害、行为性伤害和经济性伤害。技术性伤害是指因医务人员对医疗技术使用不当给病人造成的伤害，包括药物、手术以及诊断等原因造成的伤害。如滥用抗生素、手术治疗出现缺陷、放射性诊断造成的伤害等。行为性伤害是指因医务人员的语言、态度等行为对病人造成的精神性伤害。如态度粗暴，强迫病人接受某项检查或治疗措施；体格检查手法不当；拒绝对某些病人提供医疗，如艾滋病病人等，给病人造成心理的、人格的伤害。经济性伤害是指由于医务人员基于个人或集团利益导致的过度医疗，而使病人蒙受经济利益的损失。如有些医疗机构和个人乱收费、开大处方等。

3)不伤害原则的伦理要求：不伤害原则是医务工作者应遵循的基本原则。一般来说，凡是诊疗所必需的，符合医疗适应证所实施的诊治行为是符合不伤害原则的。相反，如果诊治行为对病人是无益的、不必要的或者禁忌的，而有意或无意地强迫实施，使病人受到伤害，就违背了不伤害原则。不伤害原则也不是绝对的,临床上的许多诊断治疗具有双重效应。医疗服务实践活动中,很多检查、治疗措施以及医疗技术的应用即使符合适应证,也会给病人造成生理或心理上的伤害。如肿瘤化疗,虽能抑制肿瘤,但对造血功能和免疫系统会产生不良影响。

因此,不伤害原则要求医务人员在诊疗活动中强化以病人为中心的动机和意识,树立不伤害的医疗理念,恪守不伤害的道德原则,杜绝有意和责任伤害,把不可避免但可控的伤害控制在最低限度;同时,要善于权衡伤害和受益,对有危险或有伤害的医疗措施进行伦理评价,从病人利益最大化出发,选择最佳诊治方案,杜绝滥施辅助检查、滥用药物以及滥施手术,最大限度避免给病人带来伤害。

(3)有利原则

1)有利原则的含义:有利原则(principle of beneficence)要求医务人员把病人生命健康利益放在第一位,医疗诊治行为应该维护和增进病人的生命与健康权益,兼顾病人精神和心理需求乃至经济利益,并尽量维护并增进这些利益,增进病人幸福。简言之,有利原则就是要求医务人员为病人做善事,故也称为行善原则。

有利于病人是中外优良的医德传统。如中国利他性的助人思想、医乃仁术的行医准则;《希波克拉底誓言》"为病家谋利益" 的行医信条;《日内瓦宣言》"我的病人的健康是我首先考虑的";我国《医务人员医德规范》中 "救死扶伤,实行社会主义的人道主义,时刻为病人着想,千方百计为病人解除病痛" 等,这些无不体现了有利原则,其实质就是要求医务人员善待病人、善待生命、善待社会。

有利原则比不伤害原则更为广泛,有利原则包含不伤害。不伤害是有利原则的基本要求,是有利原则的低层次内涵,高层次原则是为病人谋利益。也可以说,不伤害原则是有利原则的基础和底线,有利原则是更积极、更具有进取性要求的伦理准则。

2)有利原则的伦理要求:有利原则作为临床行动的伦理原则,对临床医疗行为具有针对性和指导意义。有利原则要求医务人员:①树立全面利益观,将病人健康利益放在首位,关心病人以生命和健康为核心的客观利益和主观利益,做对病人有益的事;②准确诊断、有效治疗,努力提高医疗水平和业务能力,提供最优化医疗服务,努力使病人受益,预防疾病和防止损伤,促进和维护病人健康;③坚持病人利益最大化,全面权衡利害得失,为病人选择受益最大、伤害最小的医学决策;④坚持公益原则,将有利于病人同有利于社会健康公益有机统一起来。

(4)公正原则

1)公正与公正原则的含义:公正即公平、正义之意。其实质内涵简言之为 "给人应得"。

公正原则(principle of justice)要求从医者根据生命权和健康权的要求,合理分配医疗并实现人们的健康利益。

公正原则分为形式上的公正与实质上的公正两个层次。形式上的公正是对同样的病人应给予相同的待遇,对不同的病人给予不同的待遇,是一种可以通过最基本的医疗服务达成的公正;而实质上的公正是要求综合考虑各种因素,依据个人的地位、能力、需要、贡献、成就等方面,对医疗卫生资源的配置应合理差别分配相应的负担和应得到的利益。

在医疗卫生健康领域,公正原则的核心内涵是人人平等享有基本健康权,保证人人可公平获得同样的基本医疗卫生服务。国家坚持医疗卫生事业公益性原则,通过实施健康战略,优化卫生健康服务,完善医疗卫生健康保障制度,让民众获得公平、适宜的疾病预防、诊断、治疗、护理和康复等基本医疗卫生服务和健康促进服务。同时,公正原则并非绝对平均分配,在保证基本医疗卫生健康服务人人平等享有的基础上,应接受非基本医疗权利的合理差别待遇,如器官移植、辅助生殖技术以及贵重稀缺医疗卫生资源等,可供不同病人选择,但这种有差别的选择机会对每个人是平等的,通过不同层次、不同领域的合理比例分配,满足不同群体的不同医疗卫生健康需求,优化配置医疗卫生资源的利用。

2)公正原则的伦理要求:公正原则要求医务人员:①公正分配医疗卫生资源,尽力保证病人公正地享有基本医疗平等权利;②平等对待病人,与患方平等交往,不因种族、宗教、政治信仰、经济、年龄、身体状况、社会条件等而区别对待,对患方一视同仁,给予足够的耐心和尊重;③公正地面对医疗过错,站在公正的立场上理性面对医患纠纷。

公正原则协调着医患之间的利益关系,医务人员平等对待病人,有利于医患关系的和谐,有利于医疗效果的提高;公正合理地分配卫生资源,有利于社会公正环境的形成,有利于社会稳定。

2. 医学伦理的基本规范

(1)医学伦理规范的含义:医学伦理规范是指医务人员在医学实践活动中应遵守的道德准则和道德标准,是社会对医务人员行为基本要求的概括,是医学伦理原则的具体体现。医学伦理原则通过具体的伦理规范指导人们的言行,协调医学实践领域中的各种人际关系,评价医学行为的善恶。医学伦理规范作为一种行业准则,普遍适用于所有从医者和医疗卫生健康机构和卫生行政部门等主体的医学行为。

医学伦理规范有条文和誓言两种形式。①条文或守则形式简明扼要,是非界限清楚,易于人们理解、记忆和接受,操作性强,便于指导和规范医务人员的行为。如2012年6月卫生部等发布的《医疗机构从业人员行为规范》。②誓言、誓词或宣言的形式,如《希波克拉底誓言》《南丁格尔誓言》《中国医学生誓词》《中国医师道德准则》等。这种形式显得庄重和神圣,可以激发医务人员对医疗卫生事业的神圣感和光荣感,使医务人员自觉将社会的外在要求内化为自己的内在需要,忠实履行自己的职责。

(2)医学伦理规范的特点

1)现实性与理想性的统一:一个社会的医学伦理规范必然是现实医学道德的反映,必须符合医务界道德的实际情况。同时,医学伦理规范又激发从医者树立更高层次的思想境界和价值追求,期望超越现实,故具有一定的超前性、理想性。因此,一个社会所倡导的医学伦理规范,必然是现实性与理想性的统一。

2)普遍性与先进性的统一:医学伦理规范作为行为准则,应对所有从医者有实际约束力,为绝大多数从医者认可和遵守。但同时要充分考虑到医学道德要求的层次性,分别提出统一的伦理底线要求与高标准的价值导向要求,体现了医学伦理规范普遍性与先进性的统一。

3)一般性与特殊性的统一:医学伦理规范既要符合社会道德的一般要求,又要突出医学职业的特定要求;既要回答医学服务的共性要求,又要注意具体医学服务部门的个性要求,显示出一般性与特殊性统一的特点。

4)稳定性与变动性的统一:医学伦理规范的稳定性,取决于医学道德关系的相对稳定与医学道德基本思想的相对恒定;其变动性,取决于医学道德关系的发展变化以及人们对其认识的拓展深化。

5)实践性与理论性的统一:医学伦理规范源于医学实践,又指导人们去践行,体现出其实践性特点;医学伦理规范是认识和理论加工而成,体现出其理论性特点。

(3)医学伦理规范的基本内容:《医疗机构从业人员行为规范》概括了如下医学伦理基本规范:①以人为本、救死扶伤。坚持救死扶伤、防病治病的宗旨,以病人为中心,全心全意为人民健康服务,是医务人员的基本职责。②钻研医术、精益求精。医务人员应终生学习专业知识,刻苦钻研,勇于创新,不断提高专业技术水平,严谨求实,培养全面高超的业务素质。③一视同仁、平等待遇。一视同仁是指医务人员应同等对待所有病人;平等对待病人要求尊重病人尊严和权利,强调医患社会地位和人格尊严的平等。④举止端庄、语言文明。要求医务人员行为文明,举止稳重,态度和蔼可亲;遇到紧急情况沉着冷静、有条不紊;着装规范、整洁;与病人及家属沟通时,规范运用礼貌语言,体现医学特点的同时,讲究语言艺术,热情真诚。这是自身良好素质和修养境界的体现,也是赢得患方信任的重要条件。⑤廉洁行医、遵纪守法。要求医务人员在医疗活动中必须清正廉洁、奉公守法。⑥诚实守信、保守医密。要求医者心诚,忠诚于病人和医学事业;言行一致,真诚做事,恪守信用,尊重病人隐私,保守病人秘密;摒弃弄虚作假、欺诈隐瞒等不良医风。⑦爱岗敬业、团结协作。从医者应忠诚职业,尽职尽责,互相尊重、协作配合,和谐共事,营造融洽和谐的医疗服务环境。⑧乐于奉献,热心公益。从医者应积极参加上级安排的指令性医疗任务和扶贫、义诊、助残、支农、援外等社会公益性医疗活动,主动开展社会公众健康教育及社区保健服务,促进和改善公众健康状况。

3. 医学伦理的基本范畴　医学伦理的基本范畴是人们对医学领域中的医学伦理现象的总结和概括,是反映医患之间、医务人员之间以及医务人员和社会之间最基本关系的医学伦理学概念,是从医者个体的伦理行为、品质、医德修养和医德教育等方面意识和认知度的反映。医学伦理学的基本范畴主要有权利、义务;情感、良心;审慎、保密等。

(1)医生的伦理权利与义务

1)医生的伦理权利:医生的伦理权利指的是医生在医学道德允许的范围内可以行使的权利和应享受的利益。主要包括疾病诊治权、信息获得权、人格尊严和人身安全受尊重和不受侵犯权、获得合理报酬权、从事医学研究的权利等。此外,医生还享有更广泛的道德权利,最主要的是特殊的医疗干涉权,即医生在特殊情况下,为确保病人生命健康、他人和社会的权益,而行使的医疗干涉权,来限制病人的自主权利。

医师权利具有以下特点:①自主性:即出于维护病人健康和社会公众健康利益的医学目的,医师完全自主行使诊疗权,而不受他人干涉和控制;②权威性:医师的职业性和医学科学性决定了医师权利的权威性;③特殊性:即出于诊疗需要,医生有权获得病人的病史、遗传史、生活方式以及与疾病诊断有关的个人隐私等信息,并有权作出诊断和宣告病人死亡。

2)医师的伦理义务:医学伦理义务是医务人员对病人、对社会防病治病的道德责任感和对医疗卫生健康事业的献身精神。作为医学伦理基本范畴的义务有两个特点:一是与权利的非对应性。医学伦理义务不同于法律义务。法律上的权利义务强调权利义务的对等性,享有权利必须同时尽相应的义务。医学伦理义务具有单方面性,并非权利与义务完全相对应,强调义务不以权利为前提。在医学道德领域,不能将权利与义务二者的关系绝对化、简单化,如果把获得权利看成是义务的条件,把得到某种权利作为尽义务的前提,就不是真正的履行道德义务,就不可能实现道德义务和权利的统一。二是义务履行的自觉性。医学伦理义务的践行不是靠法律上或行政上的强制性,而是依靠社会舆论的外力和医务人员对职业的内心信念和坚定意志的自觉约束。

医学伦理义务来源于医学伦理原则和规范,救死扶伤、防病治病,全心全意为人民健康服务是医务人员的基本伦理义务。每位医务人员必须把救死扶伤、防病治病的工作看作是无条件的,是义不容辞的义务,要始终把病人的生命健康福祉放在第一位,弘扬敬佑生命、救死扶伤、甘于奉献、大爱无疆的崇高职业精神,全心全意救治病人,挽救病人生命、解除病人病痛,遵守行业规范、恪守医德,为人民健康服务。

(2)情感与良心

1)情感:医德情感是指医务人员在医疗活动中对自己和他人行为之间关系的内心体验和自然流露。医务人员的道德情感与医学伦理义务紧密相关,建立在医学职业道德以及对病人健康高度负责基础之上,不以个人利益和需要的满足为前提。

医学伦理情感的基本内容主要包括同情心、责任心和事业心。①同情心是指医务人员面对身心受疾病折磨、盼望救治的病人,发自内心同情病人、能设身处地感知病人的痛苦、焦虑、渴望、期盼,并愿意为其解除病痛而付出努力,关心、体贴、帮助病人,甚至不惜牺牲个人利益的情感。这是作为医务人员最基本的道德情感。②责任心是指医务人员把维护、挽救病人的生命健康作为自己崇高而神圣的职责。责任心是起主导作用的医德情感,它已经上升到职业责任的高度,是一种自觉的道德意识。这种情感在行为上主要表现为医务人员对病人高度负责,在诊断、治疗、康复等整个医疗服务过程中,都能认真细致,耐心缜密,尽职尽责。这是医务人员对病人特有的责任感,可以弥补医务人员的同情心随着时间推移逐渐淡化的不足,能使医务人员的医德行为更具有长久性和稳定性。③事业心是指医务人员对自己所从事的医疗卫生健康事业执着追求的情感、坚定不移的信念,是责任心的进一步升华,是更高层次的医德情感,即把事业看得比个人利益、生命还重要。事业心可以激发医务人员为医学事业发展,不计较个人得失,一心为病人健康利益着想,全心全意为病人健康服务,为医学事业发展不懈努力,奉献自己的决心。

　　医德情感是理性的,医务人员关心热爱病人的情感并不是盲目冲动,必须在医学科学允许的范围内,本着科学且负责任的态度,去满足病人及其家属的要求。

　　2)良心:医务人员的良心是在医疗实践活动中存在于医生主观意识中、发自内心深处的对病人和社会的强烈的道德责任感和自我评价能力。良心具有能动作用,对人的行为起着监督作用,对符合道德要求的情感、意志、信念以及行为方式和手段予以激励和强化,对不符合道德要求的情感、欲念或冲动行为等则予以纠正、克服;对行为的后果和影响有评价作用。医学伦理良心的作用主要表现为,医务人员对履行了医德义务并产生了良好效果的行为产生自豪感和荣誉感,甚至幸福感,反之,则会产生内疚、羞愧、自责和悔恨。医务人员的医学伦理良心是在长期的医学实践活动中自我反省而形成的并不断受外界医学伦理原则规范的影响,要求医务人员忠实于病人、忠实于医疗卫生职业、忠实于社会,并具有为医疗卫生健康事业献身的精神。

　　(3)审慎与保密

　　1)审慎:作为道德品质,医学伦理的审慎是指医务人员行为前,应结合知识、技能,冷静客观分析,周密思考,细心缜密行动。具体要求医生在医疗实践活动的各个环节慎言、慎行,严格遵守操作规程,做到认真细致、谨慎小心、兢兢业业、一丝不苟、精益求精。审慎医学伦理品德可以促进医务人员知识的更新和技术水平的提高,防止医疗过失发生,提高医疗质量。

　　2)保密:医学伦理的保密是指医务人员应保守在医疗实践活动中所获悉的医疗秘密,通常包括病人及其家庭个人信息、病史、独特体征、生理残疾等病人不愿为他人知悉的信息,对此,医务人员不得随意泄露。

　　保守医疗秘密可从三方面理解:一是为病人保密。询问病史、查体应从疾病诊断的需要出发,不能有意探听病人的隐私,不泄露在诊疗活动中知晓的病人个人信息和隐私。二是对病人保密,即对于某些不宜让病人知晓的诊断和预后,应对病人保密。三是保守医务人员之间的秘密。

　　为病人保守秘密是医学伦理学中最古老也是最具生命力的医德范畴,在医疗实践中有着十分重要的作用,它从《希波克拉底誓言》到《日内瓦宣言》,且目前世界大多数国家的医学院校的校训或医学生毕业誓词中,仍将保守医疗秘密作为医务人员必须遵守的道德要求。另外,医务人员尊重病人也包括尊重病人保密的要求。

　　(三)医患关系中的伦理

1. 医患关系概述

　　(1)医患关系的含义:医患关系有狭义和广义两种之分。一般认为,狭义的医患关系是指医师与病人之间的相互关系,是一种个体关系,是最古老的医疗人际关系。广义的医患关系指以医师为主的群体与以病人为中心的群体在诊疗活动中所建立的相互关系。广义的医患关系中,"医"不仅指医师,还包括护理人员、医疗技术人员、管理人员以及这些人员所在的医疗机构。"患"指病人及其家属,尤其是对失去或不具备行为判断能力的特殊病人(如昏迷病人、婴儿等),与其有关的人群往往成为医患关系的"患"方。

　　(2)医患关系模式:医患关系模式(physician-patient relationship model)是指在历史和现实中存在的具有一定普遍性、代表性的医患关系的样式。其主要作用在于描述医患之间的技术关系和非技术关系。1956年,美国学者萨斯、荷伦德根据医生和病人的地位、主动性大小,将医患关系划分为三种类型:主动-被动型、指导-合作型、共同参与型。

　　1)主动-被动型:这是一种具有悠久历史的医患关系模式。其特点是在疾病诊疗过程中,完全主动的医生为处于完全被动的病人进行诊疗。西方学者称这种类型的医患关系为"父权主义型"。这种模式的医患关系,适用于休克、昏迷病人,以及精神病病人或难以表述主观意识的病人。

　　2)指导-合作型:在这种模式下,虽然在疾病的治疗过程中医师仍处于主导的地位,但病人具有一定的主动性,医患之间存在着一定的互动。具体表现为:病人主动诉说病情,反映诊疗中的情况,配合医生检查和治疗等,但病人对医生的诊疗措施,既不能提出异议,也不能反对,在医患关系中,医生仍具权威性。这是目前较普遍采用的一种模式。

3)共同参与型:这种模式下医患双方主动配合,共同参与医生诊疗,提供各种情况,帮助医生作出正确诊断,有时病人还和医生一起商讨治疗措施,共同作出决定。医患之间有近似相等的权利和地位,诊疗中强调医师和病人互动的积极性。这种医患关系的建立,对消除医患之间的隔阂,建立相互信任的医患关系,提高医疗质量非常有利。大多数慢性病治疗、一般心理治疗等均适合这种模式。

2. 医患关系的内容   医患关系的内容是指医患关系主体所享有的权利和负有的义务。

(1)医方的权利与义务

1)医师的权利:医患关系中,医生的权利主要包括:①诊疗护理权:医方在自己注册的执业范围内,对病人享有实施疾病诊断、治疗及护理的权利;②知情权:通过诊查知悉病人病情和有关信息的权利;③诊疗决定权:有权对病人疾病做出判断,并根据自己的临床经验采取必要的治疗措施,有权要求病人或其近亲属配合诊治;④证明权:对诊疗结果出具医学证明文件的权利,如诊断证明、出生证明、死亡证明等;⑤维护正常医疗秩序权。

医师享有的特殊医疗干涉权也是有限制的,不得任意行使,只有当病人自主性与生命价值原则、有利原则、公正原则以及社会公益发生矛盾时,医师才得以行使这项权利。一般认为,特殊医疗干涉权只在以下范围内实施方为有效:①对精神病、自杀未遂等病人的强制治疗;②对传染病病人实施隔离;③人体试验性治疗时,病人已充分知情同意,但将对病人严重不利时,医师必须终止试验以保护病人利益;④医疗信息的告知可能对病人产生不利影响时,医师有权隐瞒真相。

2)医师的义务:医师的义务包括对病人的义务和对社会的义务两方面。第一,对病人的义务。主要是治疗疾病,解除病人痛苦;对病人及近亲属的解释说明,为病人保密;尽最大努力使病人达到最理想的治疗效果;减少病人及家庭治疗费用等。第二,对社会的义务。包括积极宣传医疗卫生保健知识,开展预防保健;积极开展医学遗传、免疫、关爱生命与临终关怀等教育宣传工作,提高人类生命质量;遇有灾情疫情等威胁人民生命健康的紧急情况时应服从卫生行政部门的调遣和及时向有关部门上报;发展医学科学事业。医师应把对病人的义务和对社会的义务统一起来。

(2)患方权利与义务

1)病人的权利:即病人在接受医疗卫生健康服务过程中所享有的维护其人格尊严和生命健康的权利。主要有:①平等医疗权。世界卫生组织明确指出:"健康是人的基本权利"。我国《宪法》《基本医疗卫生与健康促进法》等明确规定国家发展医疗卫生事业,保护人民健康,保障公民依法享有从国家和社会获得基本医疗卫生服务的权利。如获得最基本的诊疗服务和及时救治权,合理、节省的医疗费用;人格尊严、民族风俗习惯等须受到尊重;在诊疗活动中均应得到一视同仁的对待。②自主权和知情同意权。即病人在医疗过程中享有的自主决定的权利,具体包括:自由选择就医机构及其医务人员的权利;充分知悉医疗信息后,自主决定是否接受或接受何种治疗方案的权利;自由决定出院或转院治疗的权利等。需要说明的是,病人拒绝治疗权是受到限制的,即当病人的拒绝权与公共利益发生冲突时,基于公共利益,必须接受某种强制医疗行为。③隐私权。即病人拥有保护身体等有关人格尊严的私生活秘密不受侵犯的权利。④监督申诉权。即病人享有对医疗机构的医疗、管理、护理、收费、医德医风等方面进行监督的权利,如病人有投诉、批评、质询、建议等权利。⑤获得休息和免除社会责任权。即病人因病不能正常工作,需要休息,不能履行其应尽的社会义务,不能继续承担其健康时承担的某些社会责任。当然,免除社会责任权也是有限度的。

2)病人的义务:包括:①如实陈述义务:病人应对医师如实陈述自己的病情等有关信息,以便医务人员有效诊治;②自我决定义务:即病人有义务在医方指导下对自己的治疗做出决定;③遵守医嘱、积极合作的义务:病人应在医生的指导下接受并积极配合医生治疗;④尊重医疗卫生人员的义务:病人和全社会应尊重医务人员的人格尊严和劳动;⑤支付医疗费用的义务:医务人员付出劳动,病人获益,支付医疗费是应尽的义务,也是维护公平的要求;⑥遵守诊疗制度和医疗卫生服务秩序;⑦支持医学科学研究的义务;⑧保持和恢复健康:公民是自己健康的第一责任人,健康中国应由每一个健康中国人组成。

3. 医患关系的伦理要求 医疗卫生服务中,医患双方是利益共同体,有着相同的医学目的,理应遵守一定的伦理道德规范,以建立平等、团结、友爱、互助的和谐医患关系。

(1)相互尊重与平等协作:医患之间的相互尊重、平等协作是处理好医患关系的基本道德原则之一。医务人员要尊重病人的生命健康、尊重病人的人格尊严和自主决定权,平等真诚对待每一位病人,尽量满足病人在治疗、生活、心理精神上的合理要求和需要。作为病人也应尊重医务人员的人格尊严和诊疗权,不得随意刁难医务人员,提出不合理的、不合医疗常规的要求。医患双方要相互尊重,相互理解,平等协作,维护良好安全的医疗卫生服务秩序,共同构建和谐医患关系。

(2)科学行医与文明求医:科学行医、文明就医是现代医疗活动中的基本伦理要求。医患双方都应在尊重医学科学、相信科学的基础上文明行医就医。就医务人员而言,应当遵循医学科学规律,本着科学态度和刻苦钻研的精神,不断探索医学领域的奥秘,提高医学科学技术水平;就病人而言,也要具有科学态度,文明求医,信任并正确对待医务人员的诊疗,科学认识医疗的风险性,正确对待和科学分析诊疗效果、医务人员的失误以及问题责任,不能一味怪罪,更不能无理取闹和谩骂殴打。

(3)共同遵守法律、法规和规章制度:医疗卫生法律规章制度是医患双方必须遵守的最低限度规范,任何一方不得无视法律、逾越法律限度,侵犯医务人员的行医权或者践踏病人的基本医疗权。特别是发生医疗纠纷时,双方都必须保持理性,克制规范自己的言行,自觉遵守法律法规、共同维护医疗法治秩序。

(四)医学科研伦理

医学科研是利用人类已掌握的知识和工具,运用试验研究、临床观察、社会调查分析等方法探求人类生命活动本质和规律以及与外界环境的相互关系,揭示疾病发生发展的客观过程,探寻防病治病、增进健康的途径和方法的探索活动。医学科学研究的复杂性和可能涉及的各种利益矛盾及价值冲突,要求医学研究者应具备崇高的医学科研道德,即热爱医学科学事业,追求真理,实事求是,勇于创新,团结协作,具有献身医学科研事业的科研精神,遵守相关法律法规,严格自律、诚信科研,恪守科学研究道德准则。这是促进医学科学发展的重要因素。在人体实验和药物临床试验的过程中,医生/研究者应充分尊重受试者的知情同意权和隐私权,不得欺骗、隐瞒、诱导、恐吓、强迫受试者接受试验或研究,最大限度地保护受试者权益,以推进医学事业的发展。

医学科研离不开动物实验。动物实验(animal experiment)是指为了获得有关生物学、医学等方面的新知识,或者发现解决具体临床问题的新手段,而在实验室内使用实验动物进行的科学研究。实验动物为人类健康作出了巨大的牺牲。从伦理学角度去思考善待实验动物,维护实验动物福利,增强伦理意识,树立对实验动物的责任感,既可以保证生命科学研究的可持续发展要求,也是和谐社会文明进步的一种表现。我国《关于善待实验动物的指导性意见》认可的善待实验动物的伦理原则为:"减少、替代、优化"的"3R"原则,倡导科学、合理、人道地使用实验动物。"减少"是指实验时尽量减少实验动物使用量;"替代"是指使用没有知觉的实验材料代替活体动物,或使用低等动物代替高等动物进行实验;"优化"是指在必须使用动物进行实验时,尽量减少非人道程序对动物的影响范围和程度,通过改善动物生存环境,优化实验操作技术,尽量减少对动物机体和情感造成的伤害,减轻动物遭受的痛苦和应激反应。

(五)临终关怀与死亡伦理

1. 临终关怀(hospice) 是指对患有不治之症的终末期病人提供缓解痛苦,维持生命尊严,帮助其安宁走完生命最后历程的全面照护,对其家属提供包括居丧在内的生理和心理关怀以及社会支持与照护的一系列全方位的医疗卫生保健服务。临终关怀应坚持照护为主、全方位服务、人道主义和适度治疗的伦理原则,倡导人性化关怀理念,通过提供临终关怀,帮助临终病人正确认识生命、死亡及生活的价值,协助病人及家属消除对死亡的恐惧及焦虑,维持临终者生命最后阶段的尊严,减轻病人痛苦,使其在安详平静中死亡,并同情、安慰和关怀家属。

2. 死亡伦理　死亡作为生命的终结本是自然之事。但借医学科学技术手段对生命的人工干预使得死亡不再那么自然,也因此而引发了一系列关于死亡的伦理问题,如脑死亡、安乐死等。

(1)脑死亡伦理:传统心肺死亡标准有其局限性,以脑死亡标准判断人的死亡,可避免将假死视为真死,既可保证正确实施对人生命的救护,也为医生终止治疗和无效抢救的正当性提供了科学依据。目前,很多国家采用脑死亡作为判断死亡的标准,其具有重要的伦理意义。

1)有利于维护人的生存权利和尊严:某些病人心脏停搏而未发生脑死亡时,经竭力抢救有可能复苏,而脑死亡则是不可逆的死亡。如果以脑死亡为标准,病人进入脑死亡状态,放弃治疗,则可避免对其实施不人道的抢救,维护逝者的形象和尊严。

2)有利于减轻家庭负担和节约社会资源:人工维持心跳功能的技术虽延长了不少临终病人的生命,但对于那些脑死亡病人来说,维持无意识的生命状态已失去了延长生命的实际意义,既浪费了更多更好的医疗资源,增加了家庭成员的经济和精神负担,也会导致其他有医疗需求的病人因资源不足而得不到基本的医疗救治。

3)有利于人体器官移植:现代医学器官移植技术使众多病人重获新生。心肺死亡状态下摘取的器官质量不高,移植成活率也受到影响。脑死亡状态下,死者体内其他主要器官仍处于较好状态,有利于器官移植后的成活。我国目前尚未确立脑死亡标准,活体器官移植来源非常困难,影响了器官移植的进一步研究和临床应用。

(2)安乐死伦理

1)定义:安乐死是指患不治之症的病人在危重濒死状态时,由于难以忍受躯体和精神上的极端痛苦,在病人或其家属的合理及迫切要求下,经过医生、权威的医学专家机构鉴定确定,符合法律规定,按照法律程序,用人为的、仁慈的医学方法使病人在无痛苦状态下结束生命的全过程。

2)分类:①从采取的方式来划分,可分为主动安乐死和被动安乐死。前者指应病人或家属请求,医务人员采用药物或其他主动手段促进病人生命结束,让其安然死去;后者是指医务人员应病人或家属请求,不再给予积极治疗,给予减轻痛苦的适当维持治疗,任其自然逝去。②从病人同意方式来划分,可分为自愿安乐死和非自愿安乐死。前者指病人有行为能力或意识清醒,或在其意识清醒时由病人本人提出或表达过安乐死愿望并签订过相关医疗文书;后者指病人未表达同意或没有行为能力,医生根据病人家属或监护人、代理人的请求及实际情况决定给予安乐死。

3)安乐死伦理争议:关于安乐死一直存有争议,自愿被动安乐死争议最小,且在临床实践中成为一种默认的常态,常表现为患方自愿放弃无望的抢救或治疗方式。对其他三种类型的伦理争议深刻而激烈,主要围绕是否人道、死亡权利、实施对象是否文明等方面,但认为安乐死的伦理价值应是对病人及家属和医疗卫生资源合理配置有利的。

安乐死涉及医学、伦理和法律问题。目前我国并没有安乐死立法,因此,实践中任何人包括医生都不能依据个人对安乐死的理解对病人实施安乐死,否则将会对其违法行为承担相应的法律责任。

三、医疗法律

医患关系作为一种社会关系,必然要受到法律规范的调整。医疗法律是调整医患关系以及医疗行为的法律规范的总和,对规范医疗卫生机构及其医务人员依法行医,维护医患双方合法权益,妥善解决医疗纠纷,构建和谐医患关系,促进我国医疗卫生健康事业的发展,具有十分重要的现实意义。

(一)医患关系的法律属性

1. 医患关系的法律属性　民事法律关系,指根据民事法律规范调整所形成的以民事权利和民事义务为核心内容的社会关系,是民法所调整的平等主体之间的财产关系和人身关系在法律上的表现。医患关系符合民事法律关系的基本特征,性质上属于民事法律关系。首先,医患双方具有平等的法律地位。医患关系中的"医方"即医疗机构的法人或其他组织,患方(病人、近亲属)即属于具有民事权利能力的自然人,医方和患方均是典型的民事主体,各自享有独立的人格,其法律地位平等。其次,除因传染病、强制戒毒与病人的强制治疗关系外,医患关系的建立、变更或终止以及医患关系中权利义务的确定等,都是医患双方自由选择和决定的结果,体现了意思自治。再次,医患双方依法平等地享受权利和承担义务,一方的权利对应着对方的义务。医患关系一旦形成,病人有权请求医疗机构提供诊疗服务,医疗机构则有权请求病人方支付医疗费用。同时,病人的人身权(如生命健康权、身体权、隐私权等)的保护也可构成医患关系的内容。因此,医患关系具有民事法律关系的基本特征,属于民事法律关系的范畴。

医患关系是特殊的民事法律关系,其特殊性表现为:

(1)病人处于弱者地位:医疗活动本身具有专业性、技术性、风险性,加之医疗信息的不对称,患方对医方有着极强的依赖性,处于明显弱者地位。因此,对病人应加大保护力度,以维护医患之间实质性的平等,这既是建立和谐医患关系的有效手段,也是医疗卫生事业健康发展的必然要求。

(2)医方缔结医疗服务合同的自由受到一定限制:医疗活动关乎病人的生命健康,为防止医方滥用意思自治原则,出现无故拒绝治疗或挑选病人、见死不救等违背医德和伦理的行为,我国《中华人民共和国执业医师法》《医疗机构管理条例》《民法典》(侵权责任篇)等法律法规都规定"对急危患者应立即救治,不得拒绝急救处置。对限于设备或者技术条件不能诊治的病人,应当及时转诊"。即法律赋予医方强制缔约义务,医方在没有合法与正当理由时,不得拒绝患方的就医请求。

(3)医方义务具有特殊性:医疗活动中医方提供的诊疗义务具有不确定性和非结果性。医方义务随着病情发展和治疗情况的变化而变化,且不以疾病是否治愈作为义务履行的标准,医方诊疗行为以是否尽到"与当时的医疗水平相应的诊疗义务"、是否符合医疗规范和职业道德为标准。

2. 医患法律关系的类型

(1)医疗服务合同关系:医患关系通常都表现为患方与医疗机构之间的合同关系,该关系经由当事人自由意思而成立。医疗合同的成立与一般的合同一样,经过要约和承诺达成合意而成立,即病人提出医疗的要约如挂号,医务人员接受要求如出具挂号单等即为承诺,医疗合同便得以成立。根据诊疗的需要和病情的发展,医疗机构有义务为病人提供医疗服务如诊断、检查、手术治疗、护理、提供药物或医疗器械等,患方有义务配合治疗、支付医疗费用,从而构成地位平等的医患合同法律关系。这是最基本的医患法律关系。

(2)医患侵权关系:医患双方履行医疗服务合同的过程中,因不当行为造成对方人身、财产损害或者精神痛苦,就构成侵权关系。一方面是医方对患方合法权益的侵害,一般表现为:①医疗技术损害:即医方在医疗活动中违反医疗技术上的注意义务,未尽到当时的医疗水平相应的技术或治疗技术过失造成病人生命权、健康权、身体权损害。②医疗伦理损害:如医方违背医疗良知和医疗伦理的要求,违反说明、告知、保密等义务侵犯病人知情权、隐私权;医方不必要的检查或过度医疗行为给患方造成人身、财产损害。③医疗产品损害:如医方提供的药品、医疗器械、血液制品等医疗产品存在缺陷,给患方造成人身、财产损害。医方对上述过失所致患方损害的医疗侵权行为依法应承担相应医疗损害责任。另一方面患方对医方合法权益的侵害也时有发生。如患方因对诊疗结果不满意而打砸医疗机构的设施设备、对医务人员实施侵害行为、雇佣专业的医闹人员故意扰乱正常的医疗秩序等。对此,医疗机构以及医务人员可依法要求患方承担相应的侵权损害责任。

(3)强制医疗关系:强制医疗关系是指基于法律的直接规定,在对有特定疾病的病人实施限制其自由的治疗行为时而发生的卫生行政部门、医疗机构和病人之间的强制诊疗关系。它是国家基于集体防卫之公益目的和对公民生命和身体健康的维护,在法律上赋予医方的强制诊疗和病人的强制治疗义务。目前,我国强制医疗实施范围的主要对象是:携带或者可能携带严重危害公共卫生的传染病病原的病人、需要强制戒毒者、具有一定社会危害性的精神病人。2003年发生的"非典"和2020年的新冠肺炎疫情,各地医疗机构对发热病人排查、隔离、治疗,就属于强制医疗关系。我国《中华人民共和国传染病防治法》《中华人民共和国传染病防治法实施办法》《突发公共卫生事件应急条例》等都规定了适用强制医疗的法定情形。

强制医疗关系本质上是一种卫生行政法律关系，指定医院收治病人和管理病人的权限在于医疗卫生和其他相关行政部门。一般情况下强制医疗所支出的费用由国家拨款。

（二）医师执业资格和医疗行为规范

1. 医师执业资格的法律规定   依据《中华人民共和国执业医师法》（以下简称《执业医师法》）《医师执业注册管理办法》等法律法规和规章，国家实行医师执业资格考试和执业注册制度。

（1）医师执业资格的取得的程序：取得医师执业资格须经过资格考试和执业注册两个程序。

第一，参加医师资格考试，成绩合格，方能取得执业医师资格或者执业助理医师资格。

国家实行医师资格考试制度。医师资格考试分为执业医师资格考试和执业助理医师资格考试。考试的类别分为临床医师、中医（包括中医、民族医、中西医结合）师、口腔医师、公共卫生医师四类。考试方式分为实践技能考试和医学综合考试。

具备下列条件之一的，可以参加医师资格考试：①具有高等学校医学专业本科以上学历，在执业医师指导下，在医疗、预防、保健机构中试用期满 1 年的；②取得执业助理医师执业证书后，具有高等学校医学专科学历，在医疗、预防、保健机构中工作满 2 年的；③具有中等专业学校医学专业学历，在医疗、预防、保健机构中工作满 5 年的。

对参加全国统一的执业医师资格考试或者执业助理医师资格考试成绩合格者，由省级卫生行政部门颁发国家卫生健康委员会统一印制的《医师资格证书》。

第二，须进行医师执业注册。

国家实行医师执业注册制度。取得医师资格的，可以向所在地县级以上人民政府卫生行政部门申请注册。受理申请的卫生行政部门应当自收到申请之日起三十日内准予注册，并发给由国务院卫生行政部门统一印制的医师执业证书。

有下列情形之一，不予注册：①不具有完全民事行为能力的；②因受刑事处罚，自刑罚执行完毕之日起至申请注册之日止不满二年的；③受吊销医师执业证书行政处罚，自处罚决定之日起至申请注册之日止不满二年的；④有国务院卫生行政部门规定不宜从事医疗、预防、保健业务的其他情形的。

受理申请的卫生行政部门对不符合条件不予注册的，应当自收到申请之日起三十日内书面通知申请人，并说明理由。申请人有异议的，可以自收到通知之日起十五日内，依法申请复议或者向人民法院提起诉讼。

（2）医学生见习和实习资格：卫生部（2005）第 357 号文件《关于医学生毕业后暂未取得医师资格从事诊疗活动有关问题的批复》指出："医学专业毕业生在毕业第一年后未取得医师资格的，可以在执业医师指导下进行临床实习，但不得独立从事临床活动，包括不得出具任何形式的医学证明文件和医学文书。"

卫生部于 2008 年 8 月颁发的《医学教育临床实践暂行管理规定》进一步指出：医学生在临床带教教师的监督、指导下，可以接触观察患者、询问患者病史、检查患者体征、查阅患者有关资料、参与分析讨论患者病情、书写病历及住院患者病程记录、填写各类检查和处置单、医嘱和处方，对患者实施有关诊疗操作、参加有关的手术。试用期医学毕业生在指导医师的监督、指导下，可以为患者提供相应的临床诊疗服务。医学生和试用期医学毕业生在临床带教教师和指导医师指导下参与医学教育临床实践活动，不承担医疗事故或医疗纠纷责任。

（3）医师多点执业：执业医师可以多点执业，执业助理医师只能注册一个执业地点。同一执业地点多个机构执业的医师，应当确定一个机构作为其主要执业机构，并向批准该机构执业的卫生计生行政部门申请注册；对于拟执业的其他机构，应当向批准该机构执业的卫生计生行政部门分别申请备案，注明所在执业机构的名称。医师只有一个执业机构的，视为其主要执业机构。

医师跨执业地点增加执业机构，应当向批准该机构执业的卫生计生行政部门申请增加注册。

(4) 变更与注销注册：医师变更执业地点、执业类别、执业范围等注册事项的，应当到注册主管部门办理变更注册手续，并提交医师变更执业注册申请审核表、医师资格证书、医师执业证书以及省级以上卫生行政部门规定提交的其他材料。主管部门应在 30 日内，办理变更注册手续或作出不予变更的决定。

医师注册后有下列情形之一的，①死亡或者被宣告失踪的；②受刑事处罚的；③受吊销医师执业证书行政处罚的；④暂停执业活动期满，再次考核仍不合格的；⑤中止医师执业活动满二年的；⑥有国务院卫生行政部门规定不宜从事医疗、预防、保健业务的其他情形的。被注销注册的当事人有异议的，可以自收到注销注册通知之日起十五日内，依法申请复议或者向人民法院提起诉讼。

其所在的医疗、预防、保健机构应当在三十日内报告准予注册的卫生行政部门，卫生行政部门应当注销注册，收回医师执业证书。

(5) 非法行医：依据《执业医师法》第 39 条，非法行医是指未经批准擅自开办医疗机构行医或者非医师行医的。医师变更执业地点、执业类别、执业范围等注册事项，未按照规定办理变更上述注册事项而实施医疗行为也属于非法行医。

医师注册后有下列情况之一的，不属于超出执业范围：①对病人实施紧急医疗救护的；②临床医师依据《住院医师规范化培训办法》和《全科医师规范化培训试行办法》等，进行临床转科的；③依据国家有关规定，经医疗、预防、保健机构批准的卫生支农、会诊、进修、学术交流、承担政府交办的任务和卫生行政部门批准的义诊等；④符合《医师外出会诊管理暂行规定》的；⑤省级以上卫生行政部门规定的其他情形。

2. 医师执业规则　执业规则是指医师在执业活动中应遵循的规范。这些规范主要是国务院卫生行政部门制定的规章制度中规定的医师执业应遵守的标准、规范及执业医师行为准则，包括医师执业权利、义务以及正确行使权利义务所遵循的执业规则。

(1) 权利：《执业医师法》第 21 条规定，医师在执业活动中享有下列权利：①在注册的执业范围内，进行医学诊查、疾病调查、医学处置、出具相应的医学证明文件，选择合理的医疗、预防、保健方案；②按照国务院卫生行政部门规定的标准，获得与本人执业活动相当的医疗设备基本条件；③从事医学研究、学术交流，参加专业学术团体研究；④参加专业培训，接受继续医学教育；⑤在执业活动中，人格尊严、人身安全等不受侵犯；⑥获取工资报酬和津贴，享受国家规定的福利待遇；⑦对所在机构的医疗、预防、保健工作和卫生行政部门的工作提出意见和建议，依法参与所在机构的民主管理。

(2) 义务：《执业医师法》第 22 条规定，医师在执业活动中履行下列义务：①遵守法律、法规，遵守技术操作规范；②树立敬业精神，遵守职业道德，履行医师职责，尽职尽责为患者服务；③关心、爱护、尊重患者，保护患者的隐私；④努力钻研业务，更新知识，提高专业技术水平；⑤宣传卫生保健知识，对患者进行健康教育。此外还包括医师不得拒绝急救处置、对患者交代病情时避免对患者产生不利的后果、不得对患者实施过度医疗、不得利用职务之便获取不当利益等义务。

(3) 执业规则：依据《执业医师法》第 25 条至 29 条规定，医师执业规则归纳起来为"一个必须""五个不得""十个应当"。

1) 医师应当具备良好的职业道德和医疗执业水平。

2) 医师实施医疗、预防、保健措施，签署有关医学证明文件，必须亲自诊查、调查，并按照规定及时填写医学文书，不得隐匿、伪造或者销毁医学文书及有关资料；医师不得出具与自己执业范围无关或者与执业类别不相符的医学证明文件。

3) 医师应当使用经国家有关部门批准使用的药品、消毒药剂和医疗器械；除正当诊断治疗外，不得使用麻醉药品、医疗用毒性药品、精神药品和放射性药品。

4) 医师不得利用职务之便，索取、非法收受患者财物或者牟取其他不正当利益。

5) 医师应当如实向患者或者其家属介绍病情，但应注意避免对患者产生不利后果；医师进行实验性临床医疗，应当经医院批准并征得患者本人或者其家属同意。

6）遇有自然灾害、传染病流行、突发重大伤亡事故及其他严重威胁人民生命健康的紧急情况时，医师应当服从县级以上卫生行政部门的调遣。

7）对危重病人，医师应当采取紧急措施进行处理，不得拒绝。

8）发生医疗事故或者发现传染病疫情时，应当按照有关规定及时向所在机构或者卫生行政部门报告；发现涉嫌伤害事件或者非正常死亡时，应当按照有关规定向有关部门报告。

9）执业助理医师应当在执业医师的指导下，在医疗、预防、保健机构中按照其执业类别执业。县级以上的医疗机构中执业的助理医师没有处方权，不能独立从事执业活动。在乡、民族乡、镇的医疗、预防、保健机构中工作的执业助理医师可根据医疗诊治的需要，独立从事一般的执业活动。

3. 法律责任　依据我国现行法律规定，违反执业医师法及相关法律法规，应依法承担相应的法律责任，包括民事责任、行政责任和刑事责任。

（1）民事责任：医师在医疗活动中造成患者损害的，依照《中华人民共和国民法典》（以下简称《民法典》）《医疗事故处理条例》以及其他有关法律法规的规定，承担损害赔偿责任。未经批准擅自开办医疗机构或非法行医，给患者造成损害的，依法承担赔偿责任。

（2）行政责任：以不正当手段取得医师执业证书的，由发给证书的卫生行政部门予以吊销；对负有直接责任的主管人员和其他直接责任人员，依法给予行政处分。

医师在执业活动中，具有违反《执业医师法》第37条规定的行为之一的，由县级以上人民政府卫生行政部门给予警告或者责令暂停六个月以上一年以下的执业活动；情节严重的，吊销其医师执业证书。

未经批准擅自开办医疗机构行医或者非医师行医的，由县级以上人民政府卫生行政部门予以取缔，没收其违法所得及其药品、器械，并处十万元以下的罚款，对医师吊销其执业证书。

医疗、预防、保健机构未依照法律规定履行报告职责，导致严重后果的，由县级以上人民政府卫生行政部门给予警告，并对该机构的行政负责人依法给予行政处分。

（3）刑事责任：违反《执业医师法》第37条规定的情形之一，构成犯罪的，依法追究刑事责任。

卫生行政部门工作人员或者医疗、预防、保健机构工作人员违反有关规定，弄虚作假、玩忽职守、滥用职权、徇私舞弊，构成犯罪的，依法追究刑事责任。

依照《中华人民共和国刑法》规定，医务人员由于严重不负责任，造成就诊人死亡或者严重损害就诊人身体健康的，构成医疗事故罪，处三年以下有期徒刑或者拘役。

未取得医生执业资格的人非法行医，情节严重的，构成非法行医罪，处三年以下有期徒刑、拘役或者管制，并处或者单处罚金；严重损害就诊人身体健康的，处三年以上十年以下有期徒刑，并处罚金；造成就诊人死亡的，处十年以上有期徒刑，并处罚金。

未取得医生执业资格的人擅自为他人进行节育复通手术、假节育手术、终止妊娠手术或者摘取宫内节育器，情节严重的，构成非法进行节育手术罪，处三年以下有期徒刑、拘役或者管制，并处或者单处罚金；严重损害就诊人身体健康的，处三年以上十年以下有期徒刑，并处罚金；造成就诊人死亡的，处十年以上有期徒刑，并处罚金。

依据2016年《最高人民法院关于审理非法行医刑事案件具体应用法律若干问题的解释》第1条之规定，具有下列情形之一的，应认定为"未取得医生执业资格的人非法行医"：①未取得或者以非法手段取得医师资格从事医疗活动的；②被依法吊销医师执业证书期间从事医疗活动的；③未取得乡村医生执业证书，从事乡村医疗活动的；④家庭接生员实施家庭接生以外的医疗行为的。

（三）医疗损害责任

1. 概念及构成要件　医疗损害责任是指医疗机构及医务人员在诊疗活动中因过失，或者在法律规定的情况下无论有无过失，造成患者人身损害或者其他损害，应当承担的以损害赔偿为主要方式的侵权责任。其构成要件为：

（1）存在医疗违法行为：即医疗机构及其医务人员违反法律法规、规章以及诊疗护理规范的规定，未尽到必要的医疗注意义务,侵犯了患者生命权、健康权和身体权。如违反手术操作规程;未履行告知义务;泄露隐私等。

(2)患者遭受人身损害的事实:是指因医疗过失行为,给患者身体、健康、生命权造成的人身损害以及患者及其近亲属的精神损害。如手术过失造成患者器官损伤;泄露患者隐私造成患者精神损害等。

需要注意区分医疗损害与医疗事故。医疗损害是医方因医疗过失给患者造成的损害后果。医疗事故则需要所造成的损害达到一定的程度才能构成。医疗损害的外延比医疗事故大,包含医疗事故引起的损害和存在医疗过失行为但不构成医疗事故的损害。

(3)存在因果关系:即医疗机构及其医务人员的医疗过失行为与患者的人身损害事实之间存在因果关系。如医生因粗心将手术用纱布遗忘在患者腹腔内,导致患者腹腔感染粘连。

(4)存在医疗过失:即医务人员在诊疗活动中未尽到医疗注意义务构成医疗过失。《民法典》第1218条规定:"患者在诊疗活动中受到损害,医疗机构或者其医务人员有过错的,由医疗机构承担赔偿责任。"第1222条规定:"患者在诊疗活动中受到损害,有下列情形之一的,推定医疗机构有过错:①违反法律、行政法规、规章以及其他有关诊疗规范的规定;②隐匿或者拒绝提供与纠纷有关的病历资料;③遗失、伪造、篡改或者违法销毁病历资料。"

需要明确的是,医疗损害责任的行为主体是医务人员,责任主体是医疗机构,且必须是合法的医疗机构。若为非法行医则构成一般民事侵权,不属于医疗侵权损害责任。

2. 医疗注意义务 医疗注意义务是判断医疗过失的依据。《民法典》第1221条规定:"医务人员在诊疗活动中未尽到与当时的医疗水平相应的诊疗义务,造成患者损害的,医疗机构应当承担赔偿责任。"这里的"尽到与当时的医疗水平相应的诊疗义务"正是法律对医务人员所要求的医疗注意义务。医疗注意义务可分为一般医疗注意义务、特殊医疗注意义务和其他医疗注意义务。一般医疗注意义务包括检查、诊断、治疗、手术、麻醉、注射、采血输血、用药、疗养指导等过程中的注意义务;特殊医疗注意义务主要是医疗职业良知或职业伦理规范上应尽的义务,包括说明义务、转医义务、保密义务、知情同意以及亲自诊疗义务和对急危患者一律不得拒诊义务等注意义务;其他医疗注意义务主要包括:真实记载和妥善保管病历资料的义务,不断掌握新的医学知识和技术的义务,医师的监督义务和医疗机构的组织义务等。

3. 医疗损害责任的类型 医疗损害责任主要规定于《民法典》(侵权责任篇)第六章"医疗损害责任"中,包括医疗技术损害责任、医疗产品损害责任和医疗伦理损害责任。

医疗技术损害责任是指医务人员在诊疗活动中未尽到与当时的医疗水平相应的诊疗义务,造成患者损害的,医疗机构应当承担的赔偿责任。如因疏忽误诊造成患者损害。医疗产品损害责任是指医疗机构在诊疗过程中使用有缺陷的药品、消毒药剂、医疗器械等医疗产品,或者输入不合格的血液,因此而造成患者人身损害的,医疗机构或者医疗产品的生产者、血液提供机构所应当承担的侵权损害赔偿责任。医疗伦理损害责任是指医疗机构及医务人员违反医疗职业良知或职业伦理上应尽义务的过失行为,医疗机构所应当承担的侵权赔偿责任。如侵犯患者知情同意权和隐私权等。

(四)医疗纠纷的解决

1. 医疗纠纷的概念及类型 医疗纠纷是指医患双方因诊疗活动引发的争议。医疗纠纷的法律主体通常是医院和病人,但由于与病人接触的是医务人员,病人近亲属或者其他相关人员也可能参与争议。所以,医疗纠纷的实际参与主体就不只限于医院和病人。病人近亲属包括配偶、父母、子女、兄弟姐妹、祖父母、外祖父母、孙子女、外孙子女。相关人员如共同生活的孤寡老人之间、丧偶的儿媳与公婆之间等。

医患关系本质上是一种合作关系,建立在相互信任的基础上,但随着人们不断增长的医疗服务需求与医疗资源的不均衡、不充分以及医疗安全之间的矛盾日益突出,医疗纠纷日益频发。司法实践中一般将医疗纠纷分为三种类型:医疗损害责任纠纷,医疗服务合同纠纷和医疗产品责任纠纷。因医技术损害和医疗伦理损害责任产生的纠纷属于医疗损害责任纠纷；因病人欠费、医方多收费、医疗服务不到位等违约行为引发的纠纷归属于医疗服务合同纠纷；因对医疗产品是否存在缺陷以及是否存在法律责任引发的纠纷属于医疗产品责任纠纷。

2. 医疗纠纷的预防 医疗纠纷的预防取决于医患双方的信任程度和合作意愿。医务人员能够秉承医德，尽力为病人利益最大化考量，尽到医疗注意义务，减少医疗损害发生，相信医疗纠纷也会渐渐减少，医患关系也会逐渐和谐起来。预防医疗纠纷可从以下几方面着手：

(1)提升医务人员业务素质：医师的业务水平决定着医疗质量的水平，直接关系着病人的生命健康。因此，不断提高医务人员的医疗业务水平和业务素质，树立全心全意为病人服务的宗旨，以更好地为病人提供医疗服务。

(2)严格医疗管理制度，规范医疗行为：医疗机构应当对其医务人员进行医疗卫生法律、法规、规章和诊疗相关规范、常规的培训，健全并严格执行医疗质量安全管理的各项规章制度，持续改进医疗质量，切实保障医疗安全，建立有效的各部门之间的协作联动机制，预防、减少医疗损害发生。

(3)加强医患沟通：尊重病人人格尊严和隐私，理解病人处境，用恰当方式向病人说明告知，让其积极参与医疗方案的决策，尊重病人对诊疗的建议和要求，强化医患之间的沟通和交流，可以进一步增强医患之间的信任，也可避免医疗纠纷的发生。

(4)树立高尚医德，加强自身修养：医务人员应恪守医者仁心的职业道德，具备救死扶伤、甘于奉献的崇高职业精神，才能真正做到以病人为中心。

3. 医疗纠纷的处理 2018年国务院颁布的《医疗纠纷预防和处理条例》第4条明确规定："处理医疗纠纷，应当遵循公平、公正、及时的原则，实事求是，依法处理。"第22条规定："发生医疗纠纷，医患双方可以通过下列途径解决：(一)双方自愿协商；(二)申请人民调解；(三)申请行政调解；(四)向人民法院提起诉讼；(五)法律、法规规定的其他途径。"可见，医疗纠纷的处理方式包括：协商、调解、诉讼和其他途径等。

1)自愿协商：是指发生医疗纠纷后，医患双方当事人在自愿、平等的基础上，自行协商解决，协商一致后，由医患双方签署协议。

2)调解：也称为第三方调解，指医疗纠纷发生后，当事双方在第三方的协调、帮助、促进下，进行谈判、商量、达成共识，签署调解协议。第三方调解分为人民调解和行政调解两种方式。人民调解是指医患双方向医疗纠纷人民调解委员会申请调解，由人民调解委员会依据合法、自愿原则主持医疗纠纷的调解，促使医患双方达成协议，以解决医疗纠纷。人民调解委员会与医疗机构和病人没有隶属关系，处于居中地位从事纠纷调解，无偿便捷，有利于保证公平公正解决纠纷。达成调解协议的，医疗纠纷人民调解委员会应当告知医患双方可以依法向人民法院申请司法确认。行政调解是指卫生行政机关根据医患双方当事人的自愿申请、对当事人之间的医疗纠纷进行调解，促使双方达成共识、相互谅解的一种解决争议方式。行政调解不是医疗纠纷解决的必经程序，也不是诉讼解决的前置程序。不过，因卫生行政部门的管理角色，影响了病人和公众对行政调解方式的信任度和认可度。

3)民事诉讼：即医患双方当事人向人民法院提起诉讼，人民法院依照民事诉讼程序审理裁判终局性地解决争议。发生医疗纠纷，当事人协商、调解不成的，可以依法向人民法院提起诉讼。当事人也可以直接向人民法院提起诉讼。

4)其他：目前主要是仲裁方式。仲裁是指当医疗纠纷发生后，医患双方当事人自愿达成协议，将医疗纠纷提交仲裁机构进行裁决。仲裁裁决书自发出之日起即具有法律效力，如同法院的裁判书，当事人必须履行。当败诉方在不自动履行仲裁裁决的情况下，胜诉方可请求法院强制执行仲裁裁决。通过法院的强制执行能体现仲裁裁决的权威性，在保证实现当事人权利的同时，也保证了医疗纠纷仲裁制度的顺利发展。

(强美英)

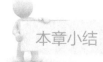

本章小结

　　本章重点介绍医学人文素质教育中人文精神的培育,医学心理及心理健康与疾病,医学人际沟通与医患关系,医学执业中的道德伦理与法律边界,构建自然科学、社会科学和人文科学相结合的医学教育体系。通过本章学习,树立心身统一、人与自然环境统一、人与社会环境统一的辩证思想,理解医学人文内涵,人文精神在医学实践中的作用,让医学成为完整的、完美的、有温度、有人性的科学。

推荐阅读

[1] 甘绍平.伦理学的当代建构.北京:中国发展出版社,2015.

[2] 齐俊斌.医学伦理学.北京:人民日报出版社,2018.

[3] 张大庆.医学人文.北京:人民卫生出版社,2016.

[4] 陈一凡.实用医患关系学.北京:中国政法大学出版社,2017.

[5] 王明旭,尹梅.医学伦理学.北京:人民卫生出版社,2016.

[6] 孙慕义.医学伦理学.3版.北京:高等教育出版社,2015.

[7] 阿尔伯特·史怀哲.文明与伦理.孙林,译.贵阳:贵州人民出版社,2016.

[8] 王一方.医学人文十五讲.北京:北京大学出版社,2006.

[9] 刘虹.医学哲学范畴.北京:科学出版社,2014.

[10] 植木哲.医疗法律学.冷罗生,陶芸,江涛,等译.北京:中国人民大学出版社,2006.

[11] 黄丁全.医事法新论.北京:法律出版社,2013.

[12] 赵万一.医事法概论.武汉:华中科技大学出版社,2019.

[13] 邱祥兴.医学伦理学.北京:人民卫生出版社,1999.

[14] 刘鑫.医事法学.北京:中国人民大学出版社,2009.

[15] 陈云良.卫生法学.北京:高等教育出版社,2019.

[16] 王涵,李正赤.医学人文导论.北京:人民卫生出版社,2019.

[17] 杨立新.医疗损害责任研究.北京:法律出版社,2009.

[18] 赵西巨.医事法研究.北京:法律出版社,2008.

[19] 李燕.医疗权利研究.北京:中国人民公安大学出版社,2009.

[20] 朱伟.生命伦理中的知情同意.上海:复旦大学出版社,2009.

[21] 申卫星.医疗纠纷预防和处理条例条文释义与法律适用.北京:中国法制出版社,2018.

思考题

1. 如何理解医学人文的内涵和外延?

2. 为什么说医学人文是医学价值的体现?

3. 举例说明医患沟通的技巧。

4. 如何理解了解病人心理对治疗的积极作用?

5. 如何理解道德、伦理、法律之间的关系?

第五章
医 学 教 育

　　医学教育是在社会需求下,有目的、有计划、有组织地开展医学人才培养的教育实践活动的总称。医学教育的产生与发展与医学的发展息息相关,而医学发展决定了医学教育的主要内容,伴随着医学的快速发展和教育理论、教育手段的不断进步,医学教育也呈现出新的发展趋势。为更好适应时代发展、面对未来医学新挑战,医学教育肩负着重要的历史使命。本章将引导学生了解医学教育的现状,熟悉我国的医学教育体系,理解医学教育的特征,掌握医学教育发展趋势,使医学生不断加强和提升自身综合素质,更好地融入医学教育培养过程。

第一节　医学教育现状

　　"健康中国"和"教育强国",是党的十九大报告提出的两个重要战略。医学教育作为两大战略的纽带,一手连着民族昌盛和国家富强的"健康中国",一手连着中华民族伟大复兴基础工程的"教育强国",是"大国计、大民生、大学科"。医学教育的发展历程、现状与趋势都与社会对医疗卫生服务的需求密切相关,也必将成为促进社会发展进步的重要因素。

一、现代医学教育发展历程

　　1910 年,美国教育家 Flexner 通过对美国和加拿大 155 所医学院校的考察后,发布了著名的《Flexner 报告》。报告确定了美国医学教育发展的方向,规范和统一了医学教育标准,规范和提高了医学院校入学标准,规范了医学教育学制。自此,美国医学教育发生了历史性转折,开启了以学科为核心的第一次医学教育革命,促成了美国医学教育向以大学为基础的现代医学教育制度的转变。

　　20 世纪 50 年代,美国医学界掀起了第二次医学教育革命。这次变革的主要创新在于以问题为基础的学习(problem-based learning,PBL)和学科融合的课程设置。1951 年,美国凯斯西储大学(Case Western Reserve University)开始打破学科间的界限,实施课程整合,在 1953 年创立了按人体器官 - 系统相关性学科综合的水平综合性(水平综合是基础学科之间的综合,即把不同学科的内容按人体的器官和系统在正常和异常的水平上横向综合)课程模式。经不断改进完善,1968 年,融合了水平综合和垂直综合(垂直综合是基础与临床学科的有机结合)的新课程正式设立,并相对稳定地沿用多年。1969 年,加拿大的麦克马斯特大学(McMaster University)首先开始教学形式的改革,即实行以学生为中心、以问题为基础的教学方法。这项改革使新课程的设立不再受到专业限制,实现了各专业的融合。其他课程革新包括采用标准化病人(即受训饰演病人、假装患有各种病痛的人)来培训和评估学生的操作能力,通过有专人协助的小组讨论来探讨如何加强医患关系,通过使学生尽早接触病人和将培训从医院扩展到社区的方法拓宽临床培训范围。

1997年,世界第25届医学教育大会暨欧洲年会提出:把医生能力培养作为重点课题,强调从技能到能力的转变。同时,医学教育认证制度也在全球范围内迅速开展起来。2010年,为了纪念《Flexner报告》发表100周年,全球医学卫生教育专家委员会发表了题为《新世纪医学卫生人才培养:在相互依存的世界为加强卫生系统而改革医学教育》的报告,号召开启第三次医学教育改革。报告阐述了全球卫生工作的成功必须重新设计以胜任能力为核心的医学教育体制和模式的必要性和重要性。报告认为医学院校毕业生应能够立足本地工作,胜任以病人和人群健康为中心的卫生系统工作,最终确保覆盖全民的高质量综合性服务。

中华人民共和国成立后,医学教育发展迅速,取得了巨大成就。进入新时代,"医教协同""新医科"等战略举措相继提出,成为高等医学教育发展新方向。2016年,中共中央、国务院印发《"健康中国2030"规划纲要》,启动实施包括医学教育改革在内的健康中国战略。次年,围绕健康中国战略需要,国务院办公厅印发《关于深化医教协同进一步推进医学教育改革与发展的意见》文件,推进医教协同工作。各地方政府、各高校积极采取措施落实医教协同有关要求,标志着我国医学教育改革和发展进入新时代。此后,国家层面陆续发布《关于加强医教协同实施卓越医生教育培养计划2.0的意见》等文件,旨在提高医学教育水平和医学人才培养质量,同时进一步明确了医学教育改革方向和人才培养目标要求。

"十三五"以来,我国提出发展包括新医科在内的"四新"战略,即新工科、新医科、新文科、新农科建设。作为"四新"的重要组成部分,"新医科"坚持兼具预防、治疗、康养的生命健康全周期医学的新理念,开设精准医学、转化医学、智能医学等新专业,培养多学科交叉融合医学人才。"新医科"的提出对于探索符合新时代需求的医学人才培养体系,完善医学教育改革至关重要。

二、医学教育发展现状

(一)中国医学教育发展现状

1. 临床医学专业认证制度已经建立 目前,我国临床医学、口腔医学、护理学等医学类专业已在国家层面上建立起统一的专业认证制度。截至2019年底,全国已有105所医学院校通过临床医学专业认证。在2008版《本科医学教育标准——临床医学专业(试行)》基础上,2016年教育部临床医学专业认证工作委员会组织医学教育专家重新修订形成2016版新标准。标准的不断完善不仅体现了医学教育认证工作长期坚持、与时俱进的特点,也为我国今后实施保基本、上水平、追卓越的"三级专业认证"打下了坚实基础。

2. 医师规范化培训制度不断完善 我国自20世纪90年代以来开始探索医学院校临床医学专业毕业生规范化培训实施办法。目前,住院医师规范化培训制度已经在全国范围内建立,并逐步完善了相关配套方案。同时,我国构建了与之紧密衔接的专科医师规范化培训制度,并于2017年启动专科医师培训体系、管理体系和支撑体系建设试点。住院医师规范化培训和专科医师规范化培训制度的建立对于我国完善医师培养体系,加快健康中国建设具有重要意义。

3. 医学人才培养体系建设持续发力 在以"5+3"为主体、"3+2"为补充的临床医学人才培养体系中,"5+3"的医学人才培养体系更加注重临床实践训练,体现了医教相长,学以致用。除探索中国特色医学教育人才培养模式外,医教协同将重点推进医学人才培养体系建设。为此,国家加大医学教育投入,调控医学专业办学规模,完善院校教育与毕业后医学教育衔接制度,加强基层医疗卫生人才培养,创新医学教育管理体制机制,为人才培养体系建设取得实效提供可靠保障。

4. "卓越医生2.0教育培养计划"启动实施 2018年教育部正式发布了"卓越医生2.0教育培养计划",着力打造卓越医生教育的升级版,旨在为"双一流"(世界一流大学和一流学科)高校建设、"双万计划"(双万计划是指教育部以建设面向未来、适应需求、引领发展、理念先进、保障有力的一流专业为目标,实施一流专业建设,建设一万个国家级一流本科专业点和一万个省级一流本科专业点)专业建设以及打造高水平本科教育提供支持。该计划提出,医学院校不但要布局新兴医学或医学相关专业建设,培养医学生预防、诊疗、养生保健、康复等服务健康全过程的知识能力素质,还要加快推进现代信息技术与医学教育教学的深度融合。

5. **医学教育校际合作广泛开展**   近年来,医学教育校际之间的合作与交流在多地如火如荼地开展。2014年,由92所中俄两国医科大学共同参与的"中俄医科大学联盟"在哈尔滨医科大学正式成立,为中俄医药卫生领域的交流与合作架起了新的桥梁。2015年,包括32家医学院校和有关单位的西北医学教育联盟在西安成立,该组织在我国西部地区搭建起了医学教育协作平台,有助于推进西北地区医学科学研究协同创新、校际交流和医学人才培养。中国医学教育慕课联盟于2014年在北京成立,该慕课平台建设可与学校医学教育有机融合,同时兼顾毕业后医学教育与基层卫生人员培训的需要。2018年,"一带一路"国际医学教育联盟在中国医科大学成立,参与成立联盟的医学教育机构来自15个国家。

6. **整合医学教育快速发展**   整合医学教育即整合理念下的医学教育,是全球医学教育发展的重要标志,也是我国医学教育改革的重要任务。整合医学教育起源于欧美,发展较为成熟,近年来在国内逐步推广,为越来越多的医学教育者所认同。发展整合医学教育,旨在保证医学教育的整体性,避免医学知识碎片化、条块化。2015年,我国开展整合医学教育的院校和相关机构联合发起成立了中国医学整合课程联盟,标志着我国整合医学教育步入正轨。

7. **紧缺医学专业人才培养加快推进**   2018年,国家发布关于改革完善全科医生培养与使用激励机制文件,这份文件的出台将全科医学教育改革上升到国家层面。文件提出,到2020年将基本建立适应行业特点的全科医生培养制度,城乡每万名居民拥有2~3名全科医生;到2030年,城乡每万名居民拥有5名全科医生,全科医生队伍基本满足健康中国建设需求。另外,国家和各地区的有关文件还将儿科学等专业列为重点扶持专业,加大此类紧缺人才的培养。

8. **信息技术在医学教育领域加快应用**   目前医学发展已经进入精准医疗、人工智能、现实虚拟的时代,移动互联网、云计算、大数据、物联网、人工智能与医学教育的结合日益紧密,医学教育也需融入前沿科技来提升教学效果和效率。以人工智能技术为代表的信息技术快速发展,为医学教育带来了深层次变革,这种变革使医生能够更有效地参与基于岗位胜任力为核心的临床实践。

9. **医学教育管理体制改革持续探索**   医教协同战略提出,要推进综合性大学医学教育管理体制改革。然而,对于涵盖多学科的综合性大学,实施医学教育管理体制改革需要考虑和权衡的因素也相当复杂。尽管如此,近年来也出现了一些亮点。比如2018年12月,教育部、国家卫生健康委员会、上海市人民政府共建托管复旦大学上海医学院及其直属附属医院正式签约。部委省(市)三方共建托管复旦大学上海医学院及其6家附属医院,是全面落实全国教育大会精神、深化教育综合改革和医药卫生体制改革的重要举措,体现了三方合力推动医学教育事业的决心。建立大医学管理框架,贯彻大健康理念,对于高校创新医学教育管理体制具有借鉴意义。

(二)世界医学教育发展现状

1. **全球医学教育资源分布差异**   根据《国际医学教育专家委员会21世纪医学教育展望报告》提供的数据,目前全球有2 420所医学院校、467所公共卫生学院(系)(中国举办临床医学专业的学校172所,医学院校138所),每年培养出100万名医生、护士、助产士和公共卫生技术人员。但是医学教育资源在全球范围内呈现不均衡分布的趋势,尤其在经济不发达和落后地区。因此合理利用全球资源、解决本地问题是今后国际医学教育改革发展面临的重要问题。

2. **国际医学教育认证广泛开展**   国际医学教育专门委员会(Institute for International Medical Education,IIME)启动了全球医学教育最低基本要求(global minimum essential requirements in medical education,GMER)方案,2002年发表在 *Medical Teacher* 杂志,据此用于医学院校的国际医学教育认

证和医学教育机构评估,这一评估基于医学生 7 个领域共 60 项的学习成果。世界医学教育联合会(World Federation for Medical Education,WFME)于 2001 年发布了本科医学教育全球标准,分为两个层次(基本标准、质量改进标准),共涉及 9 个领域,36 个亚领域。据不完全统计,全球已有 70 多个国家、250 多所医学院校将该标准或本土化修订后的标准用于医学教育试认证或评估。WFME 于 2012 年对"全球标准"进行了修订,命名为《本科医学教育质量改进全球标准》(2012 年修订版)。

3. 跨学科教育与团队合作普及 由于医学模式和卫生体系的转型,跨学科教学和培养团队合作精神变得愈来愈重要。一方面,医疗高新技术特别是精准医学、转化医学的发展,带动医疗相关学科实现交叉融合。医学与其他学科的交叉融合成为医学教育发展的一个新亮点,越来越多的交叉学科如雨后春笋般出现,这些学科往往是医学生的学术兴趣所在,无疑会对医学生产生强烈的吸引力。另一方面,以团队为基础的学习作为一项指导性理念,旨在让学生未来能更好地从事团队合作。目前,以团队为基础的学习和跨学科教育包括"三早教育",即早期接触临床、早期接触科研、早期接触社会实践,实现医学生知识、能力和素质的全面培养。

4. 信息技术与医学教育深度融合 信息技术的发展对医学人才培养提出了新要求,如追踪生命科学前沿和精准医学技术的前瞻能力、善于将临床病例和基础研究紧密结合的转化医学知识与能力、推动团队研究和共同开发的合作沟通能力、利用计算机网络和相关软件处理大规模医疗数据技能、开发应用人工智能(artificialintelligence,AI)技术、区块链技术、虚拟现实(virtual reality,VR)技术的能力等。信息技术与医学教育深度融合主要表现在:一是教学手段创新。由传统教室向以互联网为载体的虚拟学习社区、网络学习空间、在线学习平台转变。二是教学形式创新。借助网络工具、智能课件实现教学方式由集体授课向个性化教学方式的转变。三是教学策略创新。以"微课"为载体分割教学内容进行知识点传授,以及在信息技术背景下采取问题导向学习(PBL)学习方式。四是评价方式创新。采取无纸化考核、面向过程的评价、多元学习成绩评价等方式。

5. 医学教育研究不断加强 医学教育研究可以从 1910 年《Flexner 报告》发布算起,至今已有一百余年历史,把医学教育作为对象进行研究有 70 余年历史。近年来,世界各国医学院校越来越重视对医学教育的研究与开发,有些国家还把医学教育作为一门学科或专业。世界各地很多医学院校相继成立了医学教育研究机构,探索医学教育规律和医学模式,为学校和社会提供优质的政策咨询服务。目前,全球范围内医学教育研究机构名称有很多,例如:医学教育单元(medical education unit);医学教育中心(centre for medical education);教育研究中心(centre for educational research);医学教育研究办公室(office of research in medical education);教育发展中心(centre for educational development)。

6. 医学教育发展面临挑战 近年来,全球健康需求对医学卫生人才能力提出了更高要求。然而当前全球医学教育资源分布不均衡,医学教育资源享有不充分,这主要体现在:院校资金不足、课程设置分散、过时和一成不变,培养的学生学非所用,导致医学卫生人才的专业能力不适应病人和群体健康需要;无论在发达国家还是贫困国家,初级保健教育中的问题尤为突出,导致这些问题的根源是系统性的——医学卫生人才不能与时俱进,仅仅沦为技术管理者,因而加剧了诸如不愿意服务边远农村地区之类的困境;医学卫生人才胜任能力不足,不能进行高效的团队合作,也未在转化卫生系统的工作中发挥有效的领导作用。医学卫生人才的培养面临着诸多问题和挑战,最终,解决这些问题的根本在于深化医学教育改革。

在发达国家,医学教育改革正在努力发展医学卫生人才的专业胜任能力以适应日益变化的健康需要,通过跨专业的教育来克服专业界限,开展以信息技术为支持的学习,提高对批判性探究的认知能力,加强卫生领军人物的专业认同和职业价值。在发展中国家,医学教育改革相对滞后。虽然这些国家也在积极改善医疗状况,如通过部署基层医生战略来扩大基本的医疗服务,开辟外部资金捐献渠道资助针对具体疾病的项目,但医学教育资源稀缺仍严重限制了改革的发展。

(宋汉君)

第二节 我国医学教育体系

中华人民共和国成立以来,经过不断的探索与实践,我国已经建立了较为完善的医学教育体系,医学教育层次结构、专业结构、类型结构较为完备,并支撑起了国家医疗卫生事业的发展。2014年,教育部、国家卫生和计划生育委员会、国家中医药管理局、国家发展改革委、财政部、人力资源社会保障部等六部门联合出台了《关于医教协同深化临床医学人才培养改革的意见》,意见强调要加快构建以"5+3"(5年临床医学本科教育+3年住院医师规范化培训或3年临床医学硕士专业学位研究生教育)为主体、"3+2"(3年临床医学专科教育+2年助理全科医生培训)为补充的临床医学人才培养体系。2017年,国务院办公厅印发《关于深化医教协同进一步推进医学教育改革与发展的意见》,进一步明确了以服务需求、提高质量为核心的改革目标,就推动医学教育改革发展做出进一步部署,即到2020年,医学教育管理体制机制改革取得突破,医学人才使用激励机制得到完善,以"5+3"为主体、"3+2"为补充的临床医学人才培养体系基本建立。临床医学"5+3"一体化人才培养模式,有机融合了本科医学教育、执业医师资格考试、住院医师规范化培训、临床医学专业学位硕士研究生教育的多重要求,实现了医学教育与住院医师规范化培训的有效对接,推动了基础与临床教学内容的紧密结合,促进医学生早期接触临床,减少临床实习和住院医生培训的重复内容,符合医学教育客观规律和临床医学人才的成长规律,可以显著提高医学生学习效率,提升临床医学教育的整体质量和效益。临床医学"5+3"一体化人才培养模式是我国在新的历史时期,为培养卓越医生而实施的新模式,对培养高层次临床医生、有效缓解卫生人才匮乏和改善整体素质偏低的现状,进一步推动医学教育制度的改革和发展具有重要意义。

一、医学教育体系的层次结构

根据受教育对象不同,医学教育的层次结构可以划分为高等医学教育和中等医学教育,其中高等医学教育又可分为:本科医学教育、研究生医学教育和高等专科医学教育。

(一)本科医学教育

本科医学教育又称医学院校教育或是基本医学教育,是指高中毕业生在高等医学院校系统接受人文和自然科学、基础医学、临床医学、预防医学等多学科的教育过程。本科医学教育是高等医学教育的主体。

本科医学教育以培养适应我国社会主义建设实际需要的德、智、体、美、劳全面发展,具有一定理论知识、掌握一定基本技能、具备良好职业态度的高级医学人才为目标。其根本任务是为医疗卫生服务机构培养优秀的医学毕业生,同时为学生毕业后在相关的医学领域继续深造或是在医疗卫生服务行业中执业奠定必要的理论和技能基础。医学生在本科医学教育阶段需要按教学计划完成全部课程和毕业实习,经过考核,成绩合格后,方准予毕业。凡符合《中华人民共和国学位条例》规定者,同时授予学士学位。

(二)研究生医学教育

研究生医学教育是医学教育体系中高层次教育,肩负着为社会培养高素质、高层次医疗卫生人才以及推动医学科学技术发展的双重任务。

研究生医学教育分为硕士和博士两个层次。医学硕士研究生教育旨在培养掌握本门学科坚实的基础理论和系统的专门知识,具有从事医学科学研究工作或独立担负专业技术工作的高级卫生人才。招生对象为高等医药院校或其他高等学校有关专业本科毕业生或是具有同等学力者,学习年限一般为3年。医学博士研究生教育旨在培养掌握本门学科坚实宽广的基础理论和系统深入的专门知识,具有独立从事医学科学研究工作能力,在医学科学或专门技术上做出创造性成果的高级卫生技术人才。招生对象是已获得硕士学位或具有同等学力者,学习年限一般为3至5年。

自1997年开始,我国将医学研究生培养划分为"医学科学学位"和"医学专业学位"两种不同类型。医学科学学位研究生教育侧重学术理论水平和实验研究能力方面,以培养从事基础理论或是应用基础理论研究人员为培养目标;医学专业学位研究生教育则要求侧重于从事某一特定职业实际工作的能力,以培养高级应用型人才为目标。

(三)高等专科医学教育

高等专科医学教育是普通高中教育基础上进行的三年及以下学制的医学门类专业教育,是我国医学教育的组成部分,以培养应用型医学专门人才为目标,学制一般为3年,毕业生在获得相应的执业资格后在各级各类预防、医疗、保健等岗位从事服务、管理、生产工作。高等专科医学教育是国家特殊历史时期的产物,现阶段是我国高等医学教育的补充。

(四)中等医学教育

中等医学教育是培养面向城乡各级医疗卫生机构第一线的中等卫生技术人才。招生对象一般为初中毕业生或具有同等学力者,学制为3年或4年。随着社会经济发展,人民群众基本生活条件得到改善,对生命和健康有了更高的要求,中等医学教育已不能满足社会发展的需要,办学规模应逐步调整,与卫生服务需求和人力发展相适应。

二、医学教育体系的专业结构

医学教育专业结构是以医学学科的分类或社会卫生服务分工为依据所组成的医学教育体系。

(一)本科医学教育专业结构

2020年,教育部公布《普通高等学校本科专业目录(2020年版)》,明确医学门类下设基础医学类、临床医学类、口腔医学类、公共卫生与预防医学类、中医学类、中西医结合类、药学类、中药学类、法医学类、医学技术类、护理学类共11个专业类,58种专业。

(二)研究生医学教育专业结构

国务院学位委员会、教育部于2018年修订的《学位授予和人才培养学科目录》中,研究生医学教育专业门类分为基础医学、临床医学、口腔医学、公共卫生与预防医学、中医学、中西医结合、药学、中药学、特种医学、医学技术、护理学等11个专业类。

(三)高等专科医学教育专业结构

现行的高等专科医药卫生大类分为临床医学类、护理类、药学类、医学技术类、卫生管理类等5个类别。

三、医学教育体系的类型结构

从医学教育体系的类型方面看,医学教育可分为院校医学教育、毕业后医学教育、继续医学教育三个类型(阶段)。三个阶段又构成了医学教育连续统一体。

(一)院校医学教育

院校医学教育是医学专业的入门教育,是医生培养的第一阶段,院校医学教育由医学院校及其附属教学或实习医院完成。这一阶段以课程为主要教学形式,向医学生传授医学基础知识、医学临床知识和临床工作技能,重视医学知识在临床工作中的应用、实践和创新。学生的信息收集能力、诊疗决策能力、科学思维能力、医患沟通能力、病人管理能力在这一阶段中将得到系统训练和提升。作为国家医疗卫生健康服务政策执行的重要单位,医学院校的教育教学活动直接接受国家的政策调控,在医疗模式和卫生服务体制改革、全科与基层医疗卫生服务人才培养、新医疗技术革命应用等多方面,为未来医生适应工作岗位需求,履行社会的义务作出重要贡献。同时,医学院校在传承医学人文知识、关注心理健康教育等多方面存在巨大优势。因此,在校教育是未来医生全面发展和工作的关键基础。

(二) 毕业后医学教育阶段

毕业后医学教育是医生培养的第二阶段,是医学生完成院校教育后的更高层次的培养,可以视为由医学生向医生社会角色转化后的重要培养阶段。这一阶段包括研究生教育和住院医师规范化培训两种教育形式。住院医师规范化培训是医学生完成学校基本医学教育后接受的某一学科的规范化专业培养,是培养高层次医学人才、提高临床医疗水平的重要环节与措施,更是为住院医师持续的职业发展打下扎实基础,对提高我国医疗卫生人才队伍水平意义重大。毕业后教育阶段,医生全面接触临床工作,集中培养职业综合素质,巩固建设医学专业知识体系和日臻完善临床工作能力。在适应社会角色转变的过程中,逐步确立并进一步发展个人的专业领域,构建更为广阔的医学知识体系和更加精深的专科知识,获得丰富的临床工作经验和严谨的科学研究能力,成为能够独立承担临床医疗工作的合格医生。

(三) 继续医学教育阶段

继续医学教育是医务工作者主动获取、更新知识的过程。医学的发展日新月异,新知识、新技术、新理念的应用使医生的成长过程与医生职业生涯相一致,这就是在继续医学教育阶段医生们所要面对和解决的主要问题。作为医学教育的第三阶段,继续医学教育可以指在完成住院医师规范化培训或专业型硕士研究生培养之后的所有学习成长经历。其间,对专科或是某领域内知识的更新、对最新学科进展的领悟与应用、对临床治疗决策能力的进一步完善均源于医生接受的继续医学教育。这一阶段的教育确保了医生技术水平的精益求精,体现了医生职业终身学习的特点,融入了更多医生对医疗工作理念的自我探索和对医学发展的深入思考,进而推动全人类医学的发展与进步。

国际医学教育界公认的医生培养模式为院校教育、毕业后教育及继续医学教育三阶段,三个阶段也体现着医学教育体系的三个类型结构。它们共同构建了一个科学规范、符合学生成长规律、目标明确且满足社会发展需求的连贯的人才培养体系,满足了医学人才成长的需要。

(曲 巍)

第三节   本科医学教育特征

医学教育的根本目的是为社会提供优质的医药卫生人力资源。本科医学教育是医学教育连续体中的第一阶段,其根本任务是为卫生保健机构培养完成医学基本训练,具有初步临床能力、终身学习能力和良好职业素质的医学毕业生,为学生毕业后继续深造和在各类卫生保健机构执业奠定必要基础。

一、本科医学教育目标

中国临床医学专业本科毕业生应树立正确的世界观、人生观、价值观,热爱祖国,忠于人民,遵纪守法,愿为祖国卫生事业的发展和人类身心健康奋斗终生。

中国临床医学专业本科毕业生应达到的基本要求分为四个领域：科学与学术、临床能力、健康与社会、职业素养。具体内容将在第六章《医学生》中详细讲述。医学生应该具备医学的基本理论知识、基本技能和基本方法，同时掌握与医学发展相关的自然科学知识和社会科学知识，具有病史采集、体格检查和病历书写能力、疾病诊断和处理能力、交流沟通能力、信息管理能力、自主学习和终身学习能力。通过医学教育过程，医学生应树立正确的世界观、人生观、价值观，具备道德规范、职业素养、价值准则、科学文化素质、专业素养和良好的身体素质及健康的心理素质。

二、医学教育的特征

高等医学教育是整个高等教育系统的重要组成部分，具有普通高等教育的共同属性和特点。但因为医学专业的特殊性，高等医学教育也具有一定的特殊性规律。

(一) 精英化

1. 学科发展综合性要求医学教育精英化 现代医学发展模式要求医学的学科发展不能停留在生物医学领域，更要深入到社会科学、自然科学、人文科学甚至工学、理学等领域。当代医学发展受科学技术发展的影响，呈现出既高度分化又高度综合的特点，这就要求医务工作者具有较高的知识与技能水平和良好的综合素质，这种要求不仅表现在医学教育过程上，更重要的是体现在医学教育的结果中。因此，医学教育的过程也就更为复杂，这决定了作为培养医学人才的医学教育是在大学多学科教育基础上的专业教育和规范训练的高度综合。

在医学学科门类内，学科发展同样具有综合性特点，以临床医学专业人才培养为例，不仅需要临床医学学科的支撑，更需要与之相关的基础医学、中医学、药学、护理学、预防医学等多个学科支持，以保证临床医生具有多学科知识结构，更好地认知和掌握各种疾病的发生发展机制和诊断治疗手段，保证医疗健康服务工作的顺利开展。由于医学学科的综合性和复杂性，学科体系庞大，知识量巨大，与其他学科比较，医学专业课程数量多、学时多，培养过程严格，毕业生质量高，生源综合素质起点高，这些特点要求医学教育必须是一种精英教育。

2. 人才培养特殊性要求医学教育精英化 由于医学科学自身特点以及医学职业的特殊要求和服务对象的重要性，医学人才培养质量关系着社会人群的生活方式和生存质量，人们对医学生或是医生寄予厚望的同时又提出了更高要求。因此，从社会和人民群众对医学期望的角度出发，通过医学教育培养出的医学人才必须具有扎实的自然科学和人文社会科学基础、多学科融合的知识结构、强烈的批判性思维和创新意识、高水平的综合素质和高起点的服务艺术等。这种社会期望值高和综合素质好的医学人才依靠于精英化教育培养。

(二) 周期长

在医学的发展过程中，医学与自然科学、社会科学、人文科学、信息工程技术等科学之间不断地相互渗透、相互融合，形成了许多新的横断学科、交叉学科，实现了在更大范围内的继续发展。医学不是单一的学科，而是一个跨学科、跨专业的人才密集、技术密集的大学科。学科的发展对医学人才培养提出了更高的标准和要求，医学人才的培养也需要用较长的时间完成。目前，世界各国医学院校大多实施长学制教育，以满足人才培养周期长的需要。美国医学院校多采取4年医学预科教育、2年医学基础教育和2年临床医学教育的8年制学制结构；英国医学教育学制多为5年，包括2年的临床前期课程和3年临床期课程学习；日本医学教育大多为6年学制，包括4年临床前教育和2年临床教育。

(三) 重实践

医学的发展是经验与实验科学综合的过程，临床实践在医学人才培养中发挥重要作用。为实现预防疾病、治疗疾病和提高生活质量的主要目的，医务工作者必须熟练掌握和应用医学知识、医学技能和医学手段。通过临床实践获得的临床思维能力和临床操作技能是决定临床医学人才质量和素质的重要标准。所以,医学教育全过程必须针对医学是一门实践性很强的应用性学科这一特点,着重培养学生在医疗、预防工作中的实践能力。医学生也是在实践中逐步完成向医生的真正转变。

实践是医学生在基本理论和基本知识教育基础上重要的教育过程,医学院校专门设置的附属医院和临床实践教学基地,就是培养医学人才完成实践的重要学习场所,通过这些场所培养医学生的实践能力,保证教学中理论与实践的紧密结合。

理论与实践的紧密结合,既体现在时间上,也体现在空间上。从时间上讲,医学生一半以上的课程在实验室和实践教学场所完成,以保证医学生有足够的实验实践教学学时,同时,在临床教学中实际接触病人的时间不少于整个课程计划时间的1/3。从空间上讲,在附属医院里进行的临床教育,符合医学教育特点要求,能够达到良好的教学效果。而且,对于医学生来说,临床教学实践过程也同样是医疗服务的过程,实践是在服务基础上的学习。基于我国高等医学教育的发展历程,本科教育阶段的临床教学,更加突出和强化了医学教育的实践性。

(四) 成本高

根据医学教育培养周期长以及实践性要求高等特点,与其他学科相比,医学教育对教育成本有着更高的需求。《普通高等学校基本办学条件指标合格标准》显示,医学院校的生师比为16∶1,而其他理工农法师范等专业为18∶1(生师比高反映学校办学效益好,生师比低,有助于提高人才培养质量),医学院校的实验室、实习场所及附属用房面积也高于其他学科。按照教育部本科教学工作水平评估指标体系进行测算,医学院校人均教学设备值要比其他院校高出1 000~2 000元。医学院校的人员成本要比一般院校高出15%左右。

医学教育成本投入大是由医学教育的性质决定的。医学教育有大量实践性教学环节,实验课、实习课所占的比例较大,许多课程的学习中,实验教学与理论教学学时比例为1∶1,甚至更高。医学生的培养质量对实验仪器与实验室、医院教学条件、带教教师的素质与能力等诸多方面均有很高的要求。此外,具有设备精良、医疗和学术水平高的附属医院是开展医学教育必备的基本条件,这也无疑增大了医学教育的投资。为了确保教学质量,医学院校教师的成长也需要付出更多的努力。与其他学科相比较,医学院校教师培养需要更长的时间用于学习和沉淀教师个人的医学理论知识、医学实践技能、人文社会科学知识、人际交往能力和从业条件等,以满足教学需要。教师的培养时间长和训练内容多,同样需要超出于其他学科的大量教学资源投入。

(五) 国际化

同其他学科一样,高等医学教育必须具有自己国家和民族的特色,受本国文化的影响,服务于本国的社会发展。但在自然科学研究角度看,疾病的产生、发展和防治等机制具有同一性,尤其是在经济全球化和信息科学技术高速发展的背景下,更要重视这种同一性对医学教育发展的作用。当前,医学科技、医疗技术、医学理论、医学教育资源越来越为世界各国所共享,医疗卫生人才国际间交流与合作日趋频繁,本国医师可以在外国执业,外国的医师也可以到本国执业。这些变化都要求每一个国家的医学教育有必要遵守并达到统一的标准,以系统地改革医学教育、提高教育质量。

21世纪初,国际上先后出台多套医学教育标准,这些医学教育标准反映了不同国家和地区对医学教育的普遍要求,也标志着医学教育标准国际化程度不断加深。目前,我国高等医学教育标准为《中国本科医学教育标准——临床医学专业(2016版)》,标准以社会主义核心价值观为基本准则,指导医学教育办学全过程,在包括高等医学教育管理体制、医学人才培养模式、学科专业建设与发展,以及课程设计与改革等方面,促进并实现了医学教育的通用性、交流性和开放性,推动了以临床医学为代表的中国医学教育国际化发展。

(六) 强人文

在"生物医学模式"向"生物-心理-社会医学模式"的转化过程中,最为重要的变化就是新医学模式要求人们从生物、心理、社会等方面全面、综合地认识疾病和健康问题。临床医生由此摆脱了孤立的生物医学思维方法,改变了过去治病不治人和不关注病人周围环境的偏见。在新医学模式指导下,社会对医疗服务的需求也从传统的治疗疾病转变为预防、治疗、保健,这就要求医务人员要以病人为中心,在预防、治疗疾病的过程中重视病人心理、生理、社会、文化等因素对疾病的影响。因此,重视医学人文教育是现代医学教育模式的重要特征。

2017 年,国务院办公厅发布了《关于深化医教协同进一步推进医学教育改革与发展的意见》,明确指出:"应把思想政治教育和医德培养贯穿教育教学全过程,推动人文教育和专业教育有机结合,引导医学生将预防疾病、解除病痛和维护群众健康权益作为自己的职业责任"。人文教育与专业教育有机结合将帮助医生更好理解医学的本质,熟练掌握医学科学技术,拥有较高的人文素养;将帮助医生提升交流沟通能力,提高道德素质、职业素质和心理素质;将帮助医生提升思维能力,掌握正确的思维方法,为临床决策提供方法指导。在临床工作中,医学科学知识与技术指导医生进行正确的诊断和治疗,而医生的职业精神和医学人文素养则为医生开展优质、全面的诊疗服务工作提供保障。

(曲 巍)

第四节　医学教育发展趋势

医学教育改革各领域中,课程改革是当前的一个热点。改革的动因是传统的医学课程体系仅仅适应传统的生物医学模式,不适应生物-心理-社会医学模式,也不适应新的医学教育理念与目标。

一、医学教育改革适应大健康模式的转变

传统的医学教育模式产生传统的医学课程体系。传统的医学课程体系主要以学科为中心,如解剖、生理、生化、病理等。实行"基础-临床-实习"三段式教学模式,适应于传统的"诊断-治疗"模式。大健康视野下,医学教育要求体现一体化模式,突破传统医学课程体系,更加重视对学生健康教育、预防干预、社区卫生保健、康复治疗等能力的培养。越来越多的医学院校开始打破"老三段"教学模式,实行基础与临床整合、理论与实践结合的新课程模式。通过加强公共卫生实习,开展以问题为中心的教学模式等尝试,具体体现了大健康的要求。

二、医学教育改革适应"以病人为中心"的医学新理念

当前,医学教育模式要求体现"以病人为中心",预防为主,健康促进,人文关怀,关注康复,对不能治愈病人进行照料,直至临终关怀。新理念重视全生命周期健康管理,注重人的一生中不同阶段的生活质量,矫正不良行为和生活方式,增强自我保健能力,而传统的医学课程体系显然不适应这个方向。

三、医学教育改革适应现代社会疾病谱的变化

现代社会疾病谱发生了重大变化,以往传染病是临床诊疗的主要疾病,而现今慢性非传染性疾病的发病率、病死率居高不下,在疾病谱中已经上升到与传染性疾病同等重要地位,这提示医学教育既要重视传染性疾病,又要重视慢性疾病。传统医学课程体系对慢性病的教学不够重视,主要表现在:医学生临床实习集中在三级医院,侧重专科实习,重视疑难危重病实习,容易使学生认为只有药物和

手术治疗才是医生的技能。因此,近年来,医学院校在修订培养方案、调整课程设置时,将全科医学、初级卫生实习的学时比重有所提高,要求医学生更加关注学习社区常见病、慢性病以及突发公共卫生事件的防治,学会健康教育、健康管理的策略与手段,以适应疾病谱的变化。

四、医学教育改革适应新型医患关系的变化

医学模式的转变要求医患关系从医生为主导、病人绝对服从型,转变为医生为引导、病人主动参与型的新型医患关系。医学院校在课程设置中适当提高了医学人文类课程的比重,如社会医学、医学伦理学、医学心理学、医患沟通学、行为医学等,强化医学人文素养教育,帮助医学生树立"以病人为中心"的理念,更加关注影响病人健康的心理因素、社会环境因素,学会与病人保持密切的沟通,避免医患关系僵化、恶化,减少医患双方在诊疗过程中的矛盾和冲突。实践证明,只有医生坚持平等对待病人并主动沟通,病人积极配合并给予理解,才能最终帮助病人尽早争取康复,提高疾病愈后的生活质量。

五、医学教育改革关注职业道德与临床能力的培养

为保证临床实习质量,提高医学生职业道德和临床能力,一些医学院校实施了基础和临床"双导师制"制度和"课程思政"建设,引导医学生加强临床实践能力训练和职业道德塑造。建立专职辅导员和专任教师相结合的专兼职辅导员队伍,引导医学生正确认识和处理临床实习、考研和就业的关系,有力保障了实验操作和临床能力训练。一些医学院校还通过取消毕业"清考"制度,恢复"三阶段考试",主动申请参加全国临床医学专业本科水平测试,对医学生提出了更加严格的学业考核要求,优先保证了毕业生临床实习质量。

六、医学教育改革与发展呈现国际化趋势

全世界1 800所左右的医学院校,这些学校的教育标准差异很大,医学人才质量很难达到基本标准。国际医学教育专门委员会曾召集14个国家高级代表进行论证,出台了"全球医学教育最低基本要求"。全球化最低标准并非指所有学校课程保持一致,而是指世界范围对医生的素质与能力的普遍要求,同时,还有各国各地方的特殊要求,以满足社会特殊需要。这就是说,国际标准与地方标准共同构成基本要求,在制定教育标准时应"从全球着眼,从地区着手"。从这个思路出发,世界各国包括美国、日本、英国及欧洲等国,都针对本国情况开展了一系列研究,对培养未来的医生详细界定了各级目标,并且规定了考核评价标准,对本国的医学教育质量发挥了宏观控制的作用。中国医学教育以党和国家的教育方针为指导,坚持德智体美劳"五育并举",培养全面发展的社会主义事业建设者和接班人。同时,中国医学教育对专业培养要求提出了原则性的规定,使教学计划有所遵循。2020年6月,教育部临床医学专业认证工作委员会获得世界医学教育联合会医学教育认证机构认定,标志着中国医学教育标准和认证体系实现国际实质等效,医学教育认证质量得到国际认可。中国将融入"世界医学教育共同体",在国际医学教育标准和有关制度设计中拥有更多话语权,越来越多的中国医学毕业生将走出国门,参与全球卫生体系建设,为全球卫生工作贡献力量。

医学教育国际化和医教协同背景下发展医学教育,我们应当考虑将医学人才培养工作置于健康中国建设视域内,在创办高水平本科教育的宏观政策引导下,做足改革实施者与执行者的"思想功课",运用"互联网+"思维,打破校校之间的教育壁垒,探索构建"医学教育命运共同体",支持医学院校在医教协同和"新医科"道路上创新发展。

(宋汉君)

本章小结

中华人民共和国成立以来,我国已经初步建立较为完善的医学教育体系,为合格医学人才培养打下坚实基础。面对社会发展对优秀医学人才的需求,在以服务需求和提高质量为核心的改革目标指引下,以"5+3"(5年临床医学本科教育+3年住院医师规范化培训或3年临床医学硕士专业学位研究生教育的临床医学人才培养模式)为主体的临床医学人才培养体系基本建立,对培养高层次临床医生、有效缓解卫生人才匮乏和改善整体素质偏低的现状,以及推动医学教育制度的改革和发展具有重大意义。人才培养质量是医学教育永恒的主题,医学生要熟悉医学教育特点,了解未来医学教育发展趋势,依据医学教育目标,努力学习,早日成为优秀的医疗卫生人才。

推荐阅读

[1] 孙宝志. 临床医学导论. 4 版. 北京: 高等教育出版社, 2013.

[2] 马建辉, 闻德亮. 医学导论. 4 版. 北京: 人民卫生出版社, 2013.

[3] 陈传林. 高等医学教育特殊规律及其特性探析. 中华医学教育杂志, 2014, 34 (2): 165-168, 200.

[4] 谢阿娜, 王媛媛, 王景超, 等. 中国临床医学专业认证十五年回顾与展望. 高校医学教学研究(电子版), 2017, 7 (1): 13-17.

[5] 孟群. 中华医学百科全书(医学教育学). 北京: 中国协和医科大学出版社, 2018.

[6] 黄睿彦. 中外医学教育比较. 北京: 人民卫生出版社, 2017.

 思考题

1. 简述医学教育体系的构成。
2. 简述院校教育、毕业后教育及继续医学教育的概念。
3. 简述对住院医师规范化培训的认识。
4. 一名合格的医学人才应具备哪些方面的能力?
5. 临床医学人才为什么要树立终身学习的意识?
6. 临床医学人才应该具备什么样的职业素质?
7. 医学教育的主要特征有哪些?
8. 为什么说医学教育是实践性较强的教育?

06章

第六章
医 学 生

本章主要讲述我国医学教育对医学生的基本要求、医学生的学习方法和策略、未来职业特点,帮助医学生树立学医的信心、掌握学医的学习方法,规划未来的职业生涯。

第一节　医学生基本要求

新时代中国医学生培养质量的根本目标是为了适应我国医药卫生事业的发展,适应我国医疗卫生服务需求,适应医生岗位能力的需求。2008 年,教育部、卫生部印发了《本科医学教育标准——临床医学专业(试行)》,随着医学和医学教育的发展,对医学生的培养标准正不断完善,目前已颁布了《中国本科医学教育标准——临床医学专业(2016 版)》并应用于我国临床医学专业认证工作中。各种医学教育标准从不同角度对医学教育提出了要求,包括学校医学教育办学标准和医学生应达到的基本要求等。

标准的制定是为了保障本科医学教育质量,给所有开展本科医学教育的高等院校提出质量保障的最基本要求,也明确了本科医学毕业生应该达到的知识、技能和素质水平。我国的标准依据我国的办学特点和实际更加清晰明了地提出了中国临床医学专业本科毕业生应达到的基本要求,从宏观的角度涉及四个领域的要求,即科学和学术、临床能力、健康与社会、职业素养领域的要求。从实践的角度又可归纳为知识要求、能力要求和素质要求三个方面。

一、我国医学教育对临床医学专业本科学生的基本要求

(一) 科学和学术领域

1. 具备自然科学、人文社会科学、医学等学科的基础知识和掌握科学方法,并能用于指导未来的学习和医学实践。

2. 能够应用医学等科学知识处理个体、群体和卫生系统中的问题。

3. 能够描述生命各阶段疾病的病因、发病机制、自然病程、临床表现、诊断、治疗以及判断预后。

4. 能够获取、甄别、理解并应用医学等科学文献中的数据。

5. 能够掌握中国传统医学的基本特点和诊疗基本原则。

6. 能够应用常用的科学方法,提出相应的科学问题并进行探讨。

(二) 临床能力领域

1. 具有良好的交流沟通能力,能够与病人及其家属、同行和其他卫生专业人员等进行有效的交流。

2. 能够全面、系统、正确地采集病史。

3. 能够系统、规范地进行体格检查及精神状态评价,规范地书写病历。

4. 能够依据病史和体格检查中的发现,形成初步判断,并进行鉴别诊断,提出合理的治疗原则。

5. 能够根据病人的病情、安全和成本效益等因素,选择适宜的临床检查方法并能说明其合理性,对检查结果能做出判断和解释。

6. 能够选择并安全地实施各种常见的临床基本操作。

7. 能够根据不断获取的证据作出临床判断和决策,在上级医生指导下确定进一步的诊疗方案并说明其合理性。

8. 能够了解病人的问题、意见、关注点和偏好,使病人及其家属充分理解病情;努力同病人及其家属共同制订诊疗计划,并就诊疗方案的风险和益处进行沟通,促进良好的医患关系。

9. 能够及时向病人及其家属 / 监护人提供相关信息,使他们在充分知情的前提下选择诊疗方案。

10. 能够将疾病预防、早期发现、卫生保健和慢性疾病管理等知识和理念应用到临床实践中。

11. 能够依据客观证据,提出安全、有效、经济的治疗方案。

12. 能够发现并评价病情程度及变化,对需要紧急处理的病人进行急救处理。

13. 能够掌握临终病人的治疗原则,沟通病人家属或监护人,避免不必要的检查或治疗。用对症、心理支持等姑息治疗的方法来达到人道主义的目的,提高舒适度并使病人获得应有的尊严。

14. 能够在临床数据系统中有效地检索、解读和记录信息。

(三) 健康与社会领域

1. 具有保护并促进个体和人群健康的责任意识。

2. 能够了解影响人群健康、疾病和有效治疗的因素,包括健康不公平和不平等的相关问题,文化、精神和社会价值观的多样化,以及社会经济、心理状态和自然环境因素。

3. 能够以不同的角色进行有效沟通,如开展健康教育等。

4. 解释和评估人群的健康检查和预防措施,包括人群健康状况的监测、病人随访、用药、康复治疗及其他方面的指导等。

5. 能够了解医院医疗质量保障和医疗安全管理体系,明确自己的业务能力与权限,重视病人安全,及时识别对病人不利的危险因素。

6. 能够了解我国医疗卫生系统的结构和功能,以及各组成部门的职能和相互关系,理解合理分配有限资源的原则,以满足个人、群体和国家的健康需求。

7. 能够关注全球健康问题以及健康和疾病的决定因素。

(四) 职业素养领域

1. 能够根据《中国医师道德准则》为所有病人提供人道主义的医疗服务。

2. 能够了解医疗卫生领域职业精神的内涵,在工作中养成同情心、尊重病人和提供优质服务等行为。形成真诚、正直、团队合作和领导能力等素养。

3. 能够掌握医学伦理学的主要原理,并将其应用于医疗服务中。能够与病人及其家属、同行和其他卫生专业人员等有效地沟通伦理问题。

4. 能够了解影响医生健康的因素,如疲劳、压力和交叉感染等,并注意在医疗服务中有意识地控制这些因素,同时知晓自身健康对病人可能构成的风险。

5. 能够了解并遵守医疗行业的基本法律法规和职业道德。

6. 能够意识到自己专业知识的局限性,尊重其他卫生从业人员,并注重相互协作和学习。

7. 树立自主学习、终身学习的观念,认识到持续自我完善的重要性,不断追求卓越。

二、我国医学教育对医学生的核心要求

从实践角度可归纳为知识要求、能力要求和素质要求。

（一）知识要求

随着人类社会的进步,社会分工日趋完善和精细,专业知识也随着社会分工的自然产生而日益形成。对医学生而言,具备哪些专业知识,才能成为具有岗位胜任力的合格医务工作者,是一个亘古不变的中心话题。依据本科医学教育的基本要求和国际国内标准,医学生应掌握包括人文社会科学知识、自然科学知识、生物医学知识、临床医学知识和公共卫生知识等方面的专业知识。

1. 人文社会科学知识　人文社会科学是人文科学和社会科学的总称。人文科学是以人的社会存在为研究对象,以揭示人类社会的本质和发展规律为目的的科学,属"处世之学",主要包括文学、史学、哲学及语言学、考古学、艺术学等学科。社会科学是以社会现象为研究对象,以研究与阐述各种社会现象及其发展规律为目的的科学,属"治世之学",主要包括法学、政治学、经济学、社会学及军事学、教育学等学科。

21 世纪,医学科学模式已从传统的生物医学模式逐渐转变为"生物 - 心理 - 社会医学模式"。这一模式由美国罗彻斯特大学精神病学、内科学教授恩格尔(George L.Engel)于 1977 年提出。生物 - 心理 - 社会医学模式是根据人类的疾病谱和健康的变化,将保持人体健康、改善人的生存状态作为治疗目标的一种全新医学模式,而不仅仅是简单的治病防病。因此,医学生除掌握医学知识外,还必须掌握人文社会科学知识。根据我国具有中国特色的社会主义制度和体制,我国医学生应该学习和掌握的人文社会科学知识主要包括以下几类:

(1)思想道德政治教育方面的知识:主要是《思想道德修养与法律基础》《马克思主义基本原理》《中国近现代史纲要》《毛泽东思想和中国特色社会主义理论体系概论》《形势与政策》等课程的知识。培养医学生树立正确的世界观和人生观,成为我国社会主义医学事业的接班人。

(2)医学与人文社会科学交叉融合的知识:主要是《医学心理学》《医学伦理学》《卫生法学》《医学社会学》《社会医学》《卫生经济学》《医学史》等课程的知识。培养医学生的职业道德,人道主义精神,使之在今后的医疗实践中能具有"仁心仁术"的品质。

(3)方法论相关知识:主要是《文献检索与临床信息系统》《科研方法论》《循证医学》《逻辑学导论》等课程的知识。培养医学生科学的思维和研究方法。

(4)人文素质培养相关知识:主要是《中国文化概论》《西方文化概论》《艺术与审美》《中外名篇欣赏》等课程的知识,以培养医学生的人文精神,帮助他们理解医学的真谛是人本立场、人道情怀。

2. 自然科学知识　自然科学是以大自然中的事物和现象为研究对象,揭示自然界发生的各种现象以及自然现象发生过程的实质,进而把握这些现象和过程的规律性,并预见新的现象和过程,以利于在社会实践中合理地利用自然界规律的科学,主要包括数学、物理学、化学、生物学及天文学、地球学以及衍生的工程技术等学科。

随着科学技术的飞速发展,越来越多自然科学的研究成果应用到了医学领域,尤其是进入 21 世纪后,信息技术和人工智能的高速发展,医学和信息技术的紧密结合,极大地推动了医学学科的发展。医学生必须学习包括物理、化学、数学、信息学、生物学等自然科学知识,这将有助于医学专业知识的学习和创新思维的培养,也能为终身学习和医学实践打下坚实的基础。

3. 生物医学知识　生物医学是综合医学、生命科学和生物学的理论和方法而发展起来的前沿交叉学科,基本任务是运用生物学及工程技术手段研究和解决生命科学,特别是医学中的有关问题。

4. 临床医学知识　临床医学是直接面对疾病、病人,对病人实施治疗的科学。临床医学主要研究疾病的病因、诊断、治疗和预后,致力于提高临床治疗水平,促进人体健康。医学生需要学习和掌握的临床医学知识不仅包含疾病的临床表现、诊断、用药及防治原则,还包括正常的妊娠分娩、产科常见急症、产前及产后的保健原则,以及计划生育知识;全科医学基本知识;传染病的发生、发展以及传播的基本规律,常见传染病的防治原则。同时,非中医医学生也应该掌握中医学(民族医学)的基本特点,了解中医学(民族医学)诊疗基本原则。

5. 公共卫生知识　公共卫生是关系到一国或一个地区人民大众健康的公共事业。公共卫生包括对重大疾病尤其是传染病（如结核病、艾滋病、SARS、COVID-2019 等）的预防、监控和治疗；对食品、药品、公共环境卫生的监督管制，以及相关的卫生宣传、健康教育、免疫接种等。

医学生应掌握健康教育、疾病预防和筛查的原则、临床流行病学等公共卫生知识，牢固树立大卫生观和大健康观。针对突发公共卫生事件的应急处理教育，能使医学生在学生时期就明确自身肩负的职责和使命，为医疗机构处理突发公共卫生事件打下坚实基础。医学生要理解并顺应医学科学的发展和医学模式的转变，从而更好地适应由完成传统临床疾病诊治任务到面向公众、预防、医疗、保健综合服务的转变。

(二) 能力要求

我国制定的《中国本科医学教育标准——临床医学专业(2016 版)》中指出："本科医学教育是医学教育连续体中的第一阶段，其根本任务是为卫生保健机构培养完成医学基本训练，具有初步临床能力、终身学习能力和良好职业素质的医学毕业生。"医学生应该具备的基本能力概括为五个方面。

1. 病史采集、体格检查和病历书写能力

(1)医学本科毕业生要学会灵活准确、条理清晰、重点突出地去采集病史，采集到的病史要全面、系统、正确，这样的病史采集是疾病诊断治疗的基础。

(2)医学本科毕业生要具备进行准确的体格和精神检查的能力，体格检查和精神状态评价要系统、规范。

(3)医学本科毕业生要具备规范书写病历的能力。

2. 疾病诊断和处理能力

(1)医学本科毕业生要能够依据病史和体格检查中的发现，形成初步判断，并进行鉴别诊断，提出合理的治疗原则。

(2)医学本科毕业生要能够根据病人的病情、安全和成本效益等因素，选择适宜的临床检查方法并能说明其合理性，对检查结果能做出判断和解释。

(3)医学本科毕业生要能够合理选择并安全地实施各种常见的临床基本操作。

(4)医学本科毕业生要能够将疾病预防、早期发现、卫生保健和慢性疾病管理等知识和理念结合到临床实践中。

(5)医学本科毕业生要能够依据客观证据，提出安全、有效、经济的治疗方案。

(6)医学本科毕业生要能够发现并评价病情程度及变化，对需要紧急处理的病人进行急救处理。

(7)医学本科毕业生要能够掌握临终病人的治疗原则，与病人家属或监护人沟通，避免不必要的检查或治疗。用对症、心理支持等姑息治疗的方法来达到人道主义的目的，提高舒适度并使病人获得应有的尊严。

3. 沟通能力

医学本科毕业生要具有良好的交流沟通能力，包括医患沟通、同行沟通和大众沟通等能力。掌握沟通技巧，能够与病人及其家属、同行和其他卫生专业人员等进行有效的交流，这种交流必须清晰、周全、慎重。做好医患沟通工作，建立良好的医患关系，是医务人员的本职工作之一，也是医疗服务本身的客观需要。良好的医患沟通能力是确保医疗工作顺利而有效地进行的保障，因此世界医学教育联合会发布的《福冈宣言》指出："所有医生都必须学会交流和人际关系的技能。缺少共鸣(同情)应该看作与技术不够一样，是无能的表现。"可见沟通能力对医学生、医生的重要性。

(1)良好的医患沟通：能使医生充分了解病人的问题、意见、关注点和偏好，使病人及其家属充分理解病情。好的医生既有缜密的思维，又能与病人产生共鸣，既能分析检查结果，又能领会病人的陈述。首先，学会倾听病人对病情的陈述，并敏锐的解读陈述，充分了解病人，才能了解病人的生活背景，更好地评估病人当前的身体状况，努力同病人及其家属共同制订诊疗计划，及时向病人及其家属/监护人提供相关信息，使他们在充分知情的前提下选择诊疗方案，并就诊疗方案的风险和益处进行评估。良好的医患沟通能够促进良好的医患关系、提高医疗效果并减少医疗纠纷。

(2)良好的同行沟通：表现为尊重同事和其他卫生专业人员，并具有和他们建立积极的合作关系

的能力。通过与同行的良好沟通能够使医学生(医生)根据不断获取的证据制定正确的诊疗方案,并能在上级医生指导下进一步确定诊疗方案并说明其合理性。良好的同行沟通既有利于自身的成长,也有利于为病人提供优质的医疗服务。

(3)与社区、大众的有效沟通:有效的解释和劝告是医生在社区开展健康教育和倡导健康促进活动的前提。因此,医学生要培养与社区和大众有效沟通的能力。在遭遇突发公共卫生事件时,医生应具备说服大众遵守健康管理规则,说服社区开展应急处置的能力。

4. 外语及文献检索能力　信息能力是指有效利用信息技术和信息资源获取信息、加工处理信息以及创造和交流新信息的能力。医学生(医生)应具备良好的信息素养,能使用信息技术快速地获取提升职业技能的相关知识、经验和信息。信息素养包括信息获取、信息处理、信息评价三部分。语言是获取和交流知识、经验与信息的主要媒介。对医学生而言,外语及文献检索能力是信息能力的重要组成部分,是提升自身医疗能力和素养必不可少的信息能力。

医学本科生具备良好的外语及文献检索能力,能够确保他们审慎而科学地阐释临床所见,并能使用图书馆及其他信息资源,独立研究医疗问题;能够在临床数据系统中有效地检索、解读和记录信息,并能熟练使用外语信息技术与世界各地的医学同行交流经验,这些都是提升临床医疗能力的具体途径。

5. 自主学习和终身学习能力　自主学习是与传统的接受学习相对应的一种现代化学习方式。顾名思义,自主学习是以学生作为学习的主体,通过学生独立地分析、探索、实践、质疑、创造等方法来实现学习目标。自主学习具有"自立""自为""自律"三个特性,这也是构成自主学习的三大支柱。

终身学习是指社会每个成员为适应社会发展和实现个体发展的需要,贯穿于人的一生的、持续的学习过程。

医学是自然科学、人文科学和社会科学的融合体,随着医学科学的飞速发展以及医学与其他学科日益密切的结合,医学知识的更新也呈现出日新月异的趋势。医学生只有养成自主学习和终身学习的习惯,才能够在整个职业生涯中更好地获得新知识和技能,不断更新和优化自身知识、能力和素质结构。只有通过自主学习和终身学习,医疗工作者才能使自己的临床能力不断提升,使自己更加专业化、全面化,才能使自己得到持续提升的可能。《中国本科医学教育标准(临床医学专业)》明确指出,医学本科生要"树立自主学习、终身学习的观念,认识到持续自我完善的重要性,不断追求卓越。"因此,自主学习和终身学习能力的培养是职业的要求也是时代的呼唤。

医学生在校学习期间通过各种学习方法、学习途径,建立并强化自主学习意识和习惯,使自己获得相应的能力,才能确保自己由一名合格的医学生跃升为一名合格的医生。

6. 管理能力　医生既是医者,也是管理者,从一组病人的管理、科室管理到医院管理,都涉及人财物及信息资源的配置,涉及目标、组织、决策、控制等过程。我国医院管理者多为专业型领导,即既有医学专业背景、又有一定的管理知识和管理能力。

医学生在学好专业知识、掌握专业技能、提升职业素养的同时,要培养组织管理能力。首先要培养服务意识和奉献精神,愿意为科室单位的发展、为医疗卫生事业的进步做出奉献;其次要加强人文课程和管理知识的学习,管理和服务都涉及人,理解和尊重每一位管理和服务的对象,能进行积极有效的沟通,充分发挥团队成员的积极性,更好地达成工作目标;此外还需要在实践中不断成长,积极组织和参加小班、年级、学院及学校组织的学生活动,为同学们的学习和生活服务、为学院和学校的发展助力,在实践中不断培养组织能力、工作能力、沟通交流能力、风险控制能力等。

(三) 素质要求

医学生应以社会主义核心价值观(富强、民主、文明、和谐、自由、平等、公正、法治、爱国、敬业、诚信、友善)为基本准则,恪守法律、遵守公民道德和职业道德,努力成为一名合格的社会主义医学事业接班人。

1. 遵纪守法　法律意识(legal consciousness)是社会意识的组成部分,是人们关于法的思想、观点、理论和心理的统称。包括法律心理和法律思想体系两部分,前者涵盖人们对法的本质和作用的看法,对现行法律的要求和态度,常常是自发形成的,属于法律意识的初级阶段;后者指人们对法律的评价和解释,对人们的行为是否合法的评价以及法制观念等,属法律意识的高级阶段,需经培养、教育才能逐步形成。

医学本科生的法律意识就是这个特定群体的法律心理和法律思想体系的总和,既有医学生自发形成的对各种法律的观点、认识,也有通过教育培养形成的对法律的评价和解释。"健康所系、性命相托",现代医学的发展,既为人类带来了福音也使医疗行为越来越具有高风险性,因此增强医务工作者的法律意识对减少和防范医疗纠纷的发生具有重要意义。医学本科生作为大学生是我国社会的精英和社会主义建设事业的接班人,其法律意识的强弱关系着我国社会主义法制建设的未来,培养和增强医学生的法律意识是社会发展和医学科学发展的共同需要。

我国对医学本科生培养要求中也提出医学生要"能够了解并遵守医疗行业的基本法律法规",那么要成长为一名合格的医生,需要了解并遵守哪些医疗行业的基本法律法规呢? 依据我国执业医师考试的相关要求,一名合格的医生应该了解并遵守的法律法规有:《中华人民共和国传染病防治法》《中华人民共和国职业病防治法》《突发公共卫生事件应急条例》《疫苗流通和预防接种管理》《艾滋病防治条例》《中华人民共和国母婴保健法》《中华人民共和国母婴保健法实施办法》《中华人民共和国献血法》《中华人民共和国执业医师法》《中华人民共和国侵权责任法(医疗损害责任)》《中华人民共和国精神卫生法》《医疗机构管理条例及其实施细则》《医疗事故处理条例》《人体器官移植条例》《放射诊疗管理规定》《处方管理办法》《抗菌药物临床应用管理办法》《医疗机构临床用血管理办法》《中华人民共和国药品管理法》《中华人民共和国药品管理法实施条例》《麻醉药品和精神药品管理条例》和《药品不良反应报告和监测管理办法》。

医学本科生作为一群特殊的公民,遵纪守法既是作为普通公民的基本要求,也是将来从事医疗服务工作的实践要求,只有真正理解并践行相应的法律法规才能够使自己成为一名高素质的医生。

2. 爱国奉献　在 2018 年的全国教育大会上,习近平总书记用"九个坚持"回答了"培养什么人、怎样培养人、为谁培养人"这一根本问题。教育兴则国家兴、教育强则国家强,教育对于提高人民综合素质、促进人的全面发展、增强中华民族创新创造活力、实现中华民族伟大复兴具有决定性意义。

法国科学家巴斯德曾经说过"科学无国界,科学家有祖国",我国的"航天之父"钱学森先生一生坚持"国为重,家为轻;科学最重,名利最轻",他克服重重困难,放弃国外优越的生活,回到生养自己的祖国,报效国家和人民。

唐代名医孙思邈著有《千金要方》一书,其中提到"人命至贵,有贵千金,一方济之,德逾于此""凡大医治病,必当安神定志,无欲无求,先发大慈恻隐之心,誓愿普救含灵之苦"。

无论是我国古代的名医还是现代科学家,他们身上无不体现着爱国、爱民、奉献的精神,爱国奉献是每个医学生和医务工作者都应该具有的良好品质。

3. 职业道德　职业道德(professional ethics)有广义和狭义之分。广义的职业道德是指从业人员在职业活动中应该遵循的行为准则,涵盖了从业人员与服务对象、职业与职工、职业与职业之间的关系。狭义的职业道德是指在一定职业活动中应遵循的、体现一定职业特征的、调整一定职业关系的职业行为准则和规范。古今中外的医学家都重视医学职业的道德修养,并且通过言传身教,形成了具有约束力的医学职业道德传统。许多世纪以来,人们通常把古希腊名医希波克拉底的《誓言》,中国医学著名大师、唐代名医孙思邈的《大医精诚》,阿拉伯医学的伟大著作者、犹太名医迈蒙尼提斯的《祷文》奉为医生职业道德楷模的三部著名医学伦理学文献。1981 年在上海召开的全国第一次医学伦理学学术会议上,我国的医学专家们提出了社会主义医德基本原则,其内容是:"救死扶伤,防病治病,实行社会主义人道主义,全心全意为人民健康服务"。

医务人员的职业道德是医务工作者在医疗实践活动中所应遵循的道德规范,即医德。《中华人民共和国医务人员医德规范及实施办法》中第二条就明确规定,医德即医务人员的职业道德,是医务人员应具备的思想品质,是医务人员与病人、社会以及医务人员之间关系的总和。医德是指导医务人员进行医疗活动的思想和行为准则,它对于临床医生来说,是一个重要因素。

《中国本科医学教育标准——临床医学专业(2016版)》对医学本科生职业道德领域的第一条要求就是"能够根据《中国医师道德准则》为所有病人提供人道主义的医疗服务",这就要求医学生在本科学习阶段应该了解、熟悉我国医生职业道德的标准和具体要求,为今后顺利走上工作岗位打下良好的基础。《中国医师道德准则》是由中国医师协会2014年正式公布的,它规范了医师的道德底线,促使医师把职业谋生手段升华为职业信仰;医师应遵从行业自律的要求,以医师职业为荣,笃行中国医师道德准则,赢得社会的尊重,让医学的文化得以传承和发扬。其主要内容是:

(1)坚持病人至上,给予病人充分尊重。

(2)敬畏生命,以悲悯之心给予病人恰当的关怀与照顾。

(3)不因任何因素影响自己的职业行为,拒绝参与或支持违背人道主义的行为。

(4)在临床实践、教学、研究、管理或宣传倡导中,承担符合公众利益的社会责任。

(5)终身学习,不断提高专业知识和技能。

(6)以公平、公正的原则分配医疗资源,使其发挥最大效益。

(7)维护职业荣耀与尊严,保持良好执业状态。

借用莎士比亚在《麦克白》(Macbeth)呈现的精彩对白,送给每位步入神圣医学殿堂的学子"欢迎到来,我已经准备好栽培你,并且会尽力让你苗壮成长"。

(邓世雄)

第二节　医学生的学习

医学教育是职业教育,具有周期长、知识储备广、实践性强等特点,医学生要适应学科特点,结合自身优势,探索适应自己发展的学习方法。

一、重视人文科学、自然科学知识的学习

医学是一门以人为研究对象的科学,这就决定了从事医学的医生需要具备人文素质,即向善、感性、关注服务对象——人的情感体验,重视对病人生命质量、生命价值的追求与呵护,包括对病人的生命状态、疾病与健康、权利与需求、人格和尊严的关注与尊重。从进入医学院开始,医学生就需要牢记医师的职责不仅是治病救人,更是服务生命。研究表明,医学人文关怀在临床中的作用是非常关键的,有助于病人康复。培养出既掌握医疗技术又具备人文修养的合格卓越医师是当今医学教育亟待完成的任务。因此,医学生要重视医学人文课程的学习,如医学道德、医学伦理、卫生法规、医学心理学等内容,不断提升医学道德修养。

医学生也需要重视自然科学基础课程的学习,自然科学的发展对现代医学起着重要的推动作用。随着物理学革命的开始,化学、生物学都发生了革命性的变化。这些成就不断地与医学相结合,使医学从观察疾病表面现象深入到微观结构和人体的内部,进而探索疾病发生、发展的内在规律。物理学的成就与医学相结合,比如放射性研究基础上建立起来的核医学、利用光学技术制造各种内镜和探针、显微技术等,大大提高了疾病诊断的精确度与安全性。同样,化学、生物化学等自然学科也推进了医学的诊断与治疗。生物学研究,促进了人们对遗传的认识。时至今日,越来越多自然科学的科学家

们已参加到医学研究中,不断揭示人的奥秘,包括物理学、化学、生物化学、生物学、心理学、细胞生物学、分子生物学、遗传学、信息科学、计算机科学等,知识的交叉渗透,较大程度促进了医学的发展。

二、提升自主学习能力

与传统的接受式学习相比,自主学习是一种现代化的学习方式。顾名思义,自主学习中,学生是学习的主体,通过独立地实践、分析、探索等方法来实现学习目标。建构主义理论认为知识是由个人建构而不是由他人传授的。学生是知识建构的主体,学习不是由教师把知识简单地传授给学生,而是学生自己建构知识的过程。自主学习概括起来主要有以下内容:①确定学习目标:制定短期目标和长期目标,并根据学习成果制定新的目标;②确定学习内容:能善于识别那些对自己有帮助的学习内容和知识,并判断材料的优缺点;③探索合适的学习方法:在学习实践中总结自己的一套学习方法,同时注意别人的一些有效的学习方法;④控制学习时间、地点和进度;⑤评估学习成果。

正如联合国教科文组织出版的《学会生存》一书中所讲"未来的文盲不是目不识丁的人,而是没有学会怎样学习的人"。随着自然科学和信息技术的快速发展,医学知识和技术的更新速度之快是前所未有的,人工智能、大数据、手术机器人、新材料等知识和技术将会快速推动医学发展,这就要求医学生要根据自己的发展目标,培养不断获取新知识、掌握新技术的能力。

提升自主学习能力,医学生首先要培养自主学习的意识,自主学习是学生自我管理、自我约束进行学习的一种能力,自主学习是由"要我学"变成"我要学"的自我转变。要激发自己的学习兴趣,善于从教材、课堂教学、文献资料中发现医学问题,不断放大自己的好奇心,尽可能地把学习当作一次次"揭秘"的旅程。其次做好学习计划,学习计划可以帮助我们充分地利用时间,实现学习目标,提高学习效率。科学的学习计划绝非一张时间表,它应包括学习内容、学习方式及学习时间安排等内容。第三要用好课堂学习时间,课堂是师生交流、学生获得知识的主阵地。在课堂上学生必须要保持高度集中的注意力,紧随老师的教学,和老师保持学科知识、思维的良性沟通,这是进行自主学习的基础。如果没有这个基础,自主学习就是一句空话,就是没有根基的建筑。在此基础上,自主学习与课堂学习才能相得益彰。紧跟老师的思路认真听讲,及时记录下学习重点和自己困惑的地方,有助于找到自主学习的目标。

三、在实践中学习医学

医学是理论性很强的实践性学科,医学学习的根本目的是为了临床应用。虽然理论学习为临床应用奠定了基础,但是,单纯的理论学习并不能把医学生塑造成合格的医务工作者。因此,应用、实践既是医学学习的目的,也是医学学习过程的主要组成部分。

实践教学是指高校根据自己的专业培养目标,按照教学大纲要求,组织学生通过基本技能训练、实践能力培养来获取感性知识为教学目的的各种教学形式的统称。广义的医学实践教育包括与医学相关的社会实践、医学实验课程、临床见习、临床实习等。布卢姆理论将教学目标分为:认知领域、情感领域、专业技能领域三个维度。医学生的培养除了应具备专业知识以外,还需具备职业相关技能、人文关怀能力以及综合服务能力。医学实践教育能提升医学生对专业的认知,不断提升专业思想的稳定性,增强医学人文素养,促进医学理论知识的学习,掌握必备的临床技能。临床技能包括病史采集、体格检查、医患沟通、辅助检查、诊断与鉴别诊断、制订治疗计划、临床基本操作等。

通过早期接触临床、参观医院及社区卫生服务中心、参加与卫生医疗相关的社会调查、参与医学志愿者服务等社会实践活动,医学生可以了解医疗卫生资源对健康中国建设和经济社会发展的重要性,感受病人的健康需求和就医的困惑,牢固树立热爱医学、献身医学事业发展的思想,不断提升关爱病人的医学道德素养。

医学实验课程包括医学实验基本操作技术,人体细胞组织器官的认知与解剖,组织器官的功能、代谢及疾病发生机制及药物作用实验,病原生物及其与人体的相互作用实验、实验动物模拟手术等内容,实验课程能促进医学生对理论知识的学习及应用,训练基本操作技能,培养初步的医学科学研究思维及临床思维能力。

临床见习与实习在医学生培养中起着重要作用。临床见习是学生完成某类疾病的理论学习后,在教师的指导下,深入病房实际接触病人的教学环节。通过观察病人、初步的问诊和体格检查,认识病症及体征,以训练技能、获得疾病感性认识、提升临床思维为主要目标。临床见习是医学生开始从单纯学习医学理论知识到临床实践的有效过渡,通过深入病房,为临床实习及真正开展临床工作奠定基础。医学院校教务部门通常会在医学生进行完某种或某类疾病的学习后,安排临床见习,每组见习人数应控制在到一定规模。医学生应重视临床见习的机会,勤动手、多看多问多思考,在巩固理论知识的基础上,达到见习目标。

临床实习中的医学生称为实习医生。实习医生在上级医师和护士长指导下,负责一定数量病人(病床)的医疗工作,包括疾病诊断、疾病变化观察与病程记录、基本医疗操作(如手术病人换药、拆线)、在上级医生指导下开具辅助检查、开具医嘱和处方等等。实习阶段是医学生将理论与实践相结合的桥梁,是提高医学生临床实践能力、加强医德建设的重要环节。实习生实习期间应遵守学校和实习单位相关各项规章制度,关心爱护病人,经常了解病人的病情变化、思想情况,树立高度的责任感和同情心,不允许有因个人学习而损害病人健康的行为。实习期间应勤学好问,在带教教师指导下,认真书写医疗病历文件,严格实施临床操作,不断提升临床思维能力;积极参加科内病例讨论、学术报告、死亡病例讨论,参加为实习生安排的讲座、教学查房以及临床技能培训等。

四、初步的医学科学研究能力

(一) 医学科学研究的目的及意义

科学研究是指为了增进知识以及利用知识去发明新的技术而进行的创造性工作,其任务是揭示自然规律。医学科学研究的主要目的在于探索医学中的未知和人类健康的奥秘,揭露疾病的本质,阐明疾病发生发展的规律,并寻找有效的防治措施,进而促进人类健康。因此医学科学研究对医学的发展和人类的健康乃至社会的稳定有着重要意义。

(二) 医学科学研究的类型与方法

根据研究的目的、研究的深度、研究的方法、研究的性质不同,可将医学科学研究分为以下类型:

1. 描述性与阐述性研究　从研究目的的考虑,医学研究可分为描述性与阐述性研究两大类。

描述性研究,又称记述性研究,客观描记事物的某些现象特征,属于科学认识过程中累积感性认识(搜集、积累事实材料)的阶段。主要解决现象问题,是"知其然",回答"是什么"的问题,是进一步研究事物本质及内在规律不可少的基础及前提。

阐述性研究,又称说明性研究,阐明研究对象的本质及其规律性,属于科学认识过程中从事实材料上升到理论系统的阶段,将基础概括为规律。主要解决本质问题,是"知其所以然",回答"为什么"的问题。

2. 基础研究与应用研究　从研究任务的深度与广度考虑,医学研究可分为基础研究与应用研究两大类。

基础研究,又称基础理论研究、纯科学研究,以探索未知、增加科学知识、揭示客观规律为主要目的,常揭示一般和普遍真理,甚至可产生某种理论和定律,其实际应用价值有时还不能预见,但是对科学技术的根本性进步和变革具有深远影响,是新技术、新发明的源泉和先导。基础研究成果的主要呈现形式为:科学观察报告、实验报告、学术论文、学术专著等。例如细胞来源、基本粒子、分子生物学的研究等都属于基础性研究范畴。

应用研究,有明确的应用目的,使用基础研究获得的科学理论直接解决当前临床具体实际问题。医学研究主要以解决临床上诊断和治疗难题为目的,大多属于应用研究。需要强调的是,相对于数学、物理学、化学、生物学等基础科学来说,医学属于应用科学,但就医学本身来说,则也有基础与应用之分。

3. 探索性研究与发展性研究 从研究的性质考虑,医学研究又可分为探索性与发展性研究两大类。

探索性研究,主要属于开拓新领域的研究。这种研究要冒一定的风险,但一般较有创造性。

发展性研究,在前人开拓的研究领域中发展已有成果的研究。这种研究一般没有风险,但较少创造性。

4. 实验性研究与调查性研究 从研究的手段考虑,医学研究又可分为实验性和调查性两大类。

实验性研究,是一种受控制的研究方法,通过一个或多个变量的变化来评估其效应,建立变量之间的因果关系。一般做法是研究者预先提出一种因果关系的尝试性假设,然后人为地复制某种疾病现象,严格控制和排除影响因素,孤立出欲探讨的问题,从而揭示现象或事物内在的联系。

调查性研究,又称观察性研究,对客观自发的(没有人为主观干扰的)过程进行考察和记录,通过现场调查观察并收集资料。例如流行学调查研究。按调查时事件是否已经发生,调查性研究又可区分为:①前瞻性调查:又称预计性调查,一般指在事件(如甲状腺癌)发生之前的调查。②回顾性调查:又称既往资料的调查,在事件(如甲状腺癌)发生之后所做的研究。回顾性调查优点是时间短,耗费少。缺点是研究结论精确度较低。按调查时间特点区分,调查研究又可分为:横向和纵向研究。①横向研究:又称横断面研究,在一个规定时间地点中对某事件的特征进行的研究。如一年一次普查甲状腺癌发生率,该次普查就叫横向研究。②纵向研究:在一个长时间内对某事件的特征进行连贯的比较研究。

(三)医学生进行医学科学研究探索的途径与方法

1. 医学生需要培养自己的科研能力 为满足创新型国家的建设需求,高等教育要着力培养创新型人才,包括创新意识、创新精神、创新思维、创新能力的培养,科学研究的主要任务是增加知识、创新技术,因此,培养医学生的科学研究能力也是当代医学院校教育的重要组成部分。医学领域尚有许多没有解决的疑难杂症,人们对生命健康的需求越来越多样化,作为本科生的我们需要学好医学及相关学科知识、训练临床技能、提升医学职业素养,同时要利用尽可能多的机会,培养自己的科研能力。

2. 医学科学研究的一般程序 医学科学研究是一项探索性的工作,通常包括以下七个环节:

(1)科研选题:从日常医疗、卫生保健的实践中发现问题,选择迫切需要解决或对医学有影响的问题作为研究的课题;同时考虑研究的可行性,包括研究人员、文献、材料、设备以及经费等条件。

(2)查询文献:对文献进行复习,例如,使用 Medline、Embase 数据库或使用有关专业核心数据库查询。了解有关课题的意义、进展和存在的问题,进而确定研究的方向。

(3)制订研究方案:研究方案一般应明确下列问题:研究目标及研究假设、研究对象、样本大小、定性研究或定量研究、资料收集的方法、主要评价指标、真实性、统计分析方法、研究人员、伦理学评定、研究的进度及预算、所需的人力、物力及必要的条件。然后与有关专家联系来评估研究方案,根据专家意见完善研究方案。

(4)收集资料:收集资料的方法主要有调查法、试验法和文献法:①调查法:是流行病学和社会医学研究常用的方法。根据所需信息设计问卷或选用统一的量表,通过面访、信访等方式获取数据进行比较分析。②试验法:根据课题的需要,将研究对象随机分为实验组和对照组,人为控制研究条件,对研究对象进行随访观察,获取数据进行比较分析。③文献法:按照临床流行病学和循证医学的原理和方法,收集当前最好的研究证据予以综合,得出当前最可信的结果和结论,为科学研究和临床决策提供依据。

(5)整理分析资料:对数据进行审核,补充不完整部分,剔除不合格的部分,并按数据的特征进行分类,然后予以相应的统计学处理。

(6)解释结果:概括研究结果的特点,解释所得结果的意义,包括临床意义、公共卫生学意义、生物学意义以及应用前景,指出研究存在的局限性,并提出下一步的研究方向。

(7)论文发表:如果研究结果和结论对医学的发展有意义,可总结成论文发表,与同仁分享研究成果。

五、培养临床思维能力

(一) 医学临床思维及其常见问题

临床思维能力是临床医生以及医学生的基本功,指通过对病人的病史采集、体格检查及相关辅助检查,结合基础理论知识,进行整合分析,作出初步诊断、鉴别诊断及诊疗方案等解决问题的能力。良好的临床思维能力是临床诊疗水平的重要保证,可以使病人得到更好的诊断治疗,减少"漏诊"及"误诊"。

临床思维的核心是如何认识病人所患的具体疾病,这是一项辩证能力。包括:辩证思维能力、底线思维能力和创新思维能力。有较强的临床思维能力,就能够对病人的病史、临床表现、辅助检查结果等进行综合分析,逻辑推理、鉴别诊断、制订治疗方案,就能够尽力化解风险、避免最坏的结果。

临床思维能力的培养应贯穿于医学生基础理论学习阶段,临床见习、实习阶段,以及住院医师规范化培训阶段等医学教育的始终。

医学生进入临床时普遍面临的临床思维问题有:①思维片面化:一些医学生在进行病例分析时,不能全面细致地对病人的病史、查体及各种辅助检查进行综合分析,在诊断疾病中满足于原发疾病的诊断,而对伴发症状、继发病则很少思考。考虑问题过于局限狭窄,以偏概全,过分看重辅助检查的结果,而忽视系统分析。②思维表面化:有些学生不能透过现象看本质,不能运用临床医学知识对各种现象进行全面分析,使临床症状、体征表面化,缺乏综合判断能力。③思维简单化:一些医学生单纯依靠先进的检查手段,不进行复杂的思维活动。盲目相信某些检查方法提供的数据或图像,直接得出诊断,影响诊断的准确性,造成误诊误治。④思维静态化:任何事物都是变化发展的,疾病也是一个发展变化的病理和病理生理过程,而有些学生只根据首次诊察的资料,不进行动态观察,就直接提出诊断。⑤思维印象化:有些医学生凭直观印象,对符合自己印象的病史、体征或辅助检查资料感兴趣,对资料任意取舍。把一些支持自己论点的资料作为判断疾病的主要依据,而把一些不支持自己论点的资料任意删去,作出片面、错误的诊断。

(二) 医学临床思维训练的构建

1. 强化"三基",善于归纳总结   扎实的理论基础是良好临床思维能力的奠基石。三基指"基本理论、基本知识、基本技能"。要建立和培养临床思维能力,医学基础理论是根本。清代医者魏荔彤说过:"学者非读万卷书,未可轻言医。"古有孙思邈隐居深山钻研医学著作及药学,终成医学大家;今有中国外科之父裘法祖,学贯中西,开创"裘派"手法。

医学界的泰斗与专家教授所展现的扎实的基础知识、高超的诊断水平及出色的诊治能力总是让人心生敬佩。然而,医者取得的成就无一不来自于他们多年的积累与沉淀,没有扎实的医学基础理论做铺垫的临床思维犹如无根之木、无源之水,终将归于枯竭。

2. 拓宽知识面,注重人文关怀   进入 21 世纪后,医疗技术水平的发展日新月异,医学需要科学技术的支持,但更需要人文关怀,只有将医学技术与人文关怀有机结合,才能成就人类医学,促进人类健康。医师这个职业之所以有其特殊性,是因为面对的对象是人、是生命。人类的健康或疾病状态受社会环境、家庭环境及经济基础影响,这些因素可以直接或间接地影响器质性疾病的发展与演变。如果医师在诊断和治疗过程中机械地将疾病与病人个体分隔开,忽略了给予病人合理的生物和心理治疗,往往很难取得良好的疗效。换个角度而言,就是要求医师在疾病诊治的过程中具备同理心。面对病人时,除了帮助他们摆脱身体的病痛,也应主动关注和了解病人的生活环境及心理状况,体会他们的痛苦、担忧和恐惧。

3. 培养批判性临床思维 当今医疗进入了前所未有的高速发展时代,各类高、精、尖医疗设备及辅助检查手段都能够协助临床医师检测到更多宏观或微观的病变。因此,不少人认为临床思维变得越来越不重要,但随着疾病谱的变迁,疾病所表现出的症状和体征越来越不典型。在接诊病人时,若一味强调典型症状体征或过分依赖辅助检查结果,而不运用辩证思维去思考、比较、鉴别病症,同样会造成误诊及漏诊。辩证与批判是一种洞察力、辨别力和判断力,能使我们在思维过程中擅于分析、综合所掌握的知识和信息,从本质上系统、完整地认识对象,摒弃经验主义、先入为主、以偏概全等狭隘的思维方式,并最终作出明智决断。当代外科专家吴咸中教授也曾指出:"医师成才需要学习辩证法并注重研究临床思维。"由此可见,没有哪一项高科技设备可以代替科学的临床思维,也没有哪一项特异性指标可以代替医师实施临床决策。

4. 始终关注临床思维能力提升 临床思维的培养应该贯穿在医学教学的全部过程之中,同时通过某些特殊的教学环节设计,可以有针对性地进行临床思维训练,如病案讨论课。该环节需要精心选择案例、设定教学目标、设计教学过程、明确临床思维训练的程序及核心要点,通过不断训练提升临床思维能力。

在临床思维的训练过程中,需要培养医学生的批判性思维能力,关注 21 个要点:①判断信息是否恰当;②区分理性的断言与情感的断言;③区别事实与观点;④识别证据的不足;⑤洞察他人论证的陷阱和漏洞;⑥独立分析数据或信息;⑦识别论证的逻辑错误;⑧发现信息和其来源之间的联系;⑨处理矛盾的、不充分的、模糊的信息;⑩基于数据而不是观点建立令人信服的论证;⑪选择支持力强的数据;⑫避免言过其实的结论;⑬识别证据的漏洞并建议收集其他信息;⑭知道问题往往没有明确答案或唯一解决办法;⑮提出替代方案并在决策时予以考虑;⑯采取行动时考虑所有利益相关的主体;⑰清楚地表达论证及其语境;⑱精准地运用证据为论证辩护;⑲符合逻辑地组织复杂的论证;⑳ 展开论证时避免无关因素;㉑ 有序地呈现增强说服力的证据。

临床思维训练过程中,强调学生需要处理好四个关系:①现象与本质:现象系指病人的临床表现,本质则为疾病的病理改变。在诊断分析过程中,要求现象能反映本质,现象要与本质统一。②主要与次要:反映疾病本质的是主要临床资料,缺乏这些资料则临床诊断不能成立,次要资料虽然不能作为主要的诊断依据,但可为确立临床诊断提供佐证。③局部与整体:局部病变可引起全身病变,亦可能是全身病变的局部反映。因此,不仅要观察局部变化,也要注意全身情况。④典型与不典型:大多数疾病的临床表现易于识别,所谓的典型是相对而言的。

疾病的诊断过程是临床思维能力的主要体现,需要将疾病的一般规律应用到判断特定个体所患疾病的思维过程中。需要注意以下四点:①推理是医生获取临床资料或诊断信息到形成结论的中间思维过程。推理可帮助医生认识诊断依据之间的关系,正确认识疾病、提高医生的思维能力。②根据发现的诊断线索和信息寻找更多的诊断依据。③根据病人的临床表现对照疾病的诊断标准和诊断条件。④经验再现,医生在临床实践过程中积累的知识和技能称为临床经验,在临床诊断疾病的各个环节中都起重要作用。

(余 峰)

第三节 医学生未来职业生涯

医生肩负着救死扶伤、服务健康之责。医学生誓言:"健康所系,性命相托。当我步入神圣医学学府的时刻,谨庄严宣誓:我志愿献身医学,热爱祖国,忠于人民,恪守医德,尊师守纪,刻苦钻研,孜孜不倦,精益求精,全面发展。我决心竭尽全力除人类之病痛,助健康之完美,维护医术的圣洁和荣誉,救死扶伤,不辞艰辛,执着追求,为祖国医药卫生事业的发展和人类身心健康奋斗终生。"自古以来,"悬壶济世、医者仁心、大医精诚",是好医生的衡量标准。中国历史上出现过许多医术卓著的名医,如春秋末期的扁鹊、东汉末年的华佗、董奉及张仲景、东汉皇浦谧、东晋葛洪、唐朝孙思邈,元朝朱震亨,明朝李时珍等等。现代以来,中国的著名医学专家黄家驷、吴阶平、裘法祖、林巧稚等都是赢得病人崇敬和爱戴的好医生。医学生熟悉未来执业生涯,将个人发展目标与国家需求结合起来,规划自己的未来职业发展,需要懂得医生执业要求和我国的医学领域机构及其特点等。

一、医师准入与要求

执业医师资格证书制度、住院医师规范化培训制度是我国医生准入的基本制度和最基本的要求。

(一)执业(助理)医师资格是医师准入执业的必要条件

根据《执业医师法》的相关规定,参加执业(助理)医师考试,获得执业(助理)医师资格证书是医师准入医疗、预防、保健机构执业的必备条件,且经注册后,方可从事相应的医疗、预防、保健业务。未经医师注册取得执业证书,不得从事医师执业活动。

(二)住院医师规范化培训制度是医疗技术岗位聘用的重要条件

2013 年,国家卫生和计划生育委员会、中央机构编制委员会办公室、国家发展和改革委员会、教育部、财政部、人力资源和社会保障部、国家中医药管理局等联合颁发了《关于建立住院医师规范化培训制度的指导意见》,明确指出住院医师规范化培训是培养合格临床医师的必经途径,是加强卫生人才队伍建设、提高医疗卫生工作质量和水平的治本之策,是深化医药卫生体制改革和医学教育改革的重大举措,要求从 2020 年开始,所有新进医疗岗位的本科及以上学历临床医师均接受住院医师规范化培训。

住院医师规范化培训是指医学专业毕业生在完成医学院校教育之后,以住院医师的身份在认定的培训基地接受以提高临床能力为主的系统性、规范化培训。"5+3"是住院医师规范化培训的主要模式,即完成 5 年医学类专业本科教育后在培训基地接受 3 年住院医师规范化培训,培训内容包括医德医风、政策法规、临床实践技能、专业理论知识、人际沟通交流等,重点是提高临床诊疗能力。培训完成、考核合格者颁发统一制式的《住院医师规范化培训合格证书》,取得《住院医师规范化培训合格证书》是临床医学专业中级技术岗位聘用的条件之一。

二、医学生就业领域

高等医学教育的目标是围绕推进健康中国建设,为建设健康中国提供人才保障。临床医学专业学生的就业领域包括医疗卫生机构、医学科学研究机构、医学相关管理部门、医学相关企业等。

(一)医疗卫生机构

我国医疗卫生机构包括医疗机构、公共卫生机构。

1. **医疗机构**   指从事疾病诊断、治疗活动的医院、卫生院、疗养院、门诊部、诊所、卫生所(室)以及急救站等。

从投资主体划分,医疗机构分为政府主办和社会力量主办两种类型;从经营性质划分,医疗机构分为非营利性和营利性。中央、省级可以设置少量承担医学科研、教学功能的医学中心或区域医疗中心,以及承担全国或区域性疑难病症诊治的专科医院等医疗机构。

在医疗机构中,医院主要提供疾病诊治,特别是急危重症和疑难病症的诊疗,突发事件的医疗处置和救援以及健康教育等医疗卫生服务,并开展医学教育、医疗卫生人员培训、医学科学研究和对基层医疗卫生机构的业务指导等工作。根据医院的功能、任务、设施条件、技术建设、医疗服务质量和科学管理的综合水平,我国对医院实行分级管理,共分为三级。一级医院,是直接向一定人口的社区提供预防、医疗、保健、康复服务的基层医院、卫生院;二级医院,是向多个社区提供综合医疗卫生服务和承担一定教学、科研任务的地区性医院;三级医院,是向几个地区提供高水平专科性医疗卫生服务和执行高等教学、科研任务的区域性以上的医院。各级医院又分为甲、乙、丙三等,三级医院增设特等,共三级十等。

医院是人类与疾病斗争过程中所形成的医疗活动的组织机构,以诊疗疾病、照护病人为主要目的,兼顾预防、保健、康复等服务,并承担与其相应的临床教学培训和科研等任务。医院作为医疗卫生服务体系的重要组成部分,一方面服务于国家医疗卫生事业发展、满足人民群众对健康的需求,具有一定的社会公益性、保障性;另一方面,在医疗卫生服务过程中,又具有生产性、经营性的个性特征。

现代医院管理制度是指在新的公共治理框架下,政府、医院及相关权利人之间就权责关系所形成的一种制度安排,包含宏观和微观两个层面。宏观层面即医院外部治理体系,主要针对的是医院与政府之间的管理与被管理关系,重点在于明确及规范政府、医院、社会组织和市场间的权责关系。微观层面即医院内部管理体系,以医院章程为基础对医院内部治理进行制度安排,规定医疗机构运行规范,明晰医院内部决策机制;制定医院人力资源、绩效考核、财务、医疗质量、后勤、人才培养、科研、信息管理制度;建立健全民主管理制度,加强文化建设,为医院发展提供安全、高效的管理制度。

2. 公共卫生机构　是指疾病预防控制中心、专科疾病防治机构、健康教育机构、急救中心(站)和血站等。专业公共卫生机构主要提供传染病、慢性非传染性疾病、职业病、地方病等疾病预防控制和健康教育、妇幼保健、精神卫生、院前急救、采供血、食品安全风险监测评估、出生缺陷防治等公共卫生服务。

(二) 医学科学研究机构

医学研究机构是指国家或部门根据事业发展的需要,为了完成一定的医学科研任务,经过有关部门批准组建的医学研究工作单位。

我国已建立起以中国医学科学院、中国疾病预防控制中心和中国中医科学院为代表的国家级医学科研机构、以各省级医学科学研究院(所)为代表的省级医学科研机构和各高等院校及医疗卫生单位的附属医学科研机构等为支撑的、相对稳定、多层次的医学科研组织体系。各级医学科研机构在这个体系中各司其职、相互合作,共同开展医学科研工作。

(三) 医学相关管理机构

建立医疗卫生行业综合监管制度,是全面建立中国特色基本医疗卫生制度、推进医疗卫生治理体系和治理能力现代化的重要内容。为保障我国医疗卫生事业的长期稳定发展,不断满足人民群众对医疗卫生与健康的需求,加强医疗服务质量和安全监管、医疗卫生机构运行监管,我国成立了国务院相关部门、省级(自治区、直辖市)、市级和县级医疗卫生行政管理和监督机构。这些管理机构也是医学生未来的就业领域。

1. 国家卫生健康委员会(简称国家卫健委)　是国务院组成的部门,主要职责包括:组织拟订国民健康政策,拟订卫生健康事业发展法律法规草案、政策、规划;协调推进深化医药卫生体制改革;制定并组织落实疾病预防控制规划;制定医疗机构、医疗服务行业管理办法并监督实施等。

2. 国家医疗保障局　是国务院直属机构,主要职责是:拟订医疗保障制度的法律法规草案、政策、规划和标准;组织制定并实施医疗保障基金监督管理办法;组织制定医疗保障筹资和待遇政策;组织制定药品、医用耗材价格和医疗服务项目、医疗服务设施收费等政策等。

3. 国家中医药管理局　是国家卫生健康委员会管理的国家局,主要职责是:拟订中医药和民族医药事业发展的战略、规划、政策和相关标准;承担中医医疗、预防、保健、康复及临床用药等的监督管理责任;负责指导民族医药的理论、医术、药物的发掘、整理、总结和提高工作,拟订民族医疗机构管理规范和技术标准并监督执行等。

4. 国家药品监督管理局　考虑到药品监管的特殊性,单独组建国家药品监督管理局,由国家市场监督管理总局管理,药品监管机构只设到省一级(市级及以下不设独立机构)。主要职责是:负责药品(含中药、民族药)、医疗器械和化妆品安全监督管理;负责药品、医疗器械和化妆品标准管理、注册管理、质量管理、风险管理,制定质量管理规范并监督实施;负责执业药师资格准入管理等。

5. 中国疾病预防控制中心　是国家卫生健康委员会直属事业单位,主要职责为:开展疾病预防控制、突发公共卫生事件应急、环境与职业健康、营养健康、老龄健康、妇幼健康、放射卫生和学校卫生等工作;组织制订国家公共卫生技术方案和指南;开展传染病、慢性病、职业病、地方病、突发公共卫生事件和疑似预防接种异常反应监测及国民健康状况监测与评价,开展重大公共卫生问题的调查与危害风险评估;研究制定重大公共卫生问题的干预措施和国家免疫规划并组织实施等。

(四) 与医学相关的高科技领域或企业

随着自然科学和信息技术的迅猛发展,人工智能、大数据、新材料与医学的联系越来越紧密,也为医学生的发展就业提供了更为广阔的空间。通过分析全球医学人工智能领域获得授权的发明专利,可以发现全球医学人工智能领域的发明专利授权量逐年增长,技术热点聚焦于医学影像、药物研发、辅助诊断三个方向,如人工智能已在医学影像学等多个领域有了突破,可利用其帮助医生高效检测出肺结节。健康医疗大数据是国家重要的基础性战略资源,健康医疗大数据应用发展将带来健康医疗模式的深刻变化,有利于激发深化医药卫生体制改革的动力和活力,提升健康医疗服务效率和质量,扩大资源供给,不断满足人民群众多层次、多样化的健康需求,对培育新的业态和经济增长点有着深远影响。

(余　峰)

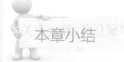

本章小结

根据医学教育标准,系统阐述了在科学与学术、临床能力、健康与社会、职业素养四个领域对医学生的要求,并在知识、能力、素养三个层面进行了详细解读,有助于医学生有目标有重点地进行学习和提升。医学教育是职业教育,具有周期长、知识储备广、实践性强等特点,需要较强的临床思维能力。为帮助同学们更好完成学业,本章在学习方法和策略上给出了一定的指导性意见和建议。在此基础上,介绍了医生的职业特点,我国医疗卫生机构、医学科学研究机构、医疗卫生综合监管机构、医院管理等知识,有利于医学生了解就业方向,做好职业规划。

推荐阅读

[1] 王一方. 医学是什么. 北京:北京大学出版社,2011.

[2] 王一方,赵明杰. 医学的人文呼唤. 北京:中国协和医科大学出版社,2009.

[3] 孙宝志. 实用医学教育学. 北京:人民卫生出版社,2011.

[4] 艾钢阳. 医学论. 北京:科学出版社,1986.

[5] 孙宝志. 中国临床医生岗位胜任力模型构建与应用. 北京:人民卫生出版社,2015.

[6] DENT JA,HARDEN RM,HUNT D. 医学教师必读——实用教学指导. 5 版. 王维民,译. 北京:北京大学医学出版社,2019.

[7] 教育部临床医学专业认证工作委员会. 中国本科医学教育标准——临床医学专业(2016 版). 北京:北京大学医学出版社,2017.

［8］ 陈兴时,刘青蕊.医学科学研究的基本理论与基本方法.现代电生理学杂志,2008,15(2):103.

［9］ 柯阳,任宗芳,孙锋,等.论医学教育中医学人文素质的重要性.课程教育研究,2020(7):35-36.

思考题

1. 我国本科医学教育标准在科学与学术、临床能力、健康与社会、职业素养四个领域对医学生的要求有哪些?
2. 我国医疗卫生人员的准入资格是什么?
3. 你觉得该如何提升自己的医学人文素养?
4. 你觉得如何提升自己的临床思维能力?

第七章

健 康 中 国

努力提高广大人民群众的健康水平和医疗保障服务体系效率,一直是全国各级政府追求实施健康中国战略的重要目标。在实施健康中国战略的探索过程中,我国建立过怎样的医疗机构服务体系和公共卫生服务体系?制定过哪些医疗服务保障制度?经历过哪些医疗体制的改革?取得过怎样的经验和教训?在构建人类健康共同体的全球背景,未来医学发展的趋势究竟会呈现出怎样的前景?本章主要介绍中华人民共和国成立以来,特别是改革开放以来,我国建立的医疗卫生服务体系、保障制度和与时俱进的改革发展过程,并以全球视角,领略未来医学发展和构建人类健康共同体的宏观远景。

第一节　健康中国战略

本节介绍我国医药卫生体制改革的历程和 2009 年开始的新医改所取得的阶段性成果,以及实施健康中国行动的具体措施。

一、卫生体制改革与健康中国战略

1949 年到 1979 年,我国在经济发展水平落后、卫生资源匮乏的情况下,初步建立起了基本卫生体系,通过加强基层卫生组织建设、重视预防、开展大规模的群众卫生运动和建立低水平的城乡基本医疗保障制度,迅速改善了人民健康水平。自 20 世纪 70 年代末期开始的经济体制改革为卫生体系发展带来了机遇和挑战,推动了我国医药卫生体制改革。

我国医药卫生体制改革可分为三个阶段,即 20 世纪 80 年代初至 2002 年的卫生改革初步探索阶段、2003—2009 年的政策反思阶段以及 2009 年新医改以来的卫生改革不断深化阶段。

(一) 卫生改革阶段

1. **初步探索阶段**(1980—2002 年) 在 1978 年改革开放前,我国卫生体系得到了初步发展,但是也积累了很多问题,包括经济发展水平低,政府财政能力有限,其他非公有社会资源进入卫生领域受限,医疗卫生技术条件较差,医疗卫生服务供给水平和质量较低,卫生机构可持续发展的能力不强,人民群众健康需求尚不能得到很好的满足。

经济领域的改革开放对卫生体系改革和发展提出了新的要求。这一阶段的卫生改革主要是在逐步认识卫生事业发展的规律基础上,适应社会主义市场经济体制的建立,改革的核心内容包括卫生机构补偿机制和医疗保障制度建设等。

在卫生经济政策改革方面,主要是对公立医疗卫生机构的经济补偿机制进行了调整,加大了医疗服务价格和药品加成对医疗卫生机构的补偿。

1978年之前，公立医院50%以上的收入来自政府预算。受到经济改革和政府财政投入政策调整的影响，1980年公立医院收入中只有30%来自政府预算。1985年国务院批转卫生部《关于卫生工作改革若干政策问题的报告》，其核心思想是放权让利、扩大医院自主权，即医院可以留存使用收支结余，医院在扩展规模、购置设备和服务方式等方面具有自行决定的权利。由此，我国的全面医改正式启动，1985年因而被称为中国医疗改革"元年"。

1989年国务院批转了卫生部、财政部等部门《关于扩大医疗卫生服务有关问题的意见》，进一步明确医疗服务价格改革和医疗卫生机构通过市场收费补偿等政策，强调了市场收费在医院经济运营中的主体作用。1992年，国务院下发《关于深化卫生医疗体制改革的几点意见》，强调医疗卫生机构"建设靠国家，吃饭靠自己"，进一步明确了国家对公立医院投入的范围，即基本建设由政府投入、医院运行费用包括人员部分收入需要依靠医疗服务价格和药品加成。这一时期的改革，政府的主导思想是"给政策不给钱"，其目标是提高医疗卫生机构经济运行效率和活力，增加全社会对医疗卫生的投入，解决医疗卫生机构发展所需要的经济支持问题。

卫生经济政策改革为医疗机构发展筹集了更多资源，改善了医疗服务条件。但是，由于缺乏医疗保障体系，卫生筹资机制也导致了医疗费用快速攀升、居民医疗费用负担加重、居民特别是低收入人群卫生服务可及性得不到提高等问题。随着农村集体经济的解体，农村合作医疗失去了经济支撑，加之政府对合作医疗发展的政策不明确，合作医疗制度受到极大影响，与此同时，公费和劳保医疗保障制度也面临着不能保障基本医疗卫生服务的问题，病人个人自付医疗费用不断攀升，这些问题成为社会关注的热点问题，引发政府关注。1996年12月，中共中央、国务院召开全国卫生工作会议，并于1997年1月发布《关于卫生改革与发展的决定》，决定明确了卫生改革与发展的基本原则，即坚持为人民服务的宗旨，正确处理社会效益和经济收益的关系，把社会效益放在首位，防止片面追求经济效益而忽视社会效益的倾向，卫生发展要体现社会公平；提出政府对发展卫生事业负有重要责任，要优先发展和保证基本卫生服务，加强基层卫生组织能力建设；提出了建立农村医疗保障制度，深化城镇职工基本医疗保险制度改革。

由于各种原因，特别是缺乏足够的政策环境，各方缺乏对改革的共同理解和认识，所提出的许多改革举措和政策并没有得到完全落实，比如农村医疗保障制度建设、社区卫生体系建设等。以农村合作医疗为例，政府从20世纪90年代初开始，试图通过政策引导、资金补助等方式进行农村合作医疗制度重建，但在当时经济社会发展政策背景下，加上在政策层缺乏对合作医疗的广泛共识，缺乏对该制度足够的政治支持和经济支撑，合作医疗一直处于低谷运行。

2002年，农村医疗保障制度建设出现政策转折点，同年10月，中共中央、国务院颁布《关于进一步加强农村卫生工作的决定》，要求：到2010年，在全国农村基本建立起适应社会主义市场经济体制要求和农村经济社会发展水平的农村卫生服务体系和农村合作医疗制度，明确指出要逐步建立以大病统筹为主的新型农村合作医疗制度（简称新农合）。

公费医疗和劳保医疗存在的制度缺陷在新的经济体制下日益凸显，主要表现为：以单个单位为基础的医疗保障，缺乏风险共担机制，市场经济为导向的改革使得不同单位特别是企业单位间的经济能力差别较大，有些企业无法支撑劳保医疗；制度设计上缺乏对参保者和医疗服务提供者的有效约束，费用攀升较快，资源浪费严重；管理和服务社会化程度低，政府和企业经济负担较重；经济改革之后出现的新的所有制形式的企业没有纳入公费和劳保医疗制度中，劳动保护出现空白。为了针对性解决上述问题，这一时期主要改革措施包括：1985年，政府明确改革的方向是建立社会统筹制度和个人共付医疗费用。1993年，劳动部出台《关于职工医疗保险制度改革的试点意见》，并于1994年底在江苏镇江和江西九江开始试点，称为"两江"试点。"两江"试点明确了公费和劳保医疗制度中国家、单位和个人共同承担医疗费用的原则；建立起资金统筹和个人账户保险模式；明确公费和劳保医疗保险基金筹集方式和基本结构统一。1998年，国务院发布《关于建立城镇职工基本医疗保险制度的决定》，明确了医疗保险制度改革的目标任务、基本原则和政策框架,在我国全面推行城镇职工基本医疗保险制度。

在这个阶段,卫生资源包括人力资源总量得到迅速提升,医疗卫生机构的建设和技术条件得到显著改善,医疗卫生技术人员的工作积极性得到提高,医疗卫生服务总体供给能力提升。医疗服务收费成为医疗系统主要收入来源。这个阶段后期进行的公费和劳保医疗制度改革,以及建立新型农村合作医疗制度的决定,为完善我国基本医疗保险制度体系奠定了基础。

2. 政策反思阶段(2003—2008 年)　这一时期中国的政治、经济、财政等各项改革进入攻坚阶段,经济继续保持高速增长,但存在发展不协调的问题,贫富差距、城乡二元制、社会保障覆盖率低等问题突出。2003 年 SARS 暴发让政府和国家领导人认识到传染病流行所产生的社会经济影响,从客观上加速了卫生体制改革的进程。2005 年《中国青年报》刊出由国务院发展研究中心牵头撰写的医药卫生体制改革研究报告,总结得出了既往卫生改革在医疗保障制度建设、提升卫生资源使用效率和加强卫生服务能力等方面不成功的结论,推动新一轮医药卫生体制改革。2003 年,中国共产党第十六届三中全会提出科学发展观,即"坚持以人为本,树立全面、协调、可持续的发展观,促进经济社会和人的全面发展",为我国经济社会发展明确了方向。在强调经济社会和谐发展、强化"以人为本"执政理念的背景下,卫生体系所面临的诸多挑战和社会压力,成为这一时期卫生改革的主要推动力。

2006 年 9 月,政府成立了由多部委组成的医药卫生体制改革协调小组,国家发展和改革委员会主任与卫生部部长共同出任组长。2006 年 10 月,中央政治局第 35 次集体学习,时任总书记胡锦涛明确了医药卫生体制改革的目标和方向,明确提出建立健全覆盖城乡居民的基本医疗卫生制度。2007 年初,医药卫生体制改革协调小组委托多家机构进行独立研究,为决策提供参考。期间,医药卫生体制改革草案广泛征求社会意见,充分听取各界声音。

这一时期是我国医疗卫生体系建设快速发展的时期,也是我国经济进一步发展的时期。随着国家基本医疗保险体系建设和发展,以及政府对医疗卫生加大投入,医疗服务需求和利用增长迅速,医疗卫生机构规模和数量进一步拓展。由于 SARS 的影响,国家开始重视公共卫生体系建设,加强了对公共卫生机构的投入。在农村医疗保障制度建设方面,2003 年,国务院办公厅转发卫生部、财政部和农业部的《关于建立新型农村合作医疗制度的意见》,明确提出新型农村合作医疗制度是由政府组织、引导、支持,农村居民自愿参加,个人、集体和政府多方筹资,以大病统筹为主的农村居民医疗互助共济制度。为了建设新农合制度,政府通过转移支付支持经济欠发达地区筹集资金。各级政府对新农合资金补助占到筹资总量的 80%,剩余 20% 由个人承担。

从 2003 年起,新农合开始试点,探索在资金筹集、服务包设计、资金管理和支付制度等方面的可行性和可操作性。2006 年,卫生部、国家发展和改革委员会等七个部委局联合下发《关于加快推进新型农村合作医疗试点工作的通知》,要求在试点基础上,完善制度设计,加大政府支持力度,加快新农合覆盖的速度。2008 年底,新农合覆盖了 91.5% 的农村人口。

2007 年,国务院出台《关于开展城镇居民基本医疗保险试点的指导意见》,提出了城镇居民医疗保险试点基本要求,包括目标原则、指导思想、操作指南和管理要求,开始为城镇人口中所有非在业人群,包括儿童和老人,建立基本医疗保险制度。城镇居民基本医疗保险制度的筹资和管理与新农合相似,以解决重大疾病费用负担为目标,由政府和个人共同筹资。城镇居民基本医疗保险制度的建立标志着我国已经形成了覆盖所有人口的基本医疗保险制度体系。

本阶段是各种趋势交叉最多的一个时期,随着改革的不断深入,市场机制在发挥作用的同时,也显露出了弊端,对于市场主导和政府主导的争论和探讨也逐渐深入,为下一阶段的卫生体系改革埋下了伏笔。

3. 新医改阶段(2009—2020 年)　2009 年,中共中央、国务院发布《关于深化医药卫生体制改革的意见》,其基本目标是到 2020 年,建立起覆盖城乡居民的基本医疗卫生制度;其基本任务是建立起比较完善的公共卫生服务体系和医疗服务体系、比较健全的医疗保障体系和比较规范的药品供应保障体系;实现上述目标和完成改革任务主要依靠卫生人力资源建设,卫生筹资改革、医疗卫生机构管理体制和运行机制改革等八项策略和政策的有力实施。自此,新医改的大幕正式拉开。

2009—2020年,我国卫生改革主要集中在五个领域展开,包括医疗保障制度、医疗服务体系、基本药物制度、基本公共卫生服务均等化和公立医院改革。

(1)基本医疗保险制度改革:医改的主要任务是通过制度和机制建设促进医疗保险体系的进一步完善,主要围绕五个方面:扩大医疗保障制度人群覆盖面;提高医疗保障制度费用分担水平;扩大医疗保障制度服务覆盖面;建立健全城乡居民大病保险制度;供方支付制度改革。上述改革提高了医疗保险制度可持续发展的能力,加强了保险制度管理能力,开始了支付制度改革的探索。

(2)国家基本药物制度改革:药品支出一直是我国卫生体系中的主要问题。依赖药品加成收入使得医疗服务提供者倾向于提供贵重药品和过度提供药品,加重了病人经济负担,不合理的药物使用造成了病人健康和经济的双重损害。基本药物制度改革的目标之一就是切断药品使用和医疗服务提供者之间的经济联系,规范药品使用。改革主要体现在两个方面:建立健全国家基本药物目录遴选和调整机制、改革药品采购机制。

(3)基层医疗卫生机构运行机制改革:建立基层医疗卫生机构合理的筹资机制和增加政府投入是改革的重点。此外,基层卫生机构需要加强人力资源和其他条件的建设投入。改革内容主要体现在以下四个方面:基层医疗卫生机构体系建设;基层卫生机构医疗卫生人员队伍建设;基层卫生机构筹资机制;基层医疗卫生机构运行机制。作为改革的成果之一,药品加成不再是基层医疗卫生机构收入来源,由政府补助补偿药品加成损失,这是卫生筹资机制的重要改变。基层医疗卫生机构的设施条件也得到了改善。

(4)基本公共卫生服务均等化推进:改革的目标之一是促进全民公平地享有基本公共卫生服务,具体目标包括城乡居民补助均等、逐步提高补助水平和不断扩大服务内容。基本公共卫生服务均等化包括两类服务,即基本公共卫生服务项目和重大公共卫生项目。基本公共卫生服务均等化保证了政府财政对所有居民提供基本公共卫生服务支持,提高了弱势人群利用基本公共卫生服务的能力。

(5)公立医院改革试点:公立医院占有绝大部分卫生资源,公立医院改革十分重要,但也非常困难。公立医院改革试点主要包括三个方面内容:①县级公立医院改革试点:去除“以药补医”,调整医药价格——提高诊疗费、手术费和护理费、取消药品加成、降低大型设备检查费用,通过改革医保支付制度控制医药费用增长,提高服务质量;②城市公立医院改革试点:自2010年开始在国家选择的17个城市探索医药分离模式,探索破除“以药补医”的医院补偿机制,探索医务人员工资分配制度和药品采购制度等方面的改革;③加快形成多元办医格局:要求地方政府出台鼓励社会资本办医的实施细则,鼓励公立医院资源丰富的地区利用社会资本参与部分公立医院所有制转型。

我国采取了一系列措施以保证医药卫生体制改革的实施,形成了卫生改革的保障机制,主要有以下四方面:①建立组织和领导体系;②建立目标责任和绩效考核体系;③经济投入保障;④宣传和引导(表7-1)。

表7-1　1985—2016年我国主要卫生改革政策

年份	改革名称	决策机构	主要内容
1985	关于卫生工作改革若干政策问题的报告	国务院批转卫生部报告 国发〔1985〕62号	放宽政策,简政放权,多方集资;放权让利,扩大医院自主权
1989	关于扩大医疗卫生服务有关问题的意见	国务院批转卫生部、财政部、人事部、国家物价局、国家税务局报告 国发〔1989〕10号	积极推行各种形式的承包责任制;开展有偿业余服务;进一步调整医疗卫生服务收费标准;卫生预防保健单位开展有偿服务;卫生事业单位实行“以副补主”“以工助医”
1992	关于深化卫生医疗体制改革的几点意见	国务院	强调医疗卫生机构“建设靠国家,吃饭靠自己”,要求医疗卫生机构“以工助医、以副补主”等方面取得新成绩

续表

年份	改革名称	决策机构	主要内容
1994	关于职工医疗制度改革的试点意见	国家体改委、财政部、劳动部、卫生部体改分〔1994〕51号	医疗保险基金包括个人医疗保险专户金、单位医疗保险调剂金、大病医疗保险统筹金;明确各个部分筹资的比例
1997	关于卫生改革与发展的决定	中共中央、国务院 中发〔1997〕3号	改革城镇职工医疗保险制度;改革卫生管理体制;积极推进区域卫生规划;积极发展社区卫生服务;改革卫生机构运行机制;积极稳妥地发展和完善合作医疗制度;完善农村三级卫生服务网;巩固与提高农村基层卫生队伍;加强预防保健机构建设;整顿规范药品流通领域
1998	关于建立城镇职工基本医疗保险制度的决定	国务院 国发〔1998〕44号	明确了制度纳入对象、缴费水平、缴费办法、基金管理、服务包和费用控制等政策
2000	关于城镇医疗卫生体制改革的指导意见	国办发〔2000〕16号	鼓励"各类医疗机构合作合并",减轻政府负担,减少政府卫生财政投入,公立医院可以承包、租赁、拍卖;可以按市场化运作模式,自主经营、自负盈亏
2002	关于进一步加强农村卫生工作的决定	中共中央、国务院 中发〔2002〕13号	要求到2010年,在全国农村基本建立起适应农村经济社会发展水平的农村卫生服务体系和农村合作医疗制度;要求逐步建立以大病统筹为主的新型农村合作医疗制度
2003	关于建立新型农村合作医疗制度的意见	卫生部、财政部、农业部国办发〔2003〕3号	明确建设新型农村合作医疗制度的基本原则和方法,包括筹资、资金管理、服务内容等
2006	关于加快推进新型农村合作医疗试点工作的通知	卫生部、国家发展和改革委员会、民政部、财政部、农业部等七委部局	要求扩大试点;加强政府资金和管理支持;提出了2008年全国基本实施新型农村合作医疗制度的目标
2006	关于发展城市社区卫生服务的指导意见	国务院 国发〔2006〕10号	发展社区卫生服务的指导思想、基本原则和工作目标,推进社区卫生服务体系建设的工作指导,完善发展社区卫生服务的政策措施
2007	国务院关于开展城镇居民基本医疗保险试点的指导意见	国务院 国发〔2007〕20号	城镇居民医疗保险试点基本要求,包括目标原则、指导思想、操作指南和管理
2009	关于深化医药卫生体制改革的意见	中共中央、国务院 中发〔2009〕6号	提出了有效减轻居民就医费用负担,切实缓解"看病难、看病贵"的近期目标;提出了建立健全覆盖城乡居民的基本医疗卫生制度的长期目标;提出了四项制度建设和八项策略实施的原则和政策
2009	医药卫生体制改革近期重点实施方案(2009~2011年)	国务院 国发〔2009〕12号	五项重点改革领域(基本医疗保障制度、国家基本药物制度、基层医疗卫生服务体系、基本公共卫生服务均等化、公立医院改革)目标、要求、政策
2011	国务院关于建立全科医生制度的指导意见	国务院 国发〔2011〕23号	提出建立全科医生制度的指导思想、基本原则和总体目标;明确了全科医生培养制度、执业方式等政策措施
2012	"十二五"期间深化医药卫生体制改革规划暨实施方案	国务院 国发〔2011〕11号	提出了到2015年卫生发展目标;提出了四项重点改革领域(加快健全全民医保体系,巩固完善基本药物制度和基层医疗卫生机构运行新机制,积极推进公立医院改革,统筹推进相关领域改革)目标、要求、政策

续表

年份	改革名称	决策机构	主要内容
2013	国务院办公厅关于巩固完善基本药物制度和基层运行新机制的意见	国务院 国办发〔2013〕14号	巩固基本药物制度，深化基层医疗卫生机构管理体制、补偿机制、药品供应、人事分配等方面的综合改革；完善绩效考核办法；加强基层医疗卫生服务体系建设
2016	国务院关于印发"十三五"深化医药卫生体制改革规划的通知	国发〔2016〕78号	提出"十三五"（2016—2020年）期间卫生发展改革要求，并预计到2020年普遍建立比较完善的公共卫生服务体系和医疗服务体系、比较健全的医疗保障体系、比较规范的药品供应保障体系和综合监管体系、比较科学的医疗卫生机构管理体制和运行机制

（二）新时期卫生与健康工作方针的内涵

自 2009 年新医改实施以来，我国在基本医疗保障制度完善、基本公共卫生服务均等化、基层卫生机构能力提升和基本药物制度建设等方面取得了显著进展，为继续深化改革、实现建立健全覆盖城乡居民基本医疗卫生制度总体目标奠定了坚实基础。同时，由于卫生改革的复杂性和系统性，改革也面临着许多挑战，需要长期坚持和发展，针对出现的新问题不断完善改革内容，有效推进改革政策和措施的落实。

为推进健康中国建设，提高人民健康水平，根据党的十八届五中全会战略部署，中共中央、国务院于 2016 年印发《"健康中国 2030"规划纲要》，作为推进健康中国建设的宏伟蓝图和行动纲领，强调全社会要增强责任感和使命感，全力推进健康中国建设，为实现中华民族伟大复兴和推动人类文明进步作出更大贡献。《"健康中国 2030"规划纲要》明确了新时期卫生与健康工作方针为"以基层为重点，以改革创新为动力，预防为主，中西医并重，将健康融入所有政策，人民共建共享。"

"共建共享、全民健康"，是建设健康中国的战略主题。其核心是以人民健康为中心，坚持以基层为重点，以改革创新为动力，预防为主，中西医并重，把健康融入所有政策，坚持人民共建共享卫生与健康工作方针，针对生活行为方式、生产生活环境以及医疗卫生服务等健康影响因素，坚持政府主导与调动社会、个人的积极性相结合，推动人人参与、人人尽力、人人享有，落实预防为主，推行健康生活方式，减少疾病发生，强化早诊断、早治疗、早康复，实现全民健康。

共建共享是建设健康中国的基本路径。从供给侧和需求侧两端发力，统筹社会、行业和个人三个层面，形成维护和促进健康的强大合力。要促进鼓励全社会广泛参与，强化跨部门协作，深化军民融合发展，调动社会力量的积极性和创造性，加强环境治理，保障食品药品安全，预防和减少伤害，有效控制影响健康的生态和社会环境中的危险因素，形成多层次、多元化的社会共治格局。要推动健康服务供给侧结构性改革，卫生计生和体育等行业要主动适应人民健康需求，深化体制机制改革，优化要素配置和服务供给，补齐发展短板，推动健康产业转型升级，满足人民群众不断增长的健康需求。要强化个人健康责任，提高全民健康素养，引导形成自主自律、符合自身特点的健康生活方式，有效控制影响健康的生活行为因素，形成热爱健康、追求健康、促进健康的社会氛围。

全民健康是建设健康中国的根本目的。立足全人群和全生命周期两个着力点，提供公平可及、系统连续的健康服务，实现更高水平的全民健康。要惠及全人群，不断完善制度、扩展服务、提高质量，使全体人民享有所需要的、有质量的、可负担的预防、治疗、康复和健康促进等健康服务，突出解决好妇女儿童、老年人、残疾人和低收入人群等重点人群的健康问题。要覆盖全生命周期，针对生命不同阶段的主要健康问题及主要影响因素，确定若干优先领域，强化干预，实现从胎儿到生命终点的全程健康服务和健康保障，全面保障人民健康。

（三）健康中国建设的指导思想和战略目标

1. 指导思想　推进健康中国建设，必须高举中国特色社会主义伟大旗帜，全面贯彻党的十八大和十八届三中、四中、五中全会精神，以马克思列宁主义、毛泽东思想、邓小平理论、"三个代表"重要思想、科学发展观和习近平新时代中国特色社会主义思想为指导,深入学习贯彻习近平总书记系列重要讲话精神,紧紧围绕统筹推进"五位一体"总体布局和协调推进"四个全面"战略布局,认真落实党中央、国务院决策部署,坚持以人民为中心的发展思想,牢固树立和贯彻落实新发展理念,坚持正确的卫生与健康工作方针,以提高人民健康水平为核心,以体制机制改革创新为动力,以普及健康生活、优化健康服务、完善健康保障、建设健康环境、发展健康产业为重点,把健康融入所有政策,加快转变健康领域发展方式,全方位、全周期维护和保障人民健康,大幅提高健康水平,显著改善健康公平,为实现"两个一百年"奋斗目标和中华民族伟大复兴的中国梦提供坚实健康基础。

主要遵循以下原则:

(1)健康优先:把健康摆在优先发展的战略地位,立足国情,将促进健康的理念融入公共政策制定实施的全过程,加快形成有利于健康的生活方式、生态环境和经济社会发展模式,实现健康与经济社会良性协调发展。

(2)改革创新:坚持政府主导,发挥市场机制作用,加快关键环节改革步伐,冲破思想观念束缚,破除利益固化藩篱,清除体制机制障碍,发挥科技创新和信息化的引领支撑作用,形成具有中国特色、促进全民健康的制度体系。

(3)科学发展:把握健康领域发展规律,坚持预防为主、防治结合、中西医并重,转变服务模式,构建整合型医疗卫生服务体系,推动健康服务从规模扩张的粗放型发展转变到质量效益提升的绿色集约式发展,推动中医药和西医药相互补充和协调发展,提升健康服务水平。

(4)公平公正:以农村和基层为重点,推动健康领域基本公共服务均等化,维护基本医疗卫生服务的公益性,逐步缩小城乡、地区、人群间基本健康服务和健康水平的差异,实现全民健康覆盖,促进社会公平。

2. 战略目标　到 2020 年,建立覆盖城乡居民的中国特色基本医疗卫生制度,健康素养水平持续提高,健康服务体系完善高效,人人享有基本医疗卫生服务和基本体育健身服务,基本形成内涵丰富、结构合理的健康产业体系,主要健康指标居于中高收入国家前列。

到 2030 年,促进全民健康的制度体系更加完善,健康领域发展更加协调,健康生活方式得到普及,健康服务质量和健康保障水平不断提高,健康产业繁荣发展,基本实现健康公平,主要健康指标进入高收入国家行列。到 2050 年,建成与社会主义现代化国家相适应的健康国家。

到 2030 年具体实现以下目标:

(1)人民健康水平持续提升:人民身体素质明显增强,2030 年人均预期寿命达到 79.0 岁,人均健康预期寿命显著提高。

(2)主要健康危险因素得到有效控制:全民健康素养大幅提高,健康生活方式得到全面普及,有利于健康的生产生活环境基本形成,食品药品安全得到有效保障,消除一批重大疾病危害。

(3)健康服务能力大幅提升:优质高效的整合型医疗卫生服务体系和完善的全民健身公共服务体系全面建立,健康保障体系进一步完善,健康科技创新整体实力位居世界前列,健康服务质量和水平明显提高。

(4)健康产业规模显著扩大:建立起体系完整、结构优化的健康产业体系,形成一批具有较强创新能力和国际竞争力的大型企业,成为国民经济支柱性产业。

(5)促进健康的制度体系更加完善:有利于健康的政策法律法规体系进一步健全,健康领域治理体系和治理能力基本实现现代化。

二、新医改的阶段性成果及面临的挑战

(一)新医改路径

根据政府官方发布的医改时间安排,我国 2009 年开始的 10 年医改可大致分为两个阶段:第一阶段是 2009 年至 2011 年,第二阶段是从 2012 年至 2020 年。第一阶段医改强调财政投入,第二阶段医

改优先考虑通过系统化的医疗卫生改革,将已有资源转化为有效的医疗卫生服务。

采用一个卫生系统框架对医改路径进行分析,在该框架中,国家层面的政策杠杆与医疗卫生系统之间的相互作用,从而影响医疗卫生系统的结果(图7-1)。

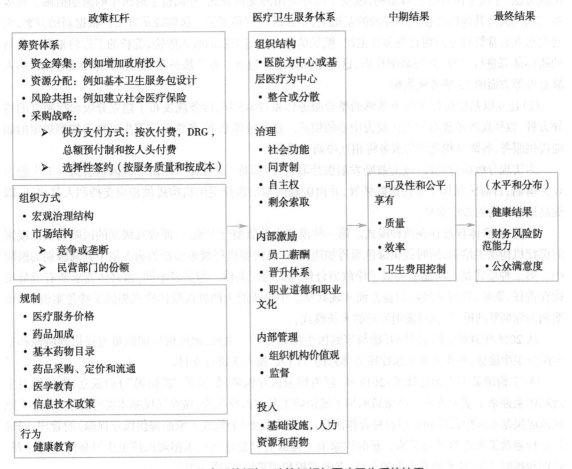

图 7-1 卫生系统框架:政策杠杆与医疗卫生系统结果

1. 第一阶段:扩大医疗保险覆盖和增强基础建设 医改的第一阶段侧重于增加财政投入,以扩大医保覆盖并推进基础设施建设。在 2008 年至 2011 年间,政府卫生支出增加了一倍以上,其中近一半的政府卫生支出用于对医保保费的补贴,目的是为了扩大社会基本医疗保险的覆盖面。其余的资金为基层医疗卫生机构提供补贴,使其提供人人可以享有的免费预防性公共卫生服务,同时建造基础设施,建立卫生信息系统,以及培养基层卫生人员队伍。政府还建立了基本药物制度,以减少药品费用(2008 年中国药品费用占卫生总费用的 41%,经合组织平均为 16%),改善不合理用药现象,并提高安全有效药物的可及性。

2. 第二阶段:医疗卫生服务体系改革 第一阶段医改的不足使政府开始着力处理医疗卫生服务体系总体运行效率低下的系统性根源问题,包括改变供方支付方式和服务定价方式,重组宏观治理模式以及对医疗卫生服务体系进行改革。鉴于医疗卫生服务体系改革的复杂性,除了药品零差率政策外,中央政府鼓励地方政府在总体指导方针下,因地制宜探索改革的创新模式。

(1)公立医院改革:政府在 2012 年为县级医院制定了药品零差率政策(该政策于 2009 年在基层医疗卫生机构中引入),2015 年拓展至市级医院。该政策取消了处方药 15% 的药品加成。在设计上,药品零差率政策伴随着医疗服务收费标准的调整,提高更多劳动密集型服务的价格,例如诊疗费和护理费,并降低检查与化验项目的收费。这一调整是为了补偿医院因药品零差率导致的收入损失。

中央政府发布了相应的指导方针鼓励地方政府试点不同的医保支付方式,如总额控制、总额预付、按疾病诊断相关分组付费,按病种支付和按人头支付,以取代传统的按项目付费模式。

中央政府公布了一系列国家指导方针供地方政府用于规划当地的公立医院改革。到 2015 年,全国共出现了十余种公立医院改革模式。其中,福建三明模式受到了全国性关注,因为该模式采用了系统性方法,重组了医院的治理架构,改变了医疗费用的支付方式,并调整了对医生的激励措施。在吸收三明模式及其他医改模式的经验的基础上,中央政府调整了公立医院改革方案。根据新的方案,医院院长在日常管理方面拥有更多自主权;院长的收入将与医院的收入脱钩,院长的工作将根据一套新的指标体系进行考核,并与薪酬挂钩,这套指标体系中包含了有关服务量、费用控制、医院发展、病人满意度等方面的 55 项考核指标。

(2)建立以基层医疗卫生为基础的整合服务体系:2015 年,国务院发布了建立分级诊疗制度的指导方针,以彻底改革现有的以医院为中心的模式。在分级体系下,各级医疗卫生机构将按照规定的职能提供服务,各级机构之间的服务将相互协调并整合。

为实现分级诊疗制度,政府鼓励发展医疗联合体(简称“医联体”)。由于我国基层医疗卫生能力较为薄弱,目前医联体主要由医院领导,并由医院向基层医疗卫生机构提供相应支持和人员培训,以提高这些机构的诊疗水平。

目前,医联体普遍存在两种模式。第一种模式为松散型合作模式,即较高级别的医院向较低级别的医疗机构提供培训,同时提供绿色通道加速转诊,将需要进行疑难诊断的病人集中到高级别的医院中。第二种模式是在功能上类似于松散型合作模式的医共体。与前者不同,医共体要求所有成员机构在责任、资源、管理和经济利益方面实现共享。中央政府为两种医联体模式提供了特色案例:城市案例为深圳罗湖模式,农村案例为安徽天长模式。

从 2016 年开始,中国居民开始与家庭医生团队签约。由此,家庭医生团队负责提供预防性和基本医疗卫生服务,并作为整个医疗服务体系的守门人,按人头进行支付。

(3)重构国家卫生治理体系:2018 年,随着国家医疗保障局(简称“医保局”)的成立,中国的卫生治理体系迎来了重大改革。医保局承担了城镇职工基本医疗保险、城乡居民基本医疗保险(合并了原城镇居民基本医疗保险和新型农村合作医疗)和医疗救助(为低收入家庭提供医疗保障)的管理,同时制定价格政策和监督药品采购。新的国家卫生健康委员会将继续承担对医疗卫生服务体系的计划、管理和规制,同时还承担两个新的责任,老龄照护和烟草控制(图 7-2)。

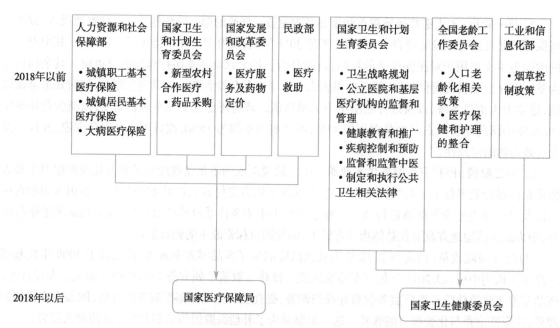

图 7-2　2018 年前后卫生领域的宏观治理结构

（4）鼓励社会办医：2012年，政府提出民营医院的市场份额在2015年达到20%的目标，并希望通过建立更多民营医院带来竞争压力，从而提高公立医院的绩效；同时希望民营医院能提供更多医疗卫生服务来补充公立体系的短缺，从而促进经济发展。民营医院的价格虽不受管制，但只要与医保签订协议则必须接受后者的支付标准。政府为帮助民营医院招募信誉良好的医生，允许公立医院的医生在民营医院开展多点执业。同时，更便捷的审批程序和免税政策也鼓励更多非营利性医院进入医疗市场。到2017年，民营医院占中国医院总数的60.4%，但床位数仅占总量的24.3%。门诊服务的市场份额从2009年的8%增长到2017年的14.2%，住院服务的份额也从8%增加到17.6%。

（5）完善第一阶段的举措：政府不断完善社会基本医疗保险制度，包括增加财政补贴、降低个人共付率、提高报销上限，并将服务覆盖范围扩展至住院治疗以外的门诊服务，以及引入大病保险计划以提供额外的财务风险保障。病人在省内或省际异地就医所获得的待遇得到加强，额外的政府补贴也拓展了基本公共卫生服务项目。同时，通过集中采购以及对批发与销售中间环节的削减，改善了药品采购、流通与定价工作。

为增加基层医疗卫生人员数量，提高基层医疗卫生服务水平，国务院于2018年发布了一项计划。通过扩大招聘以及加强对农村地区卫生专业人员的培训，预计到2030年每万名居民拥有5名全科医生。此外，政府计划建立一个涵盖公立医院和基层医疗卫生机构的整合性卫生信息系统，并提出"互联网＋健康"的概念来提高医疗卫生服务效率，使群众能享受到优质的医疗资源。

（二）新医改以来卫生健康事业的发展成就

2009年以来新医改主要覆盖5个重点领域，不同时间侧重于不同工作重点。这些政策的核心是解决"看病难、看病贵"问题。表7-2总结了5个医改重点领域的主要改革措施及对应的阶段性成就和仍然面临的挑战。

表7-2　2009—2018年主要改革政策总结及其成就和挑战

改革重点	主要政策	成就	挑战
社会医疗保障体系	扩展和巩固基本医疗保险制度 扩大基本医疗保险服务包 提高医疗救助水平 建立大病医疗保险 整合城乡居民基本医疗保险	95%的人口实现基本医疗保险制度覆盖 城乡居民基本医疗保险人均筹资额从2008年的100元提高到2018年的700元，大约70%由政府支持 所有地区已经建立起大病医疗保险制度	医疗保险经办机构利用战略性购买机制（包括支付制度）控制医疗费用攀升和改进医疗服务质量不够
基本药物制度	取消基本药品加成 建立药品购销体系 促进药品合理使用	医院药品收入从2008年的42%下降到2018的30% 医院门诊和住院抗生素使用率医改期间平均下降了50%	药品集中采购制度尚需进一步完善
基层医疗卫生服务体系	加强基层医疗卫生机构投入 完善激励机制，加强基层医疗卫生队伍能力 建立全科医生制度 建立分级诊疗制度 取消基本药品加成	医改期间政府投入9 650亿元用于支持基层医疗卫生机构建设 基层医疗卫生机构依赖药品筹资的制度彻底改变，医改期间政府对城市社区卫生服务中心和乡镇卫生院预算支持增加了20%	基层医疗卫生机构吸引和留住卫生人才的激励机制不够有效 基层医疗卫生机构支撑分级诊疗的能力不足
基本公共卫生服务均等化	政府出资为全体居民提供均等的基本公共卫生服务 实施重大公共卫生服务项目	建立起了政府预算支持的基本公共卫生均等化制度 政府对基本公共卫生均等化制度投入从2010年的人均15元，提高到了2018年的人均55元	卫生资源贫乏，公共卫生服务质量有待提升

续表

改革重点	主要政策	成就	挑战
公立医院改革	改变按项目付费的支付制度 完善公立医疗机构价格政策,取消药品加成 鼓励建设建立医联体和医共体 建立分级诊疗制度 鼓励开发和使用临床路径和指南	公立医疗机构依赖药品加成的筹资机制发生根本性改变,药品收入比重下降,医改期间政府对公立医院投入增加了1.5% 2015年,制定了442种疾病临床路径;2017年,65%的二级医院和三级医院实施了按病种支付制度改革 到2017年底,95%的城市实施分级诊疗制度改革	医疗费用攀升 医疗服务和技术的过度利用

中央和地方政府动员了强大的政治和经济资源支持医改。通过这一轮改革,实现了基本医疗保障制度全民覆盖,推进了基本公共卫生服务均等化,公立医疗卫生机构取消了药品加成,卫生服务可及性得到明显提升,主要健康指标公平性得到了提升。

(三) 挑战

我国在实现医改目标上取得了稳步的进展,但同时存在着尚未解决的问题以及新出现的挑战。

1. **基层医疗卫生服务利用不高、能力不足**　基层医疗卫生机构提供的服务质量不高,病人倾向于到高等级医疗机构就诊。2005—2015年,基层医疗卫生机构提供的门诊服务占比下降了7%。2010年,5.6%的乡镇卫生院医生接受过5年及以上的医学教育,这一比例到2017年只提高到10%,改善比较缓慢。

2. **医疗费用持续上涨**　2008—2017年,中国卫生总费用实际年均增长率为12.2%,超过GDP实际年均增长率(8.1%)。在综合性医院,2005年到2008年,每出院病人费用增加了17.2%;2010年到2013年,每出院病人费用增加了22.1%。2005年到2008年,综合性医院的门诊次均费用增加了15.5%;2010年到2013年,门诊次均费用增加了21.7%。卫生总费用中,个人直接付费比例明显下降,但是疾病经济负担绝对水平,特别是对于低收入人群并没有显著降低。

3. **慢性病防控形势依然严峻**　我国高血压和糖尿病这两种慢性非传染性疾病的患病率持续上升。在2017年的一项涉及170万人的全国性研究中,结果显示近一半35~75岁的中国人患有高血压。在这些高血压病人中,只有不到1/3的人采取积极治疗,只有1/12的病人血压控制达标。中国(44.7%)和美国(45.5%)的高血压患病率相近,但中国(7.2%)的高血压控制率却远低于美国(43.5%)。

2013年的一项涉及170 287名参与者的全国代表性调查发现,中国糖尿病患病率为10.9%,但超过60%的病人并未得到确诊。在确诊的糖尿病病人中,只有37%知晓自己的病情,仅有32%正在接受治疗。相比之下,2011—2014年美国的糖尿病患病率与中国相近,约为10.8%,但只有约1.2%的病人未被诊断。

4. **医疗服务质量提升效果不明显**　2017年的一项对隐匿性结核病病人的研究表明,乡镇卫生院给予病人正确治疗的次数占比只有38%,而乡村卫生室只有28%。另外一项研究发现,在面对痢疾或不稳定型心绞痛症状的病人时,乡村医生82%的问诊方式不符合标准,只有26%的问诊能正确诊断。由于不信任基层医疗卫生机构或者对基层医疗卫生机构的医疗质量不满意,许多病人选择绕过基层医疗卫生机构,选择直接到医院就诊。

医院医疗质量得到整体提升的证据较少,且研究开展的范围大多不够广泛。例如,从2013—2016年,神经内科住院病人的死亡率从6.3%下降到5.4%。但是,在中国25个省的33家知名三级医院开展的另一项研究发现,急性心肌梗死病人到院给予阿司匹林的比率从2012年的80.7%下降到2018年的70.7%,到院给予β受体阻断剂的比率没有明显改善(44.0%~44.5%)。

三、健康中国行动

(一) 背景

党的十八大以来,我国卫生健康事业取得新的显著成绩,医疗卫生服务水平大幅提高,居民主要健康指标总体优于中高收入国家平均水平。随着工业化、城镇化、人口老龄化发展及生态环境、生活行为方式变化,慢性非传染性疾病已成为居民的主要死亡原因和疾病负担。心脑血管疾病、癌症、慢性呼吸系统疾病、糖尿病等慢性病导致的负担占总疾病负担的70%以上,成为制约健康预期寿命提高的重要因素。

同时,肝炎、结核病、艾滋病等重大传染病防控形势仍然严峻,精神卫生、职业健康、地方病等问题不容忽视,重大安全生产事故和交通事故时有发生。党的十九大作出了实施健康中国战略的重大决策部署,充分体现了对维护人民健康的坚定决心。为积极应对当前突出的健康问题,必须关口前移,采取有效干预措施,努力使群众不生病、少生病,提高生活质量,延长健康寿命。这是以较低成本取得较高健康绩效的有效策略,是解决当前健康问题的现实途径,是落实健康中国战略的重要举措。因此,健康中国行动推进委员会于2019年印发《健康中国行动(2019—2030年)》,实施十年全民疾病预防和健康促进行动。

(二) 总体要求

1. **指导思想** 以习近平新时代中国特色社会主义思想为指导,全面贯彻党的十九大和十九届二中、三中全会精神,坚持以人民为中心的发展思想,坚持改革创新,贯彻新时代卫生与健康工作方针,强化政府、社会、个人责任,加快推动卫生健康工作理念、服务方式从以治病为中心转变为以人民健康为中心,建立健全健康教育体系,普及健康知识,引导群众建立正确健康观,加强早期干预,形成有利于健康的生活方式、生态环境和社会环境,延长健康寿命,为全方位全周期保障人民健康、建设健康中国奠定坚实基础。

2. **基本原则** 普及知识、提升素养。把提升健康素养作为增进全民健康的前提,根据不同人群特点有针对性地加强健康教育与促进,让健康知识、行为和技能成为全民普遍具备的素质和能力,实现健康素养人人有。

自主自律、健康生活。倡导每个人是自己健康第一责任人的理念,激发居民热爱健康、追求健康的热情,养成符合自身和家庭特点的健康生活方式,合理膳食、科学运动、戒烟限酒、心理平衡,实现健康生活少生病。

早期干预、完善服务。对主要健康问题及影响因素尽早采取有效干预措施,完善防治策略,推动健康服务供给侧结构性改革,提供系统连续的预防、治疗、康复、健康促进一体化服务,加强医疗保障政策与健康服务的衔接,实现早诊早治早康复。

全民参与、共建共享。强化跨部门协作,鼓励和引导单位、社区(村)、家庭和个人行动起来,形成政府积极主导、社会广泛动员、人人尽责尽力的良好局面,实现健康中国行动齐参与。

3. **总体目标** 到2022年,健康促进政策体系基本建立,全民健康素养水平稳步提高,健康生活方式加快推广,重大慢性病发病率上升趋势得到遏制,重点传染病、严重精神障碍、地方病、职业病得到有效防控,致残和致死风险逐步降低,重点人群健康状况显著改善。

到2030年,全民健康素养水平大幅提升,健康生活方式基本普及,居民主要健康影响因素得到有效控制,因重大慢性病导致的过早死亡率明显降低,人均健康预期寿命得到较大提高,居民主要健康指标水平进入高收入国家行列,健康公平基本实现。

(三) 主要任务

1. **全方位干预健康影响因素**

(1)实施健康知识普及行动:维护健康需要掌握健康知识。面向家庭和个人普及预防疾病、早期发现、紧急救援、及时就医、合理用药等维护健康的知识与技能。建立并完善健康科普专家库和资源库,构建健康科普知识发布和传播机制。强化医疗卫生机构和医务人员开展健康促进与教育的激励约束。鼓励各级电台电视台和其他媒体开办优质健康科普节目。到 2022 年和 2030 年,全国居民健康素养水平分别不低于 22% 和 30%。

(2)实施合理膳食行动:合理膳食是健康的基础。针对一般人群、特定人群和家庭,聚焦食堂、餐厅等场所,加强营养和膳食指导。鼓励全社会参与减盐、减油、减糖行动,研究完善盐、油、糖包装标准。修订预包装食品营养标签通则,推进食品营养标准体系建设。实施贫困地区重点人群营养干预。到 2022 年和 2030 年,成人肥胖增长率持续减缓,5 岁以下儿童生长迟缓率分别低于 7% 和 5%。

(3)实施全民健身行动:生命在于运动,运动需要科学。为不同人群提供针对性的运动健身方案或运动指导服务。努力打造百姓身边健身组织和“15 分钟健身圈”。推进公共体育设施免费或低收费开放。推动形成体医结合的疾病管理和健康服务模式。把高校学生体质健康状况纳入对高校的考核评价。到 2022 年和 2030 年,城乡居民达到《国民体质测定标准》合格以上的人数比例分别不少于 90.86% 和 92.17%,经常参加体育锻炼人数比例达到 37% 及以上和 40% 及以上。

(4)实施控烟行动:吸烟严重危害人民健康。推动个人和家庭充分了解吸烟和二手烟暴露的严重危害。鼓励领导干部、医务人员和教师发挥控烟引领作用。把各级党政机关建设成无烟机关。研究利用税收、价格调节等综合手段,提高控烟成效。完善卷烟包装烟草危害警示内容和形式。到 2022 年和 2030 年,全面无烟法规保护的人口比例分别达到 30% 及以上和 80% 及以上。

(5)实施心理健康促进行动:心理健康是健康的重要组成部分。通过心理健康教育、咨询、治疗、危机干预等方式,引导公众科学缓解压力,正确认识和应对常见精神障碍及心理行为问题。健全社会心理服务网络,加强心理健康人才培养。建立精神卫生综合管理机制,完善精神障碍社区康复服务。到 2022 年和 2030 年,居民心理健康素养水平提升 20% 和 30%,心理相关疾病发生的上升趋势减缓。

(6)实施健康环境促进行动:良好的环境是健康的保障。向公众、家庭、单位(企业)普及环境与健康相关的防护和应对知识。推进大气、水、土壤污染防治。推进健康城市、健康村镇建设。建立环境与健康的调查、监测和风险评估制度。采取有效措施预防控制环境污染相关疾病、道路交通伤害、消费品质量安全事故等。到 2022 年和 2030 年,居民饮用水水质达标情况明显改善,并持续改善。

2. 维护全生命周期健康

(1)实施妇幼健康促进行动:孕产期和婴幼儿时期是生命的起点。针对婚前、孕前、孕期、儿童等阶段特点,积极引导家庭科学孕育和养育健康新生命,健全出生缺陷防治体系。加强儿童早期发展服务,完善婴幼儿照护服务和残疾儿童康复救助制度。促进生殖健康,推进农村妇女宫颈癌和乳腺癌检查。到 2022 年和 2030 年,婴儿死亡率分别控制在 7.5‰ 及以下和 5‰ 及以下,孕产妇死亡率分别下降到 18/10 万及以下和 12/10 万及以下。

(2)实施中小学健康促进行动:中小学生处于成长发育的关键阶段。动员家庭、学校和社会共同维护中小学生身心健康。引导学生从小养成健康生活习惯,锻炼健康体魄,预防近视、肥胖等疾病。中小学校按规定开齐开足体育与健康课程,把学生体质健康状况纳入对学校的绩效考核,结合学生年龄特点,以多种方式对学生健康知识进行考试考查,将体育纳入高中学业水平测试。到 2022 年和 2030 年,国家学生体质健康标准达标优良率分别达到 50% 及以上和 60% 及以上,全国儿童青少年总体近视率力争每年降低 0.5 个百分点以上,新发近视率明显下降。

(3)实施职业健康保护行动:劳动者依法享有职业健康保护的权利。针对不同职业人群,倡导健康工作方式,落实用人单位主体责任和政府监管责任,预防和控制职业病危害。完善职业病防治法规标准体系。鼓励用人单位开展职工健康管理。加强职业性尘肺病等职业病救治保障。到 2022 年和 2030 年,接尘工龄不足 5 年的劳动者新发职业性尘肺病报告例数占年度报告总例数的比例实现明显下降,并持续下降。

(4)实施老年健康促进行动:老年人健康快乐是社会文明进步的重要标志。面向老年人普及膳食营养、体育锻炼、定期体检、健康管理、心理健康以及合理用药等知识。健全老年健康服务体系,完善居家和社区养老政策,推进医养结合,探索长期护理保险制度,打造老年宜居环境,实现健康老龄化。到 2022 年和 2030 年,65 至 74 岁老年人失能发生率有所下降,65 岁及以上人群老年期痴呆患病率增速下降。

3. 防控重大疾病

(1)实施心脑血管疾病防治行动:心脑血管疾病是我国居民第一位死亡原因。引导居民学习掌握心肺复苏等自救互救知识技能。对高危人群和病人开展生活方式指导。全面落实 35 岁以上人群首诊测血压制度,加强高血压、高血糖、血脂异常的规范管理。提高院前急救、静脉溶栓、动脉取栓等应急处置能力。到 2022 年和 2030 年,心脑血管疾病死亡率分别下降到 209.7/10 万及以下和 190.7/10 万及以下。

(2)实施癌症防治行动:癌症严重影响人民健康。倡导积极预防癌症,推进早筛查、早诊断、早治疗,降低癌症发病率和死亡率,提高病人生存质量。有序扩大癌症筛查范围。推广应用常见癌症诊疗规范。提升中西部地区及基层癌症诊疗能力。加强癌症防治科技攻关。加快临床急需药物审评审批。到 2022 年和 2030 年,总体癌症 5 年生存率分别不低于 43.3% 和 46.6%。

(3)实施慢性呼吸系统疾病防治行动:慢性呼吸系统疾病严重影响病人生活质量。引导重点人群早期发现疾病,控制危险因素,预防疾病发生发展。探索高危人群首诊测量肺功能、40 岁及以上人群体检检测肺功能。加强慢性阻塞性肺疾病病人健康管理,提高基层医疗卫生机构肺功能检查能力。到 2022 年和 2030 年,70 岁及以下人群慢性呼吸系统疾病死亡率下降到 9/10 万及以下和 8.1/10 万及以下。

(4)实施糖尿病防治行动:我国是糖尿病患病率增长最快的国家之一。提示居民关注血糖水平,引导糖尿病前期人群科学降低发病风险,指导糖尿病病人加强健康管理,延迟或预防糖尿病的发展。加强对糖尿病病人和高危人群的健康管理,促进基层糖尿病及并发症筛查标准化和诊疗规范化。到 2022 年和 2030 年,糖尿病病人规范管理率分别达到 60% 及以上和 70% 及以上。

(5)实施传染病及地方病防控行动:传染病和地方病是重大公共卫生问题。引导居民提高自我防范意识,讲究个人卫生,预防疾病。充分认识疫苗对预防疾病的重要作用。倡导高危人群在流感流行季节前接种流感疫苗。加强艾滋病、病毒性肝炎、结核病等重大传染病防控,努力控制和降低传染病流行水平。强化寄生虫病、饮水型燃煤型氟砷中毒、大骨节病、氟骨症等地方病防治,控制和消除重点地方病。到 2022 年和 2030 年,以乡(镇、街道)为单位,适龄儿童免疫规划疫苗接种率保持在 90% 以上。

(陈　文　杨长青)

第二节　卫生保健服务体系与保障制度

本节介绍卫生保健服务体系与医疗保障制度,有助于医学生了解医疗服务体系和公共卫生服务体系内的主要保健机构,了解它们的发展历程和职责定位,同时进一步了解医疗保障制度的基本模式与我国医疗保障制度的发展现状。

一、医疗服务体系

我国由各级医院和基层医疗卫生机构组成的覆盖城乡的医疗卫生服务体系已经逐渐完善。截至

2018年底,我国共有3.30万个医院、94.36万个基层医疗卫生机构。随着医疗卫生体制改革的不断深化,我国城市的三级医疗服务体系和农村三级医疗卫生服务网络,逐渐演变为城乡统筹下的各级医院和基层医疗卫生机构的两级医疗卫生服务体系。

1. 城市医疗服务体系　城市三级医疗服务体系建立及发展(1949—1997年):中华人民共和国成立至改革开放前,城市三级医疗服务体系逐步建立。卫生部发布的《医院分级管理办法(试行草案)》中对不同等级医院的功能定位作出了规定:一级医院即直接为社区提供初级综合性医疗卫生服务的机构,是直接向一定人口的社区提供预防、医疗、保健、康复服务的基层医院、卫生院;二级医院是向多个社区提供综合医疗卫生服务和承担一定教学、科研任务的地区性医院;三级医院是向全体人群提供高水平专科性医疗卫生服务和执行高等教育、科研任务的区域以上的医院。

城市三级医疗服务体系向两级医疗服务体系改革(1997—2006年):随着《关于卫生改革与发展的决定》(1997年)的印发,三级医疗服务网络开始精简为以医院和基层医疗服务机构组成的两级卫生服务体系。改革对社区医疗机构和城市大型医院的职能作出了划分:基层医疗机构要以社区和家庭作为服务对象,提供常见病与多发病诊疗、妇幼保健、疾病预防与控制、健康管理等服务;城市大医院主要承担急危重症和疑难病症的诊疗、医学教育、医学科研等任务。城市的三级医疗卫生服务体系的概念开始淡化,转向以社区卫生服务为基础、以大型医院为中心的城市两级医疗服务体系。

城市两级医疗服务体系发展阶段(2006年—):城市卫生服务体系改革之后,社区卫生服务机构和医院合理分工的两级医疗服务体系逐渐发展。社区卫生服务机构的作用开始受到重视,2006年发布的《国务院关于发展城市社区卫生服务的指导意见》中提出政府举办的一级、部分二级医院将通过资源整合的方式,调整组建为社区卫生服务中心,充分发挥社区卫生服务机构的基层守门员的作用。同年,在全国社区卫生工作会议上,卫生部鼓励各地构建两级新型城市卫生服务体系,将现行的三级医疗服务体系转为区域医疗中心和社区服务中心组成的两级城市医疗卫生服务体系。区域医疗中心以已有的医院为主体,主要包括综合医院、专科医院及中医院。社区卫生服务中心,主要以社区卫生服务站、社区医院和街道医院为主,是构建两级城市医疗卫生服务体系的重点。

以社区卫生服务为基础的新型城市医疗卫生服务体系中,社区卫生服务应该逐步承担起居民"守门人"的职责,不断提高服务水平,坚持主动服务、上门服务。大医院也应当充分发挥其在危重急症和疑难病症的诊疗、医学教育和科研、指导和培训基层人员等方面的骨干作用。有条件的大医院按照区域卫生规划要求,可以通过托管、重组等方式促进医疗资源合理流动。

2. 农村医疗服务体系　农村三级医疗服务体系建立阶段(1949—1978年):从中华人民共和国成立到80年代初,我国实行计划经济体制,逐步建立健全了县、乡、村的农村三级医疗服务体系。中华人民共和国成立初期,我国按照《关于健全和发展全国基层卫生组织的决定》,首先建立了县级卫生机构。随后,县级卫生机构逐步发展为县医院、县卫生防疫站、县妇幼保健院等。1950年第一届全国卫生工作会议中提出了"面向工农兵""预防为主""团结中西医"三大工作方针,同年《关于建立和发展农村基层卫生组织的决议》中提出要设立区卫生所、乡卫生站、村卫生室,初步形成了农村三级医疗服务体系。

农村三级医疗服务体系受到冲击阶段(1978—1997年):改革开放后,由于经济体制的变革,农村集体经济逐渐瓦解,农村原有的合作医疗制度逐步解体。村级卫生组织主要依托集体经济建设,受到了严重的冲击。村级卫生组织变为个人承包,以市场为导向,对医疗的重视导致了预防保健和计划免疫工作的缺失。

恢复与发展阶段(1997年—):1997年《关于卫生改革与发展的决定》提出要加强农村卫生组织建设,对完善县、乡、村三级卫生服务网提出了具体的要求,农村三级医疗服务网络开始恢复。2002年国务院发布《关于农村卫生机构改革与管理的意见》,强调了农村卫生服务网的作用,农村医疗服务网络是由政府、集体、社会和个人等在县(市)、乡(镇)、村范围内举办的各种医疗卫生机构组成,以公有制为主导,多种所有制形式共同发展的社会化网络。2006年卫生部颁布了《农村卫生服务体系建设与发展规划》,提出较完整的农村三级医疗服务网络,强调各级医疗机构之间建立互助的机制,明确规定"以县级医疗卫生机构为龙头,乡(镇)卫生院为中心,村卫生室为基础"。2009年,中共中央国务院颁布了《关于深化医药卫生体制改革的意见》,提出要大力发展农村医疗卫生服务体系,并对三级医疗服务网络中的各级机构职能作出了明确规定,农村的三级医疗服务体系的组织构架得到发展。

农村三级医疗服务网络中,县级医院是"龙头",作为县域内的医疗卫生中心,主要负责基本医疗服务及危重急症病人的抢救,并承担对乡镇卫生院、村卫生室的业务技术指导和卫生人员的进修培训;乡镇卫生院是"枢纽",主要负责提供公共卫生服务和常见病、多发病的诊疗等综合服务,并承担对村卫生室的业务管理和技术指导;村卫生室是"网底",承担行政村的公共卫生服务及一般疾病的诊治等工作。

3. 城乡统筹的两级医疗服务体系 随着城镇化进程的加快及分级诊疗等制度的全面推进,城市和农村的传统三级医疗卫生服务体系均受到了影响。统筹城乡医疗服务体系,以医院和基层医疗卫生机构进行医疗卫生服务体系的两级划分成为发展趋势。

(1)医院:按照登记注册类型,医院分为公立医院和民营医院。公立医院指经济类型为国有和集体办的医院,民营医院指公立医院以外的其他医院,主要包括联营、股份合作、私营、台港澳地区投资和外国投资等医院。公立医院是我国医疗服务体系的主体,应当坚持维护公益性,充分发挥其在基本医疗服务提供、急危重症和疑难病症诊疗等方面的骨干作用,承担医疗卫生机构人才培养、医学科研、医疗教学等任务,承担法定和政府指定的公共卫生服务、突发事件紧急医疗救援、援外、国防卫生动员、支农、支边和支援社区等任务。民营医院是医疗卫生服务体系不可或缺的重要组成部分,是满足人民群众多层次、多元化医疗服务需求的有效途径。民营医院可以提供基本医疗服务,与公立医院形成有序竞争;可以提供高端服务,满足非基本需求;可以提供康复、老年护理等紧缺服务,对公立医院形成补充。根据功能定位,可将公立医院主要划分为县办医院、市办医院、省办医院、部门办医院和其他公立医院。

1)医院的功能定位:县办医院(县、县级市、市辖区、旗举办)主要承担县级区域内居民的常见病、多发病诊疗,急危重症抢救与疑难病转诊,培训和指导基层医疗卫生机构人员,相应公共卫生服务职能以及突发事件紧急医疗救援等工作,是政府向县级区域内居民提供医疗卫生服务的重要载体。市办医院(地级市、地区、州、盟举办)主要向地市级区域内居民提供代表本区域高水平的综合性或专科医疗服务,接受下级医院转诊,并承担人才培养和一定的科研任务以及相应公共卫生和突发事件紧急医疗救援任务。省办医院(省、自治区、直辖市举办)主要向省级区域内提供急危重症、疑难病症诊疗和专科医疗服务,接受下级医院转诊,并承担人才培养、医学科研及相应公共卫生和突发事件紧急医疗救援任务。部门办医院(各级卫生行政部门举办)主要向跨省份区域提供疑难危重症诊疗和专科医疗服务,接受下级医院转诊,并承担人才培养、医学科研及相应公共卫生和突发事件紧急医疗救援等任务和技术支撑,带动医疗服务的区域发展和整体水平提升。

2)医院的机构设置:根据《全国医疗卫生服务体系规划纲要》,各级各类公立医院的规划设置要综合考虑城镇化、人口分布、地理交通环境、疾病谱的改变等因素,合理布局。县级区域依据常住人口数,原则上设置1个县办综合医院和1个县办中医类医院(含中医、中西医结合、民族医等,下同);地市级区域依据常住人口数,每100万~200万人口设置1~2个市办综合性医院(含中医类医院,下同),服务半径一般为50km左右;省级区域划分片区,依据常住人口数,每1 000万人口规划设置1~2个省办综合性医院,同时可以根据需要规划设置儿童、妇产、肿瘤、精神、传染病、职业病以及口腔、康复等省办专科医院(含中医类专科医院);按照统筹规划、提升能级、辐射带动的原则,在全国规划布局设置若干部门办医院。

(2)基层医疗卫生机构:基层医疗卫生机构主要包括乡镇卫生院、社区卫生服务中心(站)、村卫生室、医务室、门诊部(所)和军队基层卫生机构等。

1）基层医疗卫生机构的功能定位：乡镇卫生院和社区卫生服务中心负责提供基本公共卫生服务，以及常见病与多发病的诊疗、护理、康复等综合服务，并受县级卫生行政部门委托，承担辖区内的公共卫生管理工作，负责对村卫生室、社区卫生服务站的综合管理、技术指导和乡村医生的培训等。村卫生室、社区卫生服务站在乡镇卫生院和社区卫生服务中心的统一管理和指导下，承担行政村、居委会范围内人群的基本公共卫生服务和普通常见病与多发病的初级诊治、康复等工作。

2）基层医疗卫生机构的机构设置：根据《全国医疗卫生服务体系规划纲要》，乡镇卫生院、社区卫生服务中心应当按照乡镇、街道办事处行政区划或者按照一定服务人口进行设置。每个乡镇应当设立 1 所标准化建设的乡镇卫生院，在每个街道办事处范围或者每 3 万~10 万居民规划设置 1 所社区卫生服务中心。全面提升乡镇卫生院服务能力和水平，综合考虑城镇化、地理位置、人口聚集程度等因素，可以选择 1/3 左右的乡镇卫生院提升服务能力和水平，建设中心乡镇卫生院。有条件的中心乡镇卫生院可以建设成为县办医院分院。城市地区的一级和部分二级医院可以视情况改造转为社区卫生服务中心。在综合考虑乡镇卫生院、社区卫生服务中心覆盖情况以及服务半径、服务人口等因素的基础上，合理设置村卫生室和社区卫生服务站的配置数量和布局。原则上每个行政村应当设置 1 个村卫生室。个体诊所等其他基层医疗卫生机构的设置，不受规划布局限制，实行市场调节的管理方式。

二、公共卫生服务体系

专业公共卫生机构主要包括疾病预防控制中心、专科疾病防治机构、妇幼保健机构、健康教育机构、急救中心（站）、采供血机构、卫生监督机构、卫生健康部门主管的计划生育技术服务机构。本部分主要对疾病预防控制机构和妇幼保健机构两个机构进行重点介绍。

（一）疾病预防控制机构

疾病预防控制中心，是由政府举办的从事公共卫生服务的公益性事业单位。中国疾病预防控制中心使命是通过对疾病、残疾和伤害的预防控制，创造健康环境，维护社会稳定，保障国家安全，促进人民健康。

1. 发展历程　疾病预防控制机构建立阶段（1949—1960 年）：疾病预防控制中心的前身是卫生防疫站。1949 年，原东北中长铁路局建立了最早的卫生防疫站，此后，东北的部分城市相继建立了卫生防疫站；1953 年，政务院 167 次会议批准，在全国各省、市、县建立卫生防疫站，规定其主要的工作内容为：疾病控制、卫生监督与监测、卫生宣教、科研与培训等领域；1954 年，卫生部颁布《卫生防疫站暂行办法和各级卫生防疫站组织编制规定》，将卫生防疫站的工作内容拓展到卫生监督、传染病管理与控制、环境卫生、食品安全、学校卫生、放射卫生等领域。

疾病预防控制机构受到影响阶段（1960—1972 年）：初建立的卫生防疫体系于 1960—1962 年自然灾害时期受到了严重影响。1964 年，卫生部颁发了《卫生防疫站工作试行条例》（以下简称《条例》），明确了卫生防疫站是我国卫生组织的有机组成部分，属于卫生事业单位。《条例》规定卫生防疫站的职能为组织、指导、监督、执行，工作内容为流行病、劳动卫生、环境卫生、食品卫生、学校卫生、放射防护等领域。自从 1966 年以来，在"文革"期间，卫生防疫体系再次受到严重影响，卫生防疫条例失去作用、卫生防疫体系遭到否定、疫情报告系统瘫痪。

疾病预防控制机构恢复和发展阶段（1972 年—）：1972 年，国务院下发《健全卫生防疫工作的通知》，卫生防疫体系由此逐渐恢复。1979 年，卫生部颁布了《全国卫生防疫站工作条例》，规定卫生防疫站的职能为监测、监督、科研、培训，突出强调了监测与监督的职能，工作内容基本没有改变。随着卫生防疫体系逐渐恢复，1983 年卫生部报请国务院批准，建立了中国预防医学中心，至此，基本形成了从国家预防医学中心到省、地（市）县及各部门卫生防疫站的较为完善的卫生防疫体系。自 20 世纪80 年代以来，卫生防疫站有着明显的两方面职能：卫生防疫和卫生监督。2001 年，卫生部办公厅下发了《关于疾病预防体制改革的指导意见》，再次明确了各级疾病预防控制机构的职能和工作内容，将卫生防疫机构的卫生执法、卫生监督功能整体划出,同时增加了预防控制慢性病的职能,卫生防疫站更名为疾病预防控制中心。2003 年"非典"疫情发生后,党中央、国务院更加重视疾病预防体系的建设。2004 年,我国运行国家传染病与突发公共卫生网络直报系统,标志着中国传染病疫情监测、报告手段和能力发生了质的飞跃,逐步实现了疫情监测报告系统的完善。

2019 年,新型冠状病毒肺炎疫情的暴发对于我国疾病预防控制体系是一个巨大的考验,也是对 2003 年"非典"之后疾病预防控制体系建设成效的检验。我国面对重大突发公共卫生事件时的应急处置受到世界瞩目,随着新型冠状病毒肺炎疫情病例的新增,截至 2020 年 1 月 29 日,全国 31 个省、自治区、直辖市启动重大突发公共卫生事件一级响应,表明了各级人民政府、疾病预防控制机构、医疗机构、卫生行政部门统一对抗疫情的决心。疫情之下,传染病防控体系的建设需要引起重视,从湖北省武汉市收治新型冠状病毒肺炎病人的情况来看,虽然在短时间内,我国创造了"火神山""雷神山"的奇迹,提供了大量的病床资源,但将来传染病定点医院的建设上需要进一步完善,保证其在面临突发传染病的时候起到更大的预防、隔离和治疗作用。同时,此次疫情中疾病预防人才匮乏、部分疾病预防控制机构存在组织管理上的缺陷等问题也引起了思考,新型冠状病毒肺炎疫情再次凸显了完善建设疾病预防控制体系的必要性。

2. **主要职责**　疾病预防控制机构分为国家级、省级、设区的市级和县级四级。各级疾病预防控制机构应当根据疾病预防控制专业特点与功能定位,以及本地区疾病预防控制的具体实际,明确职责和任务。疾病预防控制机构的职能是:病病预防与控制、突发公共卫生事件应急处置、疫情报告及健康相关因素信息管理、健康危害因素监测与干预、实验室检测分析与评价、健康教育与健康促进、技术管理与应用研究指导。各级疾病预防控制机构的具体工作职责如下(表 7-3)。

表 7-3　各级疾病预防控制机构的具体职责

主要职责	国家级	省级	市级	县级
实施全国重大疾病预防控制工作规划,研究全国重大疾病与公共卫生问题发生发展规律和预防控制策略	√			
完成上级下达的疾病预防控制的指令性任务,实施本级疾病预防控制规划、方案,落实辖区内疾病预防控制具体工作		√	√	√
重大疾病流行趋势的监测、预测、预警	√	√	√	√
建立突发公共卫生事件监测与预警机制,指导和参与地方传染病疫情和重大突发公共卫生事件调查处理,参加特大突发公共卫生事件的处理工作	√			
组建应急处理队伍,指导和开展重大突发公共卫生事件调查与处置		√		
调查辖区突发公共卫生事件的危险因素,实施控制措施,组织开展本地疾病暴发调查处理和报告			√	
辖区内突发事件的监测调查与信息收集、报告,落实具体控制措施				√
建立疾病预防控制信息网络平台,管理疫情、突发公共卫生事件和健康危害因素等相关公共卫生信息网络	√	√		
开展公共卫生健康危害因素监测、报告				√
食品卫生安全、职业卫生、放射卫生和环境卫生等公共卫生危险性评价、监测和预警	√	√	√	
免疫规划策略研究和实施效果评价,对预防性生物制品应用提供技术指导	√			
实施辖区内免疫规划方案与计划、开展疫苗使用效果评价、参与重大免疫接种异常反应及事故处置		√		

续表

主要职责	国家级	省级	市级	县级
实施辖区内预防性生物制品管理,实施预防接种工作		√	√	√
组织实施免疫、消毒、控制病媒生物的危害				√
病原微生物检测、毒物与污染物的检验		√	√	√
毒理学检验、实验室质量控制		√		
建立质量控制体系,促进全国公共卫生检验工作规范化	√			
负责国家疾病预防控制实验室网络技术管理和菌毒种保存管理	√			
健康促进、健康教育	√	√	√	√
承担卫生行政部门委托的技术仲裁工作,负责指导职业病诊断鉴定工作	√	√	√	
承担卫生行政部门委托的与卫生监督执法相关的检验、检测任务	√	√	√	√
负责下级疾病预防控制机构人员技术培训和相关业务考核、评价	√	√	√	
指导辖区内医疗机构开展传染病防治工作	√	√	√	
开展疾病预防控制应用性科学研究,开发和推广先进技术、(参与)拟订国家公共卫生相关标准	√	√		

3. 机构设置　县级及以上行政区原则上设 1 个疾病预防控制中心,不再单设其他专病预防控制机构,目前部分地区单设的专病预防控制机构,要逐步整合到疾病预防控制中心。

省级以上疾病预防控制中心包括:传染病综合防控,艾滋病预防控制,结核病预防控制,免疫规划,地方病预防控制,寄生虫病预防控制,消毒与病媒生物预防控制,非传染性疾病预防控制,营养与食品安全风险监测,健康危害因素监测评价,突发公共卫生应急事件管理,健康教育与健康促进,病原微生物与生物检验,理化检验,毒理检验与评价,业务管理,信息与网络管理等业务机构和行政办公,党务,人力资源,科研培训,计划财务,监察,总务等综合管理机构。

市级疾病预防控制中心包括:传染病综合防控,性病艾滋病预防控制,结核病预防控制,免疫规划,地方病与寄生虫病预防控制,消毒与病媒生物预防控制,非传染性疾病预防控制,营养与食品安全风险监测,健康危害因素监测评价,突发公共卫生事件应急管理,健康教育与健康促进,病原微生物与生物检验,理化检验,业务管理,信息与网络管理等业务机构和行政办公,人力资源,财务,总务等综合管理机构。

县级疾病预防控制中心包括:传染病综合防控(消毒与病媒生物预防控制),艾滋病与结核病等重大疾病防控,免疫规划,地方病与寄生虫病预防控制,非传染性疾病预防控制,食品安全风险监测与食源性疾病预防控制,健康危害因素监测评价,突发公共卫生事件应急处置,健康教育与健康促进,卫生检验(理化检验、病原微生物与生物检验),综合业务管理等业务机构和行政办公,总务等综合管理机构。

(二)妇幼保健机构

妇女儿童健康是全民健康的基石,是衡量社会文明进步的标尺,是人类可持续发展的基础和前提。中华人民共和国成立前,我国妇幼健康服务能力较弱,孕产妇死亡率高达 1 500/10 万,婴儿死亡率高达 200‰,人均预期寿命仅有 35 岁。中华人民共和国成立后,妇幼保健水平不断提高,2018 年全国孕产妇死亡率下降到 18.3/10 万,婴儿死亡率下降到 6.1‰,人均预期寿命达到 77 岁,优于中高收入国家平均水平。我国不断加强城乡妇幼健康服务网络建设,逐步形成以妇幼保健机构为核心、以基层医疗卫生机构为基础、以大中型综合医院、专科医院和相关科研教学机构为支撑的保健与临床相结合、具有中国特色的妇幼健康服务网络。

1. **发展历程**　妇幼保健机构的成长期(1949—1978年):1949年中国人民政治协商会议审议通过了《共同纲领》,明确提出"注意保护母亲、婴儿和儿童的健康"。同年10月底,成立卫生部,内设妇幼卫生局,地方各级卫生部门内设妇幼卫生处(科),形成了自上而下完整的妇幼健康行政管理体系。

妇幼保健机构的成熟期(1978—2012年):1995年《中华人民共和国母婴保健法》的颁布,形成了"以保健为中心,以保障生殖健康为目的,实行保健和临床相结合,面向群体、面向基层和预防为主"的工作方针,标志着妇幼健康工作制度更加成熟定型。中国政府连续实施了三个周期的中国妇女儿童发展纲要,2009年启动深化医药卫生体制改革,对妇女儿童健康投入力度不断加大,妇幼健康服务公平性和可及性不断提高。

妇幼保健机构的发展期(2012年—):世界卫生组织宣布中国消除新生儿破伤风,标志着中国妇幼健康服务质量和可及性达到新水平,妇幼健康工作由"保生存"向"促发展"转变。2015年,国家卫生和计划生育委员会印发《关于妇幼健康服务机构标准化建设与规范化管理的指导意见》,明确了坚持"以保健为中心,以保障生殖健康为目的,实行保健和临床相结合,面向群体、面向基层和预防为主"的工作方针,同时对各级妇幼健康服务机构的设置和职能作出了规定。2016年全国卫生与健康大会强调,要关注和重视重点人群健康,保障妇幼健康,进一步体现了习近平总书记所提出的人民对美好生活的向往就是我们的奋斗目标的伟大精神。

妇幼健康服务机构是具有公共卫生性质、不以营利为目的的公益性事业单位,包括各级妇幼保健机构和妇幼保健计划生育服务机构。妇幼健康服务机构按照全生命周期和三级预防的理念,以一级和二级预防为重点,为妇女儿童提供从出生到老年、涵盖生理和心理两方面的主动、连续的服务与管理。

2. **主要职责**　各级妇幼健康服务机构应当按照职能提供服务并实行上下联动、分级管理。县区级侧重辖区管理、人群服务和基层指导;地市级根据区域卫生规划承担妇幼保健技术分中心任务;省级除承担妇幼保健技术中心任务外,还应当协助卫生行政部门开展区域业务规划、科研培训、信息分析利用、技术推广及对下级机构的指导、监督和评价等工作。

(1)妇幼健康服务:妇幼健康机构的主要职责主要由五个部分组成:孕产保健、儿童保健、妇女保健、计划生育技术服务和出生缺陷综合防治服务,同时以必要的临床诊疗技术为支撑,提供妇幼健康服务。

(2)孕产保健服务:提供孕产妇群体保健、婚前保健、孕前保健、孕期保健、分娩期保健、产褥期保健服务;对高危孕产妇进行专案管理;提供产科住院服务等。

(3)儿童保健服务:提供儿童群体保健、新生儿保健、新生儿疾病筛查、儿童生产发育、营养、心理健康、儿童五官保健、儿童康复、儿童常见病诊治和中医儿童保健等服务;对高危儿进行专案管理;提供儿科住院服务等。

(4)妇女保健服务:提供妇女群体保健、青春期保健、更年期保健、妇女心理卫生、营养、乳腺保健、妇女常见病诊治、生殖保健和中医妇女保健等服务,提供妇科住院服务等。

(5)计划生育技术服务:提供妇女群体保健、履行计划生育宣传教育、技术服务、优生指导、药具发放、信息咨询、随访服务、生殖保健等。

(6)出生缺陷综合防治服务:提供新生儿群体保健、加强出生缺陷防治健康宣传、积极推进婚前保健服务、产前筛查和产前诊断、人员培训和网络建设、遗传咨询、推广细胞遗传和分子遗传等适宜技术。

3. **辖区业务管理**　妇幼健康服务机构承担辖区妇幼健康工作业务管理,主要包括:掌握本辖区妇女儿童健康状况及影响因素;组织对辖区内提供妇幼保健和计划生育技术服务的各级各类医疗卫生机构进行技术指导、业务培训和监督考核等,重点加强对基层医疗卫生机构的指导和考核;组织开展辖区妇幼卫生健康教育、适宜保健技术开发和推广;负责辖区托幼机构卫生保健工作业务指导。妇幼健康服务机构应当与辖区内基层医疗卫生机构建立稳定的业务指导和双向转诊关系,与其他医疗卫生机构和相关科研教学机构建立技术协作机制。

4. 机构设置　我国妇幼健康服务体系由省、市、县三级妇幼保健院、各地妇产／儿童专科医院、综合医院妇产科／儿科、基层卫生医疗机构等共同构成。省、市、县三级原则上均应当设置一所政府建立、标准化的妇幼健康服务机构,各级妇幼健康服务机构应当根据辖区常住人口数、妇女儿童健康需求、功能定位、职责任务和区域卫生规划、医疗机构设置规划进行合理设置,建设规划适度。妇幼健康服务机构应加强内部业务规划,规范科室设置,强化公共卫生责任,突出群体保健功能。

省级妇幼健康服务机构是全省(区、市)妇幼保健和计划生育技术服务业务指导中心,合理设置业务部门是保证其落实工作职责和提高工作效率的前提。业务部门的设置要与省级机构职能、任务和规模相适应,科室设置齐全,符合省级妇幼健康服务机构开展科学研究、技术推广和人员培训的职能任务。其应该主要设置四个部门:孕产保健部、儿童保健部、妇女保健部、计划生育技术服务部。省级妇幼健康服务机构应当设立妇幼保健科学研究中心和妇幼卫生计划生育适宜技术培训推广中心,承担科学研究和适宜技术培训推广等工作。保留省级妇幼保健机构和省级计划生育科研院所的,可保持现有管理方式。同时,应探索建立妇幼保健机构的沟通协作机制,实现资源优势互补,共同完成省级妇幼健康服务职能。

市级妇幼健康服务机构是全市妇幼保健业务指导中心,在省级和县级妇幼健康服务机构之间发挥着承上启下的重要作用。市级业务部门的设置应当与市级妇幼健康服务机构职能、任务和规模相适应。在保证完成职能任务的前提下,科室设置比例应当达到80%以上,同时,可结合职能任务、群众需求和机构业务发展需要增设相关业务科室。

县级妇幼健康服务机构是三级妇幼健康服务机构的基础。县级业务部门的设置应当与县级妇幼健康服务机构职能、任务和规模相适应。科室设置应当齐全,根据职能任务、群众需求和机构业务发展需要,可以参照上级妇幼健康服务机构设置科室。

三、医疗保障制度

医疗保障制度(medical security system)指的是国家和社会团体为了确保社会经济发展和稳定,确保公民的基本生活,在公民年老、疾病或伤残等情况下,由政府和社会依法为劳动者(公民)提供医疗服务或给予经济补偿而实施的各种制度的总和。医疗保障制度是医疗卫生体系的重要组成部分,也是国家社会保障制度的重要组成部分,是现代社会健康可持续发展的"守护神"。医疗保障是事关人民群众健康福祉的重大民生工程,完善的医疗保障制度不仅可以有效地保证社会经济安全和平稳发展,更重要的是,它可以促进社会公正、助力建设和谐社会。

医疗保障制度按提供保障的内容可划分为基本医疗保障制度和补充性医疗保障制度。基本医疗制度指的是针对一个国家或地区的大多数人所建立的,满足人们基本的、公共的医疗保障需求的主体性制度。补充性医疗保障指的是针对一个国家或地区中部分收入较高人群特殊的医疗保障需求,或是一般人群超出基本医疗保障范围的需求的补充性制度。

(一)医疗保障制度的产生

20世纪以来,世界经济快速发展,人民日益增长的物质需求不断得到满足,人民的需求开始逐步转向健康和高品质的生存质量。基于社会现状和人民需求,医疗保障应运而生,医疗保障制度的产生也进一步推动了社会的发展。

医疗保障制度的产生,最早可追溯到在17世纪初英国建立的针对贫困人群以医疗救助为主要内容的医疗保障制度。1883年德国颁布的《劳工疾病保险法》,其中规定某些行业中工资少于限额的工人应强制加入医疗保险基金会,基金会强制性征收工人和雇主应缴纳的基金,这一法令标志着医疗保险作为一种强制性社会保险制度的产生,也标志着世界上第一个现代意义上的医疗保障制度的建立。20世纪初,美国建立了市场医疗保障制度,于20世纪中期又建立了针对贫困人群实施的医疗救济制度和针对老年人群实施的医疗保障制度。总的来看,西方国家大多在19世纪末至第二次世界大战前建立了社会保障制度,并大多是从医疗保险起步的。此后一百多年的实践表明,医疗保险对于解除社会成员后顾之忧、维系家庭正常健康生活和促进社会经济正常健康运行有着不可替代的作用。

1929—1933年世界性经济危机后,医疗保险立法进入全面发展时期。这个时期的立法,不仅规定了医疗保险的对象、范围和待遇项目,而且对与医疗保险相关的医疗服务也进行了立法规范。20世纪50年代以来,世界上越来越多的国家和地区意识到健全医疗保障制度、发展卫生事业和保障公民基本卫生服务不仅可以缓解很多社会矛盾,还是吸引人才的一大重要条件。

目前,所有发达国家和许多发展中国家都建立了医疗保障制度。

(二) 医疗保障制度的基本特征

1. 普遍性　医疗保障制度是社会公民健康保障的基本途径和需求,是社会可持续发展的重要保障,对所有公民均适用,即人人有权享受健康。

2. 公平性　公平正义是社会制度的基本特征。医疗保障制度作为社会保障制度的重要组成部分,其政策也必须符合公平正义的要求。

3. 适应性　随着社会的动态发展,医疗保障制度需要与其所处时期的社会发展水平和社会关系相适应,医疗保障水平需与本国(地区)的经济发展水平相适应,不可超越政府、企业、个人的供给保障承受范围。因此一个国家或地区的医疗保障水平也能反映出该国家(地区)不同发展时期的社会状况和经济发展水平。

4. 多样性　由于各个国家的社会制度和发展水平不同,世界各国和地区的医疗保障制度也各有差异。各个国家或地区都会考虑其社会状况、经济发展水平和文化传统等多因素,在一种医疗保障制度的大框架下,设计多样性、多层次和个性化的混合模式以实现医疗保障制度在社会各阶层的全覆盖。

5. 稳定性　医疗保障制度是一项基本社会政策,涉及一个国家或地区公民对今后的预期,因此在医疗保障体系的基本制度框架上,多数国家做到了制度相对稳定和方向明确,以求在获取人民对制度基本信任的条件下,发挥其制度的最大效用。

(三) 医疗保障制度的基本模式

多层次的医疗保障体系,既需要完善的医疗保险制度,也需要包含针对贫困人口等困难人群而建立的医疗救助制度。因此,医疗保障的基本模式主要由医疗保险制度和医疗救助制度两大块内容构成。

1. 医疗保险模式　医疗保险制度(medical insurance system)是指一个国家或地区按照保险原则为解决居民防病治病问题而筹集、分配和使用医疗保险基金的制度,是居民医疗保健事业的有效筹资机制,是构成社会保险制度的一种比较先进的制度,也是目前世界上应用相当普遍的一种卫生费用管理模式。当今世界上的保险模式按筹资方式的差异主要分为以下四大类:国家医疗保险模式、社会医疗保险模式、商业医疗保险模式和储蓄医疗保险模式。

2. 国家医疗保险模式　国家医疗保险模式(national medical insurance)亦称“全民医疗保险”“全民健康保险”,是政府直接管理医疗保险事业,医疗保险基金由国家财政支出,纳入国家预算,通过中央或地方实行国民收入分配有计划地拨付给有关部门或直接拨给医疗服务提供方,为全体国民提供免费或低收费的医疗服务模式。主要特点是:保险基金主要来自国家的财政拨款;保险覆盖面较广,一般能覆盖全体公民;医疗机构主要为国家所有,并为大多数公民提供所需的医疗服务;公民普遍享有免费的综合医疗服务。国家医疗保险模式具有强制性,强调统筹管理,突出共济性和统一性,较好地体现了公平这一基本原则。

该模式的优点在于:具有普遍性和公平性,宏观效率较高;国家介入医疗保险的各个方面,积极参与医疗保险的管理和资金的筹集、支付,可以较好地保证医疗资源的公平分配;便于开展公共卫生和预防工作;费用增长相对缓慢。

但缺点是：政府承担了大部分的医疗费用，资金渠道单一、国家财政负担较重，且医疗费用的无限度增长是该模式的最大困扰；医疗服务微观效率低下，由于医疗机构属于国家经营，医护人员获得的报酬与其付出的劳动量不挂钩，导致医护人员工作积极性不高，医疗服务质量低下，服务效率不高；该模式实行的是几乎免费的医疗服务，且消费者缺乏费用意识，导致医疗服务的过度需求，引发医疗服务供不应求的矛盾。

实行国家医疗保险制度的国家主要有英国、瑞典、加拿大等，其中最具有代表意义的是英国。

英国实行由政府主导的英国国家卫生服务体系（National Health Service，NHS），这个体系一直承担着保障英国全民公费医疗保健的重任，坚持救济贫民的选择性原则，并提倡了普遍性原则。凡有收入的英国公民都必须参加社会保险，按统一的标准缴纳保险费，按统一的标准享受有关福利，而不问收入多少，福利系统由政府统一管理。目前超过 90% 的英国公民享受着 NHS 健保署下设的医疗机构所提供的医疗服务。公民以个人收入水平按照确定比例缴纳相应的"公民保险金"后便无须购买其他医疗保险，可免费享受国家所提供的医疗服务。

3. 社会医疗保险模式   社会医疗保险模式（social medical insurance）是国家通过立法强制实施，由政府主要进行宏观调控和强有力的监管，由雇主与个人按一定比例交纳保险费、政府酌情补贴建立的社会保险基金，用于劳动者个人及其家属看病就医的医疗保险模式。主要特点是：国家通过立法强制实施；强调劳动者个人在医疗保险方面的责任，保险基金由国家、雇主和劳动者共同负担；劳动者享受医疗保险的权利与医疗保险缴费义务相联系；保险基金实行社会统筹，互助共济；以"现收现付"为主，基金管理的基本原则是"以支定筹、以收定付、当年收支平衡"；医疗保险一般由中介组织实施，政府对其实施管理与监督。

该模式的优点在于：重视医疗保险中权利与义务的联系，强化自我保障意识；有较高的宏观效率和微观效率，体现效率原则；可在一定程度上实现个人收入的横向转移，体现社会公平原则。

但缺点是：公平和覆盖的有限性使部分人无法享有足够的医疗服务；该模式主要实施第三方付费，医患双方缺乏费用意识，往往导致不合理医疗费用的增加；该模式的筹资、费用支付和补偿方式等方面的制度设计上涉及部门较多，导致监管难度大大增加。

实行社会医疗保险制度的国家主要有德国、日本、法国、奥地利、巴西、韩国等，其中最具有代表意义的是德国。

德国一直坚持推行强制性的社会保障制度，表现在医疗保险上亦是如此，德国实行的是一种强制性的、以社会健康保险为主、以商业保险为辅的医疗保险制度，这种强制性的社会健康保险制度覆盖了德国 91% 的人口，加之以商业保险，德国整个健康保险制度为其 99.8% 的人口提供了医疗保障。公民就业后可根据其收入，自由地在法定的社会医疗保险和私人保险之间进行选择或在参加法定社会医疗保险基础上，参加私人保险所提供的补偿保险险种。德国的私人保险公司由于属于国家司法管辖范畴，因此为了达到盈利的目的，在运作上更具市场化的特征，如以最基本的市场价位作为原则，体现在通过对个体进行风险评估来确定每个参保人的保费，以缴纳保险费的多少来确定医疗保险范围等。公立医疗保险参保人按其收入的一定比例缴费，缴费的多少不影响其对医疗卫生服务的利用，参保人患病时得到必要的医疗卫生服务，无须自己付钱，其配偶和子女可不另缴纳保费而同样享受医疗保险待遇。保险部门则根据与医院签订的合同对医院提供的服务进行结算付费。

4. 商业医疗保险模式   商业医疗保险模式（commercial medical insurance）亦称"私营医疗保险模式"，是按照市场法则由私营机构自由经营的医疗保险模式。主要特点是：医疗保险被视为一种特殊商品，在市场上自由买卖，买方可以是企业、团体、政府或个人，卖方则是营利性（不享受税收优惠）或非营利性（享受税收优惠）的私人医疗保险公司或民间医疗保险机构。私营医疗保险的资金主要来源于投保人及其雇主所缴纳的保险费，政府财政不负责补贴，缴费水平通常取决于参保时年龄、性别以及个人的健康状况，是在假定未来保费收入现值与医疗费用支出现值相等的基础上计算出来的，缴费一般较高。

该模式的优点在于：政府无须花费很大的精力和财力，减轻了政府的负担；满足人们对高水平、个性化医疗保健服务的需要；有利于医疗卫生事业的发展。

但缺点是：医疗服务供给与需求双方之间一般处于不对等地位，容易出现各种逆向选择和道德损害，供方可利用技术优势诱导需求，刺激消费，因此社会医疗总费用失控是商业性医疗保险模式的突出弊病；该模式是自愿参保的，人群在选购医疗保险时，很大程度上受自身支付能力制约，因而在医疗保障方面存在较多的不公平现象；完全的市场化进一步导致医疗费用上涨过快。

美国是实行这一模式的典型代表。蓝盾和蓝十字是美国最大的两家民间医疗保险公司。投保人缴纳保险费后，其医疗费用一般不需病人分担，保险公司作为第三方给医院和医生付费，因其采取的是按服务项目支付方式，对供给和需求双方都缺少有力的约束机制。

美国商业医疗保险制度的特点主要是：私人保险为主，政府项目为辅，商业性强；具有种类丰富和多层次的自由化、多元化的商业医疗保险制度；实行管办分离的制度，将医疗费用的管理与医疗服务的提供两者有机结合，有效促进了保险基金的使用效率。但也面临着人均医疗费用高昂、医疗领域投入成本高、"过度医疗"现象存在、保险覆盖面不广和公平性差等问题。

5. 储蓄医疗保险模式　强制储蓄医疗保险模式（health care saving system）是依据法律规定，强制性地以家庭为单位储蓄医疗基金，通过纵向积累以解决患病就医所需的医疗保险基金的医疗保险制度。这是一项全国的、强制性的储蓄计划，要求每位工作的人，包括个体业主都按法律规定参加保健储蓄。该储蓄账户中的存款可用于支付本人及家庭成员的住院治病和部分昂贵的门诊检查治疗项目的费用。

该模式的优点在于：较好地解决了医疗费用负担的代际问题，费用的约束机制较强；解决了劳动者晚年生活的医疗保障问题，减轻了政府的压力，促进经济的良性发展。

但缺点是：雇主需要缴纳高额保费，一定程度上削弱了自身商品的国际竞争力；过度的储蓄会导致医疗保障需求的减弱；社会供给程度较差，有些疾病如危重病、慢性病，需要支付高额医疗费用，完全依靠个人账户的积累，常常难以满足实际需要。新加坡是实行这一模式的典型代表。

新加坡政府建立起以医疗储蓄计划为主、以健保双全计划和医疗基金计划为辅的医疗保障体系。此外，还建立了医疗个人账户，通过个人账户，可以实现个人对医疗费用的分担，达到抑制医疗资源的过度使用的目的，同时强调个人医保资金的纵向积累来提高个人应对疾病风险的能力（表7-4）。

表7-4　四种典型医疗保险模式的特征比较

特征	社会保险模式	国家保险模式	商业保险模式	储蓄保险模式
资金来源	雇主、雇员共同缴费，政府适当补贴	国家税收	参保人缴纳保险金	雇主和雇员共同缴费
缴费水平	与参保人年龄、性别、健康状态无关，与参保人收入有关	与参保人年龄、性别、健康状态无关，与参保人收入有关	与参保人年龄、性别、健康状态有关，与投保人收入无关	与参保人年龄有关，与参保人健康状况无关
待遇水平	保障基本医疗需求，但保障水平与国家经济波动相关联	作为一种社会福利，保障基本的健康需要	多投多得	个人自主选择
享受条件	按时足额缴纳社保费用	公民无需购买，只需定期缴纳税款即可享受	按时足额缴纳保费	公积金会员
医疗资源公平性	公平性较好	公平性好	公平性差	公平性好
政府责任	承担部分责任	承担绝大部分责任	承担监管和医疗救助责任	承担储蓄基金的保值增值和医疗救助责任

6. **医疗救助制度**   医疗救助制度(medical assistance system)是指国家和社会针对那些因贫困而无法看病的公民实施专门的帮助和支持。该制度通常是在政府主导下,社会参与,通过医疗机构针对贫困的病人实施的使其恢复健康和维持基本生存能力的救治行为。

医疗救助制度与医疗保险制度虽然同为医疗保障制度的主要构成部分,但他们在保障的功能、政策目标、保障对象、筹资责任主体、基金来源以及管理模式等方面均有着不同制度安排与政策设计。

医疗救助的政策目标是保障困难群众的基本医疗权益;保障对象主要是低保对象、特困人员和建档立卡的贫困人员;保障功能是托底,使社会贫困人群能够获得个体无力支付的基本医疗保障;责任主体是政府,基金筹资主要来源于政府和社会慈善机构等。医疗救助制度在具体政策的实施管理上,各国由于国情差异,其政策实践与评价等也各有不同。

(四) 我国的医疗保障制度

健康是促进人的全面发展的必然要求,医疗保障事关人民群众健康福祉,我国的医疗保障制度建设始终受到党和国家的高度重视。改革开放之前,我国计划经济体制下的公费医疗、劳保医疗制度强调的是绝对的公平,且主要集中在城市,农村主要是保障水平较低的合作医疗制度,城乡保障水平差距甚大。改革开放初期,大量的中、小国有企业因受到市场经济冲击而破产、转制,工人的工龄被买断,他们的医疗保障和养老保障没有得到合理配置,大多数人的社会保障待遇形同虚设;在农村,基本医疗保障制度随着集体经济和"赤脚医生"的骤减而崩盘。弱势群体逐步陷入"因病致贫,因病返贫"的恶性循环。当时我国的医疗保障体系处于极度混乱状态,大大损害了社会公平,进一步拉大了贫富差距,医疗保障制度的改革探索由此展开。

自1994年国家经济体制改革委员会颁布《关于职工医疗制度改革的试点意见》,在江苏镇江和江西九江开展职工医疗保险改革试点以来,经历了近三十年的探索和改革。至此,城镇职工基本医疗保险、城乡居民基本医疗保险和城乡居民救助制度共同构成了我国医疗保障体系的"第一层次",其覆盖范围之广达到了前所未有的程度。但随着老龄人口的增加和疾病谱的改变,我国的医疗服务需求逐年增加,"第一层次"的医疗保障无法满足广大参保人群的多层次医疗服务需要。由此"第二层次"的补充医疗保险逐步显现,主要包括特种疾病保险、意外伤害医疗保险、大额医疗救助和企业补充保险等多个形式,以弥补"第一层次"保障性不高的问题,满足社会多层次的医疗服务需求。近年来,随着社会的发展、居民收入水平增加,其对自身健康的重视程度和保险意识也在逐步增强,已有的医疗保障再次无法满足广大人群的健康需求。多样化的商业健康保险逐步走进了我们的视线,构成了医疗保障体系的"第三层次",成为社会医疗保障强有力的补充。

目前我国的医疗保障体系主要包括城镇职工基本医疗保险制度、城乡居民基本医疗保险制度(新农合,城镇居民,城乡居民)、大病保险制度、社会医疗救助、补充医疗保险和商业医疗保险等。以下将主要从这几方面对我国现行的医疗保障体系进行介绍。

1. **城镇职工基本医疗保险制度**   城镇职工基本医疗保险(basic medical insurance for urban employees)是我国医疗保障体系的重要组成部分,实施的是社会统筹医疗基金与个人医疗账户相结合的基本模式,通过单位与个人缴费建立医疗保险基金,参保人员在保障期限内患病就诊产生的医疗费用,可通过提交相应资料,由医疗保险机构对其进行一定比例的经济补偿,以减少参保人员因患病、治疗等承担的经济损失,利于参保人员规避风险而建立起来的一项社会保障制度。该制度是通过法律、法规强制推行实施的,要求用人单位必须严格按照规定按时足额缴纳费用,具有普遍性、强制性、保障性和福利性等特点。截至2019年底,我国城镇职工基本医疗保险制度参保人数已达3.17亿人。

改革开放以来,城镇职工医疗保险历经公费医疗、劳保医疗后,显现出医疗费用急剧上涨、医疗资源浪费严重难以为继的情况。由此,一些地区自发地进行探索改革,通过采取将医疗费用和参保者个人缴费适当挂钩等措施,来遏制高额医疗费用增长和医疗资源的严重浪费。

1994—1996年,我国在江西九江和江苏镇江探索如何建立起比较完备的职工医疗保险制度,奠定了全国医疗保险制度改革的基础。1998年12月国务院下发《关于建立城镇职工医疗保险制度的决定》,在全国范围内建立起"统账结合"式的城镇职工基本医疗保险制度,该制度基本覆盖了全体城镇职工;职工医保也在根据地区、社会情况的发展和差异在不断完善,参保范围渐渐扩大;随后,该制度逐步将非公组织、灵活就业、破产企业退休人员等纳入职工医保范畴,标志着我国正式确立了覆盖城镇就业人口的城镇职工医疗保险制度,并在全国范围进行推广实施。根据 2017 年出台的规定,城镇职工基本医疗保险的缴费标准为:职工个人按上年度工资总额的 2% 缴费,用人单位按上年度职工工资总额的 7% 缴费,因工致残和达到法定正常退休年龄的退休人员个人不需再缴纳基本医疗保险费,但仍可享受保障。

但随着社会的发展、老龄人口的增加以及职工的医疗需求改变,我国社会的医疗服务总体需求大幅增加,随之而来的城镇职工基本医疗保险制度所面临的筹资渠道比较单一、老百姓满意度不高、医疗资源浪费问题严重、部分私立医院就医报销成难题等问题也逐渐凸显。

城镇职工基本医疗保险制度的实施是社会的一项巨型系统工程,需要通过扩宽医保基金保障渠道,缓解医保基金压力;建立多层次多水平医疗保障制度,优势互补;加强监督系统,合理配置和监管定点医院的医疗服务提供和收费情况;建立医患双方制约机制,减少不必要的医疗资源浪费;建立公开的城镇职工基本医疗保险制度的运营环境,保障公民的知情权,接受群众的监督等措施,从而真正做到为广大参保职工排忧解难。

2. 城乡居民基本医疗保险制度

(1) 新型农村合作医疗制度:新型农村合作医疗制度(new rural cooperative medical insurance system),简称为"新农合",是由政府组织、农民自愿参加,通过个人缴费、政府补助和集体扶持三方筹资,建立起来的针对农村居民群体,主要是进行大病统筹的医疗保障制度。该制度在保障农民获得基本医疗服务、缓解农民因病致贫、因病返贫等方面发挥了重要的作用,是我国农村社会保障体系的重要组成部分。它为农村居民群体提供各种医疗服务,主要是普通门诊和住院,为保障广大农民享受健康的权利发挥了积极作用。

20 世纪末,随着社会经济的发展,我国人民生活水平进一步提高,广大农民群众的温饱问题逐步解决。但"看病难、看病贵"问题突出,"因病致贫、因病返贫"现象层出不穷,加剧了社会不公平现状。为解决看病就医问题,2002 年我国出台了《中共中央、国务院关于进一步加强农村卫生工作的决定》,提出要建立新型的农村合作医疗制度,该制度的主要功能是进行大病统筹。

2003 年国务院办公厅转发《关于建立新型农村合作医疗制度的意见的通知》,在总结老农村合作医疗成败得失的基础上,开始了新型农村合作医疗制度的试点工作(以下简称"新农合"),明确指出新农合制度中政府起的是引导作用,农民拥有自主权,决定自己是否参加新农合。实行的是个人缴费、政府补贴和集体扶持三方筹资的基本模式,以大病统筹为主,以求减轻农民负担。新农合制度于 2003 年实施时的医保费用为 30 元(其中农民承担 10 元,地方政府补助 10 元,中央财政补助 10 元),该制度经过多年的适应、发展和积累,政府财政补助不断增加,人均筹资水平大幅增长。截至 2016 年底,我国新型农村合作医疗参保人数达到 8 亿人,参合率达到 98% 以上。

(2) 城镇居民医疗保险:城镇居民基本医疗保险制度(basic medical insurance for urban residents)主要是针对城镇地区的非职工人员,具体包括:各阶段的学生和未就业的城镇居民等,由政府补贴以及家庭共同筹资(其中家庭承担的费用所占的比例比较大)建立起来的起点水平较低、仅需居民按照相应的规定按时足额缴纳费用即可在治疗时享受医保待遇的一项医疗保障制度,主要是为了更好地保护这些非职工人员的医疗权利。

2007 年,国务院出台《关于开展城镇居民基本医疗保险试点工作的指导意见》,对制度的建立提供指导。次年,国务院办公厅印发了《关于将大学生纳入城镇居民基本医疗保险试点范围的指导意见》,将大学生纳入城镇居民基本医疗保险。自 2007 年起,选择 79 个城市作为试点,随后对制度实施的效果进行评估后逐年增加试点城市,到了 2009 年全国已有超过 80% 的城市开展了试点工作。我国于 2010 年正式完成城镇居民医保制度建设,顺利将城镇非职工纳入医保体系中。截至 2016 年底,我国城镇居民医疗保险参保人数已超过 3 亿人,标志着我国建立了覆盖全体城镇居民的基本医疗保险制度,居民的基本医疗得以保障。

(3)城乡居民基本医疗保险:随着社会和国民经济的发展,城镇化的进程加速,城乡差距逐步缩小,农村人口逐渐转化为城镇人口,城乡居民医疗保险参保参合差异逐渐缩小,随之而来的是破除城乡二元体制结构、要求建立城乡统一的医疗保险制度的迫切呼声,这为城乡医保整合提供了契机。

2016 年国务院办公厅印发《关于整合城乡居民基本医疗保险制度的意见》,提出要依照"提高筹资水平,提升待遇水平以及拓展目录范围"的原则建立城乡居民统一的医保制度。2017 年,我国 30 个省(区、市)及新疆生产建设兵团相继出台文件对城乡居民基本医疗保险制度整合工作的开展进行全面部署,全国 334 个地市(不含京津沪渝)有 65% 启动运行,85% 已出台方案。城乡居民基本医疗保险制度覆盖的城乡居民超过了 10 亿人。2018 年两会期间国务院机构进行大规模改革,将卫生部门主管的新型农村合作医疗职责、人社部门主管的城镇基本医疗保险和生育保险职责、民政部门主管的医疗救助职责、发展改革部门主管的药品和医疗服务价格管理职责整合,组建了"国家医疗保障局",三大基本医疗保险在经办上实现了统一管理,标志着我国掀开了医疗保障事业发展改革的新篇章。

2018 年医保局联合国家财政部门、卫生健康部门、人资社保部门印发了《关于做好 2018 年城乡居民基本医疗保险工作的通知》,明确提出 2019 年要在全国实现统一的城乡居民基本医疗保险制度。2019 年国家医疗保障局印发了《关于做好 2019 年城乡居民基本医疗保障工作的通知》,重点针对城镇居民医保和新农合尚未完全统一整合的地区,明确要求加快整合力度,实现两项制度并轨运行向统一的居民医保制度过渡。

整合城乡居民基本医疗保险制度是多方受益的民生举措,为城乡居民提供了更加便捷、高效、公平、优质的医疗卫生服务,提高了医疗管理部门的管理效率;整体提升了参保人员的医疗保障水平;实现了城乡居民信息资源共享。

但由于我国固有的城乡二元经济体制,农村和城镇的医疗保险各有其不同的政策设置和筹资渠道,为城乡居民基本医疗保险制度的整合提出了挑战。截至 2020 年,我国的城乡居民医保虽然已经在逐步推广实施,但是大多数地区还未完全整合,已整合的地区也存在按照收入情况"多档"筹资、"多档"待遇、"多档"支付现象,"一制多档"模式虽然能根据收入差距实行差别化缴费,但依旧保存了差别享受的待遇,整合并没有达到公平性效果,不平衡问题依然十分突出,因此要想城乡居民享受到平等、优质、高效的医疗服务还需要从资源整合、建立多种方式的支付手段、依托市场的作用发展新的管理模式、建立公平稳定的筹资和政府补贴机制等措施进一步努力完善和推广。

(4)大病保险制度:2012 年,国家发改委、民政部、卫生部、人社部、财政部、保险监督管理委员会六部委联合发布《关于开展城乡居民大病保险工作的指导意见》,针对城镇居民医保、新农合参保(合)人大病经济负担重的问题,引入市场机制,建立大病保险制度,以减轻城乡居民的大病负担。该指导意见规定,大病保险主要是针对参保人的个人负担的"合规医疗费用"(指的是经城镇居民医保、新农合补偿后需个人负担的医保目录内的医疗费用)超过当地统计部门公布的上一年度城镇居民年人均可支配收入、农村居民年人均纯收入时,定义为"高额医疗费用"并启动大病保险支付程序,报销比例不得低于高额医疗费用的 50%。

2015 年,国务院总理李克强主持召开国务院常务会议,确定全面实施城乡居民大病保险制度。会议决定:从城镇居民基本医疗保险和新农合基金中划出一定比例的资金到大病保险资金,在全国范围内扩大参保范围;以收支平衡、保本微利为要求的基础上,由政府招标选定商业保险机构来承办大病保险,保费实行单独核算,以确保资金的安全和偿付能力;大病保险制度与医疗救助制度等紧密衔接,共同发挥托底保障功能,防止家庭灾难性医疗支出的发生,提升城乡居民医疗保障公平性。

截至 2017 年底,我国城乡居民大病保险覆盖的总人口超过 9.2 亿,报销比例提高了 10%~15%。

2018 年政府工作报告指出,我国大病保险制度已基本建立,有 1 700 多万人次受益。

该制度的实施在我国解决家庭灾难性医疗支出方面发挥了巨大成效,但由于大病保险尚处于起步阶段,制度的设定和实施涉及政府、社会、保险机构和病人等多方面,各个方面都难免存在问题,因此该制度在实践中也遇到了不少困境,如保险基金筹资渠道单一、商业保险承办大病保险的工作积极性不高、统筹水平不高、抗风险能力有限等。

因此要想提升大病保险制度的运行效果还需从解决制度目标和实践冲突、拓宽筹资渠道、完善承办方式、提升统筹层次几个方面逐步完善落实,优化制度使之发挥更好的抗风险能力,减轻城乡居民的大病负担,保障城乡居民医疗公平性。

(5)社会医疗救助:医疗救助(medical assistance)是以救助方式为社会成员提供医药服务或资金支持的医疗保障项目,其主要目的是保障每一位社会成员具有获得基本医药服务的能力,防止因病致贫、因病返贫,是社会医疗保障的最后一道防线,旨在消除或缓解贫困、坚守底线公平以求促进社会和谐。

2002 年国务院发布了《中共中央国务院关于进一步加强农村卫生工作的决定》,自此我国政府从开展农村医疗救助入手,随后迅速扩展到城镇,从而发展面向全体国民、城乡普遍实施的医疗救助制度。

根据我国现行的医疗救助制度,政府通过财政预算划拨医疗救助专项基金,用于支付困难群体的医药费用和资助困难群体参加城乡居民基本医疗保险,有些地方资助困难群体参加商业医疗保险等补充性医疗保险。但我国现行的医疗救助能力还十分有限,仅限于特困人口和低保家庭,且救助额度也有一定限制(如符合条件的家庭统一支付 30 000 元的救助金等)。虽然可在一定程度上缓解贫困家庭的负担,但对于重特大疾病的病人,该有限的救助仍然是杯水车薪。

因此要充分发挥医疗救助制度的作用还需要进一步明确其定位,完善制度设计,将其与基本医疗保险有机衔接;规范管理,规范救助对象的认定和实施行为,有效发挥医疗救助的托底保障功能;密切监测社会状况和医疗救助资金使用情况,合理划拨和分配资金;引入互联网技术,搭建政府把关、平台发布、社会参与、多方共同协作的信息化救助平台。

(6)补充医疗保险:补充医疗保险(supplementary medical insurance)是相对于基本医疗保险而言的,包括企业补充医疗保险、商业医疗保险、社会互助和社区医疗保险等多种形式,是基本医疗保险的有力补充,也是多层次医疗保障体系的重要组成部分。本书以企业补充医疗保险为例对其进行介绍。

企业补充医疗保险(supplementary medical insurance for enterprises)是企业在参加城镇职工基本医疗保险的基础上,国家给予政策鼓励,由企业自主举办或参加的一种补充性医疗保险形式,用于企业按规定参加当地基本医疗保险,对城镇职工基本医疗保险制度支付的待遇以外,由职工个人负担的医药费用的适当补助,以减轻参保职工的医疗费用负担。企业可直接从成本中列支保险费,一般在工资总额 4% 以内,无需同级财政部门审批。保险金由企业或行业集中使用和管理,单独建账,单独管理,专款专用于本企业个人负担较重的职工和退休人员的医疗费补助,不得用于职工其他方面的开支。

企业补充医疗保险是对我国医疗费用快速增长引发医保基金运行风险的有益补充,对员工个人、企业和国家都具有重要意义。但其在制度的实施中也面临许多问题:企业以盈利为根本目的,由企业主动发起的补充医疗保险机制动力不足问题显著,且参保水平受到企业运营状况的影响;企业员工对医疗保险保障机制认知被动,通常是在遇到医疗费用难题时才意识到基本医疗保障不足,权益无法及时得到保障;企业补充医疗保险是有企业自主选择举办或参加的,需要企业和员工的配合,制度的实施效果难以把握。

因此企业补充医疗保险制度的完善还需要从制度上给予充分保障、经济上给予足够刺激、多渠道发力促成企业补充医疗保险制度的落实和推广等方面共同作用,动用社会各界力量,共同促成企业补充医疗保险的建立与发展。

(7)商业医疗保险:商业医疗保险(commercial health insurance)是医疗保障体系的组成部分,是由保险公司经营的营利性的医疗保障,单位和个人自愿参加。国家鼓励用人单位和个人参加商业医疗保险,消费者依一定数额交纳保险金,遇到重大疾病时,可以从保险公司获得一定数额的医疗费用补助。

　　1993 年我国发布了《中共中央关于建立社会主义市场经济体制若干问题的决定》,明确提出要建立多层次的社会保障体系,发展商业性保险业,作为社会保险的补充;2009 年发布的《中共中央国务院关于深化医药卫生体制改革的意见》,鼓励企业和个人通过参加商业保险及多种形式的补充保险解决基本医疗保障之外的需求;2014 年国务院发布《国务院关于加快发展现代保险服务业的若干意见》,指出商业保险要逐步成为个人和家庭商业保障计划的主要承担者、企业发起的健康养老保障计划的重要提供者、社会保险市场化运作的积极参与者;2018 年发布的《"健康中国 2030"规划纲要》进一步强调了要健全以基本医疗保障为主体、其他多种形式补充保险和商业健康保险为补充的多层次医疗保障体系。

　　商业医疗保险的发展,为我国构筑多层次医疗保障体系堡垒做出了巨大贡献,但其自身出现的问题也不容忽视。当前我国商业医疗保险最突出的问题就是价格高和保障程度低,不少保险公司仍面临亏本经营的困境,"逆向选择"和"道德危害"可能是主要原因。因此,要想更好地建立多层次的医疗保障体系,必须通过深化社商合作;鼓励医险合作产业,加强与医疗机构合作,寻求互惠互利的合作机制;借助商业医疗保险的市场优势,鼓励保险公司优化健康保险产品,更好地对接参保人不同层次的保险需求等方式促进商业医疗保险的发展。

(董恒进　杨长青)

第三节　医学发展趋势

　　医学是一门古老的学科,世界医学在现代生物学、化学、物理学等学科的基础上,逐渐形成一套完整的理论和方法,并在与疾病抗争的过程中不断完善。随着新的科技革命到来,医学科技也完成了质的飞跃,并且衍生出许多新的理念和思想,例如循证医学、精准医学、转化医学、整合医学、基因编辑等。为了适应社会、经济和现代科技的发展及环境的变迁,解决医学发展中面临的问题,应对人类对健康、生活质量和医疗服务等的更高要求,世界医学呈现出新的发展趋势。

一、医学的发展趋势

(一)循证医学

　　循证医学(evidence-based medicine,EBM)是 20 世纪 90 年代兴起的一门实践性学科。David Eddy 是世界知名的流行病学家,他在 1990 年受《美国医师学会杂志》(*JAMA*)邀请在"临床决策——从理论到实践"专栏撰写了一系列文章,文章围绕临床决策这一主题展开。与此同时,Gordon Guyatt 也整理出一系列文献,提供给医生,为他们的临床决策提供支持。自此,一种名为"evidence-based medicine"的临床决策方式进入公众视野。"evidence-based medicine"首次出现是在 1991 年的一本教材中,该教材培训的对象是医院的住院医师,编撰方则是 McMaster 大学。循证医学正式诞生于 1992 年,标志是发表于 *JAMA* 的文章 *Evidence-based medicine.A new approach to teaching the practice of medicine*,该文作者是循证医学工作组,创始人是 Gordon Guyatt。David Sackett 在 1996 年对循证医学做出了进一步的定义:"慎重、准确、明智地应用所能获得的最好研究证据来确定个体病人的治疗措施"。2014 年 Gordon Guyatt 对循证医学的定义进行进一步阐释,在第 22 届 Cochrane 年会上说:"临床实践需结合临床医生个人经验、病人意愿和来自系统化评价和合成的研究证据"。

1. **循证医学实践的步骤** 循证医学实践包含以下五个步骤:

(1)提出待研究的临床问题,传统的实践经验和理论知识是有局限性的,很多临床问题在传统理论和经验中无法找到答案。临床医生必须准确地采集病史、查体以及收集有关实验结果,提出在鉴别诊断、预防和治疗过程中急需解决的临床问题。

(2)系统全面地查找证据,根据提出的临床问题,利用主题分析方法剖析问题的本质,定位关键词以及与关键词具有相关性的概念,通过期刊检索系统和电子检索系统查找出与关键词相关的文献。再将文献内容与需要解决的临床问题进行比对,其中联系较为密切的文献就是进行分析评价时所需要的素材。

(3)严格评估查找到的证据,面对参差不齐的海量临床研究数据,应用临床流行病学及 EBM 质量评价的标准,从证据的真实性、可靠性、临床价值及其适用性等多维度作出具体而确切的评价。

(4)在临床诊疗过程中,要谨慎使用最佳证据作为辅助。最佳证据本身必须通过相关验证流程,证明其兼具真实性以及效用性后,临床决策才能够接受其指导,在病人同意的前提下,应用于临床。

(5)进行后效评价,去伪存真,止于善美。在循证医学实践中,临床医生在应用循证进行临床决策后,需要对应用循证前和应用循证后的诊疗结果进行评析,并找出导致该结果的原因,以提升自身对于循证医学的认知程度,加强循证医学的学习和实践。

2. **循证医学在中国的发展** 王吉耀教授是我国第一位详细介绍 EBM,并将其翻译为"循证医学"的学者。EBM 于 1996 年正式进入中国,但在我国港澳台地区,一般翻译为"实证医学"或"求证医学"。国际 Cochrane 中心的第十四个分中心和中国循证医学中心都成立于 1997 年,由卫生部批准组建。国际 Cochrane 中心的第十四个分中心坐落于四川大学华西医院(原华西医科大学)的中国 Cochrane 中心。循证医学教育部网上合作研究中心则是由教育部批准建立的,研究中心主任由李幼平研究员担任。除以上由政府主持批准建立的研究机构以外,很多高校也组建了以循证医学为主要研究对象的研究中心。目前,已设立循证医学研究中心的高校有中国中医科学院、北京大学、武汉大学、香港中文大学、兰州大学以及复旦大学等。2008 年教育部将循证医学设立为临床医学专业的必修课,课程的目的是初步培养学生在未来临床实践过程中,使用循证医学的方法进行资料查找并应用的能力。现在很多高校都非常重视循证医学的研究,不但成立教学研究室,还积极出版适用于学生不同学习阶段的教材。经过全国医疗学者的不懈努力,EBM 在国内也已经发展为循证科学(evidence-based science,EBS),国家自然科学基金等也都有较多的 EBS 类课题。

(二)精准医学

2015 年 1 月 20 日,美国宣布"精准医疗"(Precision Medicine)计划,得到世界范围内高度关注,成为医学界的一次重大理念的革命。2016 年,我国科技部牵头召开了精准医疗专家会议,明确提出了中国精准医疗的战略计划。目前,中国精准医疗市场规模正在以每年 20% 的速度增长,已经超出了全球的平均水平。

"精准医疗"是以病人为中心、临床为导向,结合临床与基础,实施跨学科、领域、地域的合作,建立个人生物信息集合,形成疾病信息网络,以驱动因子为线索对疾病进行科学分类、诊断、评估病情,并针对驱动因子选择治疗手段及治疗方案。精准医学实现了以有限的卫生资源投入,获得最大的群体健康效益这一目标。它不仅超越了传统医学的个性化治疗以及现代循证医学模式,还将现代科学技术与传统的医学理念紧密结合,科学认识、理解人体的功能和疾病本质,进一步优化健康意识,提高对疾病的防治。

1. **现代医学背景下的精准医疗** 当前,临床医疗主要依靠病人主诉、临床症状、生理生化指标以及影像学结果评估疾病情况。但组织器官改变的更深层次,是包括遗传、变异、免疫和内分泌等改变的大量分子生物学改变。由于每个人的自身条件不同,用药后可能出现的无效、耐药、过敏等不良反应是不可控的,某些个体会因此失去最佳诊治时机,甚至威胁生命安全。通过大样本数据对某一些特定的疾病进行生物标记的分析、鉴别、验证与临床应用,采用例如基因及蛋白质组学等医学前沿技术,精准医疗可寻找到疾病的始动因子以及治疗靶点,在疾病的不同进程进行精确地分类、诊断、评估,实现对特定疾病和特定病人个体化精准治疗。

在精准医疗模式下,诊疗手段进行个体化的调整和改变,综合分析分子和基因组信息,根据病人的发病机制、临床表现等方面的特点,进一步根据病理及病理生理学过程制订针对每个病人的个性化治疗和预防方案。

精准医疗理念由四个要素构成:①精确:确保合适的病人在恰当的时机接受适宜的治疗。②准时:即针对病因和疾病特点的预测和预防,从而保障健康,而不仅仅是发病后的治疗。③共享:开展基于精准医疗的疾病风险检测和个性化治疗的长周期、大规模人群队列研究是精准医疗研究的重要基础。大数据(医学数据库、生物样本资源数据库等)共享机制可以有效地保证数以亿计的大数据之间的相互贯通,互为融合及彼此使用,极大避免了信息的孤立化。④个体化:个体化的诊疗模式是精准医学的又一重要特征,其针对的靶点是病人的基因组成或个体差异表达,从而制订最佳治疗方案,评估治疗效果。

精准医疗的应用主要包括以下四个方面:①生物信息学和临床医学的转化研究:转化医学是精准医疗的重要组成部分。大数据对精确诊断和治疗具有重要贡献,以大规模组学数据以及临床医学信息构成的疾病知识网络系统是精准医疗的基础。疾病知识网络能发挥整合信息的功能,精确并迅速地检索出大量有关信息,如个人基因、蛋白的特定表型、代谢规律、临床症状与体征、相关实验室检查等。此外,知识网络的建立还在促进医务人员对相关疾病发病机制及治疗原则的深入理解等方面发挥了重要作用,促进更为系统化的疾病新分类的形成。但建立针对疾病知识网络的疾病新分类系统的目标任重道远,仍需对精准医疗进行更加深入的研究。②基于分子表型的疾病细化研究:基于分子表型的疾病新分类系统发展在精准医疗中具有重要作用,不同组学信息及组学的整合研究是开发疾病新分类系统的关键,建立组学数据整合标准化模型,促使形成标准化组学数据平台,进而开始精准的疾病细分研究,将有利于进一步探索疾病的新治疗策略以及新药开发,以进一步提高临床疗效。③靶向药物:近年来在提高临床疗效方面靶向特异性药物取得了极大的进展,为了给病人提供更有效安全的治疗方式,可以针对特定的基因靶点选择治疗策略。一般来说,治疗靶点可以是细胞信号转导通路或者其目的基因转录后激活的关键蛋白、分子。当前,靶向药物临床应用尚需解决的主要瓶颈是药物毒性和耐药性。例如新的分子靶向药物可能具有未知的毒副作用,可能影响其他重要脏器器官的功能。因此,对于更加特异有效并且毒性更低的靶向药物的研究刻不容缓,需要进一步研究药物的抵抗机制以寻找潜在解决方案。④数据挖掘工程:计算机数据挖掘是优化疾病候选基因的重要工具。基于组学(基因、蛋白、代谢等)数据,可深化对人类疾病和健康的生物学过程的理解,为临床数据挖掘提供巨大的助力。

中国精准医学发展过程中的重点任务主要在如下几个方面:①基于人群的队列研究;②不同疾病分子标志物的发现和应用;③基于分子水平的影像学和病理学诊断工具;④临床精准治疗。

2. 精准预防　在精准预防层面,主要是高风险人群的确定和重点预防。疾病是内外因(基因组和环境)相互作用共同决定的。包括环境因素造成的遗传改变(基因突变等),环境与遗传因素相互作用,如肿瘤与病毒感染、生活方式(吸烟、饮酒)、生活环境等之间的关系。由于临床病理的改变要远远晚于基因和蛋白的改变,因此在疾病早期诊断方面,找准分子标志,例如基因突变和扩增等遗传变异、表观遗传改变以及代谢异常改变,对疾病的早诊有重要意义。而肿瘤的分子标志物,不仅可用于肿瘤的早期预防、早期诊断及定位,还可用于治疗方案的制订,检测病程、监测疗效,判定预后以及检测复发。

3. 精准诊断　精准诊断特别是指基于分子水平的诊断、影像和病理等。①分子诊断:为实现精准诊断的最佳工具。其关键在于变异 DNA 和蛋白分子的准确检测。肠道微生物组学以及代谢组学将会在其中发挥重要作用。此外,分子诊断技术的创新也是精准医疗发展的必然需求。②分子影像:这是临床精准医学的关键技术之一。它的优势在于全数字化、网络化、功能化、微观化和分子化。通过此技术可大大提高图像的空间分辨率和时间分辨率,实现图像同步共享和互认,可以反映疾病在发生、发展过程中形态和功能的变化,显示微小代谢或活体异常。同时,可实现云共享的影像资料数据库的构建将有利于诊疗和数据的挖掘。③分子病理:此为临床精准医学的另一关键技术。目前,基于分子病理技术进行的鉴别诊断、预后判断及治疗方案选择越来越多地依赖分子分型和分子分期,使分子病理在病理诊断中所占比重越来越大。其中,在相关疾病的鉴别诊断中,免疫组织化学染色的作用尤为突出。此外,循证医学还发现了许多标志物,它们对应不同病理类型,将指导个体化治疗方案。

4. 精准治疗 在精准治疗方面,主要依靠精准药物的研发和应用。其研发模式是利用疾病靶向分子(单靶点或多靶点),开发针对特定人群和特定疾病的靶向药物;精准药物的应用策略则是在不同基因型的个体上进行药物代谢和毒理的评估,使其达到有效、安全的理想效果。在临床上,我们强调某些相同的疾病,因其分子分型和分子分期不同而采用不同的治疗方案;而有些不同的疾病,也可以采用相同的治疗方法,即同病异治与异病同治理念。这就是目前推进的个性化诊疗实践的理念和模式。

(三) 整合医学

"整体整合医学"(holistic integrative medicine)简称为整合医学,该概念在 2012 年由樊代明院士提出。其主要内涵为:把人体视为一个整体,将各医学领域最先进的理论知识与各临床学科最有效的实践进行有机结合,构建更适合人类健康和疾病治疗的新医疗体系,并根据社会、环境和心理状况进行相应地调整。

根据其主要理论基础整体观、整合观和医学观,目前已有多个学科开展了相应的整合医学研究。近期,科学家针对代谢性炎症综合征(metabolic inflammatory syndrome),主要由动脉粥样硬化、2 型糖尿病、非酒精性脂肪肝和肥胖 / 超重为其组成部分,提出一种全新的代谢疾病综合诊疗概念:动脉粥样硬化是该疾病的主要特征之一,而在病人确诊后,还应该对其他成分进行进一步系统筛查,制订一套联合治疗方案。针对疼痛治疗中过度使用阿片类药物的问题,疼痛学家开展了一系列教导式整体一体化干预措施,以减少阿片类药物使用。主要采取了一种沉浸式教学策略,与病人进行有效的沟通,以加强病人对疼痛的病理生理学、阿片类药物使用风险和整体一体化疼痛管理的认识。通过瑜伽、冥想、正念和图像引导等一系列沉浸治疗后,评估记录病人疼痛缓解程度、舒适度。在大多数情况下,单一学科并不能满足口腔颌面 - 头颈部肿瘤的诊断和治疗要求,需要口腔颌面外科、耳鼻喉肿瘤学方法以及放化疗等治疗方法相互配合。因此,很多临床诊断和治疗的进展是通过专科化与多学科合作的过程实现。同时,也有一些整合医学理论被提出,科学家从"希波克拉底"整体医学观到现代社会医学观,提出了一种新的"脑 - 体 - 生态"医学整合理论。根据人类与生态系统的相互依赖性,应同时考虑两者的共同健康,并将涉及的医学课程、哲学概念与背景更广泛地进行一系列整合。流行病学数据表明,目前对环境的过度开发导致生态系统破坏,从而影响人类健康导致疾病的产生,在此情况下,某些疾病可以通过心脑相互作用的改变来进行诊断,如这些改变可以通过分析心率的变化来检测。"脑 - 体 - 生态"医学是一种全新的、更完整的保护人类健康的理论体系。

事实上,现在有非常多的临床学科也建立了自己的整合医学理念。例如,整合眼科学(holistic integrative ophthalmology),该学科系统全面地研究和分析了眼科疾病的发病机制、治疗方法和一些具体问题,并根据社会、环境和心理的实际情况进行调整和完善,从而形成一个更好地适应眼科疾病诊疗的新体系。这对传统眼科学来说是革命性的概念创新,标志着眼科学的一个全新发展阶段。整合医学旨在将最有效的临床实践经验与病人的个体情况和预后相结合,建立符合现代理念的新型医疗模式,实现适应疾病特点的医疗体系。

(四) 转化医学

转化医学(translational medicine)是指医学基础科学研究与临床医学应用研究双向互连、互相转化的新型概念。其核心思想是将生物医学基础研究所产出的成果,高效地向临床应用工程转化,并能有效地推动临床理论、诊疗方法和医疗技术的发展。同时,临床应用过程中所遇到的难题也及时地反馈至基础研究机构,通过不断地探索研究,推动着整个医学全面可持续发展。

1. **肿瘤研究**　近期,有大量关于肿瘤基础性研究成果已经应用于临床,或已被验证其临床诊疗意义。科研人员共同发现了一种细胞来源的罕见儿童脑瘤——弥漫性中线胶质瘤,可能来源于一种处于未成熟干细胞样状态,并具有快速分裂能力的少突胶质祖细胞样细胞。同时,他们也提出了一种诱导该细胞成熟的治疗方法,并利用单细胞 RNA 测序有效地诊断了该疾病。此外,肿瘤学家还发现了近 200 个非编码 DNA 突变在诱发癌症中的作用;通过 Warburg 通路的能量产生与癌细胞生长的联系,解释了癌细胞与 ATP 通路的关系;提出了肿瘤干细胞指数概念等。

2. **外泌体研究**　外泌体是常见的膜结合纳米囊泡,包含多种生物分子,如脂质、蛋白质和核酸。近年,科学家发现抗原呈递细胞、树突状细胞和肿瘤细胞等细胞质膜分泌释放的表面结合蛋白外泌体,有望用于疫苗研发。而且,由于外泌体外部的双层膜,可以保护其内部生物分子不易被巨噬细胞等清除,因此可将纳米级药物分子载入以延长血液循环半衰期并改善药物的生物活性。此外,科学家还进行了外泌体工程研究,即在纳米级的细胞外脂质双层囊泡上进行化学或生物修饰,可能会增强外泌体自身的治疗能力。

3. **肠道微生物组研究**　肠道微生物组的研究近期也在不同方面有各种重大发现,包括肠道微生物与肿瘤、免疫、关节炎和血液等疾病的联系。科研人员通过监测发现了小鼠肠道中的菌群与肝脏抗肿瘤的免疫机制具有一定相关性,有助于进一步对肝癌的发病机制进行探索;证明了链球菌数量增加与骨关节炎相关的膝关节疼痛增加之间存在联系,该菌群可能是该疾病的治疗靶点;发现了防止新生小鼠肠道菌群失调可预防迟发性败血症,为合理选择可调节益生菌以预防该疾病提供了理论依据。

4. **其他研究方向**　当然,其他研究领域也取得了很多突破性进展。例如,科研人员利用 3D 打印技术成功打印出全球首个人工心脏和人工肺器官,并具有良好的生物相容性,同时具备一定的生物功能;首次发现高表达的端粒酶在肝脏再生过程中起着重要作用,有利于开发新的治疗方法应用于肝脏修复等。

目前,转化医学概念越来越受到医学界的广泛关注,并逐渐发展成为一系列多学科交叉的复杂性研究新模式。各个相关学科均将研究成果直接地与临床医疗相联系,取得了相应的进展,为基础医学与临床医学研究提供了更加广阔的交互平台。

(五) 再生医学

广义上讲,再生医学是一门研究如何促进创伤与组织器官缺损进行生理性修复,以及如何进行组织器官再生与功能重建的新兴学科。再生医学旨在利用生命科学、工程学、计算机科学、材料科学等多学科的理论和方法,通过研究干细胞分化以及机体正常组织的创伤修复与再生等机制,寻找促进机体自我修复与再生的方法,最终达到构建新的组织与器官以维持、修复、再生或改善损伤组织和器官功能之目的。

再生医学的发展经历了 3 个阶段:第一个阶段为再生医学理论的诞生阶段,于 1981 年小鼠胚胎干细胞系和胚胎生殖细胞系成功建系(这项成果直接导致了基因敲除技术的产生)。第二个阶段为再生医学起始阶段,于 1998 年世界上第一株人类胚胎干细胞系培养成功,从此,开启了胚胎干细胞定向分化工程。再生医学的终极目标是建立其丰富健康的组织库,用以在治疗和康复中替代受损或老化的组织器官。但由于胚胎干细胞获得过程中存在的伦理问题,目前基于胚胎干细胞的再生医学研究进展有限。第三阶段为 2006 年美国科学家 Thomson 团队和京都大学 Y Manaka 研究组利用 4 种转录因子转染人体体细胞,成功诱导多能干细胞(IPS),意味着科学家已经克服了由于伦理约束而无法利用胚胎干细胞进行细胞治疗的瓶颈,使再生医学离临床应用更近了一步。

作为再生医学的基础,干细胞研究涉及健康科学的许多重要领域。干细胞是一类具有自我复制能力的多潜能细胞,在一定条件下可以分化成多种功能细胞,鉴于这种特性,可以通过干细胞移植、定向分化与组织再生促进机体创伤修复和治疗疾病。在基础研究中,通过了解干细胞生长、分化和发育的分子调控机制,可以在体外扩增和诱导干细胞定向分化,研究干细胞移植到体内后的生长、分化、迁移和功能重建。在临床应用中,科学家已成功地将人胚胎干细胞体外分化为内皮细胞、造血细胞、心肌细胞、肝细胞、胰岛β细胞和神经元,甚至星形胶质细胞和少突胶质细胞等。科学家成功地从皮肤、骨骼、骨髓、脂肪等组织器官中分离培养出干细胞,并试图利用干细胞构建各种组织器官,作为移植的来源。干细胞几乎涉及人体所有重要组织和器官。干细胞的基础和应用研究将实现组织器官修复,使得制造组织器官的梦想成为现实。因此,干细胞治疗有望解决人类面临的重大医学问题,引发继药物治疗和手术治疗之后的新一轮医学技术革命。

虽然世界各地已经有大量的干细胞相关产品和治疗方法投入临床试验阶段,甚至有一些干细胞产品已经获准上市。但是,由于干细胞不同生物学行为相关的分子调控机制相当复杂,因此,其在人体内的作用尚具有很大的不确定性,其安全性或有效性是否达标是在应用干细胞进行治疗时需要慎重考虑的问题。因此,我国未来仍需加大力度进行相关基础研究,全面了解干细胞再生和分化的调控机制,为干细胞疗法的临床推广发展奠定坚实的基础。

(六) 微创外科

微创外科(minimally invasive surgery)是指在手术过程中避免使用开放式、侵入性术式,尽量采用微小创伤或入路的手术方式。这些方式通常涉及腹腔镜、内窥镜等器械装置的使用,以及微创操作来间接观察手术区域,并利用内镜超声、超声刀和微型手术器械等进行微创手术治疗。该定义实质上是将任何一种微创手术技术与开放式同类手术技术相比,优势在于可以减少创伤。因此,可以被视为"微创"的手术技术种类繁多,而且还在不断发展。

目前,普外科、骨科、妇科等大部分外科领域临床科室,均已采用微创外科技术手段完成了大量微创手术,多学科共同研究也取得了一定的研究成果。科研人员通过大量临床数据分析表明,与开放式食管切除术相比,混合式微创食管切除术的术中及术后主要并发症发生率较低,而且在3年内不影响病人的整体生存和无病生存。随着视频辅助微创手术(videoscope-assisted minimally invasive surgery)技术的发展,口腔外科医生将其用于牙周缺损和牙种植体周围骨缺失的治疗。通过使用视频辅助技术优化切口设计,使得切口入路比传统微创切口更小,从而能非常好地放大显示骨缺损位置,并有利于牙根表面清创。此外,该技术还广泛应用于胸外辅助微创手术、肛瘘辅助微创手术等外科领域微创手术,很好地改进了传统微创外科手术方式。最近,丹麦科学家将5 654名患有早期子宫内膜癌的病人,分为微创机器人辅助手术治疗组与传统微创手术组进行术后并发症发病率的对比。得出了采用微创机器人辅助手术后,严重并发症明显降低的结论,体现了更为精准的微创手术辅助技术的临床发展价值。随着微创外科的不断发展以及与其他学科交叉科学研究,材料学家发现可以利用水凝胶生物相容性好、生物力学性能和结构优良等特点,开发一种新型微创注射术。有望应用于伤口愈合、药物负载、癌症治疗和组织再生等方面,是体内微创手术治疗的最佳选择之一。特别是非侵入性手术,只需通过简单的注射方法,减少手术时间、疼痛和感染风险来达到治疗目的。

微创思维是经历了漫长岁月所凝练而成的,而外科的本质是一种饱含技术性的"艺术"。微创外科经过上百年的发展,从最初对一类疾病的诊断,到现在各个临床医学领域的广泛应用,它本身并不简单是某一个单独专科,而是一种外科微创治疗的思维方式。作为未来外科的发展方向,微创外科的目标是尽量减少创伤部位、大小以及推进无创治疗技术研究。这不仅对未来医学研究、外科治疗技术发展有着革命性的意义,而且对病人乃至整个社会经济效益都有非常大的意义。

(七) 基因编辑

对生物体内源基因进行精准定点修饰的技术称为基因编辑,是近年来生物科学研究领域应用较为广泛的技术,通过对目标基因进行编辑,进而实现对特定DNA片段的删除和加入等,可以高效率、低成本地定点修改以及编辑更多物种的基因。从全球现有的科学研究来看,美国、中国、日本、德国等20个国家近15年在基因编辑领域的研究内容主要集中在神经学与遗传学、癌症抑制、合成生物学与基因工程、结构多样性与病毒防御等方面,这是伴随着基因编辑技术逐渐成熟的必然选择。合成生物学、基因工程、基因治疗等在未来的基因编辑发展中将有突破性的发展。

1. 基因治疗在病毒防御方面的应用 获得性免疫缺陷综合征(AIDS)是由人类免疫缺陷病毒

（HIV）感染引起的一种严重危害人类健康的全球性传染病。目前随着抗病毒疗法的应用，HIV 复制得到有效阻断，使 AIDS 成为一种慢性可控的疾病，然而该治疗方式无法彻底清除 HIV，因此 AIDS 无法根治。随着对 HIV 感染机制的不断深入研究，以及基因治疗技术的快速发展，诸如转录激活样效应因子（TALEN）、锌指核酸酶（ZFN）、成簇规律间隔短回文重复序列、系统及嵌合抗原受体 T 细胞（CAR-T）免疫疗法及相关核酸酶联用（CRISPR/Cas）等，这些新技术不仅具有抑制或彻底清除宿主体内 HIV 的可能，且可以避免传统治疗方法产生的不良反应，为 AIDS 病人的治疗提供了新的选择和思路。尽管上述基因治疗技术在治疗 HIV 感染中取得了不少成果，但是这些技术目前还面临疗效、安全性及伦理等方面的挑战。其次，RNA 干扰、TALEN、CRISPR/Cas 等各种基因技术因为精确性、靶向性、编辑效率等引起的脱靶效应，均会影响到疗效，尚需进一步改进。另外，伦理挑战一直是基因治疗用于人体试验所面临的巨大问题，科学界对在人的生殖细胞或胚胎中进行基因编辑一直持反对意见。特别是在基础研究得不到充分证据支持下进行基因编辑，会将潜在未知的附加疾病风险遗传给下一代，甚至影响种群基因。

2. 基因治疗在癌症抑制方面的应用   癌症的发生和发展与基因之间的联合调控、基因与环境间的相互作用有关，是一种复杂的细胞生理过程。基因组技术的发展，完善了各种疾病的基因数据，为人们在全基因组水平上研究个体差异和疾病提供了可能性。

结直肠癌是世界上第三大最常见的癌症，是癌症相关死亡的主要原因之一。对正常核酸加工的改变可能驱动结直肠上皮的肿瘤转化。DNA 修复机制通过减少致癌性基因多态性 / 变异的数量，在保护基因组方面发挥着至关重要的作用。已知四种基本的 DNA 修复系统，包括核苷酸切除修复（NER）、碱基切除修复（BER）、错配修复（MMR）和双链断裂修复（DSBR）。研究证明 DNA 修复基因的遗传多态性与不同人群中结直肠癌风险的增加之间存在关系。DNA 修复基因的多态性已被证明影响癌症发展的风险以及治疗的结果。

3. 基因治疗在神经学与遗传学方面的应用   基因治疗的基本原理是应用基因编辑技术将治疗性基因片段插入靶细胞，以重新整合并编程靶细胞特定基因表达，从而达到在靶细胞中表达或抑制某些基因的效果。在针对基因缺陷疾病的干细胞疗法方面，基于基因编辑技术的支持，使其治疗策略更有针对性。基因修饰的间充质干细胞在组织工程研究中越来越受到重视。通过人为调控间充质干细胞的基因表达，促进间充质干细胞向神经细胞分化，分泌理想的神经营养因子，从而获得更好的周围神经损伤修复效果。基因修饰可以基于感觉神经元、运动神经元、胶质细胞、施旺细胞等载体。神经组织工程修复技术则主要通过设计目标细胞，使其可以过量释放生长因子、迁移分子和黏附分子，并能够抑制缺陷基因的表达，因而使间充质干细胞在神经修复方面的优势更加明显。

（八）脑科学

人脑是自然界中最复杂的系统，以阐明脑和神经系统的工作原理和机制为终极目标的脑科学已成为生命科学乃至所有自然科学中最重要的前沿学科之一。脑科学的发展提升了人类对大脑认知原理的理解和重大脑疾病的诊治水平，同时也推动了人工智能技术和新型信息化产业的迅猛发展。近年来，脑科学在相关技术开发、脑连接图谱绘制、记忆操控，以及类脑人工智能等方面取得了重大突破，美国、日本、欧盟等发达国家或组织相继推出各自的脑研究计划，我国也正在启动"中国脑计划：脑科学与类脑研究"重大科技专项，以理解人脑认知原理的神经基础为计划核心，以期在重大脑疾病的诊疗手段和脑启发智能技术应用方向取得进展。

阐明人类认知功能的神经生物学基础是当前脑科学的主要方向之一，其目的在于保护脑功能，促进智力发展，防治脑疾病和创伤；模拟脑、研发类脑计算方法和人工智能系统。

大脑的功能包括知觉和感觉、学习和记忆、情感和情绪、注意和抉择等基本的脑认知功能，以及复杂抉择行为、社会认知、合作行为、共情、意识、语言等高级脑认知功能。构建人类大脑神经网络（细胞层面）的结构图谱和活动图谱是了解上述认知功能产生机制的基础。各脑区每一类神经元的输出纤维和输入纤维联结形成的图谱称为结构图谱。活动图谱的构建则基于结构图谱，通过活动图谱可以了解神经元电活动,神经细胞传导信息的途径,最终解析脑神经环路,理解脑、阐明脑认知功能的神经基础和工作原理。

在我国,脑科学的一项重大应用就是为健康中国服务,旨在保护大脑,维持大脑的正常功能,延缓大脑退化,预防脑疾病的发生。根据流行病学调查结果,脑部疾病所带来的社会负担已经超过心血管疾病和癌症,如幼儿自闭症和智力低下、中年抑郁和成瘾、老年性阿尔茨海默病和帕金森病等退化性脑疾病都是主要的脑疾病。重症脑疾病的诊断和干预将成为未来脑科学领域的主要研究内容。目前,临床研究的主要目标是研究和解释主要脑疾病的发病机制,并在早期筛查、早期诊断、早期干预、治疗和康复方面取得突破。

神经科学正成为当前最前沿科技领域,信息、计算机、纳米、先进制造、量子科学等众多学科与神经科学之间的交汇贯通日益紧密,技术的进步正在深刻改变着对大脑活动规律及其本质的认识。近年来人工智能技术受到越来越多的关注,神经科学和类脑人工智能已经处于大变革时期,国际科学界在脑科学与类脑智能技术的融合研究中取得了很多实质上的进展,主要包括:①脑机接口和脑机融合新模型、新方法;②脑活动(电、磁、超声等)调控技术;③新一代人工网络计算模型和类脑计算系统;④类神经元的处理器、存储器和类脑计算机;⑤类脑智能体和新型智能机器人;⑥大数据信息处理和计算新理论。其中大数据信息处理则对临床应用意义重大。

作为疾病诊断重要的辅助检查方式,常用的医学成像技术包括磁共振成像(MRI)、计算机断层扫描成像(CT)、超声成像、正电子发射断层成像(PET)、弥散张量成像(DTI)等,因其不同的原理与功能而满足特定的医学成像需求。大数据处理是汇集大规模、高运转、多种类、高价值的数据信息,从中找到一定的规律,人工智能需要从丰富的数据资源中提取规律信息,进而通过模型转化为"智能化"。图像识别和深度学习等技术对医学数据的高效处理至关重要。首先在整个图像数据上执行通用机器学习方法,其中包含图像技术、视频技术和机器人视觉进行图像识别。多层深度神经网络通过接合多个非线性处理层来逐层采集原始医学图像数据,获取不同层面的抽象特征用于分类预测,基于深度学习的医学影像智能诊断实现了量化经验增加而逐步进化,并通过系统策略网络和价值网络对医学影像信息逐层分析提取,无需人类逻辑和知识的干预,机器可自行从诊断经验中实时学习,实现影像诊断智能化并不断提高临床诊断决策能力。人工智能可替代医生完成海量图像的分类和快速审查工作,必将成为新型的疾病诊断和管理模式。尽管人工智能具有潜力,但其临床解释能力和可行性的制备仍是一个巨大的挑战。发展基于医学影像的人工智能诊断具有可观的发展前景,但当前的数据资源与媒介工具限制了其在临床研究中的实施。除此之外,信息采集和精密计算问题也是医学影像人工智能应用的主要限制之一。

二、构建人类健康共同体

(一) 世界卫生组织

世界卫生组织(World Health Organization,WHO)(以下简称"世卫组织")是针对联合国系统内卫生问题进行指导、协调的机构,领导着全球卫生事务,承担着拟定卫生研究议程,制定规范和标准,阐明以证据为基础的政策方案,向各国提供技术支持,以及监测和评估卫生趋势的工作。其执行委员会由卫生专业技术方面颇有资格的 34 位委员组成。

2018 年,执行委员会拟定了《2019—2023 年第十三个工作总规划》草案,提出了世卫组织的使命:增进健康,维护世界安全,为弱势群体服务。其依据可持续发展战略,围绕着推进全民健康覆盖、应对突发卫生事件、促进人群健康三个相互关联的战略重点展开详细规划,将最脆弱的人作为其工作核心,确保健康的生活方式,促进各年龄段的福祉。预期实现全民健康覆盖受益人口增加 10 亿人,面对突发卫生事件受到更好保护的人口新增 10 亿人,健康和福祉得到改善的人口增加 10 亿人。

(二) 推进全民健康覆盖

1. 全民健康覆盖实质与现状 提到全民健康覆盖,其实质在于以初级卫生保健为基石,建立有抵御力的以人为本的强大的卫生系统。在此过程中,关键就是社区服务、健康促进和疾病预防。全民健康覆盖的推行一方面需要确保各国向全民健康覆盖方向迈进,确保所有人和所有社区都能获得有效的促进、预防、治疗、康复和姑息治疗;另一方面还要保证这些服务不会超出家庭的支付能力,避免因这些服务而陷入经济困难。同时,世卫组织表示按照目前推进全民健康覆盖的速率推算,到2030年将无法在全世界实现可持续发展目标。如若实现全球的可持续发展,世界需要在2023年前达到新增受益10亿人的目标,故而推进全民覆盖的速率必须是迄今变化速率的2~3倍。

2. 推进全民健康覆盖过程中的问题

(1)自19世纪以来,随着公共卫生措施的不断完善,人们出生期望寿命也在不断增加。今天,在经济、政治、文化、环境等多方面影响下,健康期望寿命的增速跟不上期望寿命增速,而且随着年龄增长,发病率增加,因此"健康老龄化"是一个值得重视的问题。到2050年,60岁以上人口预计将翻一番,全社会需要大力应对这一空前的人口变化。世卫组织倡导各个会员国促进健康老龄化,依据《老龄化与全球战略和行动计划》落实2020—2030年期间"健康老龄化十年"。通过调整卫生系统,使其符合老年人需求,其中应特别侧重于加强老年人身体功能和慢性病管理;改善其获得药物的机会;完善社区长期护理系统;促进姑息治疗;创造适合老年人的生活环境;更好地衡量、监测、管理健康老龄化。

(2)在推进全民健康覆盖过程中,任何系统、任何国家提供的卫生保健和社会护理服务都需要大量的人力。然而在全球范围内,即使在高收入国家,都存在供应、需要、需求之间的差距越来越大的现象,结果就是技能和人员短缺。预测结果显示,到2030年,为实现全民健康覆盖,培养和聘用足够卫生工作者所需的投资巨大。这些挑战说明了多部门参与的重要性和必要性,有关部门应围绕可持续发展目标,综合考虑教育、就业、卫生、金融、性别和青年之间的相互联系,满足动态劳动力市场的需要。另外,为实行新的以人为本的综合服务模式,需要根据具体情况,勇于创新,优化卫生工作者和社会工作者在提供多种服务方面的作用。

3. 应对公共卫生突发事件　针对公共卫生突发事件,世卫组织表示任何国家都有可能发生流行病和突发事件。目前,全球和区域范围内已经建立了早期预警和事件监测系统。随着全民健康覆盖的推进,社区和国家抵御能力的增强将为管理突发卫生事件风险奠定基础。早期发现、风险评估、信息共享和快速反应对于避免大量疾病、损伤、死亡和经济损失至关重要。但就现状而言,并不是所有国家都具备同样的突发卫生事件风险管理能力。如果面对突发卫生事件时受到更好保护的人口新增10亿人,我们所有人都会更安全。

面对各类公共卫生突发事件,截至2019年3月,世卫组织应对了160起正在发生的事件和总共33起已定级的危机,其中9起为3级危机,包括了刚果民主共和国之前的埃博拉病毒病疫情。2019年底,新型冠状病毒肺炎相继在世界多地陆续暴发。世卫组织在第一时间与全球各地专家、政府和合作伙伴密切协作,以迅速充实关于这一新型病毒的科学知识,跟踪病毒的传播和毒性,并建议各国和个人如何采取措施保护健康和防止疫情蔓延。世界各地的顶级卫生专家也汇聚世卫组织总部,评估了对新型冠状病毒的认识水平,查明仍然存在的差距,力图最快速度控制疫情发展。

从疾病预防角度WHO也提出了下列对公众的建议:勤洗手、保持社交距离、避免触摸眼鼻口、避免食用生鲜或未煮熟的动物产品、有症状及早就医等。在防控专业技术上,WHO建议在港口、机场和地面过境点等入境点发现和管理疑似病例,同时对于临床感染管理也发布了指导性文件。强调了临床接诊的几项重点,从严重急性呼吸道感染病例的识别与分诊、隔离,到早期的监控、诊断,以及危重症、并发症的管理都提出了规范化的要求。此外,WHO还针对特殊人群(孕妇、婴幼儿)的诊治提出了要求。

独立监督和咨询委员会意识到合作伙伴和捐助者增强了对世卫组织在突发卫生事件中领导作用的信心,但新型冠状病毒肺炎疫情暴露了尤其需要进一步改进的领域。世卫组织面临越来越多的挑战,既要应对大规模紧急疫情,又要应对长期危机。

4. 促进人群健康　世卫组织表示,虽然"促进人群健康"是一个广泛的标题,但世卫组织将通过五个平台有重点地开展促进工作。其中,加速采取行动以预防非传染性疾病和促进精神健康、加速消除和消灭有重大影响的传染病颇受关注。

目前,非传染性疾病每年会导致大约 1 500 万人死亡。到 2023 年,世卫组织的目标是通过预防、治疗及促进身心健康,将非传染性疾病导致的过早死亡减少 1/3。同时,世卫组织表示非传染性疾病的发病及过早死亡均可以通过减少四种有害因素而得到预防,即:吸烟、有害使用酒精、不健康饮食和缺乏身体活动。除此之外,世卫组织表示包括 HIV/AIDS、结核病、疟疾、病毒性肝炎、性传播疾病和被忽视的热带病在内的传染病及感染,也可以得到预防和治疗。但是在大多数国家传染病的防治仍然是重大的公共卫生挑战,每年仍旧造成四百多万人死亡。2019 年底,从我国出现新型冠状病毒肺炎开始,短短一个月的时间,国内就已经造成了近 8 万人的感染,死亡人数近 3 000 人,全球多个国家相继暴发,形势严峻。很多群众在此次疫情中都体会到突发的公共卫生事件不仅对健康产生威胁,更深切体会到其对经济造成的重创,因此应对突发公共卫生事件一直以来都是国内外关注的重点。虽然面临的挑战重重,但在传染病防治工作中,全球也取得了很大成效。全球现已接近消灭脊髓灰质炎和麦地那龙线虫病的目标,不过仍然需要继续开展大规模、有重点的工作才能达到彻底消灭的目标。

世卫组织也依据可持续发展目标重申了加速落实传染病的"未完成议程"的紧迫性。然而,如果不通过高成本效益和高影响力的干预措施大幅度加快预防、控制和消除工作的速度,并将针对特定疾病的防治措施纳入以人为本的卫生系统,则不可能实现到 2030 年"消除流行病"的具体目标。因此也需要全球各国协力奋战、持续努力。

除了世卫组织执行委员会的第 142 届会议提出的《2019—2023 年第十三个工作总规划》外,世卫组织还在 2019 年 4 月的第 72 届世界卫生大会中对妇女、儿童和青少年健康提出了全球性战略。

近年来,妇女死亡率下降,但对于可预防性疾病,如宫颈癌,可通过人乳头状瘤病毒免疫预防,统计数据显示 2018 年仍有约 57 万的新增病例。为此执行委员会在 2019 年 1 月也与各个会员国制订了一项加速消除宫颈癌的全球战略草案,载明了 2020—2030 年期间的目标,提交世界卫生大会审议。

回顾世卫组织于 2016 年 5 月的第 69 届世界卫生大会首次通过有关《2030 年可持续发展议程》中的卫生问题决议,2018 年数据显示,在一些领域实现卫生相关可持续发展的目标取得了显著进展,特别是在减少五岁以下死亡率、提高 HIV/AIDS 治疗覆盖率和减少结核病病例和死亡数量等方面。这意味着世界卫生组织对于全球公共卫生健康的引导方向是正确的。但另外一些领域也出现着进展停滞,疟疾、耐药结核病、酒精使用、道路交通死亡和儿童超重等问题仍有待解决。世界卫生组织表示虽然部分战略目标已经取得了成就,但仍然容易出现回弹。这提示我们公共健康卫生事业仍然需要进行持续努力。当然,许多国家卫生系统薄弱,而且防范突发卫生事件的能力极差,也成为实现最终目标的极大挑战。

（三）构建人类健康共同体

2020 年 5 月,国家主席习近平在第 73 届世界卫生大会视频会议开幕式上发表题为《团结合作战胜疫情,共同构建人类卫生健康共同体》的致辞,呼吁全世界:携起手来,共同佑护各国人民生命和健康,共同佑护人类共同的地球家园,共同构建人类卫生健康共同体。

新型冠状病毒肺炎疫情是第二次世界大战结束以来最严重的全球公共卫生突发事件,全球 210 多个国家和地区卷入其中。我国有力地控制了新型冠状病毒肺炎疫情的蔓延。中国秉持人类命运共同体理念,主动承担国际责任,及时向世卫组织及相关国家通报了新型冠状病毒肺炎疫情,积极分享中国疫情防控经验和救治方案,竭尽所能为有需要的国家提供医疗援助和防疫物资。中国不仅以最全面、最迅速、最严格、最积极的抗疫防控措施为世界赢得了宝贵的防备疫情时间,而且明确提出了构建人类卫生健康共同体的国际合作倡议。

　　新型冠状病毒肺炎疫情的全球蔓延,凸显了世界各国之间联系的紧密性与脆弱性,表明了构建人类命运共同体的重要性、必要性和紧迫性。疫情的传播不分种族和国家,在全球一体化的情况下,面对公共卫生事件,任何一个国家都不可能独善其身。战胜重大公共卫生疾病,首先要有休戚与共的整体意识,只有遏制疫情在全球蔓延态势,才能保障本国人民的生命健康。其次要有守望相助的合作意识,单打独斗并不能真正战胜疫情,加强国际团结和多边主义对全球抗击疫情至关重要。只有全面加强国际合作,共同构建人类卫生健康共同体,凝聚起战胜疫情强大合力,才能赢得这场人类同重大传染性疾病斗争的最终胜利。

　　人类卫生健康共同体的建立基于对全世界各国人民平等的生命健康权的尊重,生命健康权超越种族、国界和经济发展水平。中国政府大力实施"健康中国"战略,将卫生领域合作列入"一带一路"建设的重要内容,不仅维护了本国公民的生命健康权,而且尊重世界人民享有平等的生命健康权。在人类面临共同威胁与挑战的情况下,我国与世界卫生组织和"一带一路"沿线国家共同打造"健康丝绸之路",是构建人类卫生健康共同体的生动体现和最佳实践。

　　人类健康是社会文明进步的基础。面对全球公共卫生突发事件,团结合作战胜疫情是世界各国人民的共同呼声。共同构建人类卫生健康共同体,共同佑护各国人民生命和健康,共同佑护人类共同的地球家园,才能迎来人类发展更加美好的明天。

(黄文华　徐忠信　杨长青)

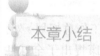

本章小结

　　本章通过对我国卫生体系发展的回顾,全面解读了新时代健康中国战略。通过对我国医疗机构服务体系、公共卫生服务体系和医疗服务保障制度的介绍,诠释了健康中国的核心内容。在构建人类健康共同体的全球背景下,对未来医学发展的趋势做了概括。使医学生以全球视角,领略未来医学发展和构建人类健康共同体的宏观远景。

推荐阅读

[1] 国家卫生健康委员会. 2019 中国卫生健康统计年鉴. 北京:中国协和医科大学出版社, 2019.

[2] 吴美蓉. 借鉴国外医保模式,建立并完善我国医疗保障制度. 生产力研究, 2010 (1): 169-171.

[3] 陈维嘉,李浩. 当代资本主义国家医疗保障制度的两重性论析. 国外理论动态, 2017 (11): 100-108.

[4] 孔祥金,李贞玉,李枞,等. 中国与新加坡医疗保险个人账户制度比较及启示. 医学与哲学 (A), 2012; 33 (04): 46-48.

[5] 王东进. 立足国情 实践创新 走自己的路——中国医疗保障制度改革二十年纪略 (上). 中国医疗保险, 2018 (12): 1-3.

[6] 仇雨临,张鹏飞. 从"全民医保"到"公平医保":中国城乡居民医保制度整合的现状评估与路径分析. 河北大学学报 (哲学社会科学版), 2019; 44 (02): 128-138.

[7] 仇雨临,冉晓醒. 大病保险:为城乡居民筑牢"安全网". 群言, 2019 (09): 33-35.

[8] YIP W, FU H, CHEN A T, et al. 10 years of health-care reform in China: progress and gaps in Universal Health Coverage. Lancet, 2019, 394 (10204): 1192-1204.

[9] MENG Q, YIN D, MILLS A, et al. China's encouraging commitment to health. BMJ, 2019: 365.

思考题

1. 我国的医药卫生体制改革经历了哪些发展阶段？
2. 简述新时期卫生与健康工作方针。
3. 我国 2009 年开始的新医改主要覆盖哪些领域？各个领域的改革分别取得了什么成就？仍面临什么挑战？
4. 通过本章学习，谈谈你对健康中国行动的理解。
5. 简述我国卫生服务体系和保障体系。
6. 未来医学发展趋势有哪些？

第八章
医学整合课程与问题导向学习

2017 年国务院办公厅《关于深化医教协同进一步推进医学教育改革与发展的意见》，明确提出了"鼓励探索开展基于器官 / 系统的整合式教学和基于问题的小组讨论式教学"，这足以彰显整合式教学和问题导向学习的重要性。本章介绍医学整合课程与问题导向学习，主要阐明什么是整合课程，为什么要进行课程整合；何谓问题导向学习，为什么要进行问题导向学习，问题导向学习有哪些优势和特点；问题导向学习如何进行、如何评价和考核，以及学生和教师在其中的角色等问题。

第一节　医学整合课程

医学模式由传统的"生物医学"向"社会 - 心理 - 生物医学"模式转移，医学知识不断更新，医学知识总量不断增加，倒逼高等医学教育教学模式的创新。以学生为中心的教育理念，催生了医学教育模式和医学课程的变革，课程整合也成为历史的必然。

一、现代医学教育发展变革的三次浪潮

100 年前发表的一系列对医学教育具有深远影响的报告，是引发 20 世纪高等医学教育变革的巨大动力，1910 年的《Flexner 报告》把当代科学融入了医学教育，为我们开启了医学教育改革之门。但是 21 世纪的医学教育未能跟上时代的步伐，不能应对我们所面临的新挑战。在《Flexner 报告》发表一百周年之际，为满足卫生系统对医学教育的需求，医学教育进行新一轮改革势在必行。

21 世纪医学教育专家委员是一个全球性的独立委员会，由 20 位领袖人物组成，具有多专业、多机构和多区域的代表性。他们精诚合作为新一轮的医学教育改革提出了新的愿景和行动建议。发表在《柳叶刀》(2010, 376 : 1923-1958) 的报告《新世纪医学卫生人才培养：在相互依存的世界，为加强卫生系统而改革医学教育》指出：过去一个世纪经历了三波医学教育改革。第一波在 20 世纪初，以科学为基础的课程设置为标志；20 世纪中期出现的第二波改革是 PBL 教学创新，其标志是课程整合与PBL 模式改革；第三波是以系统为中心，岗位胜任力为核心的医学教育改革。

纵观全球医学教育，国家以及国家之间在医学教育领域出现了明显的差异，医学教育处于不同的阶段。但无论处于哪个阶段，医学教育的目标没有改变，即培养符合卫生系统需求的人才，区别在于培养周期、效率、适应性等的区别。一般来说，院校教育学生受益的最直接、最核心、最显效的方式是课程，课程是人才培养的核心要素。课程体系（模式）则是同一专业不同课程按照门类顺序排列，是教学内容和进程的总和，课程门类排列顺序决定学生学习获得的知识结构。

204

二、医学课程体系(模式)

回顾现代医学教育百余年的发展,医学课程模式最广泛、最具有代表性的是以"学科"为特征的经典课程模式和以"整合"为特征的学科综合性课程模式。

(一)以"学科"为特征的经典医学课程模式

以"学科"为特征的课程模式(discipline based curriculum model,DBCM)的编排沿着知识与认识的深入循序渐进,DBCM 以基础学科(如物理学、生物学和化学)作为现代医学教育、医疗实践和医学研究的知识基础,强调医学学科知识的系统性和逻辑性,反映医学各学科的内容和结构。在解决医疗问题的过程中,DBCM 强调充分应用科学的"假设 - 演绎"推理过程,使学生在完成正规的医学培训后具有进行自主学习的能力,跟上科学进步的步伐。正是由于应用"假设 - 演绎"的科学推理过程,医学家才能够对他人的观点提出质疑,不断探索、处理医学领域的未知事物。因此,这种基于学科知识的推理能力成为 DBCM 最基本的认知方式。

以"学科"为特征的经典医学课程模式,主要以细胞生物学、系统解剖学、生物化学与分子生物学、组织学与胚胎学、生理学、病理生理学、药理学、病理学、医学遗传学、人体寄生虫学、医学微生物学、医学免疫学、诊断学、内科学、外科学、妇产科学、儿科学等学科的先后顺序组织课程。

(二)以"整合"为特征的综合性医学课程模式

以"整合"为特征的综合性医学课程模式(integrated curriculum model,ICM)以一定的临床问题为主题编排,根据临床问题循序渐进、探究和学习医学知识,注重解决临床问题的过程。课程整合是将原来自成体系的各学科课程及各教学环节有关的教学内容,按照器官 - 系统、正常 - 异常、形态 - 功能等组合方式进行整理与合并,使课程成为内容冗余度少、结构性好、整体协调的新型课程,发挥整合课程的综合优势,提高学生的能力和培养质量。

以"整合"为特征的综合性医学课程模式强调学科整合或综合,以解决问题的能力培养为核心。学科综合性医学课程模式的编排顺序可以按照器官 - 系统、也可以按临床问题或临床表现为主题,以"器官 - 系统"整合课程(organ-system-based curriculum,OSBC)模式最为常见,如运动系统、神经系统、内分泌系统、心血管系统、消化系统、血液系统、泌尿系统、生殖系统等。

(三)两种医学课程模式的区别与联系

从认知方式上看,认识起点不同。以"学科"为特征的经典医学课程模式以学科知识作为认识起点,以"整合"为特征的综合性医学课程模式则以人体功能、临床问题作为认识起点。

从能力培养的差异上看,以"学科"为特征的经典医学课程模式,以治疗过程中涉及的医学知识、人文社会科学知识的贮备构成医学生的基本能力。以"整合"为特征的学科综合性医学课程模式以临床问题为主题,探究临床问题涉及的医学基础知识,注重探究过程和思维的培养,在解决临床问题的过程中学习知识,建构医学知识体系,培养综合能力。

从对新知识的运用上看,随着医学的发展,以"学科"为特征的经典医学课程模式的分科结构使每一学科向学生讲授的知识量急剧增加,与之相适应的是,扩大了基础医学各学科新知识在临床上应用的可能性,使基础医学越来越具有与临床科学同等重要的地位,这是现代医学重要的特征。随着医生的诊疗工作越来越多地依赖于实验室诊断,进而促进了诊疗过程的科学性和客观性。以"整合"为特征的学科综合性医学课程模式从临床问题出发,强调解决问题能力的培养,但在很大程度上忽视了学科知识的系统性。

从对人才类型影响的差异上看,课程类型对人才培养类型的影响是直接的。以"学科"为特征的经典医学课程模式所培养的医学生具有扎实的医学基础知识和良好的科学医学思维能力,更符合医学科学家、学术带头人的培养目标。临床医学专业人才的培养目标定位为"准医生",而以"整合"为特征的学科综合性医学课程模式以临床问题为起点,获取需要、必备的医学基础知识,更注重解决临床问题的能力,因此更符合临床医生的培养。

三、医学整合课程

(一)整合的必要性

进入 21 世纪,医学科学面临严峻的挑战,也呈现前所未有的机遇。21 世纪的医学将经历三个重要的战略转移。

目标上移:从以疾病为主导走向以健康为主导。

重心下移:从以医院为基础走向以社区及家庭为基础。

关口前移:从以疾病诊断和治疗为重点,转移到注重疾病预防与健康促进。

三个重要的战略转移必将推动医学理念、医学模式、医疗卫生服务体系及医学科学和技术的巨大变革。为适应这个重大的变革需求,整合医学应运而生。

整合医学是传统医学观念的创新和革命,是医学发展历程中从专科化向整体化发展的新阶段。这种观念的变革不能简单地视为是一种回归或复旧,而是一种发展和进步。不仅要求我们把现在已知的各生物因素加以整合,而且要将心理因素、社会因素和环境因素也加以整合;不仅需要我们将现存与生命相关各领域的先进医学发现加以整合,而且要求我们将现存与医疗相关各学科有效的临床经验加以整合;不仅要求我们以呈线性表现的自然科学的单元思维考虑问题,而且要以呈非线性表现的哲学的多元思维分析问题,通过这种单元思维向多元思维的提升,通过这四个整合的再整合,从而构建更全面、更系统、更科学、更符合自然规律、更适合人体健康维护和疾病诊断、治疗和预防的新的医学知识体系。

为适应医学的三大重要战略转移和整合医学需要,在当前我们所处的"知识爆炸"时代背景下,传统的教学内容、模式、方法已不能适应现代医学教育的特征。在课程体系与知识结构上,必须由传统的"生物医学"向"社会 - 心理 - 生物医学"课程模式转移。在教学内容安排上,要强调知识的系统性,将割裂的学科知识加以整合、重组,形成新的知识单元。在教学模式与方法上,强调以学生为中心的教育理念,激励学生进行自主学习、探究式学习。在评价体系方面,强调形成性的过程评价,注重学生能力的培养和知识建构的引导。因此,整合式教学模式(integrated teaching model,ITM)应运而生,尽管国内外整合式教学模式和方法有一定差异,但整合思想是内在统一的。整合式教学模式成为现代人才培养要求的必然产物,也是当代世界范围内课程改革发展的趋势。

(二)医学整合课程分类

医学整合课程是指打破学科界线,将存在内在联系的不同学科或相关联的教学内容结合或融为一体的一种课程模式。它将传统学科,如解剖学、组织学、影像学、内科学、外科学等按照人体、疾病的特点组织起来,特别是通过问题或病例将它们相融,形成一种新的结构,使学生在学习过程中形成一个完整的医学知识框架。

医学整合课程可以分为水平整合和垂直整合。水平整合是在相互平行的学科,一般是在医学基础学科领域和临床学科领域内,如解剖、生理和生物化学之间或是内科和外科之间的整合。垂直整合是将传统模式中不同教学阶段的学科结合起来,一般是基础医学学科与临床学科的整合。垂直整合可以贯穿整个课程结构,前期注重基础科学,后期则强调临床科学。另外,还有人文科学和生物心理社会科学同基础科学与临床科学的纵向整合。然而,在实际应用中整合模式较为复杂,形式多种,水平整合和垂直整合往往并存。

随着医学课程研究的不断深入,新出现的课程模式往往都是整合性课程模式。医学整合课程可以分为:①学科间的正常人体学课程整合,如美国南伊利诺大学医学院的课程;②以器官系统为中心的课程整合,包括两种,即正常结构与功能的水平整合,和从正常到异常的垂直整合,如美国西余大学医学院的课程;③以疾病为中心的课程整合,如美国华盛顿大学医学院的课程;④以临床症状为中心的课程整合,如卡格雷大学医学院的整合课程;⑤混合式课程整合,如美国哈佛大学医学院的课程,是在学科基础上的水平和垂直整合。

(三) 医学整合课程模式研究与实践

1951年,美国凯斯西储大学(Case Western Reserve University)率先开展以器官系统为基础的多学科综合性课程改革,继而遍及世界许多国家和地区。加拿大、澳大利亚和日本等国家的医学院校,开创了器官-系统医学整合课程先例。

1969年,加拿大麦克马斯特大学(McMaster University)逐渐探索将医学知识与临床工作紧密结合在一起的教学模式,根据学习环境中"情景""协作""会话"和"意义建构"等四大要素,创立了以问题为导向的医学整合课程。

1985年,美国哈佛大学医学院(Harvard Medical School)开始实施"新途径"(new pathway)整合课程,其实质为在基本保持学科特点的基础上,重视基础医学学科之间、基础医学学科与临床学科之间的整合,同时重视医患关系的教育。这种"新途径"被视为"混合型整合性课程"典范,直到今天哈佛大学医学院仍在不断探索这种混合式整合性课程,引领全球医学整合课程的发展方向。

另外一个值得一提的是约翰斯·霍普金斯大学(Johns Hopkins University)开始"基因到社会"(gene to society curriculum)基于社会、文化、心理和环境等多维变量的综合系统,宽泛地重构健康与疾病的相互关系,重视医生与病人及社会环境之间和谐关系的综合课程。

四、我国的医学整合课程建设

(一) 发展现状

教育部、国家中长期教育规划、本科医学教育标准等系列文件强调,医学院校应积极开展纵向和/或横向综合的课程改革,将课程教学内容进行整理整合。医学课程整合是我国近期和远期的努力方向和趋势。

我国的医学整合课程研究与实践起始于20世纪50年代,发展于20世纪90年代,在21世纪初到达高潮,约有一半医学院校曾做过该项改革试点或实践。

为了保证教学体系的完整性,国内采取"器官""系统"为线索的整合课程居多。器官-系统整合课程基本模式。根据整合课程实施的医学教育阶段不同,可分为部分整合和完全整合。部分整合形式有仅在基础医学教育阶段实施整合课程,或仅在临床医学教育阶段实施整合课程,或者在基础医学或者临床医学教育阶段,某个专题实施整合课程,如形态与功能整合课程等;完全整合形式有基础医学与临床医学教育阶段打通全面实施整合课程,或者实施两轮整合即第一轮基础医学整合课程,第二轮临床医学整合课程。

(二) 整合课程教材建设

器官-系统整合课程模式将不同学科的教学内容,按照人体的"系统"或"器官"进行综合和重组,整合成一个课程单元,实现微观与宏观、功能与形态、正常与异常相结合的教学模式。在我国,器官-系统整合教材建设已经成为区别于国外医学教育的一个重要特征。

1. **第一轮器官-系统整合教材** 在教育部首批高等学校"专业综合改革试点"项目(西安交通大学临床医学专业试点)的支持下,2013年6月,西安交通大学在"器官-系统"改革与实践的基础上与人民卫生出版社,对全国"器官-系统"整合课程教材建设调研,调研院校30余所,其"器官-系统"整合课程主要在八年制临床医学专业中开展,随着国家卓越医生教育培养计划的实施,部分学校在卓越医生教改班中广泛应用。2013年10月,全国高等医药教材建设研究会、人民卫生出版社和教育部临床医学专业综合改革在西安交通大学项目调研的基础上,邀请全国医学教育专家30余名,成立全国高等学校临床医学专业"器官-系统"整合课程与PBL教学案例教材评审委员会。研讨我国"器官-系统"教材建设方案,广泛吸收各院校沉淀的教学成果,明确了教材的编写思路、教材门类、编写时间安排以及教材主编、副主编、编者遴选机制和条件等,是"器官-系统"整合课程的顶层设计会议,是国家级规划教材从无到有的一项创新,是全新的课程体系和教材体系的创举。"器官-系统"整合课程系列规划教材的重心和主题是培养创新卓越医生,符合时代特征,适应现代医学教育改革模式,有利于加强学生自主学习能力,服务医疗卫生改革。2014年3月,全国高等医药教材建设研究会在西安召开,会议确定"器官-系统"整合教材为原国家卫生和计划生育委员会"十二五"规划教材,该教材体现了五个特点:①纵横对接:实现合纵连横的整合。纵向基础与临床贯通,实现早临床、多临床、反复临床;横向有机融合预防、人文和社科等学科,实现职业素养、道德和素质的综合培养。②"双循环"与"单循环"对接:此次教材编写各系统基础医学整合课程与临床医学整合课程分开编写,即实现所谓"双循环"。"器官-系统"教学和教材编写最后要实现各系统基础与临床的全面整合,即所谓"单循环"打通。③点与面对接:无论是基础还是临床的每一个知识点都要考虑与整个系统的对接与整合,同时做到知识、创新、职业胜任力统一。④教与学对接:变教材为学材,促进学生主动学习、自主学习和创新学习。⑤基础与临床对接:按"器官-系统"基础、临床区段课程体系进行教学,基础前瞻临床,临床回首基础,互为因果对接,解决临床问题。

2015年10月,国家卫生和计划生育委员会"十二五"规划全国高等学校器官-系统教材出版发行,包括了导论与技能类教材4种:《基础医学导论》《临床医学导论》《器官-系统整合课程PBL教程》《临床技能培训与实践》;基础医学与临床医学整合教材类22种:《人体细胞分子基础》《运动系统》《运动系统损伤与疾病》《血液与肿瘤》《血液与肿瘤疾病》《中枢神经系统与感觉器官》《神经与精神疾病》《内分泌系统》《内分泌系统与疾病》《病原与宿主防御系统》《感染性疾病》《心血管系统》《心血管系统与疾病》《呼吸系统》《呼吸系统与疾病》《消化系统》《消化系统与疾病》《泌尿系统》《泌尿系统与疾病》《生殖系统》《女性生殖系统疾病和儿童疾病与生长发育》;PBL案例类教材2种:《生物医学PBL教学案例集》《临床医学PBL案例集》。该套教材的出版对于我国开展医学整合课程教学具有里程碑意义。

与此同时,国家医学考试中心、人民卫生出版社、西安交通大学共同发起成立中国医学整合课程联盟,联盟以"广联医教卫生、创新教育模式、推动课程整合、改善教育质量、强化考核评估准入、大幅提升医学生岗位胜任力"为宗旨。西安交通大学被推选为理事长单位,与其他单位共同推动中国医学整合课程与教学模式的改革与研究。联盟成立6年来,联盟单位由最初的62家单位增加到现在的89所高等医学院校,通过各院校交流探讨整合课程与PBL教学热点问题,有力地推动了我国医学整合课程的建设和发展。

2. 第二轮器官-系统整合教材建设   2018年11月,在第一轮国家卫生和计划生育委员会"十二五"规划器官-系统整合教材使用一定周期的情况下,中国医学整合课程联盟开始进行第二轮器官-系统整合教材的反馈调研,通过网络渠道、调查问卷等形式调查了70余所院校、1 000余名教师和2 000余名学生。调研结果显示,器官-系统整合教材的使用优点是从"无"到"有",迈出了器官-系统整合教学的第一步;推动器官-系统整合教学成为我国医学教育改革的重要方向;奠定了器官-系统为中心的整合教材体系在我国临床医学专业教材的地位;为其他专业(护理、预防、检验等)提供了可资借鉴的模式。不足之处在于基础、临床学科间与基础与临床间的对接基本实现,但人文体现不够;知识点上实现了对接,但是基础与临床整合面上的发挥不足;基础与临床对接不足等。

在中国医学整合课程联盟、人民卫生出版社的推动下,先后举行了4次全国性的教材建设讨论,2019年10月第二轮国家卫生健康委员会"十四五"规划器官-系统整合教材建设方案正式落地,确定了"四个符合""五个不断"的指导思想,"四个符合",即符合对疾病的认识规律、符合医学教育规律、符合医学人才成长规律、符合对医学人才培养岗位胜任力的要求;"五个不断",即课程思政不断、医学人文不断、临床贯穿不断、临床技能不断、临床案例不断,贯穿教学过程始终。教材规划为20+1,即20种器官-系统整合教材,1种数字化PBL案例库。

20种教材采用"单循环"器官系统整合模式,实现基础与临床的一次性打通,包括了《医学导论》

《人体分子和细胞》《人体形态学》《人体功能学》《临床医学导论》《临床技能培训与实践》《肿瘤学概论》《免疫系统与疾病》《病原与感染性疾病》《血液系统疾病》《运动系统与疾病》《神经与精神疾病》《内分泌系统与疾病》《心血管系统与疾病》《呼吸系统与疾病》《消化系统与疾病》《泌尿系统与疾病》《女性生殖系统疾病》《儿童生长发育与疾病》和《皮肤与感官系统疾病》。1 种 PBL 综合案例库(临床 MDT 综合案例),即中国医学教育 PBL 案例库项目,总体建设目标是 2 000 个案例,分阶段实施建设。第一阶段建设 630 个左右的案例(满足 3 轮教学、全覆盖病种),后续每年对已有案例进行修改完善并补充新案例。

推动医学教育系统性、综合性改革是新时代我国提高医学人才培养质量的必由之路。课程改革是新一轮医学教育改革的着力点,教材建设是推动教育改革的重点领域和关键环节。

(王　渊)

第二节　问题导向学习

问题导向学习(problem-based learning,PBL),也翻译为"以问题为导向的学习""以问题为本位的学习"或"基于问题的学习"等。因为 PBL 最早被麦克马斯特大学创立,以课程的形式存在,因而 PBL 既是课程,又是教学方法。

一、PBL 形成与发展

(一) PBL 形成理论基础概述

古代社会,孔子和苏格拉底的启发式教学中隐含着 PBL 的思想,注重教师不要将知识直接教给学生,而要启发学生,让学生自己思考、探索,比如孔子提出的"不愤不启,不悱不发",苏格拉底提出的"我不以知识教授别人,而是使知识自己产生的产婆"。近代教育家卢梭等人也提倡教师应该启发学生,让理性的光辉照亮人的心灵。卢梭曾反复指出:"不要教他这样那样的学问,而要由他自己去发现那些学问。你一旦在他心中用权威代替理智,他就不再运用他的理智了,他将为别人的见解所左右。"这些大教育家散见的闪光点从不同角度侧面阐述了 PBL 的思想。

20 世纪以来,受哲学、教育学、心理学本身的发展影响,针对旁观者的认识论和教师讲学生听的讲授式教学和被动学习,人们提出了新的认识论、学习观和教育观,为 PBL 的产生奠定了理论基础。目前公认 PBL 教学模式的理论基础包括:杜威实用主义理论、认知建构主义理论、认知心理学、信息处理理论、情景学习理论、合作学习理论等,其中杜威理论、建构主义理论和认知心理学等被广泛应用。

(二) PBL 发展与应用

20 世纪 20 年代,医学及其相关知识不断丰富,医学生负荷不断加重,在要求学生死记硬背理论的同时,忽略了对其他实践能力和医德医风的培养,医学教育存在偏差和危机,英国医学教育界对此提出医学教育模式改革的问题,开始不同教学模式的改革和探索,为 PBL 萌芽直接的动因。

直到 20 世纪 60 年代初,美国著名心理学家 Jerome S.Bruner 将认知发展理论与教育理论相结合,提出知识的获取是一种主动的、积极的认知过程,学习受强烈的认知需求驱使。Bruner 强调学习过程,因而提出探究式学习法(learning by discovery)。Bruner 指出,学习是一种过程,而不是结果。"学会学习"本身比"学会什么"更为重要。探究式学习法的实质是要求在教师启发引导下,学生按照自己观察和思考事物的特殊方式去认知事物,理解学科的基本结构,或者让学生借助教材或教师提供的材料去亲自探索或发现未知世界的规律性知识。Bruner 理论为 PBL 的创立奠定了心理学的基础。

20 世纪 60 年代，加拿大 McMaster University 对毕业生抽测发现，学生对几年前所学内容的遗忘率达 90%。医学院校的学习往往强调背诵所学知识，无法及时应用于实际的工作情境中，无法掌握病症。而社会要求学校培养掌握临床技能的医生，而不仅仅是简单掌握医学知识。这些问题对医学院传统教学模式提出了挑战，于是 McMaster University 逐渐探索将医学知识与临床工作紧密结合在一起的教学模式。1969 年美国神经病学教授 Barrows 以信息加工心理学和认知心理学为基础，根据学习环境中"情景""协作""会话"和"意义建构"等四大要素，在 McMaster University 创立 PBL 模式，将 PBL 教学方法应用于医学教学实践，取得巨大成功，被誉为医学教育改革浪潮中"多年来专业教育领域最引人注目的革新"。至此，PBL 教学模式正式被提出，在西方医学教育界已经有半个世纪的发展历史，并被东方所接受，目前已经成为医学教育的主流模式之一。

1993 年爱丁堡世界医学教育会议上，多数专家肯定了"以器官 - 系统为中心"和"以问题为中心"两种课程模式的积极作用，认为 PBL 教学模式是 20 世纪医学教育改革的里程碑。此后，PBL 在世界医学教育领域大规模展开。

据 WHO 统计，截至 20 世纪 90 年代末全世界超过 1 700 所医学院校采用 PBL 教学模式。PBL 模式作为一种学习策略和体系已经得到世界卫生组织和世界医学教育组织的认可。近年来，教育研究人员及相关学者致力于把 PBL 教学模式引入大学教育的其他领域以及基础教育教学中。PBL 模式被广泛应用于社会学、建筑学、人文科学、法律、商业教育、兽医学、林学等领域，还被运用到中小学甚至幼儿园的教学中。可见，PBL 不仅是一个新的教学模式，更是反映当前社会的实际需要，为现代教育教学开辟了新的发展途径。

在我国，PBL 教学模式起步较晚，1986 年被西安医科大学（现西安交通大学医学部）与上海第二医科大学（现上海交通大学医学院）首次引入。20 世纪 90 年代，尤其是 21 世纪初，成为我国医学教育热点之一。北京大学医学部、中国医科大学、复旦大学上海医学院、上海交通大学医学院、四川大学华西医院、华中科技大学同济医学院、山东大学齐鲁医学院等院校逐步探索实践 PBL 教学模式，据不完全统计，全国有近百所院校曾尝试 PBL 教学模式。

二、PBL 的内涵

经过半个世纪的发展，PBL 在教育技术发展支撑下，其内涵和外延发生着深刻的变化，不断涌现出"新"的 PBL 教学模式，如基于多问题的教学模式（MPBL）、基于网络的问题导向教学模式（WPBL）等。因此，谁也无法为 PBL 下一个确切的定义，Barrows 和 Keelson 的定义被认为比较权威，其他研究机构或者研究者也从不同的视角对 PBL 进行了定义。

(一) Barrows and Keelson 的定义

PBL 既是一门课程，也是一个过程。说其是课程，是指它由经过仔细选择、精心设计的问题组成，而这些问题是学习者在获得批判性知识、熟练的问题解决能力、自主学习策略以及团队合作参与能力时需要的；说其是过程，是指它遵循普遍采用的用以解决问题或应对生活和事业所遇挑战的系统方法。（原文：PBL is both a curriculum and a process.The curriculum consists of carefully selected and designed problems that demand from the learner acquisition of critical knowledge, problem solving proficiency, self-directed learning strategies, and team participation skills.）

(二) 其他定义

PBL 是一种构建课程的方法，使学生面对实际的问题，从中刺激学习（PBL is an approach to structuring the curriculum which involves confronting students with problems from practice which provides a stimulus for learning.Boud & Feletti, 1991）.PBL 是一种激励学生"学会学习"的教学方法，以小组合作的方式寻求实际问题的解决方法（PBL is an instructional method that challenges students to "learn to learn",working cooperatively in groups to seek solutions to real world problems.Duch,1995)。基于问题的学习是一种发展的教学方法,其建立在一个结构不良的问题上,问题凌散复杂,需要探究、收集信息和反复思考,并没有简单的、固定的、公式化的、正确的答案(Problem-based learning is a development and instructional approach built around an ill-structured problem which is mess and complex in nature;requires inquiry,information-gathering,and reflection;is changing and tentative;and has no simple,fixed,formulaic,"right" solution.Finkle & Torp,1995)。问题导向学习(PBL)是一种促进主动学习的教学策略,可以作为一种工作形式、项目或课程(Problem-based learning(PBL)is an instructional strategy that promotes active learning.PBL can be used as a frame work forms,courses,programs,or curricula.Sanford,1998)。

通过概念的描述,不难发现 PBL 是一种教学方法,也是一种教学策略,更是一种"以学生为中心"的理念下的教学模式,强调教学流程,但又不局限于流程控制。PBL 是通过围绕真实的问题来设计教学过程的一种教学模式,注重学生的已有知识、小组合作和教师的指导作用。通过学生自主探究和小组合作方式去寻求问题解决的过程,从而使学生学会学习,学会合作,提高学生的自主学习能力、终身学习能力以及创造能力。

三、PBL 与传统教学模式的比较

PBL 与传统教学模式存在诸多因素的差别。要深入理解与研究 PBL,应该在掌握其概念的基础上,全面地与传统教学作比较。PBL 教学模式与传统教学模式的比较见表 8-1。

表 8-1 PBL 与传统教学模式的比较

	PBL 教学模式	传统教学模式
教学目标	问题解决	书本知识
教学内容	整合多学科知识	单一学科
学习形式	小组讨论	理论授课
学生	主动学习者	被动接受者
教师	辅助引导	主讲
获取知识途径	教材,网络,文献,专家	书本
学习主动性	自主独创反思	被动接受
学习社会性	小组合作学习	个体学习
交流方向	学生间多向	师生单向
知识结构	整合应用知识,较牢固	较系统

四、PBL 的一般特征

通过上述以问题为导向学习的内涵以及与传统教学模式的比较,不难发现 PBL 是以学生为中心的理念,一种结构化、流程化的教学模式,强调教学流程,但又不局限于流程控制。强调"问题"的劣构性,刺激学习者的好奇心(curiosity),通过 PBL 过程使得学习者学会学习(learn to learn),主动学习(active learning),提出假设(tentative),收集资料(information-gathering),分析问题(analytically),批判性知识(critical knowledge),最终解决问题(resolving problems)。组织形式采取小组合作方式(cooperatively working groups),找寻隐藏在问题背后的问题,培养学习者的合作技巧(team participation skills)、自主学习(self-directed learning)、批判性思维(think critically)等。以下初步总结了 PBL 的基本特征。

（一）以"问题""情景"为中心的学习

PBL 是以现实生活的"问题"为起点和核心,创设真实的问题情境,提高学习者的学习动机、促进学习者将学到的知识或技能迁移到真实的工作环境中。教师在"问题"的选择上,并非传统的课外习题之类的只有一个正确答案的良性结构问题,而是学习者在现实的生活工作中会遇到的"问题"。PBL 的"问题"具有结构不良性、开放性及真实性的特点。结构不良是心理学概念,与结构良好对应,在医学上往往指资料不完整。由于资料不完整,可考虑范围广,可探索内容多,因而没有唯一答案,所以"问题"又具有开放性。真实性是指问题与实际生活密切相关,在医学上是指临床上常见的问题或者教案等。

（二）以学习者为中心,自主学习

PBL 是以学习者为中心的自主学习,学生掌握学习的主动权,想学什么? 怎么学? 去哪里学? 教师仅起引导作用,而不是标准答案的提供者。学习者组成小组、分配任务、查阅问题解决所需资源、提出问题解决初步方案、实施问题解决方案。整个问题解决的过程中,对教师的依赖弱,教师由传统的知识传授者转变为学生问题解决的指导者、促进者、评价者和管理者,在学习者感到困惑时给予适度的引导,指出解决问题的方向,而不是解决问题的答案,为学习者提供相应的教学资源,并对学习结果作出必要的评价。

（三）小组合作学习

PBL 采用小组合作学习,一般将学习者 6~10 人作为 1 个小组,小组设立 1 位主席,1 位记录员和 1 位老师,各司其职。小组成员有自主学习并传播共享学习收获的责任与义务。小组成员通过利用互联网、期刊、专著,请教专家等途径搜集所需资料,并分析、整理、判断,提出个人解决问题的意见,小组成员互相探讨,达到共同学习掩藏在问题背后的知识点的目的。

五、PBL 教学组织的核心要素

基于 PBL 与传统教学的比较,以及 PBL 的概念和内涵,我们可以发现,案例是 PBL 微观过程能够执行的一个重要载体,学生的一切学习内容是以案例为主轴所架构的,贯穿于 PBL 整个过程,是 PBL 教学过程的起点和终点。PBL 按照一定的流程进行,而且 PBL 的过程需要评价与反馈,在每一个案例完成前要进行评价。PBL 流程是提出问题、分析问题、解决问题的循环过程,在 PBL 教学组织中的格式化规定,是为课堂组织的效率提供正常执行的"法宝"。评价与反馈机制促进学生知识的建构和理解,与此同时培养学生合作、协作学习的精神,锻炼学生领导能力、沟通能力,提升发现问题、分析问题、解决问题的技能。同时,对案例的评价与反馈是不断修正案例的过程,是提升案例撰写水平的重要环节。另外一个关键的因素是教师角色的转换,教师不再是知识的传授者,而是学生发展的促进者、学生学习的指导者和学生建构知识、能力和人文精神的合作者和引导者。在 PBL 过程中,学习的主体是学生,学生不只是学习者,也是合作者和研究者。因此,案例、流程、评价与反馈机制、教师、学生是 PBL 的核心要素。

（王　渊）

第三节　PBL 讨论课流程

PBL 讨论课是 PBL 教学的中心环节,其基本过程是通过对案例的讨论,从中找出问题,认真分析问题,努力寻找解决问题的方法,从而学到有用的知识。PBL 讨论课的具体流程各学校并不完全相

同,但基本上包括课前准备、PBL 讨论课和回馈总结三个过程。

一、课前准备

课前准备是在 PBL 讨论课开始前的所有准备工作,是有效教学的前提和保障,主要包括学生分组、课程安排、学生培训等环节。

(一) 学生分组

PBL 是学生主导的小组讨论课,学生的人数应适当。人数太少,缺少讨论的气氛。对于同一个事件,人们的看法和观点各有不同即差异性,也会有局限性和片面性。人多可以集思广益,但人数过多,在讨论过程中每个人陈述的时间就会变少,甚至有些人没有发言机会。推荐每组合适的人数为 8 人,一般每组不超过 10 人,不少于 6 人。各组学生最好分配均匀,把性别、性格、爱好、活泼程度等方面不同的学生均衡地分配到不同组中。可以把所有参加的学生按性别编号,再分别按男女的编号随机分组。有时随机分组可能并不均衡,再做小的调整。学生每一个学期重新分组,下一次分组时,除考虑学生的性别、性格、爱好、活泼程度等方面外,尽量把上一次同组的同学分开,不要再在同一组。

(二) 学生培训

整合课程和 PBL 教学与目前传统的学科授课教学是两个完全不同的教学体系,讨论课前,应该先对学生进行培训,使其了解器官系统整合课程与学科课程的差别,了解 PBL 理念、程序、方法,以及使学生了解 PBL 课间查找资料的方法。主要内容概括如下。

1. **整合课程**　介绍器官-系统整合课程(参考本章第一节医学整合课程)。

2. **基于问题的教学**　介绍基于问题的教学(参考本章第二节问题导向学习)。

3. **案例**　传统的教学以课本为教材,而 PBL 是基于问题的讨论课,这些问题均隐于案例中。案例是编者根据实际的病案或经验经过加工整理后,写成的适合 PBL 讨论课的教学材料。这些案例来源于实际生活,而高于实际生活,将拟学习的内容融于其中。PBL 案例的主题以剧本形式呈现。将一个典型的病例,分为不同的情境或称为幕,一般多为 4 个情境。每一个情境分别具有有趣、有吸引力、清晰、真实的特点,有不同的教学目标,内含不同的问题,有待分析和解决。以日常生活的情境为学习素材,使学生有兴趣阅读,并渴望弄清其中的问题和相互的联系。讨论时,循序渐进,一个情境完成后再进行下一个。

问题是 PBL 学习的起点,也是选择知识的依据。案例是 PBL 的依据,问题是案例的核心。问题开放、真实,能够自由探索,能引出与所学领域相关概念原理,能激发学生学习动机。问题分两个层次:一是根据教学内容创设的主要问题,涉及较多知识和技能,需全部学生参与,查阅资料,讨论探究;二是一般问题,即对第一层次问题的细化和质疑,是更具体的问题,涉及相对较少的知识和技能,只需个别学生参与。问题的来源有两方面:一是教师根据教学大纲设立的问题,二是激发学生提出的问题。虽然各区段 PBL 案例的模式相同,但每个案例的学习目标有所侧重。基础医学的重点是通过案例的学习,将基础科学知识等有关问题引入案例中,让案例的各种元素引发学生深入探究。临床学科的重点是案例的诊断和治疗,重点强调通过临床或者是疾病的特征得到一个诊断结果,进而进行正确治疗。

4. **学生是学习的主体**　PBL 强调学生是学习的主体,在解决实际问题的过程中学习知识。学生作为学习者,需要自觉担负学习的责任,不断挖掘独立学习和团结协作的能力,在学习和相互交流中不断发现问题、提出问题,积极、主动分析问题,识别问题的症结所在,理解问题的意义,并努力探求解决问题的方法,在过程中学习、获取知识,成为解决问题的主人。在整个学习过程中,学生的知识是依靠学生自己主动构建获得的。在 PBL 讨论中学生的角色明显不同于传统教学,学习的效果自然不言而喻。

5. **教师在 PBL 中的作用**　每个小组由一名引导教师主持讨论,负责该组的组织、管理、引导和评价。可以由辅助引导教师协助引导教师工作。引导教师也称为 tutor。PBL 教学学生围绕案例进行讨论，从开始提出问题到最终解决问题，都是通过学生小组讨论和学生的自我学习完成。在 PBL 教学中，教师的作用是通过质疑学生在解决问题时的方法和思维，将专家的思维过程和策略表现出来，在学习讨论中与学生共建知识。教师积极旁观、真切感受学生的思想、行为，为学生提供便利条件，激发学生的学习动机和兴趣，培养学生自主学习和团队协作精神，与学生分享情感和想法。PBL 涉及的学习空间广泛，具有不确定性，学生的问题和答案具有开放性，或许超出了教师的专业范围，教师有时并不具有专业的优越感，教师不再是知识的拥有者和灌输者，而是为学生选择、管理、组织和加工知识的指导者。教师通过观察学生的表现，有限干预学生的活动，在讨论中指导、启发激励学生共享环境中的学习资源，通过协商会话共同完成学习任务。教师既是活动的主持者、参与者，也是学生讨论、对话的伙伴。教师平等地参与学生讨论、对话，并对整个教学活动进行调控，使学生活动不偏离教学目标，并对活动进行评价。当学生的讨论偏离主题时，教师需采取策略进行干预。这种干预不是简单的纠错和指正，而是在合适的时机提醒学生，让学生明白有可能忽视了某些线索，使讨论回归正轨。

6. **PBL 讨论课的方法**　一个案例的讨论课常安排 4 个学时，分 3 次讨论，即三个阶段。其程序如图 8-1。

7. **医学文献检索**　在 PBL 讨论课后，学生需自己查找资料，寻求答案，因而需了解医学文献检索的目的、工具、方法和内容。①目的：了解案例所涉及的学科、领域的发展现状和概况，发现需要解决的问题，提供立题依据，学习新的知识。检索的文献要求具有正确性、时效性和权威性。②工具：主要有教科书、期刊、网络等。一般来说，教科书的正确性高，而时效性差；期刊更新较快，但可变化性大；网络具有快速、面广、高通量和易获得的特点，但可信性相对较低。最常用的中文网站有中国期刊网和百度学术，最常用的外文网站是 PubMed 和 Google。③方法：网络查找是最快速和最常用的方法，不同的网站有不同的查找方法和策略。可以输入拟查找的关键词（keyword）、标题（title）、主题（suject）、年（year）、摘要（abstract）、期刊（journal）、刊号（ISSN）、作者（author）、第一作者（first author）、末位作者（last author）、作者单位（author affiliation）、卷（volume）、期（issue）、页（page）等。当输入一个条目显示的结果太多，难以准确定位时，可同时输入多个条目进行限制，以便迅速找到所求结果。

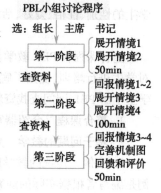

图 8-1　PBL 讨论程序

随着科技的发展和教育水平的提高，专业文献资料爆炸式增长。任何一个数据库、一家网站都无法覆盖所有的文献资料，不同的数据库和网站有不同的特点，我们可以根据查找的目的，利用不同的数据库和网站，获得所需结果。表 8-2 显示了一些常用的数据库和网站。

表 8-2　常用的数据库（网站）和特点

数据库 / 网站（http://）	特点
中国知网 www.cnki.net	中国知网集期刊、博硕士论文、会议论文、报纸、工具书、年鉴、专利、标准、国学、海外文献资源为一体的、全球领先的数字出版网络平台。中心网站的日更新文献量 5 万篇以上
CALIS 高校学位论文库 etd.calis.edu.cn	收录国内 80 余所高校从 1995 年至今的博硕士学位论文的文摘信息，数据量约 25.8 万条
中文科技期刊数据库 www.cqvip.com	收录中文期刊 14 000 多种，核心期刊 1 983 种；文献总量 5 700 余万篇，中心网站日更新。学科范围包括社会科学、自然科学、工程技术、农业科学、医药卫生、经济管理、教育科学和图书情报
万方数据库 g.wanfangdata.com.cn	整合数亿条全球优质学术资源，集成期刊、学位、会议、科技报告、专利、视频等十余种资源类型，覆盖各研究层次，感知用户学术背景，智慧你的搜索

续表

数据库 / 网站(http://)	特点
中国专利数据库 www.sipo.gov.cn/zljsepub.sipo.gov. cn/gjcx.jsp	公布公告 1985 年以来的中国专利信息,包括:①发明公布、发明授权、实 用新型专利;②外观设计专利
超星数字图书馆 edu.sslibrary.com/library.jsp	为世界最大的中文在线数字图书馆,提供数百万册电子图书,500 万篇论 文,全文总量 13 亿余页,数据总量 1 000 000GB,超 16 万集学术视频
PubMed www.ncbi.nlm.nih.gov	是美国国家医学图书馆开发的 Medline,提供生物医学方面的论文。收 录 1966 年以来的包含医学、护理、兽医、健康保健系统及前临床科学的 文献 1 亿字条的巨大数据库
百度学术搜索 xueshu.baidu.com	集成海量学术资源,融合人工智能、深度学习、大数据分析等技术,提供 全面快捷的学术服务
Google Scholar (谷歌学术搜索) scholar.google.com	是搜索学术论文的搜索引擎,包括全世界绝大部分出版的学术期刊,能 查找期刊论文、学位论文、书籍、预印本、文摘和技术报告等学术文献

二、PBL 小组讨论

PBL 小组讨论是 PBL 教学的核心。PBL 讨论课的教室最好应是可容纳 10 人左右的独立小教室,中间摆放长方形或圆形会议桌,桌上可摆放写有学生和老师姓名的桌牌,以便识别(图 8-2)。室内应有供记录的板牌。每个小组由一名引导教师负责,可有辅助的引导教师协助。每组学生以 8 名为宜,最好不超过 10 名。PBL 讨论课分次进行,一个案例安排 4 个学时,分 3 次讨论,即三个阶段。

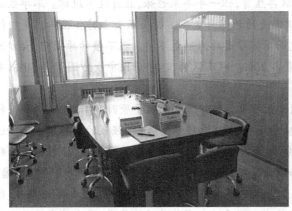
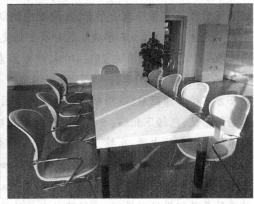

图 8-2　PBL 教室

(一) 第一阶段讨论,安排一个学时(50min)

1. 学生分工　第一次讨论课开始时,先由引导教师主持,老师学生分别简要自我介绍,增进相互了解,创造和谐气氛;老师简要说明 PBL 讨论课的基本规则和本学期的教学安排,强调课堂纪律、请假程序和考核办法,使每个人心中有数。简要介绍 PBL 讨论课的宗旨和方法。然后在教师的主持下推选一名学期组长,便于老师在这一学期内与学生联系。再由学生推选案例的主席,或自荐。在首次推选主席的过程中,虽然学生大多希望当主席,但总是互相谦让,难以确定。引导教师可根据同学的表现,引导大家选定主席,有自荐者更好。主席确定后,再推选书记(记录员),或自荐,或由主席指定。为了使大家的机会均等,每一个案例设一个主席和一个书记。下一个案例的主席和书记可由上一个案例的主席指定。选定主席和书记,明确职责后,教师把讨论的任务和责任交给主席。

2. 情境 1 讨论

（1）分发案例：案例（以《吃"昧心食"的王艳为例》）由引导教师掌握，在主席的指令下，引导教师分发案例。先发情境 1。

情 境 1

女教师王艳，32 岁，女儿 5 岁了。经常谈论"失独"问题，因而很想再生一个儿子，父母都很支持。可是一年半了，一点迹象也没有。最近几个月才意识到工作和生活压力大，心里有些烦。欣慰的是食欲明显比以前好，总想吃东西，而体重却从 58kg 降至 51kg，同事笑她吃的是"昧心食"。还失眠，睡眠时间也明显减少。另外，月经还不规律，更没有怀孕征象，父母也有些着急，催着去看病。医生问时，王女士明确表示身体一直健康，没有其他病史。家中哥哥患 1 型糖尿病，妈妈患 2 型糖尿病。

主席指定一名同学朗读后，大家共同分析讨论，约 10min。

（2）提炼关键点：同学们提出该情境的关键点如下：

　　a. 32 岁的母亲；　　　　　　e. 胃口很好；

　　b. 月经不规律；　　　　　　f. 失眠心烦；

　　c. 一年半不孕；　　　　　　g. 压力大；

　　d. 体重减轻；　　　　　　　h. 近亲患糖尿病。

（3）提出假设：根据这些关键点，同学们初步分析、讨论，提出王女士患病的可能假设：

　　a. 不孕症（继发）；　　　　d. 寄生虫病；

　　b. 糖尿病；　　　　　　　　e. 贫血；

　　c. 甲状腺功能亢进；　　　　f. 精神问题。

（4）初步分析：逐一尝试进行初步分析，分析内容如下。

1）不孕症（继发）：王女士，32 岁，有生育史，欲再生育，但一年半未妊娠，且月经不规律。不孕症是指婚后正常生活 2 年而未受孕者，世界卫生组织定义的时间为 1 年。因而王女士符合世界卫生组织不孕症的定义，可诊断为不孕症。这种有妊娠史而后不孕者称为继发不孕。在不孕的原因中，女方因素占 40%~55%，男方因素占 25%~40%，双方因素占 20%。也有认为，不孕原因中女方因素占 60%，男方占 25%，男女双方占 15%。

女方不孕的原因中，以排卵障碍和输卵管因素最常见。排卵障碍的主要原因有下丘脑 - 垂体 - 卵巢轴功能紊乱，包括下丘脑、垂体器质性病变或功能障碍、黄体功能不全等：①强烈的精神刺激可通过中枢系统影响大脑皮质、丘脑、下丘脑的神经内分泌，或经大脑边缘系统导致不排卵；②促性腺激素释放激素分泌功能失调可导致下丘脑性不排卵，如脑外伤、脑膜炎等可导致器质性不排卵；③垂体肿瘤、空泡蝶鞍等可引起垂体不排卵；④卵巢病变，如先天性卵巢发育不良、卵巢早衰、多囊卵巢综合征、卵巢肿瘤等导致卵巢性不排卵；⑤性腺轴以外的其他内分泌系统如甲状腺功能异常、肾上腺皮质功能失调，高催乳素血症也影响卵巢功能，导致不排卵。一些全身性疾病如重度营养不良可影响卵巢功能的调节而导致排卵障碍。黄体功能不全可使子宫内膜发育迟缓，不利于胚胎植入而导致不孕。

子宫、宫颈因素有子宫发育不良及畸形、子宫内膜异常、子宫肌瘤和子宫内膜息肉、宫颈黏液异常、盆腔粘连、宫颈免疫亢进等。免疫因素如抗精子抗体使精子输送障碍、受精障碍、受精卵溶解；抗子宫内膜抗体阳性会引起女性排卵障碍和输卵管阻塞；抗卵巢抗体能影响卵子发育、受精、着床等。输卵管问题主要有输卵管阻塞、输卵管部分或远端粘连、输卵管积水、输卵管发育不全、盆腔炎性疾病后遗症等。可见女性不孕症有着非常复杂的生理、病理过程，是一种特殊的生殖健康缺陷。

2）糖尿病：……

3）甲状腺功能亢进：……

　　……

(5)关联：经过初步的讨论分析，书记把大家提到的情境1的关键点写到墙板上，与几个可能的疾病进行关联，如图8-3。

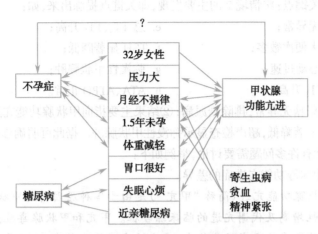

图8-3 情境1中王女士的主要表现与可能所患疾病的相互关系

经过初步的讨论分析，从图8-3可见，情境1中王女士的表现的关键点与甲状腺功能亢进关联性最大，其次是不孕症（继发），后是糖尿病，其余病症的可能性不大。因而可能性最大的是甲状腺功能亢进。但需要指出的是甲状腺功能亢进和不孕又是什么关系，是因果关系，还是共存关系，即王女士是患了一种病，还是多个病。

分析已经基本清楚。

3. 情境2讨论

(1)分发情境：在主席的指令下，引导教师分发情境2。

情 境 2

医生追问二便，王女士回答：小便量没有大的变化，但大便次数好像比以前多。医生做了体格检查，发现甲状腺肿大、手指颤抖、心动过速。随后开了化验单，抽血留尿检查。检查结果显示：空腹血糖值5.6mmol/L（正常值3.9~6.1mmol/L），尿糖阴性。超声检查报告显示弥漫性甲状腺肿（diffuse goiter）。1周后有关甲状腺功能的化验单回来了，结果明显异常（表1）。主治医生说患了甲状腺功能亢进症。王女士很纳闷，为何会得甲状腺功能亢进？另外，丙氨酸转氨酶（ALT）值87U/L（正常值<40U/L），也明显高。同时再问她是否患过肝炎。王女生说已接种过乙肝疫苗，为何肝功能异常？

表1 王女士甲状腺功能的实验室检查结果

项目	检验结果	正常值
游离 T_3（FT_3）	9.6	2.7~6.1/（pmol/L）
游离 T_4（FT_4）	32.4	9.4~22.9/（pmol/L）
总 T_3（TT_3）	9.82	1.35~3.15/（nmol/L）
总 T_4（TT_4）	438	70~156/（nmol/L）
促甲状腺激素（TSH）	11	350~5 500/（μU/L）
抗甲状腺球蛋白抗体（ATA）	16.0	<30/（U/ml）
抗甲状腺过氧化物酶抗体（ATPO）	11.2	<20/（U/ml）
TSH 受体抗体	68	<3/%

　　主席指定另一名同学朗读,根据新的信息可以消除大家的一些疑虑,排除一些疾病。新的信息可以进一步提供新的诊断依据。大约 15min。

　　(2)提炼情境 2 的关键点:将情境 2 的主要发现,即关键点提炼出来,如:

a. 血糖、尿糖无异常;

b. 甲状腺大,大便次数多;

c. 手指颤抖,心动过速;

d. 游离 FT_4、FT_3 升高;

e. 总 TT_4、TT_3 升高;

f. TSH 显著降低;

g. 弥漫性甲状腺肿;

h. ATA、ATPO 正常。

　　(3)分析:①血糖、尿糖无异常,排除糖尿病;②结果主要指向甲状腺功能亢进:游离 T_4、T_3 明显升高,促甲状腺激素浓度显著降低,超声检查显示弥漫性甲状腺肿。据此可明确诊断。

　　(4)讨论:其中仍然有许多问题需要讨论,举例如下:

　　1)甲状腺毒症和甲状腺功能亢进症的差异。

　　甲状腺毒症和甲状腺功能亢进(简称"甲亢")是由于各种原因引起甲状腺激素分泌增多,造成机体多系统的兴奋性增高及代谢亢进的临床综合征。甲亢和甲状腺毒症是有关甲亢常用的两个词。甲亢是指甲状腺本身处于高功能状态,产生过多甲状腺激素,从而导致一系列的症状。如 Graves 病、自主性高功能甲状腺腺瘤、多结节性甲状腺肿伴甲亢、遗传性甲亢、滤泡性甲状腺癌、碘甲亢。

　　而甲状腺毒症为广义的甲亢,指血液中甲状腺素含量过高,可以是由于甲状腺的因素,也可以是其他因素所致,如垂体性甲亢、绒毛膜促性腺激素相关甲亢、卵巢甲状腺肿伴甲亢、甲状腺炎伴甲亢和药源性甲亢。

　　也有学者将两者作为同义词等同使用。目前尚无对甲亢严格意义上的权威分类系统。本案例甲状腺弥漫性肿大、T_3 和 T_4 增高,TSH 降低,TSH 受体抗体 68%,可诊断 Graves 病。

　　甲状腺功能亢进症可伴随不同程度肝功能异常,例如丙氨酸氨基转移酶(ALT),天冬氨酸氨基转移酶(AST),碱性磷酸酶(ALP-P),胆红素(bilirubin)上升,真正原因不明,有人认为甲状腺激素本身能损伤肝细胞,也可能是代谢率升高造成肝细胞相对缺氧,以及甲状腺功能亢进症伴随的心脏负荷过大等对肝功能的影响。肝功能异常常可在甲状腺功能正常后恢复。甲状腺功能亢进症严重时可以呈现肝衰竭。

　　2)甲亢时的主要临床表现以及在王女士身上的表现。

　　4. 初绘机制图　学生集体尝试解释相互关系,书记在黑板上记录要点,最后连成机制图(图 8-4),约 10min。

　　5. 提出不清楚的问题　经过讨论,有些问题已经清楚,但仍有一些问题不清楚,集中写在一起:

　　(1)体重减轻但又胃口好的原因有哪些?

　　(2)不孕症的可能原因?

　　(3)不孕是否与甲亢有关?

　　(4)月经不调的原因?

　　(5)甲亢是否能影响月经?

　　(6)肝功能异常是否与甲亢有关?

　　(7)糖尿病的临床表现和诊断?

　　(8)糖尿病和甲状腺功能亢进症有无关系?

　　(9)甲状腺和血糖的关系?

　　(10)甲状腺激素的合成、分泌、调节和作用?

　　(11)甲亢的病因、发病机制、临床表现和诊断?

　　(12)TT_3、TT_4、FT_3、FT_4、TSH 的作用和意义?

　　(13)ALT 稍高的原因?

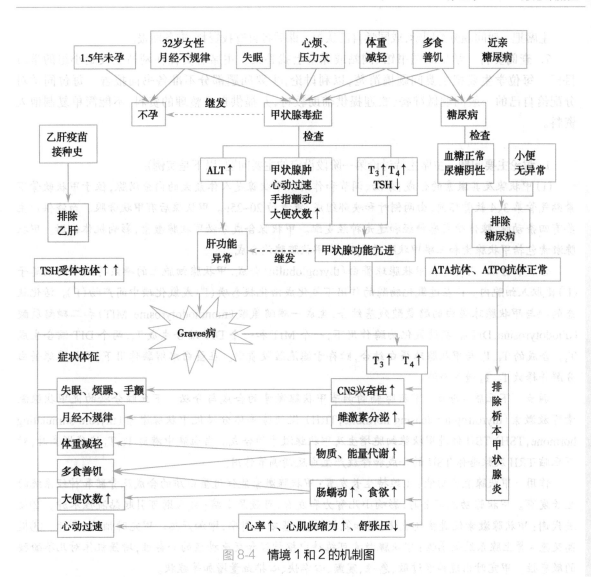

图 8-4 情境 1 和 2 的机制图

(14)甲状腺球蛋白抗体(ATA)的意义?

(15)抗甲状腺过氧化物酶抗体(ATPO)的意义?

6. **设定学习目标** 把以上不清楚的问题进行归纳汇总,集中成课后需要继续学习的问题,作为课后的学习目标。分为主要问题和一般问题,主要问题一般 1~2 个,是所有同学都需思考的问题。一般问题若干个,通常每个同学 1 个。本案例的问题如下:

(1)主要问题:

1)甲状腺及其激素的合成、分泌、调节和作用。

2)甲亢的病因、发病机制、表现和诊断。

(2)一般问题:

1)不孕症(月经不调)的可能原因及与甲亢的关系?

2)体重减轻但又胃口好的原因有哪些?

3)甲状腺毒症、甲状腺功能亢进症和 Graves 病的关系?

4)肝功能异常(ALT 升高)与甲亢的关系?

5)糖尿病和甲状腺功能亢进症有无关系?

6)TT₃、TT₄、FT₃、FT₄、TSH 的作用和意义?

7)甲状腺球蛋白抗体和抗甲状腺过氧化物酶抗体的意义?

8)TSH 受体抗体的检测和意义?

主席把一般问题分给同学,或同学自己认领。课后各自查找资料,准备回报。

7. 查阅资料　学生到图书馆、网站或课堂上找答案。主席有责任在网站上设定小组的学习目标。每位学生要把主要问题搞清楚,以利讨论,主要问题部分不准备书面报告。每位同学对分配给自己的一般问题做准备,欢迎提供辅助教材,并提供自己整理的资料,不能简单复制他人资料。

(二) 第二阶段讨论,安排 2 个学时(100min)

1. 讨论主要问题　主席主持讨论第一阶段设定的主要问题(以下是实例):

(1)甲状腺及其激素的合成、分泌、调节和作用　甲状腺是人体最大的内分泌腺,位于甲状软骨下紧贴气管第 3、4 软骨环前,由两侧叶和峡部组成,重量约 20~25g。甲状腺后有甲状旁腺。血液供应主要有四条动脉,腺体受交感神经和迷走神经支配。甲状腺合成分泌甲状腺激素,影响机体代谢。甲状腺激素包括甲状腺素和三碘甲状腺原氨酸,在甲状腺腺泡合成。

合成和分泌　T_3、T_4 在甲状腺球蛋白(thyroglobulin)合成,甲状腺细胞上的碘泵将血中的碘离子(I^-)摄取入细胞内。I^- 在过氧化物酶的作用下氧化成活化状态碘(I^0)或氧化碘中间产物(I^+)。活化状态的碘与甲状腺球蛋白的酪氨酸残基结合,生成一碘酪氨酸(monoiodotyrosine,MIT)和二碘酪氨酸(diiodotyrosine,DIT)。在过氧化物酶作用下,一个 MIT 和一个 DIT 缩合生成 T_3,两个 DIT 缩合生成 T_4。合成的 T_3、T_4 与甲状腺球蛋白结合,贮存于滤泡腔胶质中。在蛋白水解酶作用下,甲状腺球蛋白分解并释放 T_3、T_4 进入血液。

调节　下丘脑 - 垂体 - 甲状腺轴的调节甲状腺激素的合成与分泌。下丘脑分泌的促甲状腺激素释放激素(thyrotropin releasing hormone,TRH),促使腺垂体分泌促甲状腺激素(thyroid stimulating hormone,TSH),TSH 促进甲状腺细胞增生及甲状腺激素的合成。当血液中游离 T_3、T_4 浓度增高时,对下丘脑 TRH 及腺垂体 TSH 的合成和释放产生负反馈调节作用。

作用　甲状腺激素功能:①维持生长发育:甲状腺激素能促进蛋白质的合成及骨骼和神经系统的生长发育。甲状腺功能不全时,影响小儿智力和发育,可致呆小病;成人则可引起黏液性水肿。②促进代谢:甲状腺激素促进物质氧化,增加氧耗,提高基础代谢率,增加产热。甲亢时怕热、多汗。③提高交感 - 肾上腺系统敏感性:甲状腺激素可维持中枢神经和交感神经的兴奋性,增强机体对儿茶酚胺的敏感性。甲亢时出现神经过敏、急躁、震颤、心率快、心排血量增加等症状。

(2)甲亢的病因、发病机制、表现和诊断

……

2. 讨论一般问题　讨论第一阶段提出的一般问题,这些问题应与主要问题有关,为主要问题作补充。问题一个接着一个讨论。每个同学把分配给自己的问题准备好,打印出来,分发给大家,然后做主旨发言,大家共同讨论。每个一般问题讨论 3~5min 为宜,不宜长篇大论(以下是讨论内容实例)。

(1)体重减轻但又胃口好的原因有哪些?

食欲好、吃得多,反而消瘦最常见于甲亢和糖尿病。

甲亢是甲状腺激素分泌过多引起的慢性内分泌系统疾病。甲状腺激素能促进糖吸收,加快肝糖原分解,同时促进外周组织利用糖。由于甲状腺激素分泌多,机体代谢率增高、神经兴奋性增强,而使体内的产热量大幅升高,加速了糖和脂肪代谢,特别是促进许多组织的糖、脂肪及蛋白质的分解氧化过程,并使肠蠕动加快、出现食欲亢进。在正常情况下,甲状腺激素主要促进蛋白质合成,对生长、发育具有重要意义。然而甲亢由于甲状腺激素分泌过多,反而使蛋白质,特别是骨骼肌的蛋白质大量分解,因而出现体重减轻,身体消瘦的现象。本案例中王女士胃口好,而体重降低,符合甲亢的状况。

糖尿病是由于胰岛素分泌缺陷和 / 或胰岛素作用障碍所致的以慢性血糖水平增高为特征的代谢性疾病。糖尿病临床表现主要是"三多一少":多食、多饮、多尿和体重减轻。由于胰岛素的绝对或相对缺乏或组织对胰岛素不敏感,组织摄取利用葡萄糖能力下降,虽然血糖处于高水平,但动静脉血葡萄糖浓度差小,组织细胞实际上处于"饥饿状态",从而刺激摄食中枢,引起饥饿,多食,另外,机体不能充分利用葡萄糖,大量葡萄糖从尿排泄,因此机体实际上处于半饥饿状态,能量缺乏亦引起食欲亢进,所以胃口好。糖尿病病人尽管食欲和食量正常,甚至增加,但体重下降,主要是由于胰岛素绝对或相对缺乏或胰岛素抵抗,机体不能充分利用葡萄糖产生能量,致脂肪和蛋白质分解加强,消耗过多,呈负平衡,体重逐渐下降,乃至出现消瘦。由于尿中葡萄糖浓度增加,渗透压增高,引起渗透性利尿,因而尿量增加。本案例中王女士胃口好,体重降低,但未见尿量增加,因而不符合糖尿病的特征。

参考文献

[1] 葛均波,徐永健,王辰 . 内科学 .9 版 . 北京:人民卫生出版社,2018.

[2] 陈汉华 . 甲亢主要临床症状讨论(附 1464 例分析). 齐齐哈尔医学院学报,2011,32(3):395-396.

(2)甲状腺毒症、甲状腺功能亢进症和 Graves 病的关系? ……

(3)不孕症的可能原因及与甲亢的关系? ……

(4)甲状腺激素(TT₃、TT₄、FT₃、FT₄)及 TSH 的意义? ……

(5)抗甲状腺球蛋白抗体和抗甲状腺过氧化物酶抗体的意义? ……

(6)TSH 受体抗体及其检测意义? ……

(7)糖尿病和甲状腺功能亢进症有无关系? ……

(8)肝功能异常(ALT 升高)与甲亢的关系? ……

3. 情境 3 讨论

(1)发放情境 3。

情 境 3

王女士遵照医嘱进行药物治疗。按原定计划 2 周后复查,而她自觉病情好转,症状改善,治疗效果不错。到复查之时正遇上学校教学评估,特别忙,于是自己到药店按医生处方买药,多治疗了一个多月。近来感觉身体疲倦乏力,才到医院复查。检查结果显示,TT₄ 和 FT₄ 偏低,而 TT₃ 和 FT₃ 在正常值范围内(表 2)。TSH 值为 25μU/L。医生说:"药物调整后你的症状会进一步改善",并要求按时复诊。

表 2 王女士复查的甲状腺功能实验室结果

项目	检验结果	正常值
游离 T₃(FT₃)	2.96	2.7~6.1/(pmol/L)
游离 T₄(FT₄)	6.85	9.4~22.9/(pmol/L)
总 T₃(TT₃)	1.52	1.35~3.15/(nmol/L)
总 T₄(TT₄)	65	70~156/(nmol/L)
促甲状腺激素(TSH)	25	350~5 500/(μU/L)
TSH 受体抗体	8	< 3/%

---

(2)提炼情境 3 的关键点。

a. 自觉病情好转,症状改善;

b. 多治疗 1 个多月;

c. 身体疲倦乏力;

d. TT₃ 和 TT₄ 正常;

e. FT₃ 和 FT₄ 低于正常;

f. TSH 虽增加,但仍远低于正常值;

g. TSH 受体抗体下降,但仍高于正常。

（3）讨论分析　按照医嘱药物治疗,自觉病情好转,症状改善,复查发现 FT$_4$ 和 FT$_4$ 已正常,TSH 受体抗体检查结果显著降低,已接近正常值。这些均说明药物治疗有效,也证明大家的分析是正确的。

（4）完善机制图　根据新的信息和大家的讨论,进一步完善机制图(图 8-5)。

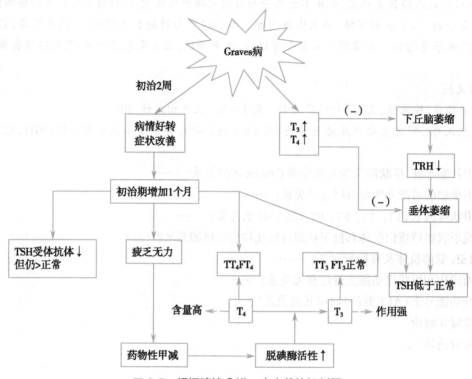

图 8-5　根据情境 3 进一步完善的机制图

（5）提出情境 3 不清楚的问题:仍然有一些问题不清楚,列出如下:

1)治疗已经有效,为什么还感觉身体疲倦乏力?

2)没有按时复诊,多治疗一个多月,会产生什么后果?

3)在治疗中(情境 3)TT$_4$ 和 FT$_4$ 为什么低于正常? 而 TT$_3$ 和 FT$_4$ 正常?

4)TSH 值为什么还远没有正常?

5)治疗甲亢的药物有哪些? 机制如何? 怎样治疗?

6)药物如何调整?

7)在肝功能损伤的情况下,如何选择和使用抗甲亢药?

4. 情境 4 讨论

（1）发放情境 4。

情　境　4

　　两个多月后,王女士同家属一起再次来到医院,质问医生:"诊断治疗有没有问题? 以前只是月经不规律,而现在月经完全没有了。本来还想要孩子,没有月经还怎么生孩子?"医生耐心进行解释,诊断治疗是正确的。再仔细询问,病人坦言,以前的心悸、心烦、失眠、乏力、手颤等均明显改善,大便次数也正常了,无其他明显不适。体重也从 51kg 增加到 56kg。触诊发现甲状腺明显变小,没有闻及血管杂音、也未触及震颤。再次复查血液,同时,开了一个尿液检查单。半小时后报告提示:尿 β - 人绒毛膜促性腺激素(β -human chorionic gonadotropin, β -hCG)阳性。血液检查结果显示:总甲状腺激素和游离甲状腺激素水平均在正常值范围内,TSH 为 268μU/L。医生建议再到妇科检查。医生自己虽然对治疗效果很满意,但送走病人后仍然有一些说不出的感觉。

(2)提炼情境 4 的关键点：

1)月经没有了。

2)病人不满意，态度不好。

3)甲亢症状好转。

4)体征消失。

5)尿 β-hCG 阳性。

6)总甲状腺激素正常。

7)游离甲状腺激素正常。

8)TSH 268μU/L。

9)医生感觉好像不正常。

(3)继续讨论分析：甲亢的治疗以药物为主，但案例没有交代用什么药物进行了治疗，药物会不会引起闭经？从病人的症状、体征和检查结果分析，以前的心悸、心烦、失眠、乏力、手颤等症状均明显改善，大便次数已转正常，无其他明显不适，体重也增加了。甲状腺明显变小，没有闻及血管杂音、也未触及震颤。总甲状腺激素和游离甲状腺激素水平均已恢复正常，TSH 也接近正常。说明治疗效果是明显的，堪称完美。因而可以肯定，诊断是正确的，治疗也是恰当的。病人、医生都应该为此感到高兴。

(4)提出情境 4 不清楚的问题：

1)甲亢治好了，为什么反而月经没有了？

2)病人为什么不满意，态度不好？

3)为什么尿 β-hCG 阳性？可能的原因是什么？

4)治疗甲亢的药物会不会与 β-hCG 有关？

5)病人及其家属为什么很不高兴、不礼貌？

6)最终医生为什么会有说不出的感觉？

(5)设定学习目标：结合情境 3 和 4，将不清楚的问题汇总在一起，设定课后的学习目标，分主要问题和一般问题。举例如下：

1)主要问题：治疗甲亢的药物有哪些？机制如何？怎样治疗？

2)一般问题：把以上问题合并成 8 个，每个同学 1 个。

①擅自多治一个多月会产生什么后果？为什么还疲倦乏力？

②在治疗中(情境 3)TT$_4$ 和 FT$_4$ 为什么低于正常？而 TT$_3$ 和 FT$_4$ 正常？

③ TSH 为什么迟迟不能恢复正常？

④抗甲状腺药物如何使用？医生会如何调整药物？

⑤在肝功能损伤的情况下，如何选择和使用抗甲亢药？

⑥为什么突然没有了月经？尿 β-hCG 阳性最可能的原因是什么？

⑦如果治疗甲亢期间妊娠，对胎儿有影响吗？

⑧治病效果很好，而医生和病人的关系好像不很和谐，为什么？

(6)查阅资料：课后学生到图书馆、网站或课堂上找答案，进一步探索仍未明确的学习目标。并准备一般问题的书面报告。

(三)第三阶段讨论(50min)

1. **讨论主要问题**　在主席主持下复习整个案例。确保每位同学掌握主要问题及该病的病理机制。讨论第二阶段设定的主要问题。

主要问题：治疗甲亢的药物有哪些？机制如何？怎样治疗？

药物治疗是甲状腺功能亢进的主要治疗手段。抗甲状腺药是能干扰甲状腺激素合成与释放、缓解甲亢症状的药物。常用药物有硫脲类、碘及碘化物、放射性碘及 β 受体阻断药。

(1)硫脲类:硫脲类药物分为2类:硫氧嘧啶类,包括甲硫氧嘧啶(methylthiouracil),丙硫氧嘧啶(propylthiouracil);咪唑类,包括甲巯咪唑(thiamazole,他巴唑),卡比马唑(carbimazole,甲亢平)。

药理作用:①抑制甲状腺激素合成:硫脲类的基本作用是抑制甲状腺过氧化物酶,阻碍碘的氧化、酪氨酸的碘化及偶联过程,从而抑制甲状腺激素的合成。对已合成的甲状腺激素无效,一般用药2~3周甲亢症状开始减轻,1~3个月基础代谢率恢复正常。②控制T_3水平:丙硫氧嘧啶能抑制T_4转化为T_3,迅速控制生物活性较强的T_3水平,因而在重症甲亢时作为首选。③免疫抑制作用:硫脲类药物能抑制免疫球蛋白的生成,使甲状腺刺激性免疫球蛋白(thyroid stimulating immunoglobulin,TSI)下降,因此对甲亢病人的病因也有一定的治疗作用。

临床应用:①甲亢内科治疗:适用于轻症和不宜手术或不宜^{131}I治疗者。开始大剂量对甲状腺激素合成产生最大抑制,经1~3个月症状明显减轻,基础代谢率接近正常时,药量递减,直至维持量,疗程1~2年。②甲亢术前准备:甲状腺手术前服用硫脲类,使甲状腺功能接近正常,减少手术麻醉和术后并发症,防止发生甲状腺危象。③甲状腺危象的治疗:除用大剂量碘剂和其他综合措施外,可用大剂量硫脲类阻断甲状腺激素的合成,作为辅助治疗。

不良反应:严重不良反应为粒细胞缺乏症,一般发生在治疗2~3个月内。硫脲类长期应用,使血甲状腺激素水平下降,反馈性增加TSH分泌,引起腺体代偿性增生,腺体增大,重者产生压迫症状。肝功能损害常发生在开始治疗后3周,出现肝细胞性或淤胆型肝炎。表现为氨基转移酶升高,胆红素升高。

(2)碘及碘化物:临床常用的有碘化钾、复方碘溶液。

药理作用:大剂量碘的抗甲状腺作用,主要是通过抑制蛋白水解酶,使T_3、T_4不能和甲状腺球蛋白解离,而抑制甲状腺激素的释放;其次可抑制过氧化物酶而抑制甲状腺激素的合成;此外还能拮抗TSH的分泌,使腺体缩小、组织变韧、血管减少。大剂量碘的抗甲状腺作用快而强,用药1~2d起效,10~15d达最大效应。继续用药,反使碘的摄取受抑制、细胞内碘离子浓度下降,丧失抗甲状腺作用,故碘化物不能长期单独用于甲亢内科治疗。

临床应用:主要用于甲亢术前准备和甲状腺危象的治疗。

(3)放射性碘:临床应用的放射性碘是^{131}I,$t_{1/2}$为8d。

药理作用:甲状腺有高度摄碘能力,^{131}I可被甲状腺摄取、浓集,在甲状腺内产生β和γ射线。β射线(占99%)在组织内的射程仅2mm,因此其辐射作用只限于甲状腺内,破坏甲状腺实质细胞,而很少波及周围组织。γ射线(占1%)可在体外测得,故可用作甲状腺摄碘功能的测定。

临床应用:①甲亢的治疗:^{131}I适用于不宜手术或手术后复发及硫脲类无效或过敏者,能使腺泡上皮破坏、萎缩、分泌减少。同时可降低腺泡内淋巴细胞,从而减少抗体产生。一般药后1个月起效,3~4个月甲状腺功能恢复正常。②甲状腺功能检查:小量^{131}I可用于检查甲状腺功能。甲状腺功能亢进时,摄碘率高,摄碘高峰时间前移。反之,摄碘率低,摄碘高峰后延。

不良反应:易致甲状腺功能低下,故应严格掌握剂量。可引起放射性甲状腺炎,个别病人可诱发甲状腺危象。对儿童可能有致癌作用。

(4)β受体阻断药:如普萘洛尔,是甲亢及甲状腺危象的辅助治疗药。甲亢时机体对儿茶酚胺的敏感性增加,出现神经过敏、急躁、震颤、心率加快、心排血量增加等症状。通过阻断β受体的作用,拮抗儿茶酚胺的作用而改善甲亢症状。此外还能抑制外周T_4脱碘成为T_3。因T_3是主要的外周激素,有助于控制甲亢。β受体阻断药不干扰硫脲类药物对甲状腺的作用,且作用迅速,对甲亢所致的心率加快,心收缩力增强等交感神经活动增强的表现很有效。但单用时控制症状的作用有限。若与硫脲类药物合用则疗效迅速而显著。也可用在甲状腺手术前准备,可使腺体不增大、不变脆、有利于手术。

2. 回报一般问题　每位同学须对自己负责的一般问题准备1~2页的书面报告,复印后分发给每个学生及老师,并进行简要的口头报告(不宜长,以帮助同学能自己研读书面报告即可;资料须注明出处,包括年份,版次及页码)。

(1)未按时复诊,多治一个月会产生什么后果?为什么还疲倦乏力?

甲亢的药物治疗分为初始期、减量期和维持期。

初始期服药剂量一般较大,甲巯咪唑或卡比马唑 30~40mg/d,丙硫氧嘧啶或甲硫氧嘧啶 300~400 mg/d。当临床症状基本缓解及甲状腺功能检测 T_3、T_4 恢复正常时,进入减量期。每 2~4 周减量一次,减量期一般 2~3 个月。然后再进入维持期(1.5~2 年)。

王女士进行药物治疗 2 周后病情好转,症状改善,说明治疗效果很好,可能甲状腺功能已经恢复。本应复查后减量治疗。但王女士自行到药店按医生处方买药,按初始期的药量多治疗了一个多月,过量的抗甲状腺药物导致甲状腺功能减退症,简称甲减。这种由抗甲状腺药物过量导致的甲减与其他原因的甲减类似,机体的能量代谢减弱,产热减少,基础代谢率降低。产生的能量难以维持机体的正常运转,会出现低代谢症状,表现为疲倦乏力,行动迟缓,嗜睡,记忆力减退,注意力不集中。故王女士出现的疲倦乏力是甲减的症状。

(2)在治疗中(情境 3)FT_3 和 TT_3 已正常?而 FT_4 和 TT_4 却仍低于正常?

……

(3)TSH 为什么迟迟不能恢复正常?

……

(4)抗甲状腺药物如何使用?医生会如何调整药物?

……

(5)在肝功能损伤的情况下,如何选择和使用治疗甲亢药物?

……

(6)为什么突然没有了月经? β-hCG 阳性最可能的原因是什么?

……

(7)如果治疗甲亢期间妊娠,对胎儿有影响吗?

……

(8)治病效果很好,而医生和病人的关系好像不很和谐,为什么?

……

3. 完善整个案例的机制图

(1)初步的机制图(图 8-6)。

(2)进一步完善的机制图(图 8-7)。

4. 回馈和评价

(1)引导教师小组回馈:约 5min。教师介绍案例的概况:病因、病史、病程、临床表现、检查结果的关键点,讨论的主线和学习目标等内容。以便学生回顾、对照和反思。

(2)评价:引导教师对讨论课进行评价(2~3min)。

教师对案例的讨论进行客观评价。讨论成功的具体表现,讨论不成功、不满意的具体情况。讨论过程中主席掌控局面的程度,时间分配是否合理,同学讨论的热烈程度,书记记录的及时与否及机制图构建的合理性。同学们提出的主要学习目标与案例设计的目标的一致性或差异程度,同学们提出的一般问题情况,是否覆盖了案例设定的一般问题,是否达到了预期目标。表扬讨论中大家的意外收获,如在本案例中注意到了"失独"和医患关系等社会问题。提出没有注意到的问题,如本案例中甲亢及其治疗是否会对胚胎有影响,希望课后再弄清楚。

(3)教例评估:主席带领全组共同评估教案(3~4min)。与大家充分讨论,填写《案例量化评价表》(学生用)。

(4)学生评价(4~6min):学生先进行自我评价,评价自己在讨论过程中的表现,包括优点和缺点。再对其他同学和老师进行评价,以表扬鼓励为主,批评为辅。注意构建友好、和谐、团结、协作的气氛。

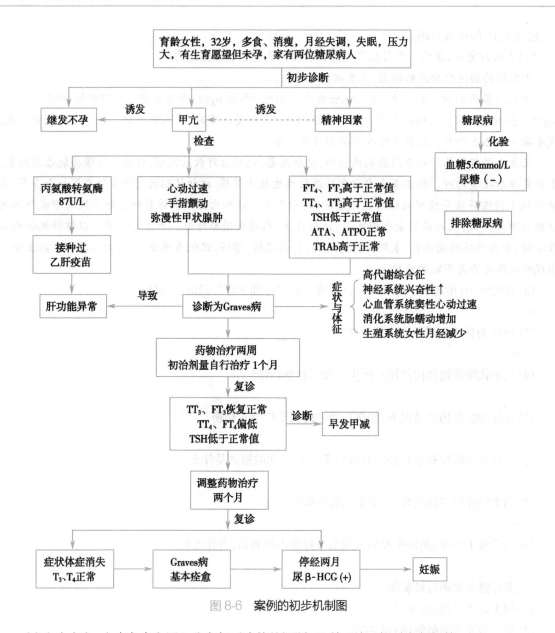

图 8-6　案例的初步机制图

(5)未决事宜:主席负责在网上公布仍不清楚的问题,以利于总汇报时老师解答。

三、PBL 回馈总结

PBL 总结包括案例编者的回馈、学生的案例讨论报告和小组总结会议。

1. 回馈(wrap-up)　回馈是案例编写教师在 PBL 讨论课结束后,向学生进行案例揭秘的过程。讲解编写的总思路、情境要点、主要学习目标、一般学习目标、要求,对讨论中反映的共性问题进行解答和小结,并反馈学习情况。每一个案例安排 1 学时回馈。

2. 案例讨论报告　教案结束 1 周内,全组同学应在主席同学领导下,撰写案例讨论报告,内容包括但不限于:全组主要问题的讨论结果(是全组讨论结果,不是个别同学的独自创作)、一般问题的书面报告、机制图,交引导教师。请案例编写教师批阅,并针对该组的主要讨论内容选最佳 2 份报告和最佳机制图,留档保存。最佳报告将给全组同学在评价时进行加分。

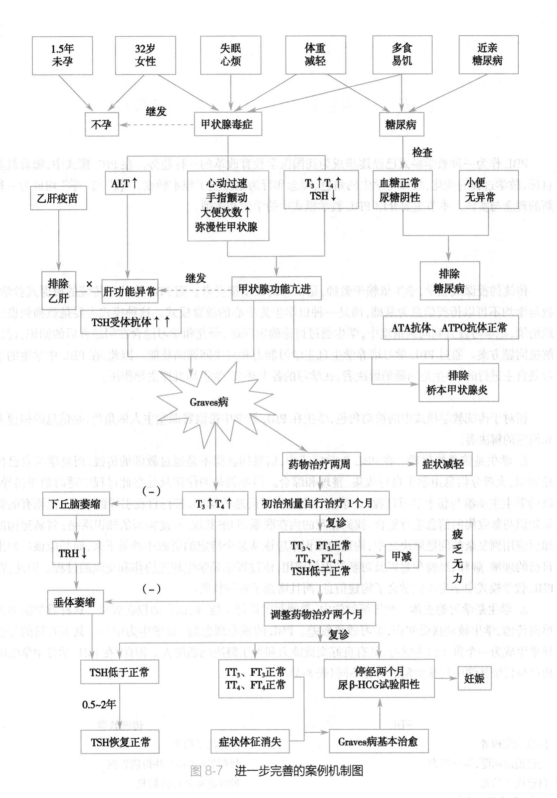

图 8-7　进一步完善的案例机制图

（曹永孝）

第四节　PBL 教学中的学生与教师

　　PBL 作为一种教学模式已经逐步成为我国医学教育改革的一种趋势。在 PBL 模式中,随着教学目标、教学过程的变化,教师与学生的角色、理念和行为也发生了根本转变,"教"与"学"均成为一种新的理念与实践。本节主要介绍 PBL 教学模式中的学生和教师。

一、PBL 教学中的学生

　　传统的授课式教学,学生依赖于教师,是信息的被动接受者。而 PBL 取代了传统的授课式教学,教与学均不再以传授信息为基础,而是一种以学生为中心的教育模式。这种模式主要是教师创设问题情境,把学习设置到问题情境中,学生通过讨论确定问题,研究和学习隐含在问题背后的知识,讨论解决问题方案。通过 PBL 学习培养学生自主学习能力和解决问题的技能。因此,在 PBL 中学生的学习是自主进行的,学生是问题的解决者,在学习的各个环节,学生均发挥主导作用。

(一) PBL 中学生的重要性

　　相对于传统教学模式中的被动角色,学生在 PBL 教学中扮演着课堂主人的角色,是信息的构建者和问题的解决者。

　　1. **学生是信息构建者**　在 PBL 教学模式中,信息的获得不是通过教师的传授,而是学生自己构建知识,大部分信息由学生自行收集、整理和综合。引导教师的作用只是在此过程中适时给予指导,鼓励学生主动参与整个学习过程,让学生自主完成对问题的探究,进行自我引导的学习;把原有的背景知识与新收集的信息进行整合,找到相互的内在联系,归纳其规律,建构新的知识网络;将新建构的知识应用到复杂的问题解决之中,构建的知识不应该从某个特定的资源中抄录下来,而是应该反映出自己的理解、解释、经验积累以及对新知识的应用,该过程也是学生相互协作和交流的过程。因此,在 PBL 教学模式中学生不仅学会了构建信息,而且增强了各种技能。

　　2. **学生是学习的主体**　在传统教学中,教师制定讲课主题,授课主动权在教师。这种教学法多为单向传输,学生被动接受知识,学习效果较差。PBL 的核心理念是"以学生为中心",其主要目的是引导学生成为一个善于自主学习,具有良好交流能力和善于解决问题的人。因此,在 PBL 学习中学生的角色与传统教学中的学生角色明显不同(表 8-3)。

表 8-3　PBL 与传统教学模式中学生角色的差异

PBL	传统教学
信息的建构者	信息的消费者
自己提出问题,寻求答案	教师提出问题,并提供答案
自己搜集信息	教师收集并传递信息
研究、整合和检索信息	听教师讲授知识
主动分析和归纳信息	被动接受信息
独立学习、相互竞争	小组学习、相互提高
能拓展知识	记忆局限的知识
应用构建的知识解决问题	被动接受的知识在考试中应用
评价主体多元(教师、自己及同学)	教师为评价主体

PBL 强调以学生为主体,即学生在引导教师的整体把握和指导下主动参与整个学习过程。这种教学模式把课堂主动权交给学生,体现了"以学生为主体"的教学观,学生由被动听课者变为课堂的主人。在 PBL 中,同一小组学生共同研究一个教师创设的问题情境,学习小组共同讨论发现问题、分析问题,提出假设;学生独立研究,寻找更多资源,整合和构建新信息,形成回报书面报告;小组讨论交流,共享信息,论证假设,提出解决方案;小组成员自评或互评。由此可见 PBL 整个学习过程充分反映了学生主体作用的重要性。

PBL 学习主要依靠学生自己,学生自己对学习规划负责。从准备资料开始即由学生自行设定目标,自主学习;在讨论中学生自己发现学习问题,明确需要探讨的主题,确定方案;然后结合提纲、案例情境查阅资料,并与其他同学交流沟通,把所学到的知识应用到讨论的案例中,大家同心协力获得最佳结论,这些均为学生的活动。学生通过这种方式学习,掌握相关知识,进而获得理解、分析和解决问题的能力,成为解决问题的"主人"。因此,在 PBL 学习中学生应首先从自身出发,完成角色转换,从被动学习者转变为学习的主人。

(二) PBL 中学生的学习理念

在当下知识爆炸的时代,不仅知识的量飞速增长,而且知识更新速度愈来愈快,知识倍增周期越来越短。掌握知识的多少已经不是最重要的,而如何掌握知识才是至关重要的。然而,传统教学模式存在"重理论、重教学"的倾向,长期接受传统教育的学生久而久之形成了许多不良学习习惯。例如,被动地接受知识,记忆并重复以前人经验为主的信息等。这种教学模式已经远远不能适应时代的发展,成为影响素质教育的障碍。因此,教育的任务不再仅仅是传授知识,而更为重要的是引导学生掌握学习的方法,培养学生终身学习的愿望和能力。PBL 教学要求学生由"接受式学习"转向"研究型学习",由"被动接受知识"转向"主动构建知识",由"学知识"转向"用知识"。由此,对学生提出了更高的要求,学生必须更新学习理念以适应这种新型的教学模式。

1. **探究性学习**　PBL 旨在通过质疑、探究来深化对问题的认识,从而培养学生探究的兴趣和能力。探究性学习过程包括提出问题、建立假设、制订解决方案、查阅信息、讨论和论证、小组交流以及获得结论等活动,该过程与科学研究的过程相类似。因此,学生应具有科研的理念和素质,逐步学会科学地思考问题和解决问题。发展和创新是新时代的特点,教育的发展必须符合时代特点。PBL 关注问题的解决,学生是致力于解决问题的人,应了解探究的过程和方法,在探究的过程中学会创新思维。学生的创造性思维有赖于在讨论和争论的环境中培养,通过小组讨论,使学生解决问题的思路更加清晰、开阔,而且在讨论中培养了学生解决实际问题的能力。

2. **自主学习**　自主学习是一种主动学习、独立学习和发现学习的过程,在自主学习的过程中强调学生对自己的学习负责,自我计划、自我调整,不断发现问题、提出问题、分析问题和解决问题。我国的学生长期接受"填鸭式"教育,缺乏主动发现问题的能力,因而自主学习对于学生是一种挑战。PBL 中学生是在解决问题的过程中通过提出问题、查询资料、相互讨论以及自我反思从而获得和理解知识,而不是直接从教师或课本中获得知识。PBL 关注解决问题,注重让学生学会思考及掌握解决问题的能力。学习中要求学生自我激励、自我设置学习目标、自我引导、独立进行研究,在较短时间内提出问题,并据此查阅文献,整理分析思路,寻找解决问题的方法。在 PBL 中学生花在准备工作上的时间和精力大大多于普通的课堂学习。因此,强调学生主动学习的自觉性及其能力,否则很难达到预期的教学目标和效果。更重要的是学生通过自我解决问题后,学会了如何才能成为一名独立自主的学习者和思考者,在此过程中培养起来的自主性将使其受益终生。

3. **建构性学习**　与传统教学显著不同,PBL 的目的旨在培养学生自主学习,终身学习以及分析和解决问题能力。PBL 中学生是学习的主体,学生应成为知识的主动构建者,并应用新建构的知识解决问题。这意味着学生所需要的知识并不完全掌握在教师和课本之中,学生对教师和书本的依赖性大大减小,这对学生来说是一个严峻的挑战,迫切要求学生必须改变学习的理念和方法。一方面,学生必须改变被动接受教师传授知识的习惯,主动寻求所需要的知识,通过不断地自主学习和探索,以原有知识背景去理解新信息,进而通过不断反思,将新旧知识进行综合和概括,建构新的知识;另一方面,学生应努力摒弃传统的思维模式和方法,克服以往背诵和记忆"知识"的习惯,提倡建构性学习。开展建构性学习,学生必须具备一定的分析与综合能力,具有批判性思维、系统性思维和发散性思维。PBL 以问题为导向驱动学习,在学习过程中学生自主完成对问题的探究,把新收集的信息与原有信息整合,探索相互间的内在联系,归纳其规律,建构新的知识网络。

4. **团队式学习** 医疗过程实际上是多专业、多学科、多层次人员的合作及协同活动,因此,需要参与人员具有团队精神。培养团队精神正是 PBL 的宗旨之一。PBL 的小组学习,并非少数人集合在一起学习,它的重点是组内的各个成员,在团队意识的作用下,形成荣辱与共的学习共同体,而不是各自独立的单兵作战群,这正是小组讨论课的主要内涵。通过学生在小组中的学习,可使学生对团队合作、有效交流和协作学习有更进一步的体验,也有利于学生早期了解医生与病人接触或交流的重要性。PBL 学习在小组团体内施行,小组学习需要每位同学的团队合作,每个学员须融入小组活动中。在小组学习中,学生积极参与小组活动,共同承担责任、相互交流、共享知识,共同处理解决问题中遇到的困难。在案例学习中,全组同学共同讨论、分析、归纳和总结,共同构建机制图,共同完成并提交小组报告。通过 PBL 小组学习,学生成为一个愿意合作和善于合作的人,这不仅是 PBL 学习的要求,也有利于促进学生心理素质和社会技能的提高。

(三) PBL 中学生应具备的能力

PBL 教学注重培养学生的能动性、自主性和创造性,因此,学生应具备认知能力与知识整合能力、自主学习能力、批判性思维能力以及团结协作能力。

1. **认知能力与知识整合能力** 认知能力是人借以获得信息并对信息进行处理的内在能力,包括注意力、观察力、记忆力、思维能力和想象。美国教育心理学家布鲁姆将人的认知能力按智力活动的复杂程度分为六个等级:记忆、理解、应用、分析、综合及评价能力,其中记忆和理解属于简单的低级认知能力,而应用、分析、综合和评价属于高级认知能力。PBL 教学侧重于培养学生的高级认知能力,其目的是让学生能够深入地理解知识和运用知识。知识整合能力是把零散的知识彼此衔接,从而实现信息系统的资源共享和协同,是一种转化与重新组合知识的能力。PBL 的目标是培养学生的认知能力和知识整合能力,这一目标通过案例情境来实现,PBL 案例涉及了基础医学和临床医学的知识,也常涉及社会、道德和伦理问题。因此,学生通过案例的学习,自己查阅资料,应用、分析及综合多个学科的知识来解决问题,同时提高自己的认知能力和知识整合能力。

2. **自主学习能力** PBL 以学生为中心,学生自行发现问题、设定目标、自我学习。因此,学生必须改变被动接受知识的传统理念与习惯,积极主动参与学习过程,这一改变对学生的能力特别是自主学习能力提出了更高层次的要求。自主学习能力包括:①确定学习内容的能力;②获取信息与资料的能力;③利用信息并对之进行评价的能力。具体表现为对学习目标的自我计划和制订,学习内容的自我选择和调整,学习过程的自我调节和监控,学习结果的自我预期和评价。

3. **批判性思维能力** 批判性思维是一种高级逻辑思维活动,是有目的的自我调整判断和不断进行归纳推理的过程,整个 PBL 教学过程其实就是批判性思维的形成过程。批判性思维要求学生不盲目地接受知识,而是用审视的态度对待事实、知识及经验,通过评价和批判发现问题。因此,对学生提出了较高的要求。批判性思维能力包括四种具体能力:①文本的批判性分析能力;②提出批判性问题的能力;③评估和建构论证的能力;④谬误分析的能力。

PBL 教学是批判性思维教学的可行方式,它不仅要求学生寻求正确答案,更重要的是引导学生寻求处理问题和解决问题的方法。在整个学习过程中,学生应始终以问题为中心,主动发现问题,应用分析能力和系统化能力去探索真相,在不断查询资料的基础上调整和确定自己的观点。大胆发言,提出自己的观点,努力培养自己的质疑、析疑和解疑能力,逐步发展批判性思维能力。

4. **团结协作能力** PBL 以小组为单位学习,要求学生应具有团结协作能力。主席负责整个小组的学习活动,合理分配组员任务,组织小组共同讨论,掌控小组讨论进程。书记负责记录成员有价值的观点,并进行整理,总结归纳案例的问题。其他小组成员将分配给自己的问题整理成书面材料,在小组内交流。小组成员各司其职,小组成员均应具有团队意识,方能形成团结协作的共同学习体。PBL 教学强调学员的参与精神,对于一些性格外向、乐于参与的学员优势非常明显,在 PBL 教学中,分析和提出问题的能力提高快。而对于不善于表达的学员,发言较少,难以融入小组讨论。因此,内向型学生应大胆参与小组讨论中,努力培养自己的团队合作能力。

(四) PBL 中学生面临的压力

PBL 作为一种新型的教学模式,无疑是一种新的挑战,也会产生一定压力。例如,新课程模式的适应、学习目标的不确定性、工作量大、交流能力不强以及文献检索压力等。压力的来源如下:

(1)学习模式改变:PBL 强调学习的自觉性和能力,要求学生发现问题,并高效率地查阅文献,整理分析自己的思路,这是一个自主学习的过程。对于习惯于教师安排的学生来说无疑是一种挑战,在新的教学模式下,学生则需要投入更多的时间和精力自主学习,由此会产生压力。

(2)学习目标不确定:PBL 强调学习要围绕问题展开,教学目标围绕问题制定,重点在于培养学生的批判性和创造性思维能力。尽管学校均制定有 PBL 案例的目标,但公布目标的时间是在讨论课后。因此,对于讨论时不清楚学习目标的学生来说,较难把握学习的深度和广度,难以确定学习的主题,增加学生的压力。

(3)工作量大:PBL 中的学生是知识的构建者,需积极参加分析问题、形成假设、检验假设到修正假设的整个教学过程。而且一个案例中往往隐藏大量的问题,对于求知欲强的学生来说,学习的工作量明显增加。

(4)不能有效交流:PBL 的特征之一是构建学习共同体,小组成员共同承担责任和任务、共享学习资源、互相探讨、共同处理解决问题。也就是说学习不只是个人的事,而是大家的事,由此对学生提出了更高的要求,不仅要发挥各自的主体性,而且还要充分发挥小组的社会性。有效地讨论是小组学习成功的重要因素,需要小组成员一起努力,对于沟通能力差的学生来说,发言可能会带来一些压力。

(5)检索文献的压力:PBL 教学需要学生熟悉查阅文献的途径和方法,要求学生具有较强的收集、分析和处理信息的能力。因此,检索文献获取有价值的信息和知识是 PBL 教学中学生面临的主要问题之一。在实践中学生面对海量的信息或者种类繁多的数据库,会产生一定的压力。

为了减少或消除压力,学生可通过做好应对挫折准备、确立学习主题、积极做好计划、提高交流技巧及有效利用资源等技能来应对 PBL 教学中的种种困难。

(五) 学生的自主学习

PBL 教学强调以学生为主的自主学习。因此,充分了解自主学习的特点有助于学生更好地完成 PBL 学习任务。

1. 自主学习的特点 PBL 的自主学习具有以下特点:

(1)教学氛围的民主性:PBL 教学突显学生的主体地位,鼓励学生打破常规,学生自己找寻和发现适合自己的学习策略,主动参与学习过程,在学习中允许学生有不同见解,有民主性和平等性。

(2)学生的主体能动性:自主学习充分肯定了学生在学习中的主体地位,强调学生积极主动、独立自主地学习。学生自觉担负起学习的责任,不断提高独立自主学习的能力,在学习中自我计划、自我调整、自我指导。

(3)学习方式的多样性:学生围绕问题进行学习,运用不同种类和不同学科的资源,通过多种途径获得自己所需要的信息,学生可选择不同的学习方式,并根据自己的认知风格和习惯安排学习。由此可见,PBL 学习方式具有多样性和灵活性。

(4)自主学习的开放性:PBL 体现了现代教育的开放理念,是一种开放性讨论过程,在讨论过程中建构知识。自主学习的开放性还体现在教学所涉及的内容具有广泛性和不确定性,学生提出的问题和分析所得出的答案具有开放性,学习空间或地点具有开放性以及教学方式和教学效果评价具有开放性。

（5）自主学习的合作性：PBL以小组形式合作学习，因此，每个小组成员必须具有团队意识，积极主动参与小组活动，并且在学习中与小组其他成员保持良好的互动，在小组讨论中分享资料并愿为合作学习作出贡献。如果在学习过程中忽略了合作精神，把自主学习理解为孤立和非互动性的学习，就难以达到学习目标。

2. 提高自主学习能力　由于PBL主要是自主学习，因而学生必须提高自主学习能力，可借鉴的方法如下：

（1）改变学习方式：是指从单一、被动的学习方式，向多样化的学习方式转变，其中自主探索、合作交流都是重要的学习方式。改变学习方式应：①认识到改变学习方式的必要性；②明确PBL课程与传统课程的区别；③了解PBL课程中所需要的学习技能和能力；④运用现有的能力和技能形成新的学习方式；⑤以积极的态度对待学习方式的改变。

（2）明确学习需求：学习需求反映了预期目标与当前水平的差距，这些需求包括知识、态度、技能和能力等方面的欠缺。在PBL教学中，教师通过精心设计的案例，让学生在解决案例中的问题的过程中自主学习知识，提高能力。在此过程中，学生首要的任务是通过对问题的理解，判断自己欠缺的知识和能力，即明确学习的需求。学生可以通过从个人背景知识和日常学习中了解自己的需求，也可通过自我提问来确定自己的需求。学习需求可归结为知识、技能、态度和理解等方面。

（3）明确学习目标：学习目标的确立是自主学习的前提，只有明确目标，才能把精力和时间集中在学习目标的问题上。确立的目标要切实可行，要权衡课程需求、课程结构和实施计划所用的时间等。

（4）建立有效学习模式：在PBL学习中，学生应首先建立一种适合自己的有效学习模式，并在学习过程中，通过实践与调整，最终形成一种行之有效的学习模式。良好的学习模式主要包括：①提出与案例相关的主要问题和一般问题；②有效地查询资料；③合理整合资源，建构新知识；④准备好参加小组讨论的书面报告；⑤讨论中与小组成员分享信息，提出解决问题的方案，会构建机制图；⑥自我评价或与小组成员互评所学的知识技能和总体学习计划，反思有待改进部分。

（5）确定学习资源：自主学习实际就是学生与学习资源的互动。有用的学习资源应是真实的、新颖的、客观的，并且可以促进学习进程，能与课程目标相匹配，组织结构好，具有互动性、综合性及吸引性等特点。学习者应紧紧围绕自己的学习需求与学习目的，利用现有的工具和方法，从海量的信息中筛选出有用的资源。具有自主学习能力的优秀学生在一定意义上表现为其对学习资源的选择、使用、掌握和控制能力。所有资源不会提供同样的内容，有的资源可提供知识和细节，有的提供临床应用，有的提供病理生理机制，有的提供评价等内容。因此，通过使用不同的资源，使自己准备的内容得以充分整合，讨论的问题更加深入、系统。

（六）PBL中优秀学生的品质

PBL是集体学习，优秀学生在学习过程中产生重要作用，不但自己学到的知识多，也是小组学习的灵魂和主心骨。了解优秀学生的特征有利于激励优秀学生成长，产生更多的优秀学生，也便于发现具有潜能的优秀学生，更好地发挥其潜力。优秀学生大多具有自信心强、目标明确、积极进取、责任心强等共同特点。

1. 自信　著名古希腊哲学家苏格拉底曾说过："一个人能否有成就，只看他是否具有自尊和自信两个条件"。美国奥林匹克委员会医学理事会心理学主席Denis Waitley也曾说过："如果相信自己能行，那或许就能行。如果觉得自己不行，那就肯定不行了"。所以最大的动力实际来自于自我定位，积极的自我期望是成功的重要因素。自信可以赋予人奋斗的动力，在很大程度上促进了一个人的成功，自信是PBL教学中优秀学生必须具有的特点。发现自我，确立目标，发挥自己长处，做事有计划，学会自我激励等均有助于增强自信心。

2. 明确目标　有了明确的目标，潜意识就会自动地发挥出无限的能量，产生强大的动力，并且能够不断地修正，向既定的目标努力前进。要获得成功，需要明确自己的目标，想看到努力会获得什么样的结果。只有目标明确，才能让你倍加努力，克服困难，带来成就。

3. 负责任 要实现目标,责任心显得尤为重要。责任心需要自己培养,同样,PBL 的自主学习也强调学生要自觉担负起学习的责任,因此,对于一个优秀学生而言,在 PBL 中认真思考每一个学习问题,认真查阅资料,按时完成小组分配的任务,积极参与小组讨论,为小组共同学习提供建设性意见,做好主席、书记或组员的职责等,这些均是个人或学习小组认真负责的具体表现。

4. 做好准备 学生在 PBL 中会面临诸多改变,如学习模式(自主学习、合作学习和小组讨论)、学习技能(提出问题、搜集信息、整合和构建新知识、交流等)等的改变。因此,学生必须提前做好应对改变的准备,方能适应新的教学变革。准备工作至关重要:首先,做好思想准备,以积极心态应对挑战;其次,学习新技能;最后,重新制订计划或修订计划。

5. 遵守纪律 遵守课堂和小组纪律是对自己和同学负责的表现,也是一个优秀学生应该具有的品质。没有纪律性,计划就不可能完成,只有坚持自律的人成绩才会不断提高。

6. 用心倾听 在 PBL 讨论中,应用心倾听其他小组成员的发言,这会对自己的思路提供很大的帮助。对有异议的观点也应该先明确自己是否听懂了他人的观点,先分析别人观点的依据和意义,承认其积极的一面,再说明自己的意见。还应用心倾听教师的讲解、引导和启发。在倾听中不仅要关注交流的内容,而且需关注交流的对象,克服一些潜在性障碍,如经常插话、自以为是、缺乏信任及环境干扰等。

7. 避免拖沓 拖沓是学习的最大障碍。避免拖沓首先应把握时间,在学习中最大限度地利用时间,安排好自己的学习,这也是优秀学生的重要品质之一。其次,制订计划,若大计划不能在短时间内完成,每天应有小计划。每天完成当日计划,就会克服拖沓。从今天做起,从现在做起,才能摆脱拖沓的坏习惯,更好地完成学习任务。

二、PBL 教学中的教师

PBL 教学也对教师提出了更高的要求,教师在 PBL 教学模式中的角色和作用明显不同。本节介绍引导教师的职责、角色行为及应具备的能力,期望与参与 PBL 教育实践的同仁共勉。

(一) PBL 中引导教师的职责

与传统教学相比,PBL 教学模式对教师产生了新的而且更高的要求,教师在 PBL 教学过程中需要承担课程设计者,学生学习的合作者、支持者、引导者以及评价者等身份的责任。引导教师应明确其职责所在。

1. 创设学习共同体 PBL 引导教师的作用之一是与学生共同组成小组,并为小组学习营造轻松愉快的学习氛围,使小组成为学习共同体。小组学习是 PBL 的主要教学模式,强调组内成员要有团队意识,彼此互助互信。PBL 的教与学均在学习共同体中实施。

(1) 学习共同体的构筑:西安交通大学开展器官 - 系统整合课程教学多年,PBL 模式在其宗濂医学实验班的整合课程中实施。学习小组由 8~10 名学生组成,组中设一位主席、一位书记。每个小组配备一名小组引导教师。小组老师是活动流程的监督者、评估者及发言的鼓励者。

(2) 学习共同体的任务:①确定学习目标和计划:依据 PBL 教学目标及案例学习目标,制订小组的学习和讨论计划;②确定问题:找出主要问题和一般问题,形成学习要点,明确组内每个成员的任务和职责,确定任务完成时间;③搜集资料:小组成员通过查询资料,填补各自知识的不足,形成回报的书面报告;④展示和讨论学习成果:对于需要完成的任务小组成员既有明确分工,又有积极的协作,学习资源共享,根据小组的共识,形成对假设的一致性结论;⑤提出解决问题的方案和方法:小组成员整合知识以获得对现象的综合解释,共同构建机制图;⑥总结和回馈:案例学习结束时,引导教师要对小组和每位成员的学习进行总结和回馈,引导学生进行自评或互评,并对案例的编写和教师的引导提供意见和建议。

2. 营造问题情境 PBL 强调知识与复杂世界的联系性,强调以"问题"的形式来激发学生的兴趣,注重学生间的协作与依赖,要求学生针对问题进行探究性学习,运用一切可以应用的资源来解决问题。因此,教师是否能营造良好的问题情境是有效地开展 PBL 教学的前提和保障。

(1)增强问题意识:需要研究探索才能解决的话题称为问题。PBL 中教师的作用之一是给学生呈现学习问题的情境。要求教师增强问题意识,精心营造问题情境:①把学习设置于与临床真实情况相似、有意义的问题情境中,吸引并维持学生的学习兴趣;②利用问题鼓励学生思考和参与,促进学生积极获取新信息;③使学生能对情境中的问题进行深入思考和讨论,引导小组共同确认最终的学习问题;④让学生通过合作学习隐含于问题背后的科学知识,寻求解决问题的方法。

(2)面向问题的学习:PBL 是"面向问题"的学习。引导教师的作用主要是引导学习小组共同确认最终的学习问题,具体包括:根据案例情境,确定不清楚的概念;找出问题,即需要解释的现象;引导学生分析讨论,形成学习要点;学习小组对问题达成共识。在教学中以学生自我设问、学生之间设问、师生之间设问等方式提出问题,培养学生提出和解决问题的能力。

(3)问题情境的特征:营造的问题情境应有利于学生学习,需达到三项指标:①能激发学生的求知欲;②能唤起学生解决问题的兴趣;③能刺激学生参与活动的积极性。营造的问题情境应体现以下特征:讨论的问题情境应以新颖的方式呈现以激发学生的兴趣;尽量引出与所学领域相关的概念、原理及适合学生已有的知识背景;尽量设计结构不良的、开放的和真实的问题情境。此外,在营造问题情境时还应注意两个问题,首先,要增强学生的责任心,让学生把问题看成是自己的而不是别人的;其次,保证所提供的情境没有暴露问题的关键部分。

3. 激活学生背景知识　PBL 的学习始于含有问题的情境,即"先问题,后学习"。在 PBL 讨论中,尤其是在案例的第一或第二情境讨论时,案例通常会给出病人的一些症状、体征或实验室检查,讨论时学生多会依据已知的常见病猜测是什么病,而忽视讨论与案例相关的基础医学知识,从而导致难以发现学习主题,使小组的讨论较为肤浅。教师要引导小组学习和讨论深入进行,首先,应通过提出高质量、开放式问题,引导学生激活与问题情境相关的原有医学基础知识,这些背景知识能唤起学生对学习的兴趣,有助于学生进行有效的学习,使学生获得大量应用这些知识的机会;其次,在确认问题的过程中,引导教师除了通过提问或推测等方式激活学生的背景知识外,还应逐步引导学生形成自我激活背景知识的能力;最后,在帮助学生激活自身已有知识后,引导教师的另一任务是帮助学生明确已有知识与新知识之间的差异,使学生产生认知上的不平衡,进而驱使学生进一步的探究和学习,填补知识欠缺,建构新知识。

4. 培养学生自主学习能力　PBL 的重要目标是培养学生的自主学习能力。良好的自主学习能力也是学生必需具备的能力之一,其直接影响学生将来的发展和成才。在 PBL 教学过程中引导教师要始终遵循自主学习、终身学习和合作学习的教育理念,注重培养学生主动学习,终身学习以及分析和解决问题能力。在 PBL 中,引导教师要掌握教学策略,注意激发学生的学习动机和兴趣,培养学生的自主学习能力,与学生分享各自的情感和想法,充分调动学生主动学习的积极性。引导教师可以通过以下途径来引导学生,使其最大限度地发挥主观能动性:①充分授权,让学生成为主体;②激发学生兴趣,让学生主动求知;③营造民主氛围,培养学生的积极主动性;④尊重学生,调动学生的主观能动性。

5. 引导学生反思　反思体现了一种创新性思维和一种创造能力,反思是建立在自我主动基础上对知识的一种自我构建过程,即探索、发展和创造。反思作为学习的一种有效手段可帮助学生形成对问题的独立思考和创造性见解,而且有助于学生深化对问题的理解,揭示问题的本质和规律,通过反思能使学生找到正确的分析思路和解决问题的方法。PBL 通过不断的质疑、探究及解决问题来深化对世界的认识,培养学生的思维能力。学生的创造性思维有赖于在讨论和争论的环境中培养,通过小组讨论,使学生解决问题的思路更加清晰、开阔,而且在讨论中提高了创新思维能力。同时,引导教师提问时,为了使学生开阔视野,应改变思维定式,变换思路,以提高学生创新能力为主旨。在 PBL 案例整个学习过程中,教师要引导学生不断地进行反思,培养学生的创新思维。

（二）教师的角色行为

在 PBL 教学改革中，教师角色被赋予了新的意义，教师扮演了引导者的角色。教师在整个 PBL 教学过程中需要担负课程的设计者、学生的学习合作者、支持者、引导者以及学习结果的评价者等责任。PBL 中教师的角色行为与传统教学相比，已经不是简单的量的变化，而是一种质的飞跃。一个优秀教师的标准已不再是能否讲好一堂课或给学生传授了多少知识，而是以能否发展学生自主学习能力作为最重要的评价指标。

1. 教学的组织和管理者 引导教师在 PBL 学习过程中扮演组织者和管理者，即"场外教练"的角色。教师对 PBL 中教学材料、教学过程、学生的学习讨论、学习成果和过程的评价均应精心组织和管理。在 PBL 中引导教师的组织作用具体体现在：①组织和调动学生积极参与小组学习，挖掘学生的探究和创新潜能，使小组学习讨论不偏离教学目标；②启发、引导学生积极发言，主动发现问题，调节课堂氛围和调整讨论节奏；③提高小组相互交流的能力，培养学生分析和解决问题能力；④问题学习结束后，对整个教学过程和学生表现作出评估。此外，引导教师尚需做好管理工作、学生的组织协调工作，协调好各学习小组间的学习和活动，及时发现学习中出现的问题和分歧并及时解决。

2. 学生的引导与促进者

（1）学生学习的引导者：PBL 的重要目标是培养学生自主学习能力，因此，教师应把自己的行为定位于支持和帮助学生开展自主学习和自我解决问题的过程中。作为引导教师，应具有①广博的知识；②真诚与可信赖性；③尊重小组每一位成员及其贡献；④少用命令式或批判式话语，多采用鼓励式发问。在 PBL 教学中教师并不是将知识直接传授给学生，而是在学生解决情景中遇到各种真实问题时，帮助学生共同建构知识，在指导学生解决问题的过程中，体现出教师的思维过程和策略。首先，教师要知道如何介入，怎样引导。诸多学者对教师在 PBL 教学过程中如何引导学生做了大量的探索，共同的体会是：①教师应以学习促进作为 PBL 教学工作的内涵，适时给予学生指导，指明学习方向；②要重视学习过程，信任学习者，营造良好的学习环境和氛围；③要具有好奇、聆听、观察和发问的特质，及时抓住机会发展学生的思维创新能力；④指导要适度，应有技巧地引导学生，将思考和想象的空间留给学生，鼓励学生自主学习；⑤促进和帮助讨论，但不提供太多的具体内容，让学生不断质疑、探索和创新，使其在讨论中达到设计的学习目标。

（2）学生发展的促进者：在 PBL 教学中教师要挑战和探询学生的思维，跟踪并指导 PBL 全过程。教师不再像"权威"给学生传授信息和回答问题，而是作为一个促进者，通过提出探寻性问题，帮助学生理清思路，提醒知识点的整合，提供反馈，帮助学生在学习过程中进行自我调节等促进性工作，促进学生自主学习。鼓励学生通过完成具体的认知活动，促进学生个性和谐与健康的发展。引导教师能否很好地运用促进性的教学技能，对于 PBL 教学效果具有决定性意义。为了进一步促进学生的自主学习，引导教师应努力做到：①做一个积极的旁观者，对学生及其小组的学习情况做到心中有数；②给学生以心理和精神上的支持和鼓励，激发兴趣，创造愉快、轻松的学习氛围；③对学生的表现提出实际且鼓励式的意见和评价，引导学生反思和自我评价；④为学生的学习提供各种便利，提供学习资源，帮助学生学会使用各种资源，学会运用图表、流程图及统计分析等手段；⑤与学生分享自己的情感和想法，做学生学习的促进者。

3. 学生表现的评价者 评价是 PBL 中一个非常重要的环节，贯穿于整个学习过程。评价通过提供反馈信息提高教学效果、控制学习质量。在 PBL 中引导教师是学生表现的评价者，评价主要形式如下。

（1）课堂评价：在 PBL 学习过程中，引导教师不仅要观察每位同学的表现，而且应随堂对学生表现、小组学习情况以及个人和小组的学习成果进行口头或书面评价，及时给予学生反馈和引导。评价能及时有效地改进学习中存在的问题，使小组学习更加深入。

（2）阶段性评价：在每个区段结束后引导教师要对学生的学习过程和学习成果进行评价，包括：①量化考核：在每个区段结束后，引导教师要对学生的个人表现及其团队协作表现作量化考核，根据同学在学习中的表现予以评分,再配合小组整体表现,给出最终成绩,即每位同学的学习成绩。②描述性评价:在每个案例或区段结束后引导教师应对学生表现进行描述与评价,写出具体的评语及建议。课程结束后引导教师应及时向学生提供反馈,使其能及时地改进和调整。此外,引导教师的表扬和肯定也能激发学生的学习积极性,增强学习效果。③组间互评:在一个区段学习结束以后,PBL 教学组组长要召开引导教师总结会,进行组间互评,及时评价和分析各组的学习进展以及存在的问题,制定相应的改进措施。

(曹永孝)

第五节   PBL 评价考核

　　教学评价是依据教学目标,通过对教学过程及结果的测量,研究教和学的价值,并为教学决策服务的活动。考核是指教师对学生的具体表现进行量化,即"分数"化的过程。有效的评价体系是实现教学目标的重要保障,需要从教和学双边的共同发展和提高出发,对学生学习和教师教学有效性上进行分析,对教和学双边活动进行全面评价。教学评价一般包括对教学过程中的教师、学生、教学内容、教学方法手段、教学环境、教学管理等多种因素的评价。通过评价,教师可以获得关于学生学习情况的反馈,不断反思教学方式,教学相长;学生也可以了解自己的学习情况,不断改进学习方法,完善自我。教学管理部门也能通过教学评价,监督整体教学质量,实现学校教育的持续性发展。PBL 评价体系作为 PBL 的重要组成部分,对 PBL 的应用和发展有重要意义。

一、PBL 评价的原则

　　PBL 评价的原则依据其特点确定,包含以下几个方面。

　　1. 全面性　　全面性原则是指在进行教学评价时,要对构成教学活动的各个方面作多维度、全方位的评价。由于 PBL 的学习过程包含了学生、教师以及 PBL 案例三个关键元素,学习目标中涉及学生多种能力的发展,使得 PBL 的教学质量表现为一个多因素组成的综合体。PBL 评价既要评价学生的认知因素,也要评价学生的非认知因素,包括技能和态度等;既要评价学生的"学",也要评价教师的"教",还要评价 PBL 案例的合理性。为了准确反映实际教学效果,PBL 对学生的评价需区分主次,聚焦主要矛盾,定性和定量相结合,全面评价不同阶段、不同层次的学生表现出的学习态度和学习收获。对教师的评价也应有学生、同行专家和教学管理者等多个角度,并关注教师在 PBL 中所扮演的引导者、参与者、知识构建的促进者和督导者等多重角色。同时,为了反映真实的教学效果,必须综合应用定性评价和定量评价,使其相互参照,以求全面而准确地判断评价客观的实际效果。例如对学生的评价结果,不仅仅要有定量化的分数信息,而且要有描述性的分析与改进建议,从而体现有效的改进导向作用。

　　2. 动态性　　PBL 评价是一种以检测学生实际潜力和发展趋向为目标的动态性评价。相对于学生在知识技能方面的掌握情况,PBL 更多关注其在个性、潜能等方面的发展。因此,PBL 的评价着重于PBL 的学习过程。整个评价在 PBL 的过程中进行,并贯穿于 PBL 始终,即真实记录学生面对不同的PBL 案例,不同的 PBL 引导教师,不同的学习小组,在包括提出问题、建立假设、查找资料、论证和修正假设以及归纳总结的每一阶段的表现,反映学生各方面的发展和进步,也可以反映教师的作用和教案的适用性,从而实现对整个 PBL 学习过程的动态性评价。

3. **多样性** PBL 评价的多样性体现在评价目标、评价主体、评价对象以及评价方法等多个方面。PBL 评价的目标包括反映学生学习的成就和进步，激励学生的学习；反馈教师在 PBL 中的角色是否称职，调动教师积极性，帮助教师提高教学水平；了解学生在学习中存在的困难，及时调整教学过程等。PBL 评价是师生共同参与、共同发展的过程，强调评价过程中教师、学生、专家和教育管理者的多主体参与，沟通、协商，形成多元化评价主体。评价的对象也从单一的学生扩展到学生、教师、PBL 案例等。目前 PBL 的评价一般包括学生自评、学生互评、教师评价学生等评价。对学生学习的评价强调过程性评价，并结合客观性评价和主观性评价方法。对 PBL 教师的评价则多采用学生评教、督导评价等形式。

4. **激励性** 监督和促进是教学评价的重要功能。PBL 更注重通过评价鼓励和肯定每个学生在知识、能力、学习态度等各方面的长处及在 PBL 过程中的进步，发现学生的潜能，提出今后努力的方向，维护团队协作的学习氛围，促进学生应用 PBL 的积极性。在 PBL 评价过程中需要更多地体现促进学生发展的理念，淡化传统教学评价的甄选性，以激发学生的学习热情，鼓励学生探究和小组合作，养成良好的学习习惯，高效完成学习目标。

二、PBL 评价方法

PBL 评价方法包括客观性评价和主观性评价，以下从学生、教师、PBL 案例以及 PBL 整体教学效果等方面分别阐述评价方法。

(一) 对学生的评价

对学生的评价应从"以学生为主体"的理念出发，着眼于学生的发展，使评价真正体现知识与能力并重、效果与过程并重。对学生的评价主要采用过程性评价与总结性评价结合的评价策略。

1. **过程性评价** 对学生的过程性评价包括教师对学生的评价、学生自评、学生互评、学生回报、案例总结等。这些方法强调实时反馈，以达到完善教学过程的目的。PBL 要求学生围绕实际问题自主学习，学习的过程是一步步解决问题的过程，因此，教师需要在学习过程中观察并记录学生的发言次数、发言内容，所提问题和意见的重要性和关联性，同组学生的反应如何，准备资料的认真程度等一系列评价指标，然后才能对学生的表现进行评价。PBL 过程中，评价的重点并不一定是学生学习结果的正确性，而是在讨论中表现出的分析问题和解决问题的能力与逻辑性。

教师应采用适宜的方法对学生的讨论情况进行反馈。教师记录每位学生在讨论过程中的表现，在每一个案例学习结束前进行现场口头当面反馈，让学生及时了解自己的表现。而在案例学习结束后交给学生书面的反馈意见。反馈意见应注意努力发现学生的优点和点滴进步，多赞扬和激励，以激发学习热情，使学生获得自信和成就感。对于学生的不足，应用婉转、鼓励的方式表达。

在每一个案例结束后教师填写《PBL 小组讨论学生评分表》，从参与态度、交流表达、准备情况、批判性思维和团队精神等方面对学生评价。学生在案例学习结束后也需对小组成员进行互评，同时进行自我评价。

2. **终结性评价** 一个区段的 PBL 案例学习结束后，教师需要对学生的知识和能力进行终结性评价。终结性评价的方法包括书面考试、客观结构化临床考核考试等。

(二) 对教师的评价

在 PBL 教学过程中，对教师的评价目的是帮助教师更好地扮演自己的角色。教师引导技能直接影响教学目标的完成质量以及学生的表现。对 PBL 引导教师的评价一般由学生和督导专家进行。

学生一般在每次 PBL 案例学习结束时填写《对小组指导教师的反馈意见表》，作为对教师评价的依据。一般由学生背对教师独立完成。督导专家对于教师的评价属于诊断性评价。督导专家的评价具有客观性和专业性，往往能更准确地对教师的教学活动作出判断，帮助教师开阔视野，发现问题，提高教学质量。督导专家一般随机性地进行随堂听课，课间与学生交流，然后实时填写《PBL 授课听课记录》。督导专家的意见可以在课后与引导教师单独沟通。对教师的评价由教学管理部门收集并汇总,进行 PBL 教学质量监控。

(三) 对 PBL 案例的评价

对案例进行评估是保持 PBL 教学质量的重要措施。优秀的 PBL 案例必须具备标题能够点出主题并具有悬念,病史部分清楚易懂,提供资料完整准确,难易程度适中,临床与基础知识点兼顾,表达形式具有趣味性,能激发学生学习兴趣,便于学生达到学习目标等多个特点。主要由教师、学生和专家对 PBL 案例进行多方位的评价。PBL 学习开始前,案例必须由 PBL 案例审核专家进行审核,填写《PBL 案例审核意见表》,案例撰写老师根据审核意见进行修改。在课前的 PBL 引导教师会上,PBL 案例撰写教师还需听取 PBL 引导教师意见,再次修改。在 PBL 案例学习结束后,学生和引导教师都将填写《案例评估表》,供撰写教师参考,教学管理部门将根据评价意见决定是否再次应用。

(四) 对 PBL 教学模式的评价

PBL 教学模式主要采用问卷形式进行评价,主要了解教师和学生对 PBL 教学模式有效性的看法,可以请学生对自学能力、交流能力、表达能力和解决问题能力等方面进行评价,了解 PBL 教学模式在培养自身综合能力方面的作用。也可以把毕业的学生作为调查对象,追踪学生对 PBL 教学模式的态度和满意度水平,了解他们在科研、临床工作等方面的表现,以分析 PBL 模式的长期效果。同时也可了解学生对 PBL 教学模式的看法。此外,还可以通过座谈会的形式,收集对 PBL 教学的建议。

三、PBL 考核

PBL 考核是 PBL 考评体系的重要内容,PBL 考核与传统教学中考核的相同点表现在考核的形式,即考核的发起者是教师,被考核的主体是学生,考核的结果是含量化的成绩。其不同之处主要在于考核内容,PBL 考核关注"学生的综合表现",注重过程和能力的考量。这里主要从"教师对学生表现的评价与考核"角度出发,围绕 PBL 考核目的和形式、考核内容及方法,对"量化成绩"及"非量化学生表现描述"的完成进行论述和举例说明。

(一) 考核的目的和形式

PBL 的特色是"集体学习",追求学生综合能力的提升。通过 PBL,学生主动发现问题,获取知识,解决问题,获得解决问题的能力。学习的过程比学到的知识(结果)更重要,掌握学习的方法、享受学习的乐趣、激发学习的动力、培养沟通交流能力,对学生未来的发展有重要意义。

1. 考核的目的　与传统的"结果考核"不同,PBL 考核更关注过程,考核的主要目的不是要将学生分出优劣,而是为了让学生能够更好地享受学习过程,在过程中成长,在成长中学习知识,使学生终身受益。通过 PBL 考核,提高学生的学习能力。教师对学生在 PBL 案例学习过程中的表现给予考核和评价,对于提高学生的综合能力、推动 PBL 模式的良好运行有重要意义。考核的成绩并不是 PBL 的本意,考核只是为了能够体现学生在学习中所给予的不同程度的努力,其主要目的是为了鼓励主动学习、积极解决问题,鞭策得过且过、不认真学习的行为。另一方面,学生和教学体系也需要成绩,以显示学习的结果。

2. 考核形式　PBL 的考核为形成性考核。引导教师对每一位同学的表现既有量化的成绩,也给出非量化的、描述性的评语。

(1)量化考核:是指教师对学生的具体表现进行量化,即"分数"化的过程。每一个案例学习结束,学生都会得到一个量化的考核结果,即数字化的成绩。量化的成绩基于学生具体的表现、经过对不同考量指标进行计分和综合运算得来。

(2)描述性考核:是指教师对学生表现进行描述与评价。评价内容既包括学生在学习过程中表现出来的值得鼓励和继续保留的、值得其他同学借鉴的优点,也包括表现不够完美、需要纠正的缺憾。评价的作用主要是帮助学生学会学习、享受学习,同时也帮助同学树立乐观、专业的从医态度,教会大家如何履行团队成员之间的合作等。

PBL 案例学习的成绩是综合性的,包括个人成绩和团队成绩。该成绩既有对学习能力的考量,也有对表现能力和专业态度的评判;除此之外,PBL 案例学习是集体学习的过程,团队合作意识、协作能力自然成为考核的重要内容。PBL 小组内每位同学的最终成绩都与团队的整体表现密切相关。PBL 的考核成绩也是鼓励性成绩,有动态性和多样性,既体现组内成员之间的横向比较,也体现每一位同学纵向的发展。教师给出的成绩以及对学生表现的评价计入学业成绩档案。

(二) 考核内容

考核需要评价学生在学习中的表现、学习的能力,还要兼顾小组主席和书记同学的领导组织能力;不仅关注学生获得知识的深度、广度、新颖度和准确度,还要注意成员之间的互动能力、沟通能力以及面对不同意见时的应对能力。不同学校的 PBL 评分精神相同或相近,而具体标准会有差异,以下主要以西安交通大学医学部在 PBL 实施过程中的考核内容进行举例说明。

1. **个人影响力**　主要考察学生的学习能力,包括对已有信息的分析、总结能力,对正常与异常现象的鉴别能力,对提出问题的思辨能力。同时关注学生的语言表达和沟通能力、与团队成员的互动情况,以及对所获得知识、信息的利用能力。考核具体内容如表 8-4 所示。

表 8-4　个人影响力评价表

考核项目	评价内容
发现与提出问题能力	能否找出问题、定义问题、分析问题
	能否联系以前的知识或自身经验进行分析
	能否提出假设、分类假设并分析假设
	提出的问题能否有效刺激小组讨论
	能否适时介入、并参与讨论
沟通与表达能力	当讨论停滞时,能否打破僵局,将讨论带回主线
	能否连接各个证据、表象,并画出机制图
	能否清楚地表达所要分享的信息
	能否对查阅的知识进行归纳和提炼
	能否适时地为小组总结,并作结论
	是否以讲解而非朗读的形式进行交流
	能否协助小组顺利达到学习目标
互动能力与专业素养	能否回答同学所提的不清楚的问题
	能否对别人的资料提出个人的见解及评论
	能否提供书面数据以外的有用信息
	能否正确使用医学专有名词(英文名词或附注英文)
	能否论及不同层面(如法律、伦理、人性)问题
	是否列举资料的出处,并提供教材以往的信息
	所引用资料是否最新

考核学生能力时,需要结合学生对 PBL 的熟练程度,如对学生分析问题、提出问题能力的评价,在刚接触 PBL 时,如果学生能够结合自己的生活经历、结合以往课程学习的知识提出问题就值

得鼓励,提出的疑问可以是框架性的,或者是不十分准确的问题,允许与案例设定的"学习目标"有差距。

在 PBL 的初级阶段,对个人能力的考核关心的是学生能否发现异常、能否提出需要查阅的资料和学习的目标,不追求问题的准确性、不苛求提出问题与设定学习目标的一致性;但是在 PBL 的熟练阶段(高年级),则需要相应提高要求,重点关注提出问题的合理性和科学性。

2. 沟通能力　沟通能力对于医务工作者有重要意义。良好的沟通是医疗救助顺利进行的保证,在一定程度上它能够提高治疗效果、减少医患之间的矛盾。好医生一定需要高超的沟通能力。在 PBL 过程中,学生能否准确、充分地表达自己的观点,能否与同伴进行顺畅地交流,能否客观、温和地表达不同的意见,是否尊重他人,都是被考核的内容(表 8-5)。

表 8-5　个人沟通能力评价表

项目	评价内容
表达能力	能否清楚表达自己在小组内的正向或负向感受
	能否清楚地表达所要分享的信息
	能否用图、文结合的方式分享获得的信息
沟通能力	能否鼓励其他同学参与讨论
	能否为小组营造愉快的讨论气氛
	能否协助小组完成学习目标,不偏离主题
	是否尊重主持同学的时间分配
	能否表达对同组同学感受的关切
	能对同组同学或引导老师的不当介入提出不认同的意见
	能指出其同伴的不足,并且能使对方欣然接受

3. 追求知识的能力　学生追求知识的态度有时比知识本身更重要,因而需要考核学生对知识的追求和获取准确、科学、前沿知识的能力。在关注获得知识的同时,还需要关注学生的学习积极性、处理获得信息的能力、查阅资料的深度及广度等(表 8-6)。

表 8-6　个人对知识的追求评价表

考核项目	评价内容
学习态度	是否积极、认真查阅自己负责问题的相关知识
	是否深度挖掘问题之间的联系
	能否对不合适的学习目标进行修正
	能否主动拓展学习范围
对信息的处理	是否引用教科书以外的信息
	是否有英文文献
	能否提出对获得信息准确度、科学性的评价
	提供的信息是否有助于机制图的完善
学习能力	能否对同组同学提供的资料给出补充、质疑和评论
	能否为小组列出未解决的问题

4. 互动能力　PBL 是集体学习,小组成员之间的互动会影响学习的质量。更重要的是小组成员之间互动能力的训练不仅可以增加小组成员之间的友谊,更能培养同学们尊重他人、乐于提出建设性

建议的习惯。对互动能力的考核主要针对学生的主观能动性,兼顾沟通交流技巧,主要包括主观愿意和沟通技巧两个方面(表 8-7)。

表 8-7 与小组成员互动能力评价表

考核项目	评价内容
主观愿意	是否愿意聆听同组成员的发言
	能否表达对同组同学的建议
	能否鼓励其他同学参与讨论
	能否尊重其他同学的意见
	能否为小组讨论提出建设性意见
	是否对教案提出建设性回馈
	是否对引导老师提出建设性回馈
	能否与同学自由沟通,不敌对
沟通技巧	能否对同学或老师的不当介入提出不认同的意见
	能否指出同伴的不足,并使对方欣然接受

5. **团队精神** 为了完成既定的目标,团队成员要表现出合作和协同努力的精神。PBL 案例学习过程中需要小组成员之间相互信任,通力协作,调动团队所有成员的积极性,分析问题,并最终解决问题。PBL 小组(学习团队)与临床工作中的医疗团队类似,每位成员要有责任心和使命感。每个成员都负责任地发表自己的见解,要客观地对待团队成员提出的不同意见;不针对个人,不使用攻击性语言。对团队精神的考评主要考察学生的大局观、责任心以及协作精神(表 8-8)。

表 8-8 团队精神评价表

考核项目	评价内容
责任心	是否积极参与各个阶段的讨论
	能否积极地表达自己的观点,包括不同意见
	是否乐意分享所获得的知识和信息
	能否及时进行总结,并提出新的目标
	能否为小组讨论提出建设性意见
协作精神	能否尊重其他同学的发言
	能否接受同学的质疑,并作出客观的回应
	能否与同学自由沟通,不敌对

6. **领导才能** PBL 过程中,每一位同学都有机会成为小组的主席和书记。作为小组主席,不仅要以组员身份参与完成各环节的分析讨论,还要具备观察力、组织协调能力和决断能力。这也是一名医生在领导一个医疗团队时所需要具备的基本才能。作为小组的书记,同样除了以组员身份参与讨论外,还需要及时、客观、清楚地记录同学的发言以及提出的问题,和主席一起进行适时地总结、归纳,通过指出已完成的阶段性目标,提出下一步需要解决的问题来刺激、引导讨论的进行,协助小组建立整个案例的框架,并完成机制图初稿。主席(表 8-9)和书记(表 8-10)由于角色和分工不同,考核的内容不同。

表 8-9　对小组主席的评价表

考核项目	评价内容
观察力	能否让小组成员有均衡的发言权
	能否适时地进行总结，并提出未解决的问题
	是否关注每位同学的感受
组织协调能力	能否尊重并协调好每位同学的发言权
	能否协助小组完成学习目标、不偏离主题
	能否为小组营造愉快的学习氛围
	能否鼓励比较沉默的同学参与讨论
	能否在讨论陷入僵局时主动总结、刺激讨论的进行
决断能力	能否恰当地进行时间分配
	能否有效地掌控小组讨论节奏，并使对方欣然接受
	在既定学习目标未完成情况下，能否提出应对措施

表 8-10　对小组书记的评价表

考核项目	评价内容
执行力	能否正确理解、领会每位同学的发言
	能否及时、客观的记录小组成员的发言
归纳总结能力	能否对小组成员的发言进行整理
	能否不断地提炼信息，并列出学习目标
	能否适时地进行总结，并提出未解决的问题
合作意识	能否客观地记录每位同学的发言
	能否主动完成机制图草图，并和大家讨论
	能否协助主席进行阶段性总结
	能否为小组营造愉快的学习氛围

（三）考核的方法

对 PBL 过程中学生个人能力的考核包括学习能力、创新能力、适应能力、沟通能力、语言表达能力以及回馈能力；对担任主席和书记的同学，考核其组织能力、号召能力和领导能力。除此之外，还需要对小组的整体表现进行评估，综合考量后给出最终量化的成绩。

1. **个人综合能力**　对个人综合能力考核根据 PBL 讨论不同阶段的目的、学生具体表现进行，考核其回馈、互动、沟通能力和专业态度。针对表现给出成绩。每个阶段的成绩分为不同的分数段：优秀、良好、中等和一般（表 8-11）。学生的综合表现多在良好或优秀水平。

表 8-11　个人综合能力评估表

	评估内容
分析讨论阶段	能否找出问题、定义问题、分析问题
（满分 40 分）	能否联系以前所学的知识或自身经验进行分析
优秀 37~40 分	能否提出假设、分类假设并分析假设
良好 31~36 分	提出的问题能否有效刺激小组讨论
中等 26~30 分	能否适时介入，并参与每个阶段的讨论
一般 20~25 分	当讨论停滞时，能否打破僵局，将讨论带回主线
	能否论及不同层面（如法律、伦理、人性等）的问题
	能否协助小组理清思路，以达到学习目标

续表

评估内容	
汇报及讨论阶段 （满分 40 分） 优秀 37~40 分 良好 31~36 分 中等 26~30 分 一般 20~25 分	能否有组织、有条理地汇报掌握的数据 能否归纳和提炼查阅的知识 能否清楚地表达所要分享的信息 能否提供课本以外的知识和信息 能否连结各证据、表象，并画出机制图 能否正确使用医学专有名词（英文名词或附注英文） 能否以讲解而非朗读的形式进行组内交流 能否回答同学的提问 能否列举资料的出处，并引用最新的资料 能否对引用的资料提出自己的见解、质疑和评论 能否为小组列举不清楚的问题 能否尊重小组主席对问题和时间的分配，不长篇大论
回馈能力 （满分 10 分） 优秀 9~10 分 良好 7~8 分 中等 5~6 分 一般 <4 分	能否适时地为小组总结，并作出结论 能否对同学提供的资料提出个人的见解及评论 能否对小组的讨论方式提出建设性意见或批评 能否清楚地表达自己的正向或负向感受 能否对同学提出可接受的回馈 能否对教案提出建设性回馈 能否对老师提出建设性回馈
互动沟通及团队精神 （满分 10 分） 优秀 9~10 分 良好 7~8 分 中等 5~6 分 一般 <4 分	能否尊重小组同学的发言权 能否鼓励其他同学参与讨论 能否与同组同学良好沟通，不敌对 能否善意地指出他人的错误和不足 能否为小组营造愉快的气氛 能否接受同学的质疑并作出客观的回应 能否积极地表达自己的观点，包括不同意见

2. **对小组主席和书记同学的评估** 主席的组织能力、对时间掌控能力以及对全局的把握，都将影响到案例学习的最终效果。同样，书记同学的完整、及时、条理清楚地记录和分析，对于学习目标的完成以及机制图绘制均有举足轻重的作用。对小组主席和书记的评估内容见表 8-12。

表 8-12 小组主席 / 书记评估表

评估对象	评价内容
小组主席 每个案例加 0~2 分	能否让小组成员有均衡的发言权 能否鼓励沉默的同学参与讨论 能否恰当分配时间 能否适时进行总结，并提出未解决的问题 能否关注每位同学的感受 能否协助小组完成学习目标，不偏离主题 能否为小组营造愉快的学习氛围 能否有效掌控小组成员的发言节奏，并使对方欣然接受 能否有效组织全组同学的讨论 能否在汇报前整理并绘制机制图
小组书记 每个案例加 0~2 分	能否清楚客观地记录同学提出的问题 能否及时归纳同学提出的假设，并提出新的问题 能否协助小组共同完成机制图

3. 对小组整体表现的评估 PBL是团队学习,不鼓励"个人英雄主义"。小组整体表现的评价对象是小组全体同学,评估内容见表8-13。小组整体表现的成绩控制在85~90分之间,整体表现的成绩将与组内所有成员的平均成绩进行加权,用设定的计算方式,得出每位同学的学习成绩。如果出现某个同学始终沉默、而被大家无情忽略,或者个别同学不能够认真完成自我学习的内容、不乐意分享学到的知识(非常少见),那么小组的整体表现就属于"一般",整体成绩为85分,最终每位同学该案例学习成绩也会因为整体成绩低而受到影响。

表8-13 小组整体表现评估表

	评价内容
知识考量	分析讨论阶段能否分析现象的相关性,并画出机制图草图
	汇报阶段是否能以机制图为主线进行讨论
	能否对疾病病因提出周全的假设和鉴别
	能否对病案机制进行深刻探讨
	能否有效避免小组讨论、汇报变成"小讲堂"
	是否达成既定的学习目标
	小组讨论气氛是否融洽
小组气氛	每位同学是否有均衡的发言机会
	组内成员能否分工合作
	汇报内容有无相互补充,或是简单重复

(四)学生表现评分及描述表

案例学习结束,学生将拿到量化的成绩以及描述性的文字评价,前者计入学生区段/科目学习结束后的总成绩,后者主要用于指导学生有效完成案例学习。

1. 学生表现评分表 以××××大学医学部PBL学生表现评分表(图8-8)为例,具体说明学生表现评分表的组成以及填写原则。PBL学生表现评分表内容包括:案例基本信息、学生信息、个人综合表现、小组整体表现、担任主席/书记同学表现、扣分项目以及特殊情况说明。

2. 学生表现评分表填写 学生表现评分表的填写一般在案例学习结束1周内完成。仍以××××大学医学部学生表现评分表为例,详细说明评分表的填写方法和过程。

(1)案例基本信息:以"学生表现评分表-实例1(图8-9,简称实例1)"为例,案例基本信息包括:①案例所在器官-系统整合课程的区段名称:"运动区段";②案例编号及名称:"case 1,××× 的投球手";③上课时间:"第5周(周2,周5),第6周(周2)"。

(2)学生基本信息:根据学生分组情况,教师填写自己所负责小组的成员姓名及学号。

(3)个人综合表现:根据每一位同学在分析、讨论、回馈各个阶段的表现、对学习能力以及学习态度进行综合评价。如在实例1(图8-9)中,由于该案例是刚刚开始PBL的第一个案例,学生对PBL方法尚不熟悉,习惯了传统的大课教学(只听不说)的同学们表现都比较拘谨,时不时会出现冷场,尤其是在分析、讨论和汇报阶段更容易出现"沉默"或者是某位同学的"小讲堂",因此,组内成员的表现大都在"良好"水平;在互动交流方面,组内成员之间有一定的互动,部分同学表现比较活跃,总结、归纳能力强,达到"优秀"水平。

当同学们渐渐熟悉PBL方法后,大部分同学都能积极主动进行分析,相互讨论激烈,最终对案例中疾病现象发生的原因、案例机制的讲解条理清楚,并能构建合理的机制图。因此学生的表现都达到"优秀",个别同学仍然相对比较沉静,但也接近"优秀"。需要强调,PBL成绩是鼓励性的,且遵循动态发展的原则,随着学生的不断成长,评分会随之调整,如在实例2(图8-10)中34分的表现可能要比实例1中的36分优秀。另外,学生表现评分表内第5项"总分"是学生表现原始"自然成绩"的总和,代表每位同学的个人表现,组内成员之间有差异。

××××大学医学部PBL学生评分表

案例基本信息	单元:	Case:			第　组	上课时间:		第　周（　）,第　周（　）		
学生基本信息	学号									
	姓名									
学生个人表现	1. 分析讨论阶段的评估（总分40分） （优37~40；良31~36；中26~30；差≤25）									
	2. 回报及讨论阶段的评估（总分40分） （优37~40；良31~36；中26~30；差≤25）									
	3. 小组回馈能力的评估（总分10分） （优9~10；良7~8；中5~6；差≤4）									
	4. 与小组的互动、沟通及专业态度（总分10分） （优9~10；良7~8；中5~6；差≤4）									
	5. 总分									
小组表现	6. 小组的整体表现评估（在86~90分间选择）				小组整组表现评估　　分					
	7. 调整后分数（5×6/6平均值）									
特别加分项目	8. 担任主席同学的评估（加0~2分）									
	9. 担任记录同学的评估（加0~2分）									
扣分项目	旷课日期或请假日期									
	迟到日期及分钟									
最终成绩	合计									

特殊说明　说明：1. 请根据同学在该案例讨论中表现评分。
教师签名　　　2. 缺席：一个案例缺席2次，该案例成绩为0分；缺席1次，该个案以评分成绩的2/3计。
　　　　　　　3. 迟到：迟到超过5分钟，每5分钟扣1分。
　　　　　　　4. 请假需提供假条。　　　　　　　　　　　　　　　　引导教师：_____

图 8-8　PBL 学生表现评分表（样表说明）

××××大学医学部PBL学生评分表

单元: 运动区段　　　　Case: ×××的棒球手　　第1组　上课时间: 第5周（2，5），第6周（2）

学号	001	002	003	004	005	006	007	008
姓名	×××	×××	×××	×××	×××	×××	×××	×××
1. 个人在小组成员内的影响力（总分40分） （优37~40；良31~36；中26~30；差≤25）	35	34	35	35	34	34	32	33
2. 个人在小组成员内的沟通领导能力（总分40分） （优37~40；良31~36；中26~30；差≤25）	38	36	34	35	36	34	32	32
3. 个人对知识的追求性（总分10分） （优9~10；良7~8；中7~8；差≤6）	9	9	8	9	8	9	7	7
4. 与小组成员互动及专业态度的表现（总分10分） （优9~10；良7~8；中7~8；差≤6）	9	8	8	9	9	8	8	8
5. 总分	91	87	85	88	87	85	79	80
6. 小组的整体表现评估（在86~90分间选择）	88							
7. 调整后分数（5×6/6平均值）1.03	93.7	89.6	87.6	90.7	89.6	87.6	81.4	82.4
8. 担任主席同学的评估（加0~2分）	1							
9. 担任记录同学的评估（加0~2分）							1	
旷课或请假日期								
迟到日期及分钟								
合计	94.7	89.6	87.6	90.7	89.6	87.6	82.4	82.4

说明：1. 请根据同学在该案例讨论中表现评分。
　　　2. 缺席：一个案例缺席2次，该案例成绩为0分；缺席1次，该个案以评分成绩的2/3计。
　　　3. 迟到：迟到超过5分钟，每5分钟扣1分。
　　　4. 请假需提供假条。　　　　　　　　　　　　　　　　引导教师：×××

图 8-9　PBL 学生表现评分表 - 实例 1

××××大学医学部PBL学生评分表

单元：内分泌区段	Case: 看不清 第2组				上课时间：第18周（2，5），第19周（2）				
学号	001	002	004	013	018	021	024	034	036
姓名	×××	×××	×××	×××	×××	×××	×××	×××	×××
1. 个人在小组内的影响力（总分40分） （优37~40；良31~36；中26~30；差≤25）	38	37	37	36	35	37	38	37	37
2. 个人在小组成员内的沟通领导能力（总分40分） （优37~40；良31~36；中26~30；差≤25）	39	37	35	37	34	37	38	39	38
3. 个人对知识的追求性（总分10分） （优9~10；良7~8；中7~8；差≤6）	9	9	9	9	9	9	9	9	9
4. 与小组互动及专业态度的表现（总分10分） （优9~10；良7~8；中7~8；差≤6）	9	8	9	8	8	9	9	9	9
5. 总分	95	91	90	90	86	92	94	95	93
6. 小组的整体表现评估（在86~90分间选择）	小组整组表现评估90分								
7. 调整后分数（5×6/6平均值）0.98	93	89	88	88	84	90	92	93	91
8. 担任主席同学的评估（加0~2分）				1					
9. 担任记录同学的评估（加0~2分）	2								
旷课或请假日期									
迟到日期及分钟									
合计	95	89	88	89	84	90	92	93	91

说明：1.请根据同学在该案例讨论中表现评分。
　　　2.缺席：一个案例缺席2次，该案例成绩为0分；缺席1次，该个案以评分成绩的2/3计。
　　　3.迟到：迟到超过5分钟，每5分钟扣1分。
　　　4.请假需提供假条。

引导教师：×××

图 8-10　PBL 学生表现评分表 - 实例 2

（4）小组整体表现：对小组整体表现的量化评分，主要考量小组成员之间的配合、全体成员对知识的追求以及学习目标的完成情况。此项成绩在 85~90 分之间。对小组整体表现成绩的范围限定主要出于以下两方面考虑。一是为了体现 PBL 成绩为鼓励性成绩的原则，基于"学生表现都很出色"的评价，最低 85 分；另一方面是为了实现小组之间的平衡，它可以对不同小组教师的"评价误差"作出修正。如实例 1（图 8-9）中，同学们的总体表现比较稚嫩，对学习方法比较生疏，彼此之间的合作还需要进一步磨合，因此总体表现为 88 分；而实例 2（图 8-10）中，学生之间配合默契、发言积极，汇报阶段分工明确、层次清晰、详略得当，高质量完成了学习过程和学习目标，因此获得 90 分的满分。

（5）调整后分数：调整后分数是根据小组整体表现进行加权调整后的成绩，代表每位同学在该案例学习中能够获得的成绩，除去加分项目或扣分项目外，这一成绩也将是该同学本案例学习的最终成绩。详细计算方法以实例 1 为例进行说明。

1）第五项成绩平均值：(91+87+85+88+87+85+79+80)/8 = 85.25。

2）第 6 项成绩（88 分）/ 第 5 项成绩平均值（85.25）= 1.03，作为系数。

3）第 5 项成绩 × 系数（1.03）= 每位同学的案例学习成绩。

计算中，"系数"与每个同学的最后成绩相关。在实例 1 的案例学习过程中，由于学生个人表现的自然成绩大多处于良好水平（平均 85.25 分）；但是，小组整体表现好（88 分），成绩高于全组同学的平均成绩，系数大于 1，因此每一位同学的最终成绩均高于其原始的自然成绩。而在实例 2 中，每一位同学在案例的学习过程中均表现突出，组员平均成绩（91.8 分）大于小组整体成绩（90 分），系数为 0.98，因此，每位同学该案例学习的最终成绩将低于自己的自然成绩。

（6）小组主席 / 书记同学加分：小组主席 / 书记同学的加分根据其具体表现，分值区间为 0~2 分。此加分在学生的综合成绩（即调整后成绩）之上附加，需要谨慎。如果该案例能够顺利进行，基本达到预期目标，主席 / 书记同学可获 1 分的加分；如果组织力度强、时间掌控好，记录非常清晰、有条理，机制图好,完全完成学习目标,主席和 / 或书记可获 2 分的加分。

(7)扣分:扣分主要针对缺席。PBL 是团队学习,缺席会影响案例的学习效果,也影响小组学习的整体进度,因此缺席要扣分。

(8)合计:为每位同学该案例学习的最终成绩。

(9)特殊说明:是对扣分项目的说明。每个案例的讨论课 4 学时分 3 次课完成,如果有 2 次缺席(无论什么原因),教师都无法给出该案例的成绩,记为 0;迟到超过 10min,会影响学生本人融入集体讨论的过程,同时也会干扰小组的整体节奏,因此给予惩罚性扣分。

3. 学生表现描述　每个案例结束,教师应对每位同学的表现给出评价,对同学在案例学习过程中表现出色的地方给予肯定和鼓励,对需要改进的方面也要明确指出,并尽可能给出改进建议。

(1)学生表现描述的内容:描述的内容包括学生在学习过程中做得好的、值得鼓励的、可以使其他同学借鉴的优点,称为出色表现;也包括不够完美、需要纠正的缺点,称为有待进步的表现。而以表扬鼓励为主。其具体内容见表 8-14。

表 8-14　××××大学医学部 PBL 学习学生表现描述参考标准

出色表现	
分析讨论阶段	能清楚、系统地找出问题
	能定义问题、分析问题
	能联系以前所学的知识或自身的经验
	能提出假设、解释现象
	能分类假设,并严谨地分析假设
	能深度分析各现象的关系,并画出机制图
	能提出不明问题,强调深刻了解,刺激小组讨论
	当讨论停滞时,能打破僵局,将小组带回讨论的主线
	能探讨问题的不同层面(例如法律、伦理及人性等问题)
	能协助小组架构清楚并且可以达成的学习目标
	能适时介入各阶段讨论,积极参与每个阶段讨论
	能鼓励其他同学参与讨论
	恰当地掌握时间分配
回报及讨论阶段	能提供自己整理的、有组织而且有用的资料
	所提供的信息有助于机制图的进一步完善
	能清楚地表达所要分享的信息
	能正确使用医学专有名词(英文名词或附注英文)
	能回答同学提出的问题
	能列举资料的出处(reference),并证明所引用的资料是最新的
	能对提供的资料提出个人的见解及评论
	能对其他同学的报告提出质疑或评论
	能适时为小组总结,并作结论
	能为小组提供现有书面资料以外的有用信息
	能为小组列举尚未澄清的问题
	能尊重主席同学的时间分配,不做长篇大论
小组回馈阶段	能给同学及小组提出建设性的建议及批评
	能清楚表达自己的正向或负向感受
	能表达对其他同学感受的关切
	能尊重其他同学的意见
	能对其他同学或引导老师的不当介入提出不同意见

续表

出色表现	
与小组的互动、沟通及专业态度的表现	能尊重小组每位同学的发言权
	能与小组其他同学沟通,不敌对
	能郑重地指出其他人的错误
	能为小组营造愉快的讨论气氛
	能协助小组完成学习目标,不偏离主题

有待进步的表现	
分析讨论阶段	希望能更系统地找出问题
	定义问题、分析问题方面再加油
	多联系以前所学的知识或自身的经验进行分析
	大胆提出假设来解释现象
	尝试分类假设并以严谨的态度来考验每个假设
	尽量尝试联系各个现象的相关性,并画出机制图
	多提出不明问题,多刺激小组讨论
	当讨论陷入僵局时,尝试去打破,并将小组带回讨论的主线
	多多探讨问题的不同层面(例如法律、伦理及人性等问题)
	尽力协助小组架构清楚的学习目标
	鼓励适时介入每个阶段的讨论,并参与每个阶段的讨论
	多鼓励其他同学参与讨论
	需更恰当地掌握时间分配
回报及讨论阶段	尽可能提供自己整理后、有条理且有用的资料
	多提供能有助于机制图的进一步完善的信息
	尽力清楚地表达所要表达的信息
	努力正确使用医学专有名词(英文名词或附注英文)
	竭尽所能回答同学所提的问题
	要列举资料的出处,并证明所引用的资料是最新的
	应对提供的资料提出个人的见解及评论
	尝试对其他同学的报告提出质疑或评论
	尝试适时地为小组总结,并作结论
	尽力为小组提供现有书面资料以外的信息
	多多为小组列举尚未澄清的问题
	多尊重主持同学的时间分配,不多占时间
小组回馈阶段	尝试给同学及小组提出建设性的建议及批评
	再清楚一些表达自己在小组内的正向或负向感受
	尽量表达对其他同学感受的关切
	再加强尊重其他同学的意见
	尝试对其他同学或引导老师的不当介入提出不同意见
互动沟通及专业态度	尽量尊重小组每位同学的发言权
	注意加强小组其他同学沟通,避免敌对
	尝试郑重地指出其他人犯的错误
	尽量为小组营造愉快的讨论气氛
	尽力协助小组完成学习目标,不偏离主题

(2)课堂记录:教师只有对学生在 PBL 过程中的表现进行客观、详细记录,才能很好完成学生表现的描述。客观详实的 PBL 课堂记录是做好评价的最基本保障。××××大学医学部所用 PBL 课堂记录纸(图 8-11)为 A3 打印纸,记录内容包括案例的基本信息以及教师信息;记录纸的主要空间用作

对学生表现的记录,引导教师为每一位同学设立专门的记录区域。

××××大学医学部 PBL 课堂记录

学生姓名

Goodjob →

Something
to remind

学生姓名

学生姓名

学生姓名

学生姓名

区段:

Case:

日期:

组别:

Tutor:

Co-tutor:

学生姓名

学生姓名

学生姓名

图 8-11　××××大学医学部 PBL 课堂记录纸

　　(3)学生表现描述表填写原则:教师具备扎实的语言功底以及认真的态度,才能很好地完成学生表现描述表。教师需要基于完整的课堂记录,用准确客观的语言、亲切平和的语气描述学生的表现。描述要突出全面性、动态性、多样性以及激励性的特点。

　　教师根据同学在案例学习过程中的表现,认真负责地给出评价。即使是同一案例的学习,由于大家的表现不同,每个学生都有"个性化"的评价。对不同学生使用相同的语言进行评价,是教师不负责任的表现。客观、真实地反映学生在分析讨论、汇报总结等各个阶段的表现是评价的精髓。引导老师的评价应"言之有物",少空话、套话;通过教师的评价,让学生感受到自己被关注、被认可,对于学生表现的亮点要"浓墨重彩"地予以肯定,鼓励其坚持;对于需要提高或改进的方面,要得到同学的认可,每次提出的问题不宜太多,以便有针对性、有计划地改进。对学生的评价主要以鼓励为主,多肯定、多认同、少训导、不批评。对于不合适的地方,教师需要有计划地提醒,并帮助改正。PBL 是轻松、愉快的学习,正面的、积极的情感体验,包括教师的肯定和小组成员的认可,这会增加学生挑战困难、追求创新的欲望和信心。另外,教师的鼓励性评价也为学生互评做榜样,使大家用正性语言评价别人。

　　描述表的内容一般不在课堂内公开。对学生表现的文字性描述在案例学习结束一周内完成,教师需及时与学生沟通,传达信息,以便学生在后续学习过程中改进。

　　(4)学生表现描述表举例:学生表现描述表格式与课堂记录纸类似,每位同学有自己单独的空间。图 8-12 是西安交通大学医学实验班同学的描述表。

单元：宿主防御区段Case1　　　讳疾忌医害死人
组别：第1组

学号	姓名	表现特点
0001	×××	在本case中你的表现很好，发言踊跃，也能够对同学的发言提问，积极参与讨论。汇报问题时能积极发言、条理清晰，你对"乙肝的发病机制"进行了系统地归纳，并能结合case进行讨论，排除急性肝炎的可能；总体而言，你是本组同学中表现最优秀的之一。
		没有特别要提醒的，继续保持就好。
0003	×××	你的表现很出色，看得出你思维较为活跃。在本case中，学习态度积极，善于发现问题并加以分析，率先提出慢性肝炎的推测，尤其是在汇报中介绍了乙肝的研究新进展，非常出彩，老师印象深刻；另外，也能够对同学的发言提问，积极参与讨论。继续加油！
		以你的能力，老师认为你可以做到更好，注意挖掘问题的深度。
0006	×××	第一次课可能比较紧张，发言较少，第二次课有了明显进步，你的发言的次数增加了许多，对此老师提出特别的表扬！你对患者小东的病程的分析很精彩，并在第一幕提出医生会开出哪些化验单呢？引导了小组同学的讨论。学习态度积极，也善于发现问题，分析问题，要继续坚持。
		老师希望你能再大胆一些，多锻炼就会克服紧张心理。
0013	×××	在本case学习中表现出色，善于思考，善于总结，能够提出问题并努力回答问题。尤其是你对"肝功能受损导致凝血功能下降也是胃出血原因之一"的提醒，对同学有很大的帮助。在同学发言后积极提问参与讨论，发言次数明显增多。此外，老师注意到你的汇报资料准备非常充分，看得出来你课后学习非常认真，在汇报问题时也能够做到条理清楚，并且以讲解为主。
		在提问和补充回答问题时，注意语言的选择，避免让同学难堪。
0020	×××	作为本case的主席，你能够有意识地组织大家讨论，并对问题进行整理，条理清晰；在组织讨论的同时，也能够积极参与到分析、讨论中，能将案例与所学知识很好地结合起来。尤其是你对免疫耐受和免疫优势部位的分析，给大家留下了深刻印象，这些都是进步。加油！你会更棒的。
		作为主席，时间的掌控能力还有待提高；另外，希望准备资料要更加准确、细致些，汇报时试着总结、讲解，而不是强记。

学号	姓名	表现特点
0022	×××	在这个case的学习中，你表现出色，能积极地思考问题，并能大胆提出自己的设想，发言踊跃；汇报时也能够对学习到的知识进行总结性发言，把case中的症状归纳起来，特别是在黑板上图示上消化道出血的机制，给人印象深刻；讨论中与同学互动，回答同学提出的各种问题，补充知识点。汇报资料声音洪亮，很有自信，具有良好的个人能力。继续加油，你的收获会更多。
		继续保持自己的特色，但要注意提问时的语言选择，"探讨"知识，不是"诘问"同伴。
0027	××	本case中你担任书记，记录非常及时又有条理，你能够及时总结，协助大家一起建立学习目标；对机制图的制作也有自己的见解；查阅了一些肝炎发病机制的新文献，例如钙离子通道及免疫机制等，能够运用所学的知识解决问题，并积极发言；在讨论中你认真归纳同学的问题，对于学习目标的建立，你的贡献有目共睹，老师能看出来你自己也乐在其中。
		汇报时望再提炼内容，能更加自信地表达自己的观点，进一步提高表达能力。
0028	××	在本case开始时你发言较少，在老师的启发下有所进步，发言次数明显增加，并且能适时地补充自己的观点；能够有意识的对学到的知识进行总结整理，例如有关"肝脏功能"的归纳总结，言简意赅。另外在老师的鼓励下能尝试对本case的第4幕进行总结，有进步。
		总体而言，你的发言较少，希望更加大胆些，自信地表达自己的观点。
0032	×××	在本case中，你表现突出，分析与讲解均非常精彩，而且其脱稿讲解，尤其是汇报问题的概括性、条理性方面，老师要特别提出表扬。另外，你不仅能有效地查询医学类书籍，而且还能查阅相关法律知识，提出自己的见解，同时在汇报中能关注到疾病的进展研究，也说明了你学习能力很强。在整个case的讨论中你发言踊跃，也能够对同学的发言提问，积极互动，是小组讨论的主角之一。继续加油，你会更加出色！
		坚持自己的特色，你在任何课堂上都会脱颖而出。

小组引导教师签名：

图8-12　学生表现描述表举例

（曹永孝）

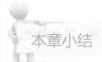

本章小结

　　医学整合课程与PBL教学是医学教育的趋势。医学整合课程是打破学科界线、将内在联系的医学学科融为一体的课程模式，构建更加全面、系统、科学、适合人体健康和疾病防治的医学知识体系，是医学教育的努力方向。目前国内多采取以"器官""系统"为框架的整合课程，整合课程多与PBL教学模式同时进行。PBL是以问题为导向的学习，其主要的理论基础包括杜威实用主义理论、认知建构主义理论和认知心理学等。目前传统课堂的PBL模式分为纯PBL和混合式PBL，后者又有单课程、多课程和整合课程PBL。

　　在PBL中学生自主进行学习，是学习的主体；教师是课程设计者、学生学习的引导者和评价者；

PBL 案例是 PBL 教学的教材；讨论课是 PBL 教学的中心环节。课前准备主要包括分组、课程安排、学生培训等环节，是教学的前提和保障。PBL 小组讨论分三个阶段：第一阶段讨论情境 1 和 2，第二阶段讨论情境 3 和 4，每个情境发放后，学生共同阅读，提出情境的关键点，初步分析讨论，提出假设，逐一尝试进行初步分析，与可能的疾病进行关联，提出不清楚的问题，设定每个阶段的学习目标；课后查资料，找答案。第三阶段回报问题，回馈和评价。最后的 PBL 总结包括案例的回馈、学生的案例讨论报告和小组总结会议。

PBL 评价依据全面、动态、多样和激励的原则，包括对学生、教师和案例的评价。对学生的考核以过程性评价为主，有量化考核和描述性考核。

推荐阅读

[1] FRENK J, CHEN L, BHUTTA ZA, et al. Health professionals for a new century; transforming education to strengthen health systems in an interdependent world. The Lancet, 2010; 376 (9756): 1923-1958.

[2] PAPA FJ. HARASYM PH. Medical curriculum reform in North America, 1765 to the present: A cognitive science perspective. Academic Medicine, 1999, 74 (2): 154-164.

[3] 曹永孝 . 器官 - 系统整合课程 PBL 教程 . 北京：人民卫生出版社，2015.

思考题

1. 什么是医学整合课程教学和 PBL 教学？
2. PBL 的课前准备有哪些环节？
3. PBL 小组讨论课流程的主要环节有哪些？
4. PBL 教学中学生和教师的角色与传统教学有何不同？
5. PBL 案例包括哪些内容？
6. PBL 如何评价考核？

中英文名词对照索引